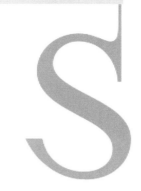

社会学译丛

[美] 威廉·考克汉姆　著
William C. Cockerham

高永平　杨渤彦　译

医学社会学

第11版

Medical Sociology

11th Edition

中国人民大学出版社

·北京·

作 者 简 介

威廉·考克汉姆 美国社会学教授，社会医学家。他长期专注于医学社会学领域的研究，特别关注健康与生活方式的关系。考克汉姆教授著述颇丰。除本书之外，还有《日渐老化的社会》《心理疾病的社会学》等。他还与他人合编了《医学社会学词典》。

译 者 简 介

高永平 1964年生，河北省鹿泉市人。1986年毕业于河北医科大学，获医学学士学位；2005年毕业于中国人民大学，获社会学博士学位。目前工作于首都师范大学历史学院。主要作品有著作《执着的传统》《积累而成的世界》，译作有《无快乐的经济》。主要研究领域：宏观社会学、两性社会学，以及中国传统文化的社会学研究。

献给 Cynthia，
以及 Geoffrey、Sean、Scott
和 Laura。

序 言

这是本书的第 11 版。本书自 1978 年初版以后，就成为医学社会学的标准教科书。在伊利诺伊州尚裴恩镇一间由卧室改成的书房里，作者用一台打字机（它现在被存放在地下室里）写作了本书的第一版。那时候，我是伊利诺伊大学社会学和医学系的一个新成员。本书毫无疑问经受住了时间的考验，因为它已经 30 岁了，在这些年里，随着医学社会学的变化，它也随之改变。新版企图对构成当前本领域焦点的问题做出回应，正像以前的各版讨论它们当时的重要问题一样。

上一版提到，2000 年，本书荣幸地被国际社会学协会（International Sociological Association）选做"世纪书目"中的一本。而且，2000 年，为满足中国日益增长的对社会学书籍的需求，北京的华夏出版社选译了 10 本西方社会学著作，本书就是其中之一（其他著作是关于理论和研究方法的）。中文版的译者是北京医科大学的杨辉和张拓红。北京大学出版社还在北京出版了本书的英文版，这更凸显了医学社会学在中国日益提高的重要性。中国台湾的五南图书出版公司出版了本书的另一个中文版。本书还被西班牙那瓦拉大学的罗德斯·罗斯托译为西班牙文，并由马德里的培生教育出版集团（Pearson Prentice Hall）出版。医学博士朴昊英（Hojin Park）将本书的新版译为韩文，由首尔的 ACANET 出版社出版。译本和读者的增加揭示了全球范围内对医学社会学兴趣的提高。

自本书出版第一版以来，医学社会学发生了重大的变化。那时，大多数的医学社会学研究都依赖于医生们的资助。当时，在大学的学术部门里工作的社会学家和在卫生机构里工作的社会学家之间，存在着清晰的分工。今天，这种情况已经发生了戏剧性的变化。医学社会学不再依赖医学专业来获得其资金或关注焦点——虽然在很多情况下，其紧密的同盟关系依然如故。我在伊利诺伊州伊利诺伊大学厄本纳—香槟分校、后来在伯明翰的亚拉巴马大学任合聘教授时，获得过医学专业所提供的资助，并与之有过合作。我个人可以证明并且十分感谢医学在医学社会学发展中所发挥的重要作用。从某种程度上说，医学和医学社会学之间的关系比大社会学学科为医学社会学所提供的支持更多——在医学社会学变得重要得无法忽视之前，社会学并没有全心全意地接纳它。目前，作为一个发展成熟的专业的执业者，医学社会学家已在诸多情境中施展拳脚，通常是作为医学或其他相关领域的专业人员的工作伙伴，或者是作为批评者——如果被授权的话。而且，在把社会学理论及其实用性应用于相关临床实践中的时候，大学和卫生机构中的医学社会学的研究和教学变得越来越相似。总之，医学社会学已经演变成了一个成熟、客观、独立的研究领域和工作领域，并且拥有大量文献的支持。它构成了现代社会学中最重要的一个分支。

在世界范围内，医学社会学也经历了其执业者数量的巨大增长。在很多国家，包括美国、加拿大、澳大利亚、英国、芬兰、瑞士和新加坡，医学社会学或者是社会学中最大的专业团体，或者是最大的之一。欧洲健康和医学社会学协会（European Society for Health and Medical Sociology）是一个庞大和活跃的专业协会，美国、英国、法国、德国、欧洲和国际社会学协会中的医学社会学分会也是如此。2008 年，在波士顿的西蒙斯学院，美国和英国的医学社会学分会召开了其第三次联席会议。此外，在法国社会学协会里，日益增多和活跃的医学社会学家团体正变得越来越强大；2008 年，加拿大成立了新的加拿大医学社会学协会；日本健康和医学社会学协会正努力工作以促进本领域在该国的发展；而拉丁美洲的医学社会学家们定期召开区域性会议，并拥有他们自己的西班牙语杂志。在俄罗斯、东欧各国、印度以及前文提到的中国，本领域正在扩张，因为对这些国家里的人民来说，这一课题的重要性正变得越来越明显。与此同时，国际社会学协会的健康社会学研究委员会（Research Committee on Health Sociology，RC15）——目前本人忝为其主席——2008 年曾在蒙特利尔召开会议，2009 年曾在印度的斋浦尔召开会议，以发表其研究成果和促进该领域的发展。在世界上很多地方，不计其数的医学社会学书籍、杂志、学院和大学课程、讲座大量涌现，因此毫无疑问，医学社会学拥有光明的未来。

从问世的那一刻起，本书的主要目标就是把医学社会学介绍给学生，并通过展示最新的理念、概念、主题和本领域的研究发现成为教师的参考书。本版——第 11 版——将延续这一策略。

致　谢

　　我本人将为本书内容的理论框架、范围、课题和呈现出来的风格负责。不过，我要真诚地感谢为本书第11版的出版提供帮助的诸多人士。感谢那些在本书的修改阶段审读了本书的一部分或全部的同事们的深刻评论。感谢下列人士为提高本书的质量而与我分享他们的观点：塔尔顿州立大学的Lori Anderson，佛罗里达A&M大学的Melvin Barber，莫里斯县学院的Paul Berzina，华盛顿大学的Deirdre Bowen，欧文斯州立社区学院的Ann Butzin，科罗拉多大学的Herbert Bynder，迈阿密大学（俄亥俄州）的Christine Caffrey，中西州立大学的Robert Clark，犹他大学的John Collette，布里格姆·杨大学的Spencer Condie，堪萨斯医疗中心大学的Morton Crecfitor，伊利诺伊大学厄本纳—香槟分校的Norman Denzin，汉诺威学院的Karen A. Donahue，康奈尔大学的Barry Edmonston，纽约州立大学杰那苏分校的Anne Eisenberg，德拉瓦大学的M. David Ermann，纽约大学的Eliot Freidson，犹他州立大学的Iieed Geertsen，凯斯西储大学的Sharon Guten，加利福尼亚州立大学弗雷斯诺分校的Deborah Helsel，东田纳西州立大学的Wendell Hester，波特兰州立大学的Joseph Jones，北达科他州立大学的Daniel J. Klenow，哈佛大学和新英格兰医疗中心的Sol Levine，北达科他大学的Richard C. Ludtke，圣弗朗西斯学院的Robert Terty Russell，东北大学的Alexander Rysman，新罕布什尔大学的Jeffrey Salloway，圣弗朗西斯大学的Anne Saunders，加利福尼亚州斯坦福行为科学高级研究中心的Neil Smelser，布里奇沃特州立学院的Henry Vandenberg，迈阿密大学（佛罗里达）的George J. Warheit，史蒂芬·F·奥斯丁州立大学的J. B. Watson，南卡罗来纳大学艾肯分校的Iiaymond Weinstein。我还要感谢Henna Budwani，她是亚拉巴马大学伯明翰分校的一名医学社会学博士生，她为筹备本版书提供了重要的帮助。

威廉·考克汉姆

伯明翰，亚拉巴马州

目　录

第二编　健康与疾病

第三编　寻求卫生服务

第四编   健康服务的提供

第五编　卫生服务体系

第一编

概　述

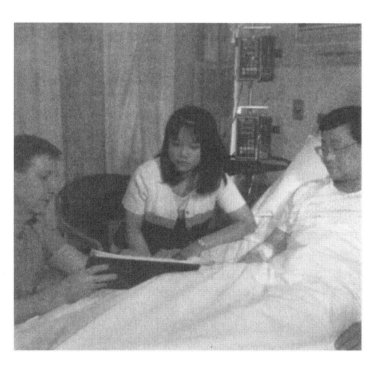

1 　　这本书的目的是向读者介绍一个叫做"医学社会学"的领域。在社会因素与各种群体和社会的健康特性之间，存在着复杂的相互关系。对这一关系之重要性的认识导致了医学社会学的发展，而医学社会学又是一般社会学学科的重要研究领域。作为一门学科，社会学关注的是人类行为的原因和结果。相应地，医学社会学关注健康和疾病的社会原因和社会后果。医学社会学把社会学的视角、理论和方法运用于对健康、疾病和医学实践的研究。其主要研究领域包括健康和疾病的社会层面、卫生服务人员及其服务对象的社会行为、卫生组织和制度的社会功能、卫生服务的社会类型，以及卫生服务体系和其他体系——比如经济体系和政治体系——之间的关系等。

　　使得医学社会学如此重要的原因是，社会因素在决定或者影响个人、群体和社会的健康方面发挥了重要作用。社会条件和状况不仅仅有引发——在

某些情况下导致——疾病和残疾的可能性，也能够改善疾病预防和保持健康的前景。今天，对个人的健康和生理完善的重大威胁，很大程度上来自不健康的生活方式和高危行为。这在心脏病、癌症、糖尿病、获得性免疫缺陷综合征（艾滋病），以及大量其他现代健康问题上都获得了印证。与此相反，健康的生活方式和避免高危行为则会使一个人更加长寿并提升他的健康潜力。

　　医学社会学在下述方面也是非常重要的：它会影响社会在处理健康灾难时分配资源的方式，也会影响社会向大众提供健康服务的方式。个人和社会倾向于采取一种与他们的文化、规范和价值观相匹配的方式应对健康问题。正像唐纳德·赖特（Light and Schuller，1986：9）所解释的那样："医疗卫生服务是一种政治哲学行为。"因此，社会和政治价值 2 观会影响决策的选择、制度的形成，以及卫生经费的拨付。美国拥有独特的卫生服务提供形式，其他

国家则拥有它们自己的方式，这绝不是偶然的。健康并不是简单的生物学问题，它涉及许多因素，这些因素具有文化的、政治的、经济的，以及——特别是——社会的特性。

医学社会学的发展史

最早的医学社会学工作是由医生们完成的，而不是社会学家们——他们当时倾向于忽视这一领域。约翰·萧·比林斯（John Shaw Billings）是美国国家医学图书馆（National Library of Medicine）的组织者，也是《医学索引》（Index Medicus）的编纂者，他早在1879年就撰写了有关卫生事业和社会学的著作。当然，"医学社会学"这一术语出现于1894年查尔斯·麦克因特尔（Charles McIntire）撰写的一篇文章——这篇文章的主旨是论述健康的社会因素。其他早期文献还包括美国医学院（纽约的日内瓦医学院）毕业的第一位女性伊丽莎白·布兰克维尔（Elizabeth Blackwell）1902年撰写的有关医学和社会之关系的文章。还有詹姆斯·沃贝斯（James Warbasse）于1909年撰写的一些文章。不过，一直到1927年，才由伯纳德·斯特恩（Bernard Stern）写出了具有社会学视角的第一部作品，题目叫做《医学进步的社会因素》（Social Factors in Medical Progress）。一些后续作品出现于20世纪30年代，比如劳伦斯·亨德森（Lawrence Henderson）1935年撰写的文章，该文把医生和患者看做一个社会系统。这篇文章直接影响了塔尔科特·帕森斯（Talcott Parson）于次年对"病人角色"这一概念的概括。亨德森原是哈佛大学的一位医生和生物化学家，后来他对社会学理论产生兴趣并改变了自己的职业，转到20世纪30年代成立的社会学系（Bloom，2002）教书，而帕森斯就是他的学生。

在第二次世界大战结束前，医学社会学并没有真正开始发展。直到20世纪40年代的后期，当联邦政府开始提供大量资金以资助社会医学研究的时候，这一进程才真正开始。在美国精神卫生研究所（National Institute of Mental Health）的资助下，精神病学领域进行了医学社会学和医学之间的初次合作。社会学家和精神病学家之间的合作建立在1939年在芝加哥进行的一项城市精神卫生研究的基础之上，这一研究由罗伯特·法利斯（Robert Faris）和H·沃伦·顿汉姆（H. Warren Dunham）完成。随后，另一项值得特别关注的合作成果是1958年《精神疾病和社会阶级》（Social Class and Mental Illness：A Community Study）的出版，该书是由奥古斯特·霍林舍德（August Hollingshead）和弗里德里克·莱德里希（Frederick Redlich）进行的一项社区研究的结果。这项在康涅狄格州的纽黑文进行的里程碑式的研究，为下述判断提供了重要证据：社会因素可能和许多类型的精神障碍相互关联，也可能和人们所接受的精神医学服务的方式相互关联。他们发现，那些生活于社会和经济最底层的人精神疾病特别是精神分裂症的发病率最高，而精神分裂症是致残率最高的精神疾病。这一研究引发了国际性的关注，并且被认为是关于精神疾病和社会阶级之间关系的最重要研究之一。该书在20世纪60年代发生的辩论中发挥了关键作用，这次辩论促成了美国各地社区精神卫生中心的建立，也促成了由社会学家和精神病学家联合进行的其他重要研究计划的开展，例如由列奥·斯劳尔（Leo Srole）和他的同事们对曼哈顿中城（mid-town Manhattan）进行的研究。

来自联邦和私人组织的经费也有助于激励社会学家和医师在对生理健康问题的社会医学研究方面进行合作。1949年，罗素·赛奇基金会（Russell Sage Foundation）资助了一项研究计划，这项研究计划旨在改善社会科学在医学实践中的应用。这项计划的一个成果就是《医学中的社会科学》（Simmons and Wolff，1954）一书的出版。此后，其他由赛奇基金会资助的著作也相继出版，如爱德华·萨奇曼（Edward Suchman）的著作《社会学和公共卫生领域》（Sociology and the Field of Public Health）（1963）。因此，最开始有可供使用的大笔经费时，美国医学社会学的指向还是应用或者是解决问题，而不是发展健康问题的社会学理论基础。

这种情况对于医学社会学的发展具有重大影响。和法律、宗教、政治、经济和其他社会制度不同，医学被19世纪晚期的社会学奠基人忽视了，因为它并不会型塑（shape）社会的结构和本质。在1845年发表的一篇文章中，卡尔·马克思的合作者弗里德里希·恩格斯（1873）把工人阶级糟糕的健康状况和资本主义联系起来，而埃米尔·涂尔干则于1897年分析了欧洲各国的自杀率。不过，涂尔干、马克思、马克斯·韦伯，以及其他主要的社会学理论家，并没有更多地关注医学在社会中所扮演的角色。直到20世纪40年代，医学社会学才发展成为社会学的一个研究领域，而直到 20 世纪 60 年代，医学社会学才达到引人注目的发展水平。因此，作为一个主要的学科，这是一个在社会学中发展相对晚近的领域，经典理论家也少有关于疾病和健康的论述。相应地，和其他经典的社会学分支不同——这些社会学分支与 19 世纪和 20 世纪初的社会思潮有直接的联系——医学社会学是在一个完全不同的智识环境（intellectual climate）中走向成熟的。所以，它发展过程中所面对的是与其他主要社会学分支完全不同的境遇。

在它的早期发展过程中，影响了医学社会学的一个特殊境遇是：它必须面对这样的压力，即创造出可以应用于医学实践和用于制定健康政策的学术成果。这一压力来自政府机构和医疗领域，二者都影响或者控制着社会医学研究经费的拨付，但都不怎么对纯理论的社会学成果感兴趣，或者完全没有兴趣。可是，不论是在美国还是在欧洲，如果没有政府为应用研究提供的充足经费，医学社会学要想迅速发展是非常困难的。例如，美国的医学社会学获得了长足的发展，而它的出现和发展在很大程度上是由 20 世纪 40 年代美国卫生研究院（National Institutes of Health）的扩张而引发的。特别需要指出的，依据霍林舍德（Hollingshead, 1973）——他曾经参与了一些早期研究计划——的观点，美国精神卫生研究所的成立具有重要意义，因为该研究所鼓励和资助医学与社会学之间的合作研究。"借着这些资金的注入而产生的动力，"马尔科姆·约翰逊（Malcolm Johnson, 1975：229）写道，"社会学家和医学人员改变了他们的隶属关系，并且拥抱了医学社会学这一领域"。阿尔文·古德纳（Alvin Gouldner, 1970）论述道，作为受到丰厚资助的政府事业，社会科学被用来应对第二次世界大战以后工业社会和福利国家所面临的各种问题。从这一层意思上说，医学社会学就是典型的社会科学。

帕森斯

不过，1951 年一个关键性事件的发生导致了医学社会学走向理论化，这就是塔尔科特·帕森斯的著作《社会系统》的出版。这本著作旨在阐释一个相当复杂的结构功能主义社会模型，在这个模型中社会系统和与其相对应的人格系统和文化系统相联系。在这本书中第一次出现了帕森斯的"病人角色"的概念。与其他在他之前的理论家不同，帕森斯在他对社会的观点中建立了对医学的功能分析。帕森斯展示了对人们患病后行为的理想化描绘。这一概念的优点是，他描述了一系列程式化的期待，这一期待能够定义与病人身份相适应的规范和价值观念——既为病人本身，也为与病人互动的其他人。帕森斯还指出，社会还把社会控制的功能注入医生的身上——和神父的角色功能很类似——作为控制社会越轨的手段。在"病人角色"这一点上，疾病就是越轨；而疾病的不受欢迎的性质，则使保持健康的动机更加强烈。

在发展其"病人角色"概念时，帕森斯把他的观念与两位最重要的经典社会学理论家的观念联系了起来：法国的埃米尔·涂尔干（1858—1917）和德国的马克斯·韦伯（1864—1920）。医学在一个庞大的社会系统中发挥控制功能，帕森斯是展示这种功能的第一人，而且他是在经典社会学理论（框架）中从事这一工作的。由具有帕森斯这样地位的理论家来提供医学社会学中的第一个重大理论，引发了人们对这个年轻学科的注意——特别是在学院派社会学家中间。这不仅仅是因为，帕森斯的病人角色概念是"一个完全地从社会学角度对患病所进行的具有穿透力的和恰当的分析"（Freidson, 1970b：62），而且还因为，20 世纪 50 年代的人们广泛相信，帕森斯和他的学生们正在向所有的社会学家描绘未来的道路——通过其社会模型所提供的洞见。

可是，现在已经不是这样了，因为帕森斯的模型已经受到了严厉的批评，他的观点已经不再被广泛接受。不过无论如何，他为医学社会学提供了一种路径（approach），这种路径在美国为这个处于滥觞期的分支学科带来了它所需要的学术承认。这是因为，在美国，对社会学的制度支持是在大学里，社会学在那里比在其他任何地方都建立得更加牢固。如果没有学术合法性的获得和那些著名的主流社会学家随后的参与，医学社会学将会缺乏目前它所拥有的专业资格和地位——无论是在学术领域还是在应用领域。这些著名社会学家包括罗伯特·默顿、霍华德·贝克尔和埃尔文·戈夫曼，他们都在这个领域（医学社会学）发表过自己的研究成果。帕森斯对社会的观点可能不是解释疾病的最佳范式，但帕森斯在医学社会学成为一个学术领域的过程中发挥了重要作用。

实际应用与理论之间的对立

罗伯特·斯特劳斯（Robert Straus, 1957）恰当地总结了医学社会学最初所采取的方向。斯特劳斯指出，可以把医学社会学分成相互独立但又紧密联系的两个领域——医学中的社会学（sociology in medicine）和医学的社会学（sociology of medicine）。

医学中的社会学家是那些直接与医生和其他卫生人员合作的人，他们研究那些和某种特定的健康问题相联系的社会因素。医学中的社会学家的工作倾向于直接应用于对患者的照料，或者应用于解决某个公共卫生问题。他们的一些任务是，分析健康问题的社会病原学，分析与健康相关的不同社会态度的差异，分析发病率和患病率与下述社会变量之间的联系方式：年龄、性别、社会经济地位、种族/民族身份、教育和职业。这些分析用来提供给卫生从业人员，以便帮助他们处理各种健康问题。因此，医学中的社会学可以被定性为应用性的研究和分析，其主要动机是解决医学问题，而不是构建社会学理论。医学中的社会学家通常在医学院、护理学院、公共卫生学院、教学医院、公共卫生机构和其他卫生组织里工作。他们也可能以生物统计学家、研究者、健康干预计划员和官员的身份为政府机构工作，例如美国卫生部（Department of Health and Human Services），或者疾病预防和控制中心（Centers for Disease Control and Prevention）。

医学的社会学却关注不同的东西。医学社会学在处理医学实践中的组织角色关系、规范、价值观和信仰等因素时，将它们视为一种人类行为方式。这里关注的重点是在医疗情境中发生的社会过程，以及这些过程怎样有助于我们理解医学社会学和一般社会生活。医学社会学和其他社会学领域拥有相同目标，因此可以被描述为：从社会学角度对医学环境所进行的研究和分析。大多数医学的社会学家在大学和学院的社会学系里工作。

不过，把医学社会学的工作分为医学的社会学和医学中的社会学也产生了问题。在创造出令社会学家满意并称之为"好的社会学"的学术成果方面，那些隶属于大学社会学系的医学社会学家站在更为有利的位置上。但是，和脱离医疗环境的社会学家相比，医学机构中的社会学家拥有参与医疗实践的长处，以及更多的研究机会。在谁的工作更加重要的问题上，这两个群体之间的关系开始紧张。在试图弥合社会学家之间分歧的两种主要趋势出现以后，这个问题大体上被解决了。首先，医学社会学工作已经发生了转变，转变为从事与卫生从业者和卫生问题决策者相关的研究。这一进展在很大程度上是因为，政府机构和私人基金会愿意资助那些能够帮

助解决问题和改善卫生状况的研究。无论一位医学社会学家是在卫生服务机构工作还是在学术机构中工作，今天该领域中的大多数研究所针对的都是具有实际用途的课题。当然，很多优秀研究——包括医疗情境中具有实际用途的研究——也会运用理论模型来解释其发现（finding）的有用性。

其次，医学社会学和一般社会学的交汇正在出现。这一情况得到了下述事实的襄助：所有的社会学家都接受同样的训练，并且在研究路数上分享同样的方法论策略。社会学全学科的共同理论基础越来越反映在医学社会学的成果上（Annandale，1998；Cockerham，2001，2005；Frohlich, Corin, and Potvin，2001；Karlsen and Nazroo，2002；Scambler，2002；Williams，1999），与此同时，医学社会学家针对卫生事务的许多调查研究工作，需要社会医学领域之外的社会过程的知识（Pescosolido and Kronenfeld，1995）。例如，卫生改革研究需要考虑有关社会变迁、权力、政治过程、社会经济因素以及不同社会制度之间联系等方面的大量社会学文献（Bird, Conrad, and Fremont，2000），工作相关压力的研究需要研究者对职业结构理论非常熟悉（Tausig and Fenwick，1999）。因此，正像伯尼斯·佩斯科索利多和珍妮·克劳奈菲尔德（Bernice Pescosolido and Jennie Kronenfeld，1995：24）指出的那样，医学社会学家"需要理解社会变迁和社会制度的一般性质，从而认识和描述这些变迁和制度，并从中得出针对健康、疾病和治疗的教益"。因此，医学社会学未来的成功是和它的下述能力联系在一起的，即能否将一般社会学的发现和视角运用于自己的工作中，以及能否为一般社会学提供回馈。

在美国，斯特劳斯（Straus，1957）所描述的医学社会学分支已经丧失了它的大多数特质，与此同时，它却并没有在世界上其他任何地方发展起来。在英国、德国、芬兰和荷兰——这些地方的医学社会学较之欧洲其他地方发展得更为完善——这一学科集中在医学院和公共卫生学院。在日本，卫生机构和社会学系都有医学社会学家，但大多数是医学院教师。和过去相比，一个主要的区别是，这一领域已经达到了这样一种发展状态，即能够从一个纯粹的社会学视角研究医学问题。

在目前的美国和欧洲，医学社会学家是一个最大和最活跃的社会学研究群体。医学社会学家组成了美国社会学会（American Sociological Association）的第三大分会、英国社会学会（British Sociological

Association）和德国社会学会的第一大分会。每十个美国社会学家中就有一个是医学社会学家。在德国，德国医学社会学会（German Society for Medical Sociology）——仅为医学社会学领域的工作者而成立的组织——比德国社会学会（German Sociological Association）的成员还多。在欧洲，医学社会学家是成立于 1983 年的欧洲健康和医学社会学协会（European Society for Health and Medical Sociology）的主要基础。在更早的 1974 年，日本健康和医学社会学协会（Japanese Society for Health and Medical Sociology）成立。最近在 2008 年，加拿大医学社会学家协会（Canadian Association of Medical Sociologists）成立。另外，国际社会学会（International Sociological Association）中的健康社会学研究委员会（RC15）拥有来自世界各地的成员。不仅仅是医学社会学家的数量在增加，与医学社会学相关的领域也在扩张，健康、疾病和医学事务逐渐变成了一般社会事务的一种表达媒介。一个相应的结果是，不计其数的、关于医学社会学的书籍和杂志在美国、英国和其他地方出版。医学社会学的未来非常乐观。当代的医学社会学家并不很关心一项工作到底是属于医学的社会学还是医学中的社会学，他们关心的是，这项工作能够在多大程度上提高我们对社会因素和健康之间复杂关系的认识。

为健康下定义

一个单一的、适用于所有目的和情境的"健康"定义是不存在的，不过有许多相关的概念存在，如把健康定义为"正常"，定义为"没有疾病"，定义为"发挥功能的能力"等（Blaxter，2004）。世界卫生组织（WHO）把健康定义为"健康是一种躯体、精神与社会方面的完善状态，而不仅仅是疾病或损伤的缺如状态"。这个定义提醒人们注意一个事实：定义健康涉及许多方面，而不仅仅是判定一个人是否患病或者受伤。健康也意味着拥有幸福的感觉，就像一个年轻女性在英国的一项研究中所说的那样：

> 健康就是你浑身是劲（loads of whump）。你感觉良好，容光焕发，没有任何事情能真正困扰你，生活是如此美好，你想做更多的事情。（Blaxter，2004：52）

托马斯·麦克欧文（Thomas McKeown，1979）支持 WHO 的健康定义，他指出，我们从个人经验

中知道，与没有疾病和功能障碍相比，感觉幸福有更加丰富的内涵。很多影响因素，如社会的、宗教的、经济的、个人的和医学的因素，使我们拥有了上述感觉。在此情形中，医学的角色是预防疾病和早逝，以及照料那些患病和残疾的人。因此，麦克欧文总结说，医学的任务不是创造幸福，而是把不幸——疾病和残疾——从人们的生活中祛除。

但是，大多数研究显示，非专业人士倾向于把健康看做进行日常活动的能力。也就是说，很多人把健康看做功能良好状态，并且把这一定义运用到日常生活中。显然，健康是任何个人或者社会充分发挥功能的前提条件。如果我们健康状况良好，就可以从事种类繁多的活动；可是如果我们病倒了、痛苦忧伤或者身体损伤，就会面临日常生活的各种限制。而且，健康状况可能是如此地困扰我们，以至于所有其他追求都变成次要的，甚至变得毫无意义。因此，正像瑞尼·杜波斯（René Dubos，1981）所解释的那样，健康可以被定义为发挥功能的能力。这并不是说健康人士远离所有健康问题，而是意味着他们可以运用自己的身体到达这样的状态：随心所欲。总而言之，杜波斯认为，从其所有表现来看，生物学方面的成功（biological success）就是身体强健的测量尺度。

关于健康和社会行为的对立观念

试图理解社会行为和健康之间的关系是有其历史渊源的。杜波斯（Dubos，1969）指出，原始人和动物更为接近，这是因为他们同样依赖本能来保持健康。可是原始人已经认识到，在他们所做的某些特定事情与疾病症状的缓解或者伤情的改善之间，有某种因果关系。这里有太多的有关身体功能的事情，然而原始人并不理解，因此，在有关健康问题的原因和治疗的信仰中，巫术就成为其有机组成部分。实际上，对巫术不加批判的全盘接受和超自然观念主导了原始生活的所有方面。因此，早期人类认为疾病是由恶鬼引起的，这一观点并不让人感到惊奇。用植物或者动物制作而成的原始药物，毫无例外地和一些仪式同时应用，而这些仪式旨在驱逐病人体内害人的鬼魂。在 4 000～5 000 年前的新石器时代，生活在今天的东地中海和北非的人们，甚至进行一种叫做"环切术"或者"环钻术"的外科手术，这种手术是在颅骨上钻一个孔，意在释放那

些被认为寄居于其中的恶鬼。人类学家曾经发现过有多个孔洞的颅骨，而且并没有发现骨髓炎（骨组织侵蚀）的迹象，这表明该手术并不总是致命的。有些人估计，环切术所导致的死亡率很低，考虑到手术的困难程度和手术实施的简陋条件，这样的成就是令人惊奇的（Porter，1997）。

在西方世界，最早企图建立健康服务原则的尝试之一——这些尝试建立在理性思维和否认超自然现象的基础之上——是在古希腊医生希波克拉底的著作中发现的。对于大约生活在公元前 400 年的希波克拉底，我们知之甚少，甚至不知道他是否真写了那些冠有其名的著作。不管怎么说，归于其名下的那些作品为现代医学实践提供了一些原则。他的著名贡献之一——希波克拉底誓言——是当今医学伦理的基础。它要求医生必须宣誓帮助病患、远离有意的舛误和伤害，并且宣誓对有关医患关系的所有事务保密。

希波克拉底还认为，医学知识应该来自对自然科学的理解和因果关系的逻辑。在他的经典作品《论空气、水和地域》（*On Airs，Waters，and Places*）中，希波克拉底指出，影响人类健康的是环境因素的总和：生活习惯和生活方式、气候、地形、空气质量、水和食物。对和疾病相关的生活习惯、生活方式、空气质量、水和地域的关注，至今仍伴随着我们。就其针对疾病的智识取向来说，希波克拉底和其他古希腊人所持有的观点，和中世纪和文艺复兴时期的观点相比，与当代思想的一致程度更高。大多数的古代知识在黑暗的中世纪散佚了——这一时代在罗马帝国陷落后降临欧洲。留存的知识大多是被天主教会保存下来的。教会承担了应对精神痛苦和有害社会环境——如贫困——的责任，而医生则仅仅关注生理疾病的治疗。人体被认为是一个类似机器的实体，它依据物理和化学原理而运行。结果是，西方的宗教和医学科学都支持这样的观点："人体是一个机器，疾病是机器的故障，医生的职责就是修理机器。"（Engle，1977：131）

少数医生，如帕拉赛尔苏斯（Paracelsus），一位生活在 16 世纪的瑞士著名医生，确实显示了对理解人体生理功能之外的事情的兴趣。帕拉赛尔苏斯告诉世人，矿工特有的一些疾病和他们的工作条件有关。不过帕拉赛尔苏斯是一个例外，在 18 世纪后叶和 19 世纪前叶之前，旨在调查或者应对有害健康的社会状况的措施，从来没有被采用过。

现代医学和对身体的规训

现代医学起源于 18 世纪后半叶的西欧。在分析当时的法国医学时，社会理论家米歇尔·福柯（Michel Foucault，1973）指出，在医疗实践中有两种不同的趋势，他称之为"物种医学"（medicine of the species）和"社会空间医学"（medicine of social spaces）。物种医学指的是西方医学对疾病分类、诊断、治疗病人和发现治愈方法的强调。人体成为研究和观察的对象，其旨在祛除生理过程的神秘性，并且将其置于医学的控制之下。医生们使他们所谓的"临床诊视"（clinical gaze）变得更加完善，从而使他们能够在一个标准化的参考框架中观察身体功能和功能障碍。诊所的建立既是为了治疗病人，也是为了训练医生。诊所为医生们提供了一个最佳的情境，此情境能使他们对病人行使职能、实施控制。

社会空间医学并不关注治愈疾病，而是关注预防疾病。疾病的预防要求政府更多地介入对日常生活的管理——特别是公共卫生。作为顾问，医生们为法律和规则的实施献计献策，这些法律和规则对食物、供水和排水的标准做出了规定。当健康行为的社会标准被广泛地建立起来的时候，人体的健康也被这些医生和民政官员变成了规训的对象。在这种情形下，福柯发现，关于疾病的科学概念，取代了疾病具有形而上学（宗教的、巫术的、迷信的）根源的观念。疾病不再被认为是现有知识边界之外的一个实体，而是一个被研究的对象、一个可以科学地加以对抗的对象、一个可以控制的对象。

公众健康

不健康的社会环境和生活方式可以导致疾病的意识，通过常识和实践经验得到传播。当人们意识到干净的食物、水、空气，以及卫生的生活条件可以降低传染病的发病和传播时，一个重要的进步就出现了。在现代医学被发明之前，在欧洲和北美，通过改善卫生条件和设施，传染病的高死亡率得到了显著的降低——这些传染病包括斑疹伤寒、结核病、猩红热、麻疹和霍乱。因此，在实施公共卫生措施方面，18 世纪后半叶和 19 世纪前半叶（这段时间）取得了引人注目的成就。

由于注意到社会环境和生活方式与健康之间的联系，19 世纪的一些医生宣称，必须改善穷人的生活条件。他们努力使政府承认，为改善健康而采取的措施不仅仅具有医学的性质，也具有社会性。例如，鲁道夫·魏尔啸（Rudolf Virchow）——一位以研究细胞病理学而著称的临床医生——坚称，医学是一门社会科学。魏尔啸呼吁，穷人不仅仅应该获得高质量的医疗服务，他们还应该有选择医生的自由。经过改善的医疗服务和社会环境相结合会使生活变得更好。但是，这些建议在魏尔啸的同事小圈子之外没有产生多少影响。在当时的欧洲统治者和政治家看来，魏尔啸的观点显得过于自由主义了，他们害怕社会改革可能会侵蚀他们的权威，并导致革命。而且，在欧洲受过教育的阶级中，还有一个偏见，即他们更加倾向于这样的医学科学：不承认社会性的卫生措施可能带来好处。

具有讽刺意味的是，20 世纪的一些学者发现，传染病死亡率在 19 世纪后半叶的下降，主要是因为饮食、居住、公共卫生和个人卫生的改善，而不是因为医学创新（Thomas McKeown，1979；Porter，1997）。例如，麦克欧文注意到，婴儿死亡率的下降主要归功于母亲营养状况的改善，以及婴儿喂养和照料的改善，而不是产科服务的提高。斑疹伤寒的死亡率也在没有特定医学原因的情况下，大幅度地下降了。伤寒和痢疾的死亡率也有了相似的降低。这使得麦克欧文得出了如下的结论："在 19 世纪晚期，水传播疾病和食物传播疾病的死亡率的快速下降，不能归功于医学干预。"

11　疾病的细菌理论

19 世纪的医生们主要对治疗病人和改进医疗技术感兴趣。他们并不是必然地关注社会改革。当然，那个时期的医生在治愈人类疾病的时候，仅仅获得了功过参半的成功。不过，正像英国社会史学家罗伊·波特（Roy Porter，1997：428）所报告的那样，"19 世纪后半叶迎来了真正的医学革命：细菌学"。路易·巴斯德（Louis Pasteur）、罗伯特·科赫（Robert Koch），以及细菌学研究领域的其他学者，决定性地确立了疾病的微生物理论，并且发现了许多疾病，如伤寒、破伤风和白喉的病因，以及提供了免疫的疫苗。追随这些进展，亚历山大·弗莱明（Alexander Fleming）于 1928 年发现了第一个抗生素——青霉素。药物的生产逐渐工业化，这使得大规模生产成为可能。在内科学、麻醉学、病理学、免疫学和外科技术上取得的惊人进步说服了医生们，使他们只关注建立在严格科学实验程序基础上的临床医学，心无旁骛。因此，20 世纪的医学实践牢固地建立在这样的前提之上：任何疾病都有一个特定

的病原，而最好的治疗就是在生物医学的领域内移除或者控制那个病原。

正像杜波斯（Dubos，1959）指出的那样，医学思维被这样的想法主导了：找寻作为"神奇子弹"的药物，把它注入人体，清除或者控制病变。由于微生物学、生物化学和相关领域的研究导致了种类繁多的药物的发明和制造，也导致了建立在药物治疗基础上的各种技术的发现，这一途径成为解决问题、治疗疾病的主要医学手段。

回到"整体的人"

到 20 世纪 60 年代的时候，小儿麻痹和天花在很大程度上已经被消灭，而传染病在世界上大多数地方已经被有效地控制。这种情况造成了疾病类型的重大改变，慢性病——被定义为长期的、不可治愈的疾病——取代了传染病，成为健康的主要威胁。这个"流行病学转型"最初开始于工业化国家，然后扩散到全世界。这一转型的特征是，慢性病如癌症、心脏病和中风成为主要的致死病。波特（Porter，1997）观察到的例子是，早在古希腊和古罗马时期，医生们就对癌性肿块非常熟悉，不过，由于今天的人们寿命更长，癌症的患病率大大地提高了。虽然在癌症研究上花费了大量金钱，但人们并没有发现治愈癌症的"神奇子弹"，即使化学治疗有时会成功地使肿块缩小。至于心脏病，波特注意到，一位著名的英国医生在 1892 年的观察是，心脏性的死亡是"相当少见的"。可是，数十年之后，随着人口的老龄化，冠心病成为西方社会主要的死亡原因。人们发明了新的诊断技术和药物，还有外科手术包括心脏移植、心脏搭桥术、血管成形术等。还有，波特宣称："公众对吸烟、饮食、肥胖和缺少运动等风险因素的理解进步了，而生活方式的转变又为解决问题做出了根本性的贡献。"在 1970 年到 1990 年间，美国心脏病的死亡率下降了 50%，而且还在持续下降。

向慢性病的转型意味着，人们越来越多地要求医生面对"整体的人"的健康问题，这远远超越了把细菌作为唯一的病原的范畴。现在，人们要求医生更加熟练地治疗那些被称为"生活中的问题"的健康问题，即涉及多种疾病原因的功能障碍——这些原因并非都是生物性的。社会和心理因素不仅仅影响一个人是否患病，还会影响症状的表现、持续时间和强度。因此，现代医学被越来越多地要求发展出理解其治疗对象的行为特征的洞见。

而且，一个罹患慢性病的人感觉完全正常，即使是在不可逆转的器官和组织损伤已经出现的时候也并非罕见。由于慢性病对身体所造成的不可挽回的损伤，患者可能被要求完全改变其生活方式。正像安瑟姆·斯特劳斯（Anselm Strauss, 1975）——他是医学社会学的先驱之一——早就指出的那样，卫生从业者需要知道，慢性病患者应怎样控制他们的症状、怎样适应生理状况的改变，以及怎样生活。除此之外，医生们还需要知道，那些最初影响人们患慢性病的行为和生活方式是什么。

波特认为，不仅仅是激进的思想家们在医疗实践中倡导新的"整体主义"，医学领域中最受人尊敬的人物也坚持，把人体作为一个"机械模型"来治疗并不能实现真正的健康。波特（Porter, 1997：634）这样描述这一情形：

> 1900年以后，疾病被概念化为一个社会现象，这一现象的社会性至少与其生物性同样重要。这种社会现象必须从统计学的、社会学的、心理学的，甚至政治学的角度去理解。"医学诊视"必须结合其他更广泛的问题，如收入、生活方式、饮食、习惯、就业、教育和家庭结构，简言之，整个的心理—社会—经济总体。只有这样，医学才能应对社会大众的挑战，才会取代实验室医学（laboratory medicine）——它执著于对损伤进行精细的研究，却对损伤从何而来漠不关心。

在今天这个历史时刻，我们清楚地知道，社会行为和社会条件对疾病的形成发挥了关键的作用。消极的生活方式诸如糟糕的饮食、缺乏锻炼、吸烟、酒精和药物滥用、紧张、暴露于罹患性传播疾病如艾滋病的危险之下等。上述情况可以导致患病、残疾和死亡。积极的生活方式——与上述行为相反——可以减轻慢性健康问题的严重程度，使人在这些问题出现时可以更好地控制它们，或者在老年来临之前避免其出现。当然，有害的社会条件如贫穷，同样会引发健康问题，并缩短预期寿命。例如，许多研究报道说，穷人更加倾向于参与引发不良健康状况的活动，却不倾向于出现在那些有预防疾病功效的场合（Cockerham, 2007a；Grzywacz and Marks, 2001；Pampel and Rogers, 2004；Phelan et al., 2004；Robert and House, 2000）。

穷人在日常生活中会更多地面对暴力，更多地生活在充满压力、饮食和居住条件不良、优质卫生资源缺乏的环境中。他们也可能生活在受到工业污染的环境中，该环境充满了致癌物质，或者导致皮肤和呼吸异常的其他化学物质。因为居住状况的拥挤，有寄生虫、昆虫或者其他有害生物，他们可能面临更大的传染病威胁。所谓贫穷，就意味着生活中缺乏好的东西，有太多坏的东西，在健康问题这一点上，情况正是这样。在所有的社会经济群体中，穷人拥有包括心脏病在内最高的患病率和残疾率（Link and Phelan, 1995, 2000；Phelan et al., 2004）。

为了预防疾病和应对现代健康问题，需要理解生活方式和社会环境对健康的影响，这一需要变得越来越重要。这种情况使医学和行为科学——如社会学、人类学和心理学——之间的联系更加密切。不仅在医学院里，而且在护理学院、药学院、公共卫生学院，甚至在教学医院里，医学社会学家也越来越为人熟知。目前，医学社会学家经常拥有双重职位，即既在社会学系拥有职位，也在一些与卫生相关的教学机构中拥有职位，或者被与卫生相关的教学机构全职聘请。他们也可能在一些研究机构如疾病预防和控制中心里全职工作。

传染病的回潮

医学社会学面临的一个新挑战是，作为人类健康的威胁，传染病令人奇怪地重新抬头——这既有自然的原因，也来自生物恐怖（bioterrorism）。这是一个需要许多学科多加关注的课题，包括医学社会学。人们使用"新出现的传染病"或者"再出现的传染病"这样的术语来描述这一现象。在20世纪60年代的后期，人们普遍相信，一些传染病正处在被消灭的边缘，剩下的传染病则可以通过免疫和抗菌素治疗得到控制。实际上早在1967年，美国卫生局局长曾经宣布，传染病在美国已经不是一个严重的问题。他说，现在已经是"合上把传染病作为主要健康威胁的教科书的时候了"（Armelagos, Brown, and Turner, 2005：755）。我们现在知道，这是错误的。一些病原体显示了对抗抗菌素的强大力量，一些传播特定疾病的昆虫成功地对抗了杀虫剂，而人类制造的生态混乱又导致了新疾病的出现。

例如，由于越来越多的人类进入从前的不毛之地，以前未知的致病病毒，如HIV、埃博拉病毒、拉沙热病毒和马堡病毒，从热带雨林或者稀树草原中被带了出来。其他的疾病流行的原因则是古老疾病的重新发作，如霍乱、黄热病、小儿麻痹和白喉。在最近的几年里，严重影响人类的疾病暴发包括埃博拉病毒在刚果（1995年、2002年）、加蓬（2001年）和乌干达（2000—2001年）；马堡病毒在刚果（1998—2000年）和安哥拉（2004—2005年）；疟疾在肯尼亚（2002年）；裂谷热在沙特阿拉伯和也门（2000—2001年）；小儿麻痹从尼日利亚开始（2003年）后穿越中非和西非进入阿拉伯半岛的也门（2005年）和印度尼西亚（2005年），还感染了美国明尼苏达州一些没有接种疫苗的阿米什教派①的孩子；淋巴腺鼠疫在印度（1994年）；霍乱（1995年）和黄热病（1995年）在拉丁美洲；脑膜炎（1995年）和黄热病（1995年）在西非；禽流感在中国香港（1997年、2001年）、东南亚（2003—2005年）和印度尼西亚（2007年），以及白喉在俄罗斯（1992—1994年）。

还有疯牛病在英国（首次确诊于1986年，1993年达到高峰，后来逐渐消退）；大规模的大肠杆菌食物中毒在美国（1993年、1999年、2007年、2008年）、日本（1996年）和加拿大（2000年）；军团病在荷兰（1999年）、日本（2002年）和加拿大（2005年）；西尼罗病毒在罗马尼亚（1996年）和美国（1999年到现在）；非典（SARS）在亚洲和加拿大（2003年）；登革热病毒在印度、印度尼西亚、马来西亚以及新加坡（2005年），以及发生在英国和美国多家医院里的、对新青霉素产生抗药性的金黄色葡萄球菌感染（俗称抗生素球菌感染）（1995—2007年）。

传染病的传播危险被现代交通系统明显地增大了。特别是空中旅行，它使得被感染的人或者动物很容易从一个大陆到达另一个大陆，并把病毒传播到所到之处。无症状病毒携带者的一声咳嗽或者喷嚏，会把呼吸系统传染病传染给另一个旅客或者其他人，而这个人可能是在到达目的地数天后才出现症状。患病动物的一次叮咬或者搔抓，或者与携带空气传播病毒的动物共处一室，都可能引发人的感染。例如，马堡病毒（一种空气传播病毒，埃博拉病毒的毒性较低的亲缘病毒）的名字来自德国中部的一个城镇，1967年，它在那里第一次被鉴定出来。这种病毒从实验用的来自乌干达的猴子身上传播给人类，它导致31人被感染，其中7人死亡。1989年，来自菲律宾的两批实验猴来到了弗吉尼亚

的莱斯顿市，随它们而来的还有埃博拉病毒，它杀死了90％的感染者。在一系列富于戏剧性的事件中，一个由医学科学家和军方人员组成的团队把这种病毒保存在一个试验设备里，然后它就扩散到了华盛顿大区的许多人身上。一群穿着太空服的人用毒药注射的方式杀死了第一批染病的猴子，可是有一段时间，一只猴子在被杀死之前逃出了这个实验室。第二批猴子却被放任死于该疾病。四位饲养员被检测出埃博拉病毒阳性，但他们并没有发病，而病毒却从他们的血液中被清除了。理查德·普莱斯顿说（Richard Preston，1994：361）说："他们是少之又少的埃博拉病毒的幸存者。"

在最近的2005年，在新泽西医学和牙科大学（University of Medicine and Dentistry of New Jersey）的生物恐怖研究实验室里，三只生活在独立鼠笼、感染了致命鼠疫的实验鼠失踪了。它们踪迹全无。联邦调查局（Federal Bureau of Investigation）被召来调查事情的原委。不过，这些老鼠究竟是逃跑了，还是被盗了，还是因为书面统计而漏掉了，这些问题至今不明。人们认为这些老鼠在几天之后肯定会死于鼠疫，然而该病没有在新泽西出现。不过，这个例子表明，传染病的威胁是无时不在的。

西尼罗病毒

在美国，一个新的传染病是西尼罗病毒。1999年的夏天，它没有任何征兆地出现在纽约市，并感染了东北五个州的居民。这种病毒于1937年在乌干达被认定，而且在埃及的尼罗河三角洲相当常见。它们使鸟类发病却不会导致其死亡。在20世纪90年代早期，这种病毒在中东地区发生了某些变异，很可能是基因突变，这使它具有杀死鸟类，然后是杀死人类和马的能力。当蚊子叮咬了患病的鸟类以后，就会通过叮咬把病毒传播给人类。对大多数人来说，这个病就像是一次轻微头痛，但是对那些年幼、年老和免疫系统虚弱的人们来说，该病可发展成脑炎，导致肌无力、抽搐、昏迷和呼吸停止。1998年，突变了的西尼罗病毒在以色列被发现，那里的鸟类开始死亡。第二年，它出现在了纽约市的皇后区，这是第一次在西半球发现这一疾病。

这一疾病是怎样来到纽约市的，这一问题至今未明。不过，它很可能被携带于旅行者的血液中，

① 存在于美国的一个基督教宗派，崇尚简单生活，拒绝现代科技。——译者注

而皇后区的蚊子叮咬了他们。这些蚊子开始传播这一疾病，数十人患病，六位老年人死亡。最初的迹象是在布朗克斯动物园发现了死鸟，然后，两位老人因为发热和肌无力住进了皇后区的医院。实验标本被送到了纽约州卫生局（New York State Health Department）和亚特兰大的疾病预防和控制中心。随着患病人数的不断增多，疾病预防和控制中心宣称他们的实验表明，病毒是圣路易斯脑炎病毒（西尼罗病毒的近亲）。当时西尼罗病毒并没有被考虑在内，因为它从来没有出现在美国。随着纽约人越来越多地感到面临着这个未知危险病毒的威胁，纽约市发起了一场全市范围的灭蚊运动。因为一个人只是外出散步时被蚊虫叮咬，就可能患病。

可是布朗克斯动物园的一个病理学家却知道，圣路易斯脑炎通常不会导致鸟类的死亡。而且，另一种类型的脑炎——这种脑炎对鸸鹋来说是致命的——显然不是罪魁祸首，因为动物园的鸸鹋是健康的。后来疾病预防和控制中心又一次被惊动并收到了新的标本，新标本还被送到了马里兰州的一家军队实验室。与此同时，中央情报局（Central Intelligence Agency）的官员们开始关注生物恐怖的可能性，因为身份不明的病毒传播者显然正在纽约活动（Preston，1999）。军队与疾病预防和控制中心实验室的结论都是西尼罗病毒。几天之后，加利福尼亚大学欧文分校的实验室也确认了（这一病毒），他们事先获得了纽约市卫生局送来的脑组织标本，这些标本来自死于该病的患者。这一病毒突然间消失得无影无踪，它是怎样在北美的生活环境中生存的，16这一问题至今未明。理查德·普莱斯顿（Richard Preston，1999：108）评论说："在发现新大陆的过程中，西尼罗病毒杀死了几个人，成功地惊动了中央情报局，现在它有了更加重要的任务：无论如何要找到一个复制自己的方法。"如果这个病毒随着鸟类迁徙到了南方，并且找到一个地方躲过冬天，普莱斯顿（1999：108）评论说："我们发现它的唯一途径是，（发现）它明年再来。"

它确实回来了。2002年，西尼罗病毒传播到了43个州，超过3 600个美国人患病，212人死亡，大约9.1万只鸟死亡，1.3万匹马被感染，其中三分之一死亡。早先的毒并不感染马。生物史上从来没有发生过类似的事情。不仅是一种病毒在一个半球发生了突变后来到了另一个半球，而且它还在新环境中找到了一个没有免疫能力的宿主（马），并且通过蚊虫叮咬传播给其他物种。疾病的流行会随着天气变冷而中止，但每年都会重来。2003年，西尼罗病毒传播到了美国的西海岸，当年全国大约有9 862人患病，264人死亡。但是，在2004年，感染该疾病的人数（8 219人）和死亡人数（182人）都下降了，数字在2005年继续下降（3 000人感染，119人死亡），2006年上升（4 269人患病，177人死亡），2007年又下降（3 623人患病，124人死亡）。数字的起伏波动也是一个未解之谜。

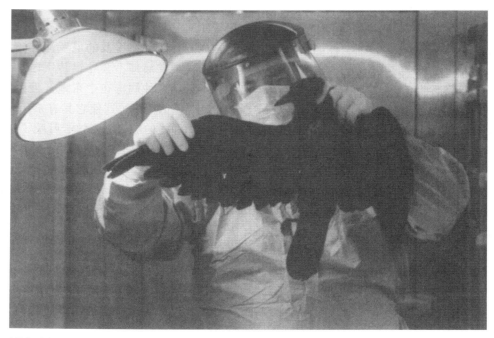

野生动物病理学家正在检查一只死于西尼罗病毒的乌鸦尸体。

性传播疾病

世界范围内的、来自传染病的最大威胁之一，是性传播疾病（STD）。在 20 世纪的美国和西欧，由于抗生素的广泛应用，性传播疾病如梅毒和淋病的患病率显著地下降了。可是从 20 世纪 70 年代开始，性传播疾病的患病率急剧上升。此外，目前尚无法治愈的艾滋病（AIDS）开始感染人类，并且达到了流行病水平的感染数量。在美国，截至 2005 年，性传播疾病如衣原体病、淋病、艾滋病、梅毒和乙型肝炎，占到了前十位传染病全部病例的 90% 以上。

发生了什么事情呢？是什么导致了性传播疾病的患病率在世界范围内急剧上升呢？根据劳里·加莱特（Laurie Garrett，1994）的观点，有四种因素难辞其咎：（1）避孕药极大地降低了对意外怀孕的担心。（2）全世界城市里的年轻人性解放和性宽容的观念。（3）发展中国家新的就业形式。这种就业形式是，年轻男性涌入城市寻找工作，在周末的时候回到乡村与其配偶或者女朋友团聚，这使他们把自己染上的性传播疾病传播到乡村。（4）这也许是最重要的，拥有多个性伴侣的情况达到了史无前例的程度。

加莱特还发现，欧洲和北美的男同性恋者，和发展中国家特别是非洲的年轻异性恋者，充分地利用了目前的性观念（sexual climate）。城市居民数量不断增长；日益方便的空中航线和大规模交通系统使人们能够进行世界范围的旅行，并达到自己选择的城市；性观念变得越来越宽容。所有上述因素结合在一起，促进了性传播疾病的传播。不过，个体所拥有的性伴侣数量才是最重要的患病危险因素（Laumann and Michael，2001；Laumann et al.，1994）。就像加莱特总结的那样，世界上的头号传染病传播者是多伴侣性行为（Garrett，1994：610）：

> 罪魁祸首还是性行为，特别是多伴侣性行为。从第二次世界大战以来，性传播疾病在世界范围内以惊人的速度暴发和再暴发，这验证了性活跃个体和性活动场所在疾病——如 HIV-1、HIV-2 和青霉素抵抗性淋病——扩散中所发挥的作用。

生物恐怖

一个更新的传染病威胁是生物恐怖。有些人有意识地准备生物学病原或者气体，并且以致人患病或死亡为目的在其他人身上使用，这就是生物恐怖活动。西门·威廉斯（Simon Williams，2004）指出，社会学可以在对生物恐怖的评估上发挥重要作用，包括评估其企图引发的疾病（intentional disease）、恐惧、安全防卫、监视、反击战，以及其他事宜。生物恐怖有两种类型，即公开的恐怖和隐蔽的恐怖（Butler et al.，2002）。所谓公开的生物恐怖，就是犯罪分子公开承认对事件负责，或者恐怖分子的身份在恐怖袭击中被泄露。例如，1995 年发生在东京地铁里的奥姆真理教沙林气体泄漏事件。隐蔽的恐怖的特点是未宣布的或未认定的病原体的释放，在这样的事件中，患者的出现可能是事件的第一征象。这样的例子有发生于 1985 年俄勒冈州的胃肠炎爆发事件，事件的原因是，一个邪教组织用沙门氏菌污染了几个色拉餐厅。另一起胃肠炎事件发生在 1996 年，当时，在一个庞大的医学实验中心里，一个心怀怨恨的职工把痢疾病菌放到了同事们食用的通心粉中。

一次更严重和恐怖的公开袭击是，2001 年 9—11 月，有些人利用美国邮政邮寄炭疽菌。这一袭击紧接着中东恐怖分子劫持民航客机并撞击纽约世贸中心和华盛顿五角大楼事件——该事件导致大约 3 000 人死亡，包括恐怖分子自己。有人把炭疽孢子粉放在信封里，从新泽西州邮寄到了一些选定的媒体机构和议会的办公室里。该行为造成 5 人死亡，还有 18 人出现了严重的病情。第一个被感染的人是纽约市的美国国家广播公司（NBC）的一位女助理评论员，后来她痊愈了，但她的病情是在发病数星期后才得到确诊的，虽然她曾经在两家医院的急诊室里接受治疗。治疗第一位受害者的医生并没有考虑炭疽的可能性，因为这太不可能了——这是一种医生们从来没有见过，也从来没有想到会遇见的疾病。第一个死亡病例，佛罗里达一位 63 岁的小报摄影编辑，被确认吸入了炭疽孢子。当疾病预防和控制中心的流行病学家在其任职公司的邮件室里发现孢子粉的时候，对他死亡的调查变成了一桩刑事案件。在接下来的几个星期里，华盛顿特区的两名邮政职工死亡；康涅狄格州的一位老年妇女因为接触了污染邮件而死亡；纽约市的一家医院的一名女性工作人员死亡，她的感染途径不明。保护邮政设施的措施被采用，一项庞大的调查计划因此启动，这些行动的目的就是试图找到责任人。

这花费了七年的时间。而且，发明出 2001 年还不存在的实验技术也需要时间。不过，联邦调查局最终在 2008 年确认了炭疽孢子粉的来源。杀害了第一名受害者的炭疽孢子粉标本被送到了北亚利桑那大学的一位生物学家那里，他曾经研发出了认定不同菌株的检测方法。他认定这是剧毒的埃姆斯菌株（Ames strain），但无法认定它是从哪个实验室里来的，而全世界许多实验室的培养基里都保存有这种菌株。随后，联邦调查局争取到了染色体研究所（Institute for Genomic Research，TIGR）的帮助，请求他们破解该炭疽杆菌染色体的 DNA 基因序列。这个染色体研究所破解了埃姆斯炭疽杆菌的染色体序列，也破解了被用于此次袭击的炭疽杆菌的染色体序列。它们两个完全一样，不存在任何可以把袭击与其他炭疽菌株相联系的区别。不过，马里兰州的一个军方微生物学家把袭击用的炭疽孢子粉涂抹在营养基上，发现其中的一个形成了一种"生物形态"或"形态"。这种形态是独特的，染色体研究所的研究者破解了其基因序列，并且发现它同样来自马里兰州的军方实验室的一个曲颈瓶。这个曲颈瓶由这个实验室的一名科学家保管。该男子在联邦调查局接近并试图逮捕他的时候自杀了，留下了许多悬而未决的问题。

不过，传染病的重新抬头，不论其来源是自然原因还是生物恐怖，都昭示了医学社会学在研究视角上的一个转向，这就是从只关注慢性病到既关注19慢性病，也关注传染病。生活方式和社会行为在传染病的传播方面发挥了重要作用，诸如性行为、药物应用、旅行、饮食习惯、生活条件和生物恐怖等。因此，对于 21 世纪的医学社会学家来说，对传染病的预防和传播的社会影响因素进行研究，将会变得越来越重要。

生命伦理学

医学社会学的另一个较新的研究领域是生命伦理学。这是因为医学中的道德（或不道德的）决定可能产生重大的社会影响，也可能反映出对某一个特定社会群体的歧视和偏见。虽然作为一个职业的从业者，医生们受到过伦理学训练，并且被寄予期望在面对病人时永远践行道德，但是仍会出现少量意外事故。一个极端的例子是纳粹医生们在集中营囚徒身上实施的医学实验。美国的例子是 1932 年在亚拉巴马州进行的臭名昭著的"塔斯卡基梅毒研究"，在这次研究中，一群染病的黑人以治疗的名义被征召。他们被告知正在进行梅毒的治疗，但实际上只是服用了阿司匹林、维生素和铁剂，这样，美20国公共卫生服务机构的医生们就可以研究疾病在他们身上的（自然）进程（Washington，2006）。当然，这种对伦理规范的粗暴的违背已经成为过去，目前，

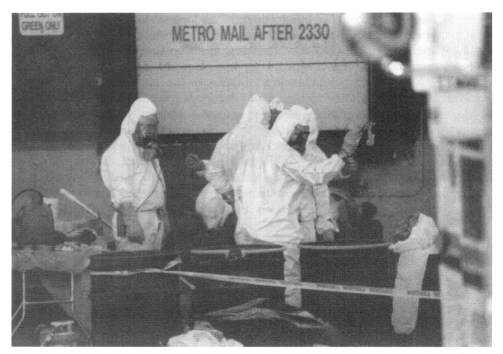

2001 年 10 月，危险物品工作者正准备进入华盛顿特区布伦特伍德的邮政设施检测炭疽污染物。

（对伦理规范的）捍卫措施在所有类型的研究中都得以确立，包括完全告知情况下的患者同意、可接受的风险—收益比例、可保障的患者自主权和保密、伦理委员会、制度性的评估委员会对遵从（道德规范）行为的监督等，上述情况都适用于医学社会学的相关研究。1996 年通过的《医疗保险便利性和可及性法案》（The Health Insurance Portability and Accountability Act of 1996，HIPAA）具有重要意义，因为它规范了患者隐私事项和患者信息的处理方式。不过，有关医疗服务、药物试验及类似事宜的道德担忧依然存在（Pence，2007）。

令人担忧的一个领域是，相当比例的、由医疗服务机构和制药公司赞助的临床研究，从学术机构转移到了以营利为目的的私人公司手上。以前大约 70% 的临床试验是由学术研究实验室完成的，但是现在，这一数字降低到了大约 30%。私人公司拥有自己的评估委员会，或者雇用商业性的评估委员会来加快资助性项目的通过。其结果是，临床试验变成了市场经济中的一桩生意，出于对利益的追求，对人类实验对象的保护很可能被削弱（de Vries，Turner，Orfali，and Bosk，2006：669）。当然，其他的伦理问题也不可避免地存在着。2008 年，《美国医学会杂志》（Journal of the American Medical Association）发表的一篇报告揭露，一个制药公司（默克公司）的雇员撰写（代人捉刀）了一篇有关该公司制造的某一药物的研究论文手稿，然后征召学术人士，付钱请他们署名，并以他们的名义发表在科学刊物上（Ross，Hill，Egilman，and Krumholz，2008）。这些所谓的"客座"作者并不总是公开资助他们的制药企业和自己的报酬。在这种情况下，研究发现的客观性和研究过程的诚实性显然令人怀疑。

在今天的医疗实践中，还有一些具有社会影响的伦理事务。这包括有关干细胞研究的争论。干细胞研究是一个发展迅速的研究领域，在这一研究中，人类胚胎干细胞被用来制造人体细胞和组织。干细胞在治疗退化性疾病如帕金森病和糖尿病方面的潜力，被该研究的支持者认为是革命性的（Wainright et al.，2006）。争论源自一个问题：胚胎（实验室中生长的人类受精卵细胞）是一个人，还是仅仅是具有科学用途的一群细胞？在使用成年人自己的骨髓干细胞来对他的外伤进行整形治疗时，争论并不存在。不过，一旦涉及人类组织的克隆、出生前基因筛查以及针对潜在雇主和他人而保护个人基因信息时，伦理问题就出现了（Pence，2007）。其他伦理问题还包括流产、安乐死、以体外受精为特征的生殖技术和子宫植入技术、死亡的权利以及类似的生死意义问题等。这些问题触及了下列问题的核心：作为一个社会和道德的存在，作为正义社会的一个成员，到底意味着什么？在这些讨论中，医学社会学家将发挥重要作用。

小 结

纵观历史，人类一直对社会环境会对个人及其归属群体的健康产生的影响感兴趣，也对此感到忧虑。今天，人们清楚地认识到，社会因素对健康发挥了重要作用，这是因为对健康和幸福的最大威胁，主要来自不健康的生活方式和高危行为。社会学对作为独特人类行为体系的医疗活动感兴趣。医学界也认识到，社会学可以帮助卫生从业人员更好地理解患者和改进卫生服务。上述情况带来了这两个学科之间兴趣的相互重合。越来越多的医学社会学家接受邀请，加入到各种医学机构中来，也参与到了各种研究计划中。越来越多的大学和学院开始提供医学社会学的课程和学位。医学学术领域里社会学文献的大量增加，是医学社会学地位提高的另一个证据。虽然还有大量工作需要进行，现在的医学社会学家已经处于一个令人羡慕的位置上，他们在此位置上参与和影响了一个激动人心、显赫且崭新的领域的发展。

推荐阅读

BLAXTER，MILDRED（2004）*Health*. Cambridge，UK：Polity.
英国一位杰出的医学社会学家对不同健康概念的讨论。
Pence，Gregory E.（2007）*Recreating medicine：Ethical issues at the frontiers of medicine*. Lanham，MD：Rowman and Littlefield.

对当前医学领域里伦理问题的一次充分阐释。

相关网站

1. 美国社会学会（ASA）的主页。

http：//www. asanet. org/

2. 美国社会学会医学社会学分会的主页。

http：//dept. kent. edu/sociology/asamedsoc/

美国社会学会医学社会学分会的宗旨是，在健康和医学领域促进社会学的发展。这一网站还包含一系列链接，这些链接提供了美国医学社会学研究生计划的信息。

3. SocioSite：健康社会学。

http：//www. sociosite. net

这个网站含有大量链接，涉及社会学与健康、精神健康、艾滋病、毒品以及死亡和濒死过程。

4. 英国社会学会（BSA）医学社会学研究小组的主页。

http：//britsoc. co. uk/medical

英国社会学会医学社会学研究小组旨在促进英国"健康和疾病社会学"领域里的学术研究和交流。

5. 关于米歇尔·福柯的一些文献。

http：//www. synaptic. bc. ca/ejournal/foucault. htm

链接到米歇尔·福柯的传记、阐释和分析文章，及其著作的一些摘录。

6. 世界卫生组织的主页。

http：//www. who. int/

7. 美国疾病控制和预防中心关于生物恐怖的内容。

http：//www. bt. cdc. gov

第二章 流行病学

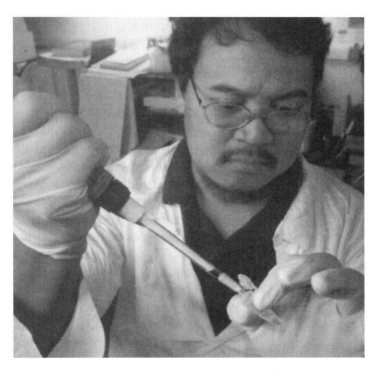

23　　许多在医学领域工作的社会学家是流行病学家。根据其所调查的健康问题,流行病学吸收了许多科学领域的知识和研究技术。除了社会学家,你还可以在流行病学工作中发现医生、公共卫生工作者、生物学家、生化学家、鸟类学家、哺乳类动物学家、兽医、人口学家、人类学家,甚至还有气象学家(研究空气污染)。严格说来,流行病学就是关于流行病的科学。但是,当今的流行病学家已经拓宽了他们的研究领域,使之不仅包括流行病,也包括了其他类型的疾病如慢性病,包括癌症和心脏病,还有不健康行为如酒精依赖和药物滥用,以及由交通事故导致的身体损伤。

　　流行病学家主要的关注焦点并不在于个人,而是社会类群(social aggregate)或大规模人口的健康。通过搜集不同来源的数据,社会学家研究健康问题的原因及其在人口中的分布情况。下一步的工作,是构建逻辑推理链,用一个社会或者一个社会阶层中存在的各种因素,来解释一个特定健康问题的存在。流行病学是研究健康和疾病的重要领域之一,全世界都运用它来解决各种健康问题。

　　流行病学家的角色也许可以被比喻为侦探,他们在犯罪现场寻找犯罪线索。流行病学家的工作往往从检查病人开始,然后延伸到对人们最先发病场所的调查,以及对可能再度发病场所的调查。流行病学家所寻找的,是那些将一个健康问题的所有受害者联系在一起的共同特征,这样,问题的根源就能够被认定、消除或者控制。

流行病学方法

24

　　有一些分析概念有助于流行病学家描述人类群

体的健康问题。其中有一个概念适用于对"病例"的定义。一个病例，在流行病学术语中，指的是涉及一个病人的症状、病痛或者损伤的发展阶段。另外两个经常使用的概念是"发病数"和"患病数"。发病数指的是，在一个指定的时间段内，在一个给定的人口群体中，某一个特定健康问题的新发病例数。某特定月份流行性感冒的发病率是，该特定月份里被报告罹患该病的人数占该群体人口总数的比例。与此相对照，患病数是某一特定时间段内某健康问题的全部患病例数。患病数既包括新发病例，又包括以前发病的病例。有时，患病率通过时点患病数（某一时点的病例数，通常是一天或者一个星期）、时段患病数（某一时段的病例总数，通常是一个月或者一年）和一生患病数（在其一生中至少一次罹患某种健康问题的人数）来体现。

鉴别发病数和患病数的一个方法，是把发病数认定为病例首次出现时的数量，而把患病数认定为所有病例存在的数量。为了阐明发病数和患病数之间的区别，你可以设想，由于没有新发病例，一个社区的流行性感冒的数量很低。可是，患病数却可能是一个很大的数值，因为它显示了罹患该病的所有人的数量。对于慢性健康问题如癌症而言，最初某一特定时间段报告的发病数，后来可能被作为患病数上报，因为该病的持续会使它存在较长的时间。这些病例并非新病例。因此，疾病数据的用途决定了一项分析是关于发病数还是关于患病数。如果流行病学家正在分析某个健康问题的发生，他或她就会使用代表发病数的那些病例。而代表患病数的病例会被用来研究某一疾病的总体程度。

无论被研究群体的规模有多大，流行病学家关注的是比例的计算。这通过发展出一个精确的描述值来实现，该描述值能反映健康问题和特定人口数量之间的（比例）关系。流行病学家通过搜集各种来源的数据来完成这一任务，如面对面的访谈，各类卫生从业者、卫生机构和卫生代理机构所提交的报告等。一旦获得了相关的数据，流行病学家就会计算出一个比率，该比率会展示某健康问题的发病水平和/或患病水平。这一比率表现为一个群体中某疾病的全部病例数和该群体人口总数的比值：

$$\frac{病例数}{人口总数}$$

流行病学家计算的最简单的比率被称做粗率，即在某特定的时间单位里，拥有被测特征的人（或病例）的数量。典型的粗率是出生率和死亡率。例

如，某特定年份的粗死亡率，就是通过把该年度的死亡数作为分子，把某特定人口群体的居民数量作为分母计算出来的。然后计算结果被乘以 1 000、10 000 或者 100 000，这取决于你是计算 1 000 人、10 000 人，还是 100 000 人口中的死亡人数。计算 2009 年美国 1 000 人口中的粗死亡率的公式是：

$$2009 年的粗死亡率 = \frac{2009 年所有年龄段人口的死亡总数}{2009 年 6 月 30 日美国的估算人口数} \times 1\,000$$

可是，对于大多数的社会学研究目的来说，粗死亡率和粗出生率显得过于粗略，其意义微乎其微。社会学家特别关注的是，在一个人口群体中，那些特定的变量或者社会特征——年龄、性别、种族、职业或者其他显著的社会差异的测量值——的后果。年龄相关比率就是一个例子，它显示不同年龄之间的差异。年龄相关比率的计算方法和粗率相同，区别在于，（作为测量值的）分子和分母被限制在一个特定的年龄组内（类似的方法也可以用来测定性别相关比率、种族相关比率等）。计算一个年龄相关比率的程序是，先根据年龄将人口总数进行拆分，然后用某个亚群体中的病例数量和该亚群体的人口总数相比较。例如，如果你想计算某特定年份美国婴儿的年龄相关死亡率，你需要知道这一年一共出生了多少婴儿，以及这一特定的年龄群体的死亡数。婴儿死亡率——反映一个特定区域内一岁以下婴儿死亡数的一个统计值——是一个常见的年龄相关比率。你可以通过以下方法计算 2009 年美国的婴儿死亡率：

$$2009 年的婴儿死亡率 = \frac{2009 年一岁以下人口的总死亡数}{2009 年的活产总数} \times 1\,000$$

对一个社会而言，婴儿死亡率具有特别的重要性，这是因为它是一个传统指标，被用来评估一个社会的生活水平和卫生服务水平。例如，1900 年，美国的婴儿死亡率是每 1 000 个婴儿死亡 162.4 个，到 1940 年，随着卫生服务、饮食和生活条件的改善，这一比率被降低到 47.0。第二次世界大战后，进一步的发展又降低了婴儿死亡率，1950 年是 29.2，1960 年是 27.0，1970 年是 20.0，1980 年是 12.6，2000 年是 6.9，2004 年是 6.7。在传统意义上，婴儿死亡率在技术发达社会最低，如日本、新加坡、西欧、北美和澳大利亚。最高的婴儿死亡率出现在南亚和非洲的发展中国家。

流行病学的发展

作为一种在人类类群中对疾病进行测评的方法，流行病学是较晚近才发展起来的学科。在人类以游牧方式生活的时代，或者当他们生活在相互分散和隔离的社区中的时候，流行病的危险相对来说是较小的。可是，一旦人们开始在没有卫生生活条件的原始城市中生活，有利于传染病发生的条件使其发病率大大增加。拥挤的城市生活环境保证了传染疾病的迅速传播，也使致病微生物得以在社区中长期存在。而且，人们从世界的一个地方移居到另一个地方，疾病也随之从一个地理区域被传播到另一个区域。例如，淋巴腺鼠疫显然是在14世纪从中国传入欧洲的，霍乱在17世纪经由印度进入英国，而欧洲人在他们探索和殖民新世界的时候把天花带到了西半球。新世界有时也会反击。记载中发生于1493年的欧洲首次梅毒流行，可能来自一种非性传播的传染病菌株的变异，这种被称作"yaws"的传染病流行于美洲的热带丛林中。据说，哥伦布和他的部下从美洲返航后将这种传染病菌株带回了欧洲。有证据表明，这种"yaws"细菌在接触欧洲环境之后变异成了一种通过性传播的梅毒病菌（Harper et al.，2008）。历史上有很多探险者和旅行者把一种令人畏惧的病原微生物带入一个毫无防备的人类社区的例子。

曾经在1340—1750年蹂躏过欧洲的淋巴腺鼠疫成为人类历史上最惨烈的流行病灾难标志。据估计，1/3的欧洲人口，大约2 000万人，死于这场大流行病（Cantor，2001）。在一个城市（伦敦）的一个月里（1665年9月），大约30 000人死于这场瘟疫。在对14世纪的情况进行描述时，历史学家芭芭拉·塔克曼（Barbara Tuchman，1978：92）写道："这种疾病是如此致命，人们听说有这样的事例：人们入睡的时候还好好的，却在醒来前死去了；医生接诊病人，却在病人之前死去。"使这种疾病显得特别恐怖的是，谁也不知道它的病因、怎样预防和治疗。可是，虽然这场瘟疫同时影响了富人和穷人，但死亡率上的社会差异仍然存在。穷人死于瘟疫的可能性大大地高于富人。塔克曼（Tuchman，1978：98）写道：

> 对那些能够承担逃亡费用和加以实施的人们来说，这是他们依赖的主要手段。富人逃到

他们位于乡间的住所，就像佛罗伦萨的爱国者薄伽丘那样。他在一个城堡的宫殿里安顿下来，这个城堡的"每一侧都远离道路"，"拥有清凉的水井，酒窖里存着稀有的葡萄酒"。城市的穷人死在他们的破瓦寒窑里，"只有尸体的恶臭才使邻居们知道他们的死讯"。当时，无论是南方还是北方，穷人比富人更为悲惨的迹象清晰可见。一位苏格兰的编年史家、富顿的约翰，毫不掩饰地说，瘟疫"特别起劲地袭击卑贱和普通的人，却很少袭击富贵之人"。蒙彼利埃的西门·德·科维诺（Simon de Covino）也做出了同样的判断。他把此归结于穷人悲惨、贫困和艰难的生活，认为这些因素使得穷人更加脆弱。他只说出了一半的真相，而密切接触和缺乏卫生条件则是另一半未被认识的真相。

很多人认为，这场瘟疫的原因是上帝对罪人发出的怒火。可是，人们最终认识到，这种疾病可以由一个人传给另一个人，也可以在人畜之间传播。瘟疫的源头原来是黑鼠身上的跳蚤，不过最致命的鼠疫类型——肺鼠疫——却是在人类之间传播的。在1750年终止这场瘟疫的功臣是公共卫生的显著改善，以及富于攻击性的棕色老鼠在城市中的出现。棕色老鼠多躲避人类，它们身上的跳蚤携带病菌的能力较差。它们把大多数的黑老鼠赶出了欧洲的城市。

虽然人们普遍认为鼠疫是一种中世纪的疾病，并且不再是世界范围内主要的健康威胁，但在1994年，它的肺炎形式却再一次暴发，地点是印度西部孟买附近的苏拉特市，当时大约有6 000人住院，至少55人死亡。很多人在惊恐中逃离了这一区域，一些感染者把疾病传播到了其他地方。这种病如果在早期被发现，可以用抗生素治愈。一种据信是消失了的疾病在现代再次暴发，是对社会环境和健康之关系的一次严厉警告。苏拉特市的人口在很短的时间内增加到了原来的两倍以上，超过了两百万，他们很多是被当地的纺织业和钻石切割业吸引而来的移民。其中大约一半的人口生活在印度最恶劣、最拥挤的贫民窟里。贫民窟里的住房大多是由混凝土外壳构成的，或者是由木头、压扁的汽油桶和塑料布搭建而成的。这里没有下水道、自来水、厕所和垃圾清理设施，而当地的河水已经被人类排泄物严重污染。对于通过空气传播的病菌来说，这个拥挤的贫民窟无疑就是一个孵化器。据悉，病菌是由一个移民工人从印度中部带到苏拉特来的，由于这里

的社会条件养痈为患，最终演变成了一场大规模的流行病。

流行病如鼠疫自古就存在，但一直到 19 世纪，流行病学研究才成为一门系统的科学，直到 1854 年，约翰·斯诺（John Snow）的著作才奠定了现代流行病学的基础。斯诺是一位英国医生，他标绘了伦敦所有发生过霍乱的地点。然后，他走进患者的社区，询问他们的日常活动。他希望知道他们吃了什么，喝了什么，去了哪里，以及他们的活动。最终，斯诺怀疑霍乱是通过水来传播的，因为所有患者日常生活的共同点是，他们都从布洛德街（Broad Street）的水泵取水。当时，伦敦人从几个供水公司获取饮用水，而有几家供水公司显然提供了被霍乱病菌污染过的水。通过关闭布洛德街的水泵，斯诺终止了这次霍乱的流行。他不仅建立了一套调查模式，而且还证明：研究可以实现积极的干预，社会行为和自然环境对疾病的传播都很重要（Brown，2000）。

在斯诺进行研究的时代，医学科学的发展方兴未艾。在 19 世纪后半叶，路易·巴斯德和他的追随者们运用疾病的细菌理论，使医学思维发生了革命性的改变。细菌理论阐明，细菌是人体感染的病原。斯诺、巴斯德和其他人的发现为流行病学家提供了一个分析框架。承认细菌是疾病的病原体，这成为其他科学发现的先导，即发现人们会接触各种各样的病原。这些病原包括：（1）生物病原，如细菌、病毒或者昆虫；（2）营养性病原，如制造胆固醇的脂肪和碳水化合物；（3）化学病原，如污染空气、水源和土地的气体和有毒化学品；（4）物理性病原，如气候和植被；（5）社会病原，如职业、社会阶级、居所或者生活方式。

一个人从事什么工作，他是谁，他在哪里居住，这些情况能够决定什么样的健康危险最可能在其生活中存在。然后，流行病学家将确定对该病原易感的一个特定宿主（一个人或一群人，一个动物或者一群动物）。流行病学家将检查人类宿主的各种性质，既包括其生物学特性（年龄、性别、免疫水平，以及其他提高抗病力或者易感性的生理特征），也包括其行为特性（习惯、风俗和生活方式）。下一步是探查病原和宿主的物理环境和社会环境。上述调查的结果将有可能确认是什么导致了人们的患病或受伤。

流行病学术语"社会环境"指的是实际的生存条件，比如贫困和拥挤，以及社会规范、价值观念，还有反映特定社会生活情境和文化生活情境的社会态度。不同的社会规定有不同的行为模式和生活安排，也规定涉及用水、进食和食物处理、居住和个人卫生的不同标准。例如，20 世纪 90 年代中期在印度苏拉特布流行的鼠疫，其根源就是不健康的行为方式和生活条件。社会环境可以导致患病，因此关于它的信息可以用来确定传染链，也有助于确定有效的治疗和预防措施。

从 20 世纪 50 年代诞生以来，流行病学经历了三个阶段，目前正在进入第四阶段（Susser and Susser，1996a）。第一阶段是 19 世纪早期的"公共卫生阶段"。这一阶段流行病学工作的焦点主要是污水处理和排水系统的建设，主要的预防措施是引入公共卫生计划。第二阶段是"传染病阶段"，从 19 世纪晚期一直到 20 世纪中期。这一阶段的主要预防措施是切断病原和宿主之间的传染链。第三阶段是"慢性病阶段"，时间是 20 世纪的后半段。这一阶段的焦点是控制风险因素——通过改变生活方式（例如饮食和锻炼）、病原（例如吸烟）或者环境（例如污染和被动吸烟）等。根据苏瑟尔和苏瑟尔（Susser and Susser，1996b：674）的说法，21 世纪将会进入"生态流行病学"（eco-epidemiology）的阶段。随着众多领域的科学家运用他们的技术来处理健康问题——从分子层面、社会行为层面、人口层面和全球层面——预防手段变得多学科化。慢性病仍然是主要威胁，但旧的传染病又再度回潮，还有新的传染病如西尼罗病毒、禽流感和非典。

现代疾病的复杂性：心脏病

当前的很多流行病学问题都极为复杂，因为对当代社会主要的健康威胁来自多种慢性病和退化性疾病，这些疾病均与衰老和人造环境的影响有关联。疾病原因的多源性的作用在心脏病上体现得特别明显。

心脏病位列美国死亡原因之首，占全部死亡病例的 1/3 还多。正像马萨诸塞州的弗雷明翰研究计划（Sytkowski，Kannel，and D'Agostino，1990）所显示的那样，一系列因素导致了这一疾病的发生。从 20 世纪 50 年代开始，这一研究显示，随着年龄的增长，动脉硬化并不是随机地侵袭所有人，而是侵袭那些高度易感的个体，而这些个体可以被提前认定。大约 5 000 人参与了最初的研究，还有 5 000

名他们的后代加入了从 1970 年开始的第二代研究计划。他们的年龄在 30～60 岁之间，他们在进行初次体检的时候，未患任何类型的心脏病。每过两年，他们就会接受一次较为全面的生理检查。数据显示，在决定一个人是否会罹患心脏病的问题上，性别（特别是男性）、老龄、高血压、糖尿病和肥胖构成了显著的危险因素。

在所有这些危险因素中，某个因素对某人产生了多大作用，这一问题并不明确。例如，死于心脏病的男性大约是死于心脏病的女性的两倍。虽然男人总体上背负了更大的风险，但是他们只要挺过了第一次严重的心脏病突发，预后比女人更好。而且，在罹患心脏病这一点上，患有糖尿病的女人与男人相比没有任何优势。实际上，弗雷明翰研究显示，患有糖尿病、肥胖和低密度脂蛋白增高的女人特别容易罹患心脏病。因此，当流行病学家分析心脏病的时候，他们必须接受各种危险因素之间关系复杂这一事实。

虽然心脏病仍然是美国人的最大杀手，但从 20 世纪 60 年代中期以来，死于心脏病的女人数量快速下降，而死于心脏病的男人的数量则下降得更快。1950 年，全部人口中每 10 万人有 586.8 个人死于心脏病，而 2004 年，每 10 万人中有 217.0 人死于心脏病。在美国，吸烟是导致心脏性猝死的首要原因，

而在戒烟一到两年后，这一因素几乎被全部消除。先进的医疗服务和外科技术、降胆固醇药和降压药、饮食习惯的改进和增加锻炼，也是令心脏病发病率降低的显著影响因素。当然，并不是所有的胆固醇都是有害的。低密度脂蛋白（LDL），即所谓的"不良胆固醇"，与心血管问题有关，但是高密度脂蛋白（HDL），据称可以帮助身体对抗心脏病。医学文献已经对减少摄取低密度脂蛋白的益处达成共识，这样做（减少摄取低密度脂蛋白）也已经成为心脏病学的基本原则。

令人鼓舞的是，心脏病的危险可以被大大地降低，如果人们在以下四个方面进行改进：（1）戒烟或者不吸烟，（2）控制高血压，（3）选择降低低密度脂蛋白的饮食，（4）锻炼和避免肥胖。显然，行为改变和生活方式的改变可以达到明显降低风险的结果。我们在有关饮食和锻炼的研究中看到了这一事实。

饮食

来自挪威奥斯陆的希耶曼（I. Hjermann，1981）和他的合作者们进行了一项重要的研究，研究提出了格外有力的证据，证明减少摄取饱和脂肪可以降低心脏病发作的几率或因心脏病猝死的几率。该研究还发现，人们也可从戒烟或者减少吸烟中受益。

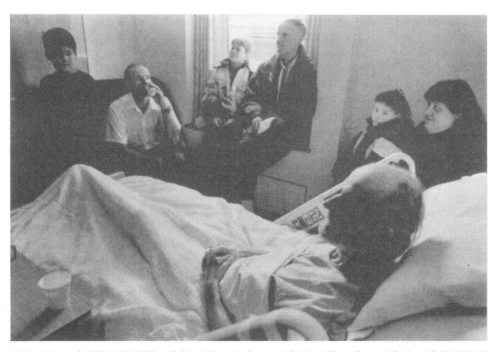

男人死于心脏病的可能性是女人的两倍，不过，一旦挺过了第一次严重发作，他们的预后要好得多。

这项研究开始于 1972 年，1 232 个年龄在 40 岁到 49 岁之间的人参与了研究，他们被选中的原因，是因为他们都面临着罹患心脏病的高风险。他们的血压是正常的，但他们的胆固醇水平过高，而且其中有 80% 的人吸烟。对他们的日常饮食的分析显示，在他们最常食用的食物中，饱和脂肪和胆固醇都过高。黄油、香肠、高脂肪奶酪、禽蛋和全脂牛奶是他们的食谱中最常见的食物。这些人被随机分配到实验组或者对照组。实验组的人被建议戒烟和使用低胆固醇的食物。新的食谱包括用脱脂牛奶代替全脂牛奶，每周最多吃一个鸡蛋，在烹调中使用多重不饱和油脂，用水果作为甜点，使用高纤维面包、鱼和低脂奶酪制作三明治，使用鱼或者低脂肉和土豆、蔬菜作为主餐等。未使用任何药物，也没有关于锻炼或者减肥的任何建议，这些实验情况在五年的试验期内变化微小。

1977 年，实验组的低密度脂蛋白胆固醇水平降低了 13%，而且，保护性的高密度脂蛋白胆固醇和有害的低密度脂蛋白胆固醇之间的比值升高了。希耶曼和他的同事们发现，减少摄入饱和脂肪——通常是动物脂肪——是最有效的单一饮食改变。他们认定，这一饮食改变解释了 60% 的数字差异，即两组人心脏病突发和心脏病猝死数字的改变。吸烟习惯的改变解释了 25% 的心脏病减少的原因。

20 世纪 80 年代以来，许多研究都得出了同样有说服力的成果，即把高低密度脂蛋白胆固醇水平和心脏病相联系，并且鼓励选择消费有益心脏健康（heart-healthy）的食物（Greenland et al.，2003；Khot et al.，2003）。几乎所有主要的健康组织都规劝人们减少他们对饱和脂肪的消费，降低他们的胆固醇水平，减少多余的体重，以及戒烟。通过改进饮食行为和不吸烟，受心脏病威胁的人们可以改善他们的健康前景。

锻炼

另一项关于心脏病的主要研究针对的是锻炼和参与运动的问题。拉尔夫·帕芬巴格尔和他的合作者们进行了这项研究（Paffenbarger, Hyde, Wing, and Hsieh, 1986）。他们调查了16 936 个哈佛大学校友的体力活动和生活方式特征，研究跨度达 12～16 年（1962—1978 年）。他们发现，锻炼（行走、爬楼梯和体育锻炼）可以延长所有与死亡率有关的预期寿命，特别是对心脏病而言。那些每周至少消耗 2 000 卡路里的哈佛校友，较之那些不太活跃的人，死亡率要低 1/4 到 1/3。那些不进行锻炼、患有高血压并且还吸烟的人死亡率最高。帕芬巴格尔估计，一个人到 80 岁的时候，经常锻炼可以多活一年甚至两年以上。在随后的一项也是针对哈佛校友的研究中，帕芬巴格尔和他的同事们（Paffenbarger et al.，1993）分析了（这些人）从 1977 年到 1985 年间的

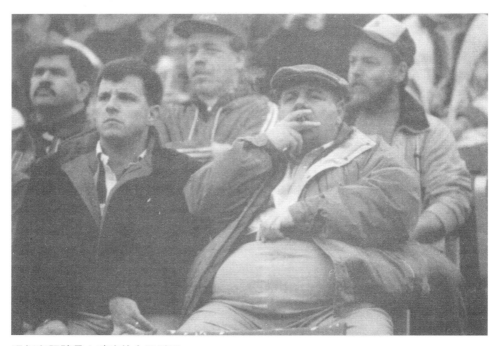

吸烟和肥胖是心脏病的主要诱因。

日常活动方式的改变。他们认定，中度活跃的体育活动和低死亡率相联系，这适用于所有的死亡原因，尤其适用于心脏病。戒烟、避免肥胖和维持正常血压对降低死亡率的效果也非常显著。

不过，帕芬巴格尔和他的合作者们（Lee, Hsieh, and Paffenbarger, 1995; Paffenbarger et al., 1986, 1993）发现，轻度运动如打高尔夫对冠心病发病率没有影响。中度激烈的锻炼才符合要求。不过一般来说，对人的健康而言，任何锻炼都比不锻炼强，但是高强度的锻炼对减少心脏病的贡献最大。总之，一个人运动得越积极，他就活得越长——即使他吸烟和超重也是一样。这一研究结果被数个欧洲研究所支持，这些研究发现了身体强健和高强度的休闲体育活动之间的关系（Lakka et al., 1994; Morris et al., 1990）。研究发现，与重体力劳动相比，休闲中的积极锻炼对心血管系统有更积极的效果，因为后者往往与紧张的工期及时间限制相联系。

上述研究得出了这样的结论，即应当在心脏病预防计划中提倡经常进行体力活动，以及控制血压和饮食，降低胆固醇水平和戒烟。虽然休闲中的高强度锻炼对心脏病的预防最有效，但是日常生活中的锻炼，如用爬楼梯代替乘电梯、短距离步行代替开车等，也很有健康价值（Dunn et al., 1999）。可是疾病控制和预防中心 2000 年搜集的数据却显示，当年美国 39% 的成年人习惯久坐的生活方式。久坐的生活方式即不进行休闲体力活动或者不规律地进行这种活动。疾病预防和控制中心还报告说，全美的肥胖患病率从 1960—1962 年的 12.0% 上升到了 2003—2004 年的 32.9%，而缺乏体力活动是主要的危险因素（National Center for Health Statistics, 2004）。疾病预防和控制中心 2005 年披露的数字显示，特别肥胖的人（体重指数 BMI 不低于 35）死亡的风险最高，其次是低体重（体重指数 BMI 不高于 18.4），最后是较为肥胖（BMI 30～34.9）的人。那些超重但不肥胖的人（BMI 25～29.9）死亡的风险最低，甚至低于体重正常的人（BMI 18.5～24.9），这一现象的原因尚待解释。积累少量的脂肪，特别是在老年的时候，很可能有保护效果。尽管如此，肥胖仍然是不健康的，它每年导致 40 万人死亡。

疾病和现代化

虽然，在发达的工业化国家，心脏病和癌症、中风和意外事故一起，构成了导致残疾和死亡的首要因素，但是以前的欠发达国家却显示了一个稍显不同的疾病模式。在这些社会中，人类历史上的传统疾病，受不良的卫生和营养状况的影响，仍然占据主导地位。发展中国家的一个传统特征是其高出生率和高死亡率，而且人口相对年轻，因为种类繁多的疾病使很多人不能长寿。

当我们把工业化社会的健康图景和发展中社会的健康图景进行对比时，一个重要的区别显现出来：疾病在不同的人口群体中的表现形式，在两种社会中是不一样的。很多流行病学家坚持认为，这与一个国家的社会组织发展阶段相对应，存在着一个有规律的健康问题排序：从乡村社会到城市社会，从农业生产社会到工业生产社会。例如，表 2—1 显示，1900 年美国排名靠前的死亡原因是流行性感冒、肺炎和肺结核。到了 2004 年，这些疾病被心脏病、癌症和脑血管病或中风代替，成为主要的死亡原因。2002 年，生活条件和医疗技术的进步已经消除了结核病、胃肠炎、白喉对生命的威胁，可是吸烟、过度摄入热量和动物脂肪、应激和缺少体力活动又引发了其他的健康问题，如心脏病和脑血管疾病以及肺病。

表 2—1　1900 年和 2004 年美国前十名死亡原因 *34*

1900	2004
流行性感冒和肺炎	心脏病
结核病	癌症
胃肠炎	脑血管疾病
心脏病	呼吸疾病
脑出血	意外事故
肾病	糖尿病
意外事故	阿尔海默氏症
癌症	流行性感冒和肺炎
婴儿疾病	肾病
白喉	败血症（血液感染）

其他国家在现代化过程中也经历了同样的模式。例如，1920 年，牙买加的健康水平和目前非洲的最贫穷国家类似。可是从 1945 年开始发展后，牙买加传统的健康模式发生了改变，传染病和寄生虫病所导致的死亡率显著地下降了，其他有传播性因素介入的疾病如消化系统疾病和呼吸系统疾病也减少了，预期寿命提高了，而婴儿死亡率降低了。与此同时，心脏病和癌症导致的死亡率却上升了。虽然现代化带来了长寿和传染病的直线下降，但心脏病、癌症和其他与现代生活相关的病患却增多了。不过，牙

买加的现代化是不平衡的，就像在其他发展中国家如巴西和墨西哥那样。也就是说，虽然这些国家的整体健康水平迅速地提高了，人口中最贫穷的社会阶层却被甩在后面，忍受传染病的折磨，而正在崛起的中产阶级则与慢性病为伴（Armelagos, Brown, and Turner, 2005）。

心脏病和美国橄榄球大联盟

美国职业安全和健康研究所（National Institute for Occupational Safety and Health, NIOSH）于2002年对7 000名职业橄榄球运动员进行了一项死亡率研究，这些运动员属于美国橄榄球大联盟（National Football League, NFL），他们中最早的从1959年开始踢球，最迟的于1988年停止踢球。这一研究发现，和与他们年龄相近、种族相同的普通人相比，这些以前的美国橄榄球大联盟球员的死亡率要低46%，而且大多数球员拥有正常的预期寿命。与预期中的189人死亡相比，实际上只有103人去世。由于这一研究中只有少数人年龄超过50岁，研究者还需要等待很多年才能确定他们的平均死亡年龄。

不过，在推测一些特定球位上球员的预期寿命时，研究者发现了一个重要的例外。研究发现，进攻线员（offensive linemen）和防守线员（defensive linemen）死于心脏病的风险比普通大众高52%，比其他位置上的球员——如四分卫、跑卫、外接员、边锋和二线防守球员——死于心脏病的风险高三倍（64%）。为什么？答案是体型。虽然许多研究把肥胖和心脏病相联系，NIOSH的研究却为体型和心脏病之间的联系提供了最坚实的证据之一。进攻线员在患心脏病的风险上特别突出，因为他们中的很多人体重通常都达到300磅以上。而且，身型巨大的橄榄球员的数量还在增加。今天，体重至少300磅（有几个人甚至超过400磅）的美国橄榄球大联盟球员有300人左右，而1990年这样的人只有50人。

心脏病仅仅是这些大个子面临的健康问题之一。他们的关节往往不能承受身体的重压，而且，当他们退休并且年过40岁或50岁的时候，非常可能会罹患关节炎。还有，由于橄榄球撞击头盔而导致的头部重复性创伤在他们年老时也会带来问题，包括抑郁。防守线员的平均职业生涯持续大约3.73年，可是他们为了维持这样的超重身体所做的一切，并把身体置于球场的生理损伤之下的行为，构成了晚年出现严重健康问题的原因。这些问题独立存在于球场上受伤的潜在危险。改进头盔技术和减缓冲击力的保护性衬垫是美国橄榄球大联盟采取的安全改良措施，可是与超大体型相应的超常体重最终却会伤害这些职业橄榄球员们。

35

HIV病毒/艾滋病

针对疾病的战斗永无止境。从某些方面来讲，它将变得更加艰难——随着病原开始以更加微妙和难以预料的方式活动，有时还与特定的社会规范和生活方式相关。艾滋病是这一进程的主要例子，因为它给流行病学家提出了一个难以克服的问题。获得性免疫缺陷综合征，也叫做艾滋病，从其最彻底的意义上说，是一种社会性疾病，因为它和特定的社会生活方式相关。艾滋病是一种极具致命性的疾病，他破坏一个人对感染的免疫力，进而使一个人在面对多种疾病如癌症、肺炎和许多病毒时束手无策。艾滋病病毒就是人类免疫缺陷病毒（HIV），它通过性交、静脉注射毒品、输血传播，或者由携带病毒的母亲传染给新生儿。

使艾滋病成为一种社会性疾病的原因是，它深植于社会生活的运行中，而且它有在世界范围内改变规范、价值观、性习惯和生活方式的巨大潜力。因此，艾滋病并非是一种"普通的"流行病，它是一种致命的疾病，对全球的个体、家庭、社区、卫生服务人员和卫生服务体系乃至社会，都具有深远的意义（Chapman, 2000; Ghaziani, 2004; Kinnell, 2001）。它已经成为全球范围内首要的传染病死因。

美国

这一疾病的迹象首先出现在1979年的秋天。在纽约、洛杉矶和旧金山的诊所里开始出现有乱交史的年轻男同性恋者，他们的一系列症状非同寻常。有些人患有奇怪的真菌感染，还有一些人患了罕见的癌症，如卡波西肉瘤，这种病仅见于具有地中海血统的老人和赤道非洲的年轻人身上。有些人患了致命的肺炎、卡氏肺囊虫病，这些病也非常罕见，仅见于癌症病人，以及因为长期用药而非常虚弱的器官移植病人身上。1981年年初，洛杉矶和纽约医

36

生所发出的消息惊动了亚特兰大的疾病预防和控制中心。全美大约确诊了 50 个病例，而且对每一个病例都进行了访谈。可是，虽然受害者以惊人的数量在增加，但病因和治疗方法却无从得知。

到 1984 年年中的时候，美国已有 4 918 人罹患艾滋病，很多人已经死去。同性恋组织抱怨说，联邦政府对解决疾病的爆发毫不关心，因为大多数的受害者是同性恋者。在这种情况下，疾病预防和控制中心组建了一个工作组。最初，人们设想病因可能是一种吸入剂，俗称"rush"或者"poppers"，含有硝酸戊酯或者硝酸丁酯，因为有时同性恋者用这些吸入剂在性行为中制造"高潮"。不过，在对那些使用吸入剂但没有罹患艾滋病的男同性恋者进行访谈后，这种可能性被排除了。这一发现把研究者的关注引到了病毒或者其他传染病原之上，这些病原可能通过性接触或者污染的针头传播，因为有些受害者注射毒品。支持这一理论的证据开始出现：一些异性恋的吸毒者和旧金山的一个婴儿感染了这一疾病，而这个婴儿接受了一个艾滋病患者的献血。证明该病的传播途径的最有力证据来自一名洛杉矶患者的性史。艾滋病一贯地和受害者的性经历相联系，而病毒很可能通过肛门进入了血液。例如，相互之间并无接触的三个人，均指认了纽约市的一个人曾经是他们的性伴侣，而这个人被发现患有艾滋病。

另一条线索却让人有些困惑，因为艾滋病出现在来自海地的移民中，而同性恋在海地却被视为一种严格的禁忌。很多受害者否认他们是同性恋或者吸毒者，但进一步的调查却显示他们确实是通过这类途径感染了该病。人们设想艾滋病来源于中非，它首先被带到了海地，然后通过性接触又被带到了美国。2007 年，储存在迈阿密的、采自一位 25 岁海地人的血样所提供的证据表明，艾滋病很可能是通过海地进入了美国。

艾滋病研究确认了该病的病原是一种病毒，不过寻找治疗方法的尝试至今未获成功，尽管抗病毒药物治疗已经可以延缓 HIV 感染者的发病时间。现在知道，当病毒进入血液的时候，感染就会发生，而肛交和静脉注射毒品是西方社会最常见的感染途径。在美国，2005 年年底，疾病预防和控制中心有关成年和青春期男性 HIV/AIDS 感染者的数据显示，59% 的病例是同性恋者和双性恋者，22% 的病例是静脉注射毒品者，9% 的病例是静脉注射毒品的同性恋者。在剩下的男性病例中，8% 的病例源自异性接触，2% 的病例源自其他原因如输血。对成年女性和青春期女性来说，大多数的 HIV/AIDS 病例（约 56%）源自和男性病毒携带者的性接触。另外 40% 的女性因注射毒品吸毒被感染，4% 源自其他途径。

在家庭中或者工作场所中和艾滋病人的日常和非亲密接触被认为不会传播该病。对艾滋病的主要恐惧来自这样的事实，即病毒的携带者自己丝毫不知。病毒可以存在于人体，但不一定立刻致病。对那些确诊患病的人们来说，从感染到确诊可能需要五年或者更长的时间。因此，在数年的时间里，艾滋病的携带者可以不知不觉地感染他人，因为确定一个无症状 HIV 感染者的唯一办法是通过验血。最有危险罹患艾滋病的人是那些拥有多个性伴侣并且对其伴侣的性史知之甚少的人。

从 1984 年到 2005 年，美国艾滋病人的数量从接近 5 000 人上升到了 925 452 人。其中大约 60% 的人已经死去。不过，1995 年艾滋病死亡人数出现峰值，该年的死亡人数为 49 895 人，1996 年降低到了 37 221 人，1999 年又进一步降低到了 14 215 人，但 2005 年又升高到了 17 011 人。艾滋病的发病情况也有所好转，新病例确诊数从 1995 年的 60 620 人，降低到了 2006 年的 56 300 人。研究人员初期曾经估计，艾滋病的新发病例数会达到每年 40 000 例，后来，新的测算技术显示，这个估计值太低了。修正后的数据显示，从 20 世纪 90 年代以来，新感染病例数维持在一个相对稳定的水平上，即每年 55 000～58 000 例。

疾病预防和控制中心发布的 2003 年男性数据显示，非拉丁裔的黑人拥有最高的发病率，每 10 万人 103.8 例；紧随其后的是拉丁裔人士，每 10 万人 40.3 例；美国印第安人/阿拉斯加土著为 16.2 例；非拉丁裔白人为 12.8 例；亚裔/太平洋岛屿裔 8.3 例。2003 年，女性的数据情况是，非拉丁裔黑人仍然拥有最高的发病率，每 10 万人 50.2 例；非拉丁裔白人为 12.4 例；然后是美国印第安人/阿拉斯加土著，为 4.8 例；非拉丁裔白人为 2.0 例；亚裔/太平洋岛屿裔为 1.6 例。20 世纪 80 年代中期，在艾滋病开始流行的时候，美国的感染者主要是非拉丁裔的白人同性恋者。不过，这一模式已经发生改变，最主要的流行群体已经转移到了非裔美国人和拉丁裔人口中。

表 2—2 显示了三个选定年份的艾滋病死亡率，即 1987 年、1995 年和 2004 年。表 2—2 表明，在普通大众中，非拉丁裔白人男性的艾滋病死亡率，从

1987 年的每 10 万人 8.7 例上升到了 1995 年的 20.4 例，2004 年下降到了 3.8 例。最高的死亡率属于黑人男性，从 1995 年的每 10 万人 89.0 例，降低到了 2004 年的 29.2 例。虽然有了明显的进步，黑人男性

的死亡率仍然是所有性别群体和种族群体中最高的。1995 年，拉丁裔男性的死亡率是 40.8 例，但是 2004 年这一数字降低到了 8.2 例。最低的男性死亡率属于亚裔/太平洋岛屿裔人口，为每 10 万人 1.2 例。

表 2—2　　　　　　　　　　　1987 年、1995 年和 2004 年美国的艾滋病死亡率

	(10 万居民的死亡人数)		
	1987	**1995**	**2004**
男性			
非拉丁裔白人	8.7	20.4	3.8
黑人	26.2	89.0	29.2
美国印第安人/阿拉斯加土著	*	10.5	4.3
亚裔/太平洋岛屿裔	2.5	6.0	1.2
拉丁裔	18.8	40.8	8.2
女性			
非拉丁裔白人	0.5	2.5	0.9
黑人	4.6	24.4	13.0
美国印第安人/阿拉斯加土著	*	*	1.5
亚裔/太平洋岛屿裔	*	0.6	*
拉丁裔	2.1	8.8	2.4

* 小于 20。

资料来源：National Center for Health Statistics，2007。

表 2—2 显示，黑人女性的死亡率远远高于其他群体，尽管这一数字从 1995 年的每 10 万人 24.4 例降低到了 2004 年的 13.0 例。拉丁裔女性的艾滋病死亡率在 2004 年是每 10 万人 2.4 例，美国印第安人/阿拉斯加土著女性的死亡率更低，为 1.5 例，非拉丁裔白人女性为 0.9 例，而亚裔/太平洋岛屿裔人的死亡率则可以忽略不计。虽然美国的艾滋病新病例数和死亡率在 20 世纪 90 年代中期开始下降，但后来又有所上升，而且在黑人妇女中的下降速度很慢，特别是那些生活在南方的人。例如在密西西比州和北卡罗来纳州，患艾滋病的黑人女性甚至多于白人男性。最初，女性艾滋病人的核心群体是东北地区的城市吸毒妇女，她们通过被污染的针头感染艾滋病，不过今天的核心群体却是南方的异性恋黑人妇女。从 2000 年以来，南部六州亚拉巴马、佐治亚、密西西比、北卡罗来纳和南卡罗来纳的艾滋病总病例数，包括男女两性，已经上升了 30%，这些州都有大量的黑人人口。

2007 年，联合国和世界卫生组织的艾滋病联合计划估计有 130 万北美人口感染了 HIV/AIDS，不过没有人确切知道多少人携带了这一病毒但尚未发病，也没有人知道有多少 HIV 阳性者最终会发展为艾滋病，也不知道病毒在没有疫苗的情况下可以被

控制到什么程度，而这种疫苗有待研究者尽最大的努力进行开发。

全世界

联合国和世界卫生组织估计，2007 年在全球范围内有 3 320 万人成为 HIV/AIDS 的感染者，其中 2 250 万人在撒哈拉沙漠以南的非洲。从 1981 年以来，至少有 2 500 万人已经死亡。据信，艾滋病起源于非洲中西部的加蓬，其源头是一种黑猩猩的亚种，并通过某种途径传播给了人类，可能是通过狩猎中的血液接触，或者通过处理和食用猩猩肉，或者是被猩猩咬伤。只是这种疾病仅限于偏远地区的少数人中间，人类并不知晓这种病毒。最早的感染可能发生在 20 世纪 40 年代或者 20 世纪 50 年代。目前已确诊的最早的 HIV 血样可以追溯到 1959 年，来自一个生活在刚果的班图人猎手身上。但人们不知道这个人是否发展到了艾滋病阶段。在这一地区，从乡村到城市的移民和性产业化的趋势导致了该病在非洲人中的传播，特别是在这个大陆的东部和南部。在 20 世纪 80 年代或者更早的时候，这种病传到了欧洲和北美。

一些非洲国家如博茨瓦纳、斯威士兰、津巴布

韦、莱索托是世界上人均艾滋病患病率最高的国家。在这四个国家中，大约有 18％～33％ 的人口感染了 HIV，人均预期寿命降低到了 17 世纪以前的水平，是世界上的最低水平。在这一地区的其他国家里，南非有接近 500 万的 HIV 感染者，这一数字高于世界上其他任何国家（Rensburg et al.，2002）。在撒哈拉以南的非洲地区，人口增长和预期寿命都在下降，这完全不足为奇。例如，在斯威士兰，人均预期寿命从 1991 年的 55 岁降低到了 2004 年的 34.4 岁。艾滋病对撒哈拉以南非洲的影响是毁灭性的（Hosegood et al.，2007；Rensburg，2004；Rensburg et al.，2002）。

不过，和西方社会形成鲜明对比的是，艾滋病在非洲的传播主要是通过异性恋之间的性交。据悉，大约 80％ 的艾滋病病例源自异性性关系。艾滋病在妓女、移民工人和长途卡车司机中间特别流行，但也扩散到社会经济地位较高的阶层。撒哈拉以南非洲的移民劳工体系，在艾滋病的传播上起到了特别重要的作用（Mtika，2007）。由于非洲妇女主要生活在乡村地区——典型的情形是在自己的村庄里——劳动和照顾家庭，而非洲男人则构成了庞大的劳工群体，到矿区、大型商业农场和大城市里寻求更好的工作机会。这一体系促进了大量人口离家外出、家庭破裂，以及性关系的不忠诚。总而言之，这种情况形成了一个受性传播疾病侵袭的庞大人口群体，这使得他们在面对艾滋病病毒时特别脆弱。

在非洲，目前艾滋病对妇女的影响大于对男人的影响：成年妇女占撒哈拉以南全部 HIV 携带者的 57％。很多非洲妇女面临的一个特殊问题是，因为对男人的依赖，她们缺乏获得性安全的话语权，无论是在婚姻之内还是婚姻之外。虽然被动受害者的形象不一定适用于性关系的所有情况，有些人还是性行为中的主动者（Tawfik and Watkins，2007），但由于她们糟糕的经济状况，很多非洲妇女仍然在性关系中处于劣势（Dodoo, Zulu, and Ezeh，2007）。贫困和商业部门就业机会的普遍缺乏，使很多妇女高度依赖她们的配偶或者性伴侣，也驱使其他妇女进入娼妓业，而男人则通常拥有多个妻子或者性伴侣，并且可以轻而易举地离婚（Dodoo et al.，2007；Hunter，2007；Jewkes, Levin, and Penn-KeKana，2003）。

为什么艾滋病在非洲的传播模式与在北美和欧洲的传播方式差异如此巨大，至今未明。可能的原因是，其他性传播疾病——如梅毒——所造成的伤口和溃疡提高了艾滋病在两性之间传播的可能性。妇女居于严重劣势的性别分层模式是一个重要的因素，还有性传播疾病的高患病率，以及很多非洲国家的政治动乱——这种动乱严重干扰了人们保持稳定和健康的（两性）关系的努力（Jewkes et al.，2003；McIntosh and Thomas，2004）。

在欧洲，艾滋病的流行重蹈了美国的覆辙：感染的中心是主要城市里的同性恋和双性恋男性以及静脉注射毒品者。联合国和世界卫生组织在 2007 年估计，西欧和中欧有 76 万 HIV 感染者。西欧发病率较高的国家是西班牙、意大利、法国和联合王国。在东欧和中亚，2007 年至少有 160 万 HIV 感染者，俄罗斯和乌克兰是新感染病例最多的国家。

20 世纪 80 年代后期之前，亚洲的艾滋病患者非常少，之后就迅速传播开来。联合国和世界卫生组织估计，2007 年南亚和东南亚有 400 万 HIV 感染者。和非洲的情况类似，其主要的艾滋病病因是异性恋而非同性恋。拥有大量妓女和吸毒者的泰国是艾滋病的一个主要中心，大约有 86 万人被感染，不过新发感染数的增长速度已经开始变缓。泰国是唯一一个对艾滋病发起强大攻势的亚洲国家，其行动包括全国性的教育计划、安全套推广以及改善对一般性传播疾病的治疗条件。其他亚洲国家如缅甸、印度尼西亚、柬埔寨和马来西亚也发现，艾滋病正在进入一个新的、显在的阶段（visible phase），而且正在演变成一场社会危机。

在南亚，人们预测艾滋病会在印度人口中广泛传播，总有一天，它在印度所杀死的人会多于其他任何国家。虽然艾滋病传播非常迅猛，问题的程度却不像预料的那样严重。印度大约有 200 万～300 万人感染了 HIV，而不是预料中的 400 万～500 万人。大城市如孟买和金奈（原名马德拉斯）的娼妓业，以及有 500 万卡车司机穿梭其中的印度交通系统，看起来是疾病传播的主要途径（Cornman et al.，2007），同性恋行为也是一个因素，还有印度东北部的吸毒活动。迄今为止，艾滋病的流行似乎大体上局限于这些高危群体中，如妓女、卡车司机、男同性恋者和吸毒者。如果突破限制，由于它的巨大人口数，印度可能会成为 21 世纪的艾滋病流行中心。

在东亚，据估计 2004 年的感染人数约为 80 万人，大多数在中国。HIV 的首度爆发发生在 1989 年，主要是在中国西南部的云南省的静脉注射毒品者中间。这一地区濒临所谓的"金三角"地区，及缅甸、老挝和越南三国交界的地方，世界上大部分的海洛因都产自这一地区（Deng, Li, Sring-ernyuang, and zhang, 2007; Xiao et al., 2007）。到1995年的时候，通过移民工人的吸毒行为和非法的性交易，HIV/AIDS扩散到了中国的其他地区。在中国，感染了HIV的人通常会遭受恶语中伤和歧视，这使他们被社会孤立起来（Deng et al., 2007; Zhou, 2007）。不过，虽然开始采取措施较晚，在那些病情最严重的省份，中国政府开展了应对艾滋病的攻势，如进行针头更换和倡议实施安全的性行为等。

41　　　日本男性与泰国、菲律宾和其他亚洲国家妓女的性交，被认为是该病在日本扩散的主要因素，不过日本的HIV/AIDS患病数仍然很低。日本公众以前并没有把艾滋病看做一个严重的健康问题，认为它主要是其他国家的当务之急，该病在日本很大程度上限于少量的同性恋者和血友病患者中（Munakata and Tajima, 1996）。没有证据表明这一态势已经改变。澳大利亚和新西兰被认为是太平洋地区的一个分离区域，据估计2007年那里共有HIV感染者35 000人。

世界上另一个艾滋病正在增多的区域是拉丁美洲和加勒比地区。艾滋病首先出现在海地、阿根廷和巴西的同性恋者和吸毒者中间。现在它已经传遍了整个区域。拉丁美洲的双性恋活动被认为是导致大量女性被感染的重要原因。联合国和世界卫生组织估计，拉丁美洲有160万人感染了HIV，另外加勒比地区还有23万病例。在拉丁美洲国家中，巴西的艾滋病病例最多，而在加勒比地区，海地和多米尼加共和国的患病率最高。随着墨西哥的男性移民在美国受到感染并回到墨西哥，把疾病传播到他们的家乡社区，HIV也扩散到了墨西哥的乡村地区。受到向北流动的工人的利诱，墨西哥边境城镇吸引了大量的妓女和毒贩，这为疾病的传播提供了条件。

艾滋病因此就成为一个范例，它表现了特定类型的行为（特别是性乱交和/或吸毒）怎样为特定的病毒提供机会，从而导致致命的疾病。艾滋病流行的社会学寓意是巨大的，它不仅仅涉及性行为的广泛改变，也涉及艾滋病受害者背负道德败坏的污名（stigma）、社会对艾滋病患者的拒斥、作为艾滋病患者自身的痛苦，以及围绕着艾滋病的宗教辩论：艾滋病是否是（上帝）对越轨生活方式的惩罚？（Chapman, 2000; Ciambrone, 2001; Deng et al., 2007; zhou, 2007）

艾滋病患者大多是同性恋者或双性恋者和静脉注射毒品者这一事实，强化了广泛的污名化、社会排斥和社会歧视。当一个人成为艾滋病感染者，这个人会在很多方面成为一个社会弃儿，被朋友、熟人甚至家人所排斥。人们通常会有一个"主要身份"，这是个基本身份，它反映了一个人最重要的社会位置，往往来自他的职业。可是，艾滋病却能够成为主要的身份属性，因为它会成为感染者唯一重要的社会特性。无论一个人的收入、教育、职业或者其他的身份来源是什么，患艾滋病的人常常发现，罹患这一疾病会对他人的态度和反应产生消极影响（Chapman, 2000; Ghaziani, 2004）。

艾滋病也使家庭陷入危机。患艾滋病的孩子拥有家庭，同性恋者和静脉注射毒品者也拥有家庭。在应对艾滋病污名的过程中，家庭关系会变得紧张，但是家庭也会照顾和支持受感染的家庭成员。这种情况会使对所有的相关人士都承受极大的压力。不仅仅是患者及其家庭会受到影响，为艾滋病服务的护士、医生和其他卫生人员也会受到影响。卫生人员不仅要冒暴露于病毒之下的危险，他们自己也可能被同事和朋友所排斥。他们还会为患者的去世感到悲痛，并因为自己无力治愈患者而感到受挫。艾滋病显然是一种复杂的社会疾病。

由于艾滋病源自私密行为却导致严重的社会后果，这也在个人权利和社会福利的关系上引发了严肃的道德和法律问题。核心的公共问题是，怎样在最私密的情境中改变行为，以及这种改变能否以一种不破坏公民自由的方式实现。目前应对艾滋病的公共政策措施是，通过强调性安全的教育计划而限制它的蔓延，不过检疫隔离和普遍检测仍然是一个预备的措施——如果这一不可治愈且致命的疾病在全社会失控的话。不过，美国有些州的立法机构已经通过了保护公众的法律。一些州通过法律规定，传播或者使他人感染HIV/AIDS是一种犯罪，还规定了对监狱犯人和怀孕妇女的强制化验，还有对感染者伴侣的法定告知。艾滋病已经成为我们这个时代的主要公共卫生事务。

小　结

流行病学家就像是一个侦探，他调查犯罪现场，罪犯就是疾病和其他的健康威胁。流行病学家主要关心的不是个体，而是社会类群或其他大规模人口的健康图景。流行病学家的重要工具是各种比率，用以计算和描述死亡率、发病率和患病率。这些比率可以是粗率，也可以是反映某特定年龄、性别之群体的数据等。

现代社会的许多疾病如冠心病是很复杂的。对流行病学实践来说，艾滋病的例子提示我们，健康问题可以是那么富有挑战性。而且，人们注意到，随着欠发达社会逐渐现代化，他们的疾病类型也会相应改变。传染病被慢性病如心脏病和癌症所取代。负重前行的生活方式（demanding lifestyle）、不适当的饮食、吸烟、毒品和酒精滥用、肥胖、缺乏锻炼，以及暴露在环境污染之下，已经成为现代社会影响健康的主要危险因素。不过，人们可以改变他们的行为，降低或者消除导致疾病的危险。

推荐阅读

KIDDER，TRACY（2004）*Mountains beyond mountains：The quest of Dr. Paul Farmer，a man who would cure the world*. New York：Random House.
一个医学博士在海地和其他国家的旅行故事，他试图改善那里的社会和经济弱势群体的健康状况。

43 # 相关网站

1. 美国疾病控制和预防中心健康统计中心。
http：//www. cdc. gov/nchs
2000 年关于出生率、死亡率、婴儿死亡率和健康人口的国家数据和各州的数据。
2. 美国疾病控制和预防中心慢性病预防。
http：//www. cdc. gov/nccdphp
关于主要慢性病、高危行为、特定人群以及母婴健康的一些列表和链接。
3. 美国卫生部疾病预防和健康促进办公室。
http：//www. odphp. osophs. dhhs. gov
在与卫生和人力服务机构合作的框架内，关于疾病预防和健康促进的优先领域的一些声明、出版物和网络链接。

心脏病

1. 美国心脏协会。
http：//www. americanheart. org
关于男女两性心血管疾病的出版物、研究成果和统计数据。
2. 美国中风协会。
http：//www. strokeassociation. org
关于中风和中风支持群体（美国心脏协会的一个分支机构）的一些事实和新闻通稿。
3. 美国心脏、肺脏和血液研究所。
http：//www. nhlbi. nih. gov
美国卫生研究院的一个分支机构。

饮食

针对美国人的饮食指南。
http：//www. health. gov/dietary guidelines
从 1980 年开始，每五年和农业部（USDA）共同发表，这一出版物是联邦营养教育活动的合法依据。

艾滋病

1. 美国疾病控制和预防中心艾滋病预防处。

http：//www. cdc. gov/hiv

作为其在全世界范围内减少疾病和死亡的使命的一部分，通过与各社区、各州、各个国家和国际同仁一起工作，美国疾病控制和预防中心在预防和控制 HIV 感染方面发挥了领导作用。

2. 美国卫生研究院艾滋病研究办公室。

http：//www. oar. nih. gov

包括最新的来自美国卫生研究院的关于艾滋病的消息、出版物、新闻稿。

3. 联合国艾滋病合作计划。

http：//www. unaids. org

包括各国最新的艾滋病患病率和发病率数据，以及引发或导致 HIV 感染的行为（例如滥交和安全套使用问题）的信息。

第三章　健康的社会人口学

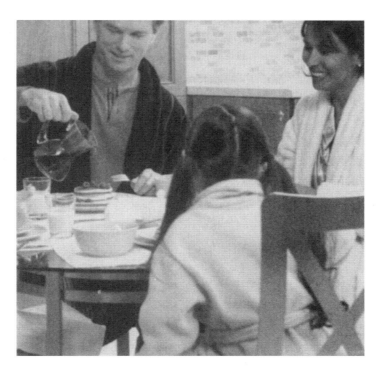

45　　穷被定义为缺少生活中的好东西，包括健康和长寿。英国流行病学家迈克尔·马蒙特（Michael Marmot, 2004：2）用一个例子阐述了这一情形。他说，如果你想感受社会经济地位是怎样影响健康的，那就坐上华盛顿特区的地铁系统，从市中心破败的东南地区前往马里兰州高档的蒙哥马利县。你每行进一英里，社区居民的预期寿命就增加大约 1～1.5 岁。在起点的低收入黑人和终点的富有白人之间，预期寿命的差距是 20 岁。马蒙特说，你在华盛顿大区所看到的 20 岁的预期寿命差距，在比较日本人和哈萨克斯坦人时同样也可以看到。

　　同样的情形在美国穷人获取卫生服务的历程中也可以看到。在 20 世纪 30 年代以前，那些无力支付卫生服务的人在很大程度上依赖慈善事业。建立和维持大量为穷人提供治疗的城市诊所的目的，在于将它们作为训练医学生和护理学生的教学设施。

在这种情况下，教学是这类机构的主要目的，尽管提供慈善服务也很重要。自 20 世纪 30 年代以来，这类设施的数量和种类都大幅度地增加了，穷人能够获得的服务的质量也得到了提高。可是问题依然存在。虽然有证据表明，通过各种政府资助计划，更好的医疗保险覆盖使人们能够更频繁地就医，但穷人仍然被限制在福利医疗的框架内获得治疗且仍然生活在条件落后的城市和乡村地区。

　　在改善普通大众的健康方面，平等地获得接受服务的机会是一个重大的进步。不过，改善获得服务的机会只是促进健康的方法之一。社会底层人民的生活条件是最恶劣的，而这又和他们最糟糕的健康状况如影随形。上述事实依然如故，无论他们生 46 活在哪一个国家，无论他们拥有什么样的或没有医疗保险，也无论他们接受了什么水平的卫生服务，他们的健康状况仍然是最糟的。这一发现适用于所有的疾病——除了少数例外，也适用于全部人生阶段（Link and Phelan，1995，2000；Lutfey and Freese，2005；Phelan et al.，2004）。因此，事实是：一个人在一个社会的社会结构中所处的位置越低，这个人在社会阶梯上的健康状况就越差。

在美国和世界上其他任何地方，社会经济地位或社会阶级都是一个人健康和预期寿命最有力和最一致的预测器（Bartley，2004；Braveman and Tarimo，2002；Budrys，2003；Carpiano，Link，and Phelan，2008；Cockerham，1999，2007a；Lahelma，2005；Link and Phelan，1995，2000；Link，Phelan，Miech，and Westin，2008；Lutfey and Freese，2005；Marmot，2004；Mirowsky，Ross，and Reynolds，2000；Mulatu and Schooler，2002；Phelan et al.，2004；Prus，2007；Robert and House，2000；Wermuth，2003）。虽然其他社会人口学变量如种族、性别和年龄也对健康有着重要影响，但当阶级地位变量和其他变量发生互动，并制造出一个超越原有变异的更大变异时，阶级地位的解释力就显露无遗。正像伊万·雷德（Ivan Reid，1998：238）十年前所解释的那样：

> ……阶级是社会分层的基本形式。这主要是因为下述事实：大多数重要的社会差异有其经济基础。不过，下述清晰的提示也同样重要：其他的分层标准和它们之间的关系也会依据阶级状况而发生变化。若将此结论扩大延伸则可以推断：作为中产阶级的老年黑人女性，和作为劳动阶级的老年黑人女性的境况是不一样的。

社会阶级的构成

在讨论阶级和健康的关系之前，考察一下社会学家怎样决定一个人的阶级地位不无裨益。医学社会学中有许多不同的阶级结构模型，包括基本的三层次方案：上层、中层和下层。不过，美国医学社会学家——他们渴望更高的分析准确度——经常遵循的模型由德国经典社会理论家马克斯·韦伯（Max Weber，1978）提出的模型发展而来，这一模型是在20世纪初提出来的。这是一个五层次的模型，包括（1）上层阶级（特别富有的公司高层管理人员和专业人士）；（2）中上层阶级（富有的、受过良好教育的专业人士和高层经理）；（3）中低层阶级（办公室人员和销售人员、小企业所有人、教师、经理等）；（4）劳工阶级（熟练和半熟练工人、低层次职员等）；（5）底层阶级（半熟练工人和非技术工人、长期失业者等）。

例如，在2001年，英国利用全国社会经济分类统计（National Statistics Socio-Economic Classification，NS-SEC）系统作为测量阶级地位的官方手段。这一系统建基于就业关系的差异（如自主性和工作保障）和工作条件（如升职机会和对工作计划的影响力）之上。最常用的NS-SEC版本是一个七层次模型：（1）高级管理和专业职位；（2）低级管理和专业职位以及高级技术职位；（3）中级职位（如职员、行政人员和销售人员）；（4）小雇主和自我雇佣人员；（5）低级技术职位；（6）中度工作保障的、

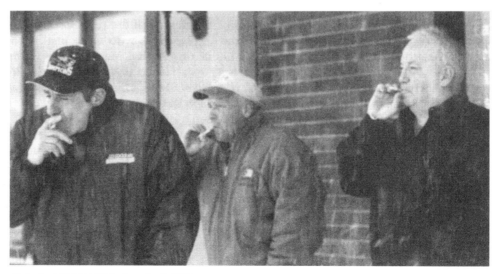

几个劳动阶层的男人在工休时吸烟。

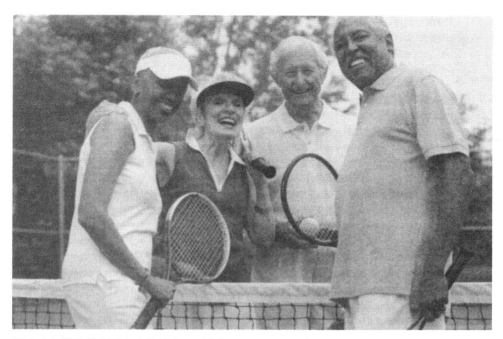

社会阶级是比种族更有力的健康预测指标。

较少职业前景的、自主性受限的半重复性工作；(7)低度工作保障的、无职业前景的、密切指导下的重复性工作。

在确定一个人在阶级等级上的位置时，英国人把关注点放在他的职业上，而美国社会学家却使用一个较为宽泛的指标——社会经济地位（socioeconomic status，SES）。社会经济地位的概念出自韦伯（Weber，1978）所提出的社会分层设想。韦伯同意卡尔·马克思的观点，即阶级划分的基础是不平等的物质分配和财富分配。不过他指出，在财富之外，还有其他东西需要考虑。他观察到，地位（status）和权力也是很重要的。财富是一个人社会等级的客观维度，它建立在一个人所拥有的金钱和财产的基础之上。而地位是一种主观维度，取决于他人给予某人的尊敬的多少。地位显示一个人社会声望的水平，他可能和一个人的财富相称，也可能不相称。在韦伯看来，地位特别地来源于对一个人生活方式的社会判断，来源于一个人消费什么东西，也来源于一个人的教育水平和职业声望。具有类似阶级地位的人通常拥有类似的生活方式。

例如权力，韦伯把它定义为一个人实现自己意志的能力——即使在他人反对的情况下。不过他并不清楚当和地位相联系时，权力意味着什么。而今天的社会学家大多同意权力的当代意义：一个人所拥有的政治影响力。权力显然会受到财富和地位的影响，地位会受到财富和权力的影响，而财富也会受到权力和地位的影响，所以这三个变量是相互联系但又有所区别的。韦伯发展了地位群体的概念，用以指称在财富、地位和权力上相类似的一群人。

不过，术语"地位群体"并没有代替术语"社会阶级"，后者用以指称一个人在社会结构中的位置。这是因为，在其日常用法中，术语"社会阶级"总合了地位的含义和权力的含义，虽然韦伯并没有这样做。他严格地把阶级视做收入水平类似的群体，和对地位的考虑区分开来。可是，随着社会阶级概念的演化，它吸收了更加综合的含义，其中包括了地位和权力。正像大卫·史华兹（David Swartz，1997：45）所指出的那样，"地位群体和地位区分（实际上）就是阶级和阶级区分的改头换面"。

不过，韦伯对现代社会分层研究的影响，仍然可以从下述事实中看出：在社会学研究中，"社会经济地位"被广泛地用于确定阶级地位。社会经济地位包含三个变量：收入、职业声望和教育水平。在定量研究中，使用这一标准的好处是，收入、职业（虽然为职业排序的尺度是职业声望）和教育年限可以被赋予数值，人们依据其在这些数值上的得分而被分门别类。虽然这些变量之间互为相关，但每一个变量都反映了一个人在社会阶级结构中的位置。在关于健康和疾病的研究中，收入反映的是一个人的消费能力、住房、饮食和卫生服务；职业测量的是地位、工作责任、体力活动以及和一个人与工作

49

相关的健康风险；教育代表了一个人获得社会资源、心理资源和经济资源的技能，这些资源包括好工作、好房子、医疗保险、获得高质量卫生服务的机会，以及有关健康生活方式的知识（Winkleby，Jatulis，Frank，and Fortmann，1992：816）。

虽然收入和职业地位是重要的，很多研究显示，健康良好的最有力的单一指征是教育（Dupre，2007；Goesling，2007；Mirowsky and Ross，2003；Schnittker，2004）。一般来说，受过良好教育的人们，特别是那些受过大学教育的人们，拥有最多关于健康生活方式之好处的知识，这些知识涉及不吸烟、适度饮酒、健康饮食以及其他类似的做法。另外，这些人还知道寻求预防措施和治疗措施来应对健康问题的好处——当他们需要这些措施的时候。而且，他们更可能拥有报酬良好和个人满意的工作，这给予他们更好地控制自己的生活和生活方式的可能性。米洛斯基和罗斯（Mirowsky and Ross，2003）注意到，事实上，教育与健康之间的所有联系都是积极的，而且，高教育水平和健康良好如影随形。米洛斯基和罗斯（Mirowsky and Ross，2003：49）宣称：

> 在所有的指标上，与教育水平低于他们的人们相比，受过大学教育的美国成年人都拥有更好的健康水平。受过良好教育的人们自我感觉更健康，在从事日常活动和完成日常任务时面临的困难更少，更多地拥有精力充沛和充满活力的感觉，更少遭受疼痛、痛苦和不适，更少感觉担忧和抑郁，更少被诊断为致命或致残的慢性病，有望活得更长，而且很可能确实活得更长。

在美国进行的一项重要研究中，罗斯和吴嘉苓（Ross and Chia-ling Wu，1995）发现，和受教育较少的人们相比，受过良好教育的人们更可能拥有充实的、心理满足感高的工作，有高收入，较少面临经济困难，他们还拥有较好地掌控自己生活和健康的感觉。在这些受过良好教育的人中，吸烟的人更少，运动的人更多，他们去医生那里进行日常体检，他们注意饮酒适度。罗斯和吴的研究之所以重要，是因为它解释了，为什么教育和健康之间的关系是如此地紧密。实际上，这一关系会随着生命历程的推进而更加紧密，因为教育水平较低的人们会罹患更多的疾病且更容易致残，并且寿命比教育良好的人要短（Dupre，2007；Robert and House，2000；Ross and Wu，1996）。

当然，就社会经济地位对健康的影响而言，教育并非唯一的因素。新的研究显示，收入和教育与健康之间的关系在生命的不同阶段会有所不同。在一个人临近老年的时候，收入对健康的影响会变得更重要（Herd，Goesling，and House，2007；Kahn and Pearlin，2006；Lynch，2006）。例如，在美国进行的一项全国研究中，帕米拉·赫德等（Pamela Herd et al.，2007）就发现，教育对慢性病和生理障碍的发病有着非常重要的影响，不过随着时间的推进，收入和健康问题的发展情况更加密切地联系起来。赫德等发现，虽然教育在推迟健康问题的发生时间上发挥了重要的作用，但对那些健康已经不佳的人来说，在没有较高收入的情况下，较高教育水平对延缓健康水平的恶化帮助不大。赫德（Herd，2007：236）和她的同事写道："在解释从健康不佳到健康逐渐恶化、特别是一路走向死亡的进程时，收入是主导的因素。"因为和健康不佳但收入较高的人相比，健康不佳而又收入低下的人寿命更短。总体上说，受过更好教育和更富有的人们，在健康和长寿方面做得更好。赫德等人的研究没有解释职业地位的影响效果，不过这一研究提醒我们，虽然社会经济地位的三个变量——教育、收入和职业地位是互为相关的，它们的影响效果却不是完全重合的（Adler et al.，1994）。

总而言之，数个研究报告指出，社会经济地位较低的群体的健康状况更差，寿命更短。这类研究曾经在美国（Haas，2006；Herd et al.，2007；Phelan et al.，2004；Robert，1998；Warren and Hernandez，2007）和其他国家和地区进行，如加拿大（Humphries and Doorslaer，2000；Prus，2007）、英国（Borooah，1999；Chandola，2000；Marmot，2004）、芬兰（Poppius，Tenkanen，Kalimo，and Heinsalmi，1999）、英国和芬兰（Lahelma，Arber，Rahkonen，and Silventoinen，2000；Rahkonen，Lahelma，Martikainan，and Silventoinen，2002）、德国（Mielck et al.，2000）、西班牙（Regidor et al.，2002）、西班牙和法国（Lostao，Regidor，Aïach，and Domínguez，2001）、捷克共和国（Hraba，Lorenz，Pechacova，and Liu，1998）、俄罗斯和东欧（Bobak et al.，1998；Cockerham，1999，2000c，2007b），乃至瑞典（Hemström，2005）和冰岛（Olafsdottir，2007）——在这两个国家里，生活条件的社会平等程度是世界上最好的。在拉丁美洲、南亚特别是非洲的发展中国家里，穷人健康和寿命的不利形势会表现得更为极端（Wermuth，2003）。

社会阶级差异既影响男人的健康，也影响女人的健康，虽然阶级差异对男人的死亡率影响最大（McDonough，Williams，House，and Duncan，1999）。不过，无论性别如何，在贫困和惨淡的社会经济状况中挣扎的人们与导致不良健康的危险因素接触最多。这些危险因素包括物理因素（不良卫生状况、不良居住条件、拥挤、高温）、化学因素（环境污染）、生物因素（细菌和病毒）、心理因素（压力）、经济因素（低收入、缺少医疗保险、不利于健康的工作）和作为其他因素根源的生活方式（不良饮食、吸烟、酒精和药物滥用、缺乏休闲运动）。总体上说，和这些因素的接触取决于一个人的社会经济地位，这是因为，和身居社会阶梯高层的人相比，社会底层的个体面对这些因素的机会将大大地增加。海伦·爱泼斯坦（Helen Epstein，1998：27）说："我们所有人都站在阶梯的某个位置上，我们离阶梯的底部越近，我们就越可能得病，我们也就越可能死得更早。"理查德·卡皮安诺等（Richard Carpiano et al.，2008：232）对这一状况总结如下：

> 虽然大量的社会科学研究显示，社会阶级造成了许多社会和经济方面的后果，大部分的证据却记录了社会经济地位和健康之间的关系——而健康被证明是对一个人的生命影响最大的因素。总体上来说，这些跨越了数个世纪的证据一致显示，无论政治地理区域（geopolitical place）和疾病类型（传染病和慢性病）如何，更高的社会地位（不论将其概括为"社会阶级"还是"社会经济地位"）总与较低的死亡率和较长的预期寿命相联系，有些证据还显示，这一联系会随着时间的推移而加强。

现代疾病和穷人

即使是在现代国家，底层阶级也比上层阶级和中产阶级更有可能会罹患古代人类的疾病，如流行性感冒和肺结核。与此相反，传统上，心脏病却和富裕的生活方式相联系，它在富裕国家的发病率高于在贫穷国家的发病率。不过，就心脏病而言，在不同的国家之间和同一国家内部，民族背景相同但生活经历不同的人之间也有差异存在。例如，日本历来就是一个心脏病发病率低的国家。通常认为，导致心脏病低死亡率的是饮食和一些压力缓解活动，如不时进行的群体休假和日本男人结束一天的工作后进行的社交活动。不过，最近以来，特别是与西方饮食习惯伴随而来的，是日本的心脏病发病率的增加。日本饮食的西方化被认为要为下列变化负责：心脏病取代中风成为日本的第二位死亡因素。这一模式凸显（underscore）了生活方式对疾病分布的影响的重要性。随着社会的变迁和环境被人为改变，生活方式随之会发生变化，不同社会阶级成员能够从事的活动类型也会相应发生变化。

与此相应，美国的心脏病的发病率也发生了变化，对全体美国人来说，发病率大大地降低了，而降低最多的是上层阶级和中产阶级。结果是，冠心病集中地出现在了穷人中间。这里的区别是，底层阶级有更多的人患有肥胖症，更多的人吸烟，面临的压力也更大，此外血压更高，休闲运动更少，还有不良的饮食习惯。

因此，底层阶级在健康这一问题上处于特别不利的地位。因为不健康的生活条件，这一不利地位不仅仅延伸到传染病上，也延伸到了慢性健康问题如心脏病上，而心脏病更多发于现代工业化国家，并且受到个人生活方式的重大影响。很显然，对健康而言，不仅仅是是否有卫生服务的问题。生活方式和社会/环境状况，以及卫生预防措施，是健康地位的主要决定因素。健康的生活方式包括有益的个人习惯如适当饮食、充足休息和锻炼，以及避免吸烟、酒精滥用和吸毒等行为。可是，促进健康生存的生活方式，是典型的上层阶级和中产阶级的生活方式，他们有支持这种生活方式的资源。社会阶级和健康之间最重要的联系是社会阶级对个人机会——获得一般意义上的好的生活的机会——的影响。拥挤的生活空间、粗陋的饮食、低劣的住房、低水平的收入和教育，以及时常接触暴力、酒精滥用、吸烟和吸毒，所有这些因素共同作用，导致了穷人生活机会的减少。

底层阶级在心理健康上也处于不利地位。大多数研究的基本发现是，底层阶级中的心理疾病的总和发病率是最高的，包括精神分裂症——最具致残力的精神疾病（Cockerham，2006a；Kessler et al.，1994）。虽然焦虑和心境障碍更多地出现在上层和中产阶级中，但底层阶级也罹患这些疾病。心理疾病和社会阶级地位之间相互联系的原因不明，不过可能是因为遗传因素，或者是应对贫困时更沉重的压力，或者两者都有。相应地，对心理和生理障碍来说，社会经济因素是主要的决定因素——决定某人健康问题的种类和程度。

平等服务和死亡率的社会因素：英国的经验

由于很多健康问题看起来都与贫穷有关，那么一个符合逻辑的假设是，如果不是贫穷阻碍了获得高质量医疗服务，那么底层阶级的疾病发病率和患病率就会降低。第二次世界大战后，英国引入了社会化医疗，以便为底层阶级提供与上层阶级同样可获得的医疗服务。不过应该注意的是，贫困和阶级差异依旧存在——只有医疗服务似乎是平等化了。研究结果显示，仅仅是医疗服务的平等化，并没有降低社会阶级之间的健康差别。底层阶级的死亡率仍然保持在高水平。在目前的英国，即使有免费的卫生服务，经济上困难仍然意味着缺少假日、没有足够的衣服，也没有机会经常食用水果和蔬菜（Dolan，2007）。它还意味着低标准的住房和卑贱的工作。英国的这一实验之所以没有降低健康差异，其准确的原因是，生活条件和生活方式是无法被平等化的。贫困造成的物质环境和低劣的营养持续地对底层阶级的健康造成不利影响。

而且，正像艾伦·多兰（Alan Dolan，2007）在对英国考文垂市的工人阶级男性所做的研究中观察到的那样，拥有最低收入和低劣生活条件的人们感到压力和焦虑，而这种压力和焦虑来自他人对他们的对待。他们低下的社会地位不仅仅妨碍了他们获得教育和就业机会，他们还认为，福利机构和拥有特权地位的人们蔑视他们，这常常使他们感到受挫和缺少自我价值认同感。多兰（Dolan，2007：726）声称："这一研究提示，处于社会等级底层的人们既要忍受贫困的直接后果，也要忍受其间接后果：他们生活的社会使他们强烈地意识到他们的相对地位。他们不仅仅是感到被轻视和被排除在外，而是他们确实是被轻视和排除在外了。"因此，不良的物质生活境遇不仅阻碍了他们以健康方式生活，也把他们置于因此而导致的压力之下。

在其著作《英国的社会阶级差异》中，作为对主要是来自英国政府的总体家庭调查（General Household Survey）数据的综述，伊万·雷德（Ivan Reid，1998）考察了英国社会阶级与健康相关的差异程度。在20世纪，所有社会阶级的健康都得到了显著改善，不过上层阶级改善得最多。在健康事务上，底层阶级持续地表现出不利地位，例如婴儿高死亡率、低出生体重、更多的慢性残障、更多的病假、更短的预期寿命，以及更高比例的危险因素如肥胖和吸烟。雷德把不同阶级之间的健康差异归咎于许多因素的综合（作用），如财富、个人习惯、饮食、居家环境、锻炼、心理压力，以及不同的职业危险。他还指出，与其他阶级相比，底层阶级看医生的次数更多。这一趋势——在美国也有类似的趋势——和底层阶级面临更多的健康问题这一事实是一致的。

理查德·威尔金森（Richard Wilkinson，1996）解释说，在20世纪80年代以前的英国，人们普遍假设社会变得越来越平等。由于日益完善的福利服务，社会阶级差异被认为变得不那么重要了。不过，这一假设被1980年出版的《布莱克报告》（*Black Report*）打破了。这一报告发现，不仅仅是不同的职业群体之间存在着巨大的死亡率差异，而且这些差异并不是在缩小。很明显，职业地位较低的英国工人，不如那些从事高端职业的人活得长，而这一趋势目前并没有改善。

迈克尔·马蒙特（Michael Marmot，1984，1991）和他的同事们的研究也是考察这一情况的优秀研究之一，他们调查了超过1.7万英国男性政府雇员的死亡率。这一研究被称做"怀特豪尔研究"，它为死亡率的社会阶级差异提供了有力的证据。这些人被依据他们的工作进行了分类，最高的是资深高官，其次是专业人员/管理者、职员，以及其他（包括地位最低的差役和其他非技术体力工人）。初次研究时，这些人的年龄在40～64岁之间，他们于20世纪60年代的后期就其健康习惯接受了访谈，10年以后，研究者调查了他们的死亡率。不考虑死亡原因，处于最高职业阶梯的人们的死亡率最低，死亡率随着工作类型的降低而升高，最低职业阶梯的人们的死亡率最高。换言之，工作地位越低，死亡率越高。

马蒙特（Marmot，1996）注意到，当时，下述情况似乎是不可能的：公务员中的死亡率社会阶级差异和整个国家的差异同样巨大。提出这一假设的原因是，所有的工作都是稳定的，有社会保障，而且应该是远离化学和物理危险的。可是马蒙特（Marmot，1996：43）表示，他和他的合作者惊奇地发现，"底层到顶级公务员之间死亡率的变化，是全国数据中底层阶级和顶层阶级之间死亡率差异的三倍"。他们（Marmot et al.，1991）因此进行了第二次迈克尔研究，试图检查和发现相同的模式。和初次研究一样，在社会等级中，每一群体的死亡率都高于其上位群体。

马蒙特和他的合作者们发现的，是从高到低的一个死亡率斜面。马蒙特（Marmot，1996：48）声称，"在较高等级的公务员中没有贫困，可是临近最高等级的人们的健康状况比最高等级的差，以此类推，直到最底层"。我们可以在表3—1中看到这一模式，它展示了首次迈克尔研究中的死亡率。大多数人死于心脏病，例如，表3—1显示，2.16%的资深官员死于这一病因，而且其死亡率随着工作等级的下降而上升，类别为"其他"的人的心脏病死亡率则为6.59%。对于所有的死因来说，表3—1显示，资深官员的死亡率是4.73%，而专业/管理者的死亡率是8.00%，职员的死亡率是11.67%，而"其他"类别的职业者的死亡率是15.64%。马蒙特（Marmot，2004：3）写道：

当我发表我们的发现——疾病发病率随着社会阶梯的降低而持续升高——的时候，首先的反应是，公务员？谁在意？可是，在对白厅的研究中发现的事实也是英国全体的事实。其他国家的反应——这一反应几乎被掩而不彰——是：哇！英国怎么这样？对于等级森严的英国，你还能期待什么？美国人和澳大利亚人相信，他们的国家是平等的，因此那里没有社会阶级差异。他们错了。在北美和澳大利亚，这一差异和英国同样巨大——如果不是更大的话。斯堪的纳维亚人说，他们那里不存在健康的阶级差异，直到他们发现，这一现象在那里比在英国更加深入和广泛。很多欧洲大陆国家针对这种情况采取的动作迟缓，因为他们没有系统的数据。可是当他们确实进行了观察后，他们也发现了健康领域的显著社会级差。

表3—1　　　　　10年之内（1969—1979）按职级和死因划分的英国政府雇员的死亡率（%）

死因	资深官员	专业/管理者	职员	其他
肺癌	0.35	0.73	1.47	2.33
其他癌症	1.26	1.70	2.16	2.23
心脏病	2.16	3.58	4.90	6.59
中风	0.13	0.49	0.64	0.58
其他心血管疾病	0.40	0.54	0.72	0.85
慢性支气管炎	0.00	0.08	0.43	0.65
其他呼吸疾病	0.21	0.22	0.52	0.87
胃肠疾病	0.00	0.13	0.20	0.45
泌尿生殖系统疾病	0.09	0.09	0.07	0.24
事故/暴力	0.00	0.13	0.17	0.20
自杀	0.11	0.14	0.15	0.25
其他死亡	0.00	0.16	0.26	0.40
所有死因	4.73	8.00	11.67	15.64

资料来源：Marmot，Shipley，and Rose，1984，p. 1004。

55　　该研究有趣的一面在于，他们发现跨越工作岗位的社会级差和等级差异相联系，而不是和剥夺相联系。正像前文提到的，这些人都拥有稳定的、有保障的并且远离危险因素的工作。他们都是白领人士，大多数是盎格鲁—萨克逊裔，很多人穿着同样的黑色西服，理着同样的发型，而且所有人都是中产阶级（Epstein，1998）。他们都有权接受免费的、由英国国家卫生服务计划（British National Health Service）提供的医疗服务。当然，这里存在着一些差异，如在最高等级的职位上的人拥有更宽敞的房子，都有汽车，而且他们吸烟较少，体型也更苗条

一些。当然，还有就是与职位紧随其后的人们相比，最高职位上的人们活得更长，这一模式会不断重复，跨越所有的公务员等级。正像爱泼斯坦（Epstein，1998：27）解释的那样：

当时，可能最令人惊奇的发现是，等级体系中的每一个人都会受到社会等级的威胁，不仅仅是那些底层的人。即使是社会地位上小小的升高，也会在生死统计数据上有所反映。例如，"高官"们——他们在官员体系中制定政策并且实施战略——致死性心脏病突发的概率只有"管理者"们的一半，后者管理各种机构并

执行由"高官"们指定给他们的各项政策。对于那些为管理者工作的普通职员们来讲，突发致命心脏病的危险是"高官"们的三倍。

沿着命令被执行的方向，死于心脏病突发的危险持续上升。对于剩下的服务人员如助理职员和数据处理员来说，这一危险的概率是"高官"的四倍。这些都是中产阶级人士，可是他们似乎都位于某种死亡级差上面。在《不健康的社会》中，英国经济学家理查德·威尔金森（Richard Wilkinson, 1996）写道，如果病毒或者其他什么东西杀死的人和职业等级杀死的人一样多的话，白厅的工作人员早就被疏散，白厅也早就被关闭了。

如果英国公务员的死亡率社会级差被推广到现代社会全体的话，我们就会发现，最高的社会阶层（上层阶级）比紧随其后的阶层（中上层阶级）活得更长，虽然他们都很富有，谁都没有遭到物质剥夺（Marmot, 2004）。而且，中上层阶级又比中下层阶级活得更长，以此类推，直到底层阶级。因此，并非仅仅是社会顶端的人比社会底层的人活得更长，不同阶级都比自己的上位阶级活得更短，而比自己的下位阶级活得更长。"健康领域中存在的这些社会不平等，即社会级差，并不是那些已经不再贫穷的国家所面临的健康问题之'真实原因'的注脚，"马蒙特（Marmot, 2004: 2）说，"它们就是问题的核心。"

这一级差存在的原因还不完全明确，目前的研究重心被放在了下述研究上：社会经济群体和阶级之间的自尊心差异和压力水平差异上（Evans, Barer, and Marmor, 1994）、收入不平等的影响（Beckfield, 2004; McLeod, Nonnemaker, and Call, 2004; Wilkinson, 1996）、人生历程中遭受的剥夺（deprivation through the life course, Power and Hertzman, 1997），以及健康生活方式和社会支持（Cockerham, Hattori, and Yamori, 2000）。詹姆斯·史密斯（James Smith, 1999: 165）声称，围绕着社会级差原因假说的辩论"不是一场拳击赛，不会出现最终的致命一击"。问题的答案应该是许多因素的综合，因为阶级地位和健康之间的关系是复杂的，这一关系最终会在社会情境中被发现。

这些研究——如马蒙特和他的同事们的研究——还提示，医疗服务本身并不能对抗阶级地位对健康的负面影响。在英国，即便医疗服务的可及性已经得到改善，健康和期望寿命之间的鸿沟依然顽固地存在着，对此，证据已经非常明确（Adonis

and Pollard, 1997; Annandale, 1998; Bartley, Blane, and Smith, 1998; Bartley and Plewis, 1997; Borooah, 1999; Bury, 1997; Chandola, 2000; Hardey, 1998; Macintyre, 1997; Marmot, 2004; Reid, 1998）。正像 1980 年的《布莱克报告》——政府资助的关于英国健康状况趋势的评价——所提示的那样，底层阶级拥有最高的患病率、残疾率、婴儿死亡率和最短的预期寿命。底层阶级对产前健康服务和预防性健康服务的使用频率也少于富裕阶级的成员。因此即使医疗服务平等化了并使穷人可以更经常地使用医疗服务，他们对服务的使用也更多地指向了对现有健康问题的治疗，而不是预防。《布莱克报告》提供的有力证据是，一个人在社会阶梯上的地位越低，他就越可能更不健康，也就越可能更早去世。

《布莱克报告》正确地把健康水平的阶级差异归咎于社会经济环境——吸烟、劳动事故、拥挤、不良居住条件、暴露于潮湿和寒冷中，以及其他类似情况。《布莱克报告》的升级版，即它的 20 世纪 80 年代版，是由玛格丽特·怀特海德（Margaret Whitehead, 1990）编纂而成的。她认为，纵观整个 20 世纪 80 年代，虽然英国人口的总体健康，特别是底层阶级的健康得到持续改善，但健康事务上的严重社会不平等依然存在。怀特海德（Whitehead, 1990: 351–352）总结说：

> 不论是通过职业阶层或者财产如房屋和轿车的所有权，还是通过雇佣地位来衡量社会地位，出现的图景都是类似的。和那些位于社会阶梯顶部的人们相比，那些位于社会等级底部的人们拥有高得多的死亡率。这适用于生命的每一个阶段，从出生到成年再到老年。

> 导致高死亡率的，也不仅是几种特定的条件。目前，所有主要的致死疾病对穷人的影响都大于其对富人的影响（大多数罕见疾病同样如此）。处于不利地位的职业阶层也容易患上更多的慢性病，他们的孩子往往出生体重更低、身材更矮，并拥有其他提示他们的低劣健康地位的指征。

> 和从业者相比，失业者和他们家人的生理健康和心理健康状况明显很糟糕。不过，失业导致不良健康的直接证据直到最近才出现。现在，有丰富的证据证明，失业会导致心理健康的恶化，而重新就业后就会得到改善。

同样欠佳的住房条件，甚至更恶劣的生活条件，不仅存在于英国，也存在于其他的工业化国家如美国——更不用说欠发达国家中穷人的恶劣条件了。这里的关键是，仅有医疗服务的平等，不能改变不同社会阶级之间的健康水平差异。数年前，罗杰斯·霍林沃斯（J. Rogers Hollingsworth，1981）调查了从1891年到1971年英格兰和威尔士的上述情况，他建议，试图使其健康水平平等化的社会，应该首先使其收入和受教育状况平等化。在一个计划完善的研究中，霍林沃斯分析了英格兰和威尔士的技术变化和卫生服务体系的结构变化——并将这些改变与同一时期跨社会阶级和跨地区的健康状况的（以死亡率为指标）变化相联系。他假设，随着技术变得越来越有效和费用越来越高，公众对国家提供健康服务责任的要求会增加。这会导致更高的决策集中化。随着卫生服务体系变得越来越集中，所有的阶级和地区都能够更多地获得接受医疗服务的机会，这意味着健康水平的同质化。

公众要求政府更多介入对医疗服务的提供（受到费用上升的影响），导致了服务的集中化——在国家卫生服务计划（National Health Service，NHS）的名义下。国家卫生服务计划使所有的社会阶级都有可能获得这些服务。不过这里并没有出现跨阶级健康水平的同质化，虽然跨地区的同质化出现了。所有阶级的死亡率都下降了，可是，正像前文所注意到的，阶级之间的鸿沟并没有被显著缩小。换言之，英国的每一个人都倾向于（比以前）活得更长，但上层阶级仍然比其他任何人活得更长。虽然随着时间的推进，与高层和中层阶级相比，底层阶级开始更多地使用医疗服务，但上述结果仍然会出现。霍林沃斯注意到了英国不平等的收入分布，而生活方式的广泛差异则反映了这一不平等。教育也保持了不平等的分布，而且，与收入水平相比，教育水平也许更能解释健康差异。霍林沃斯（Hollingsworth，1981：281）总结说："虽然英国的全国健康服务是西方世界中最平等的一个，但只要收入和教育水平分布的总体不平等持续存在，社会阶级之间健康水平的总体不平等就会持续下去。"

邻里社区的缺点

在医学社会学中，一个较新的、涉及阶级的研究领域正在形成，这个研究领域就是"邻里社区的缺点"，它重点关注不健康的城市生活条件。城市包含了人类社会可以提供的最好的条件，从工作、艺术、娱乐到其他令人愉快的事物。不过它也包括了一系列最糟糕的社会环境。邻里社区拥有有利于良好健康的资源，相反地也有伤害它的资源（Bernard et al.，2007）。关于邻里社区的性质——其性质可能是有利于健康的，也可能是有害于健康的——的例子，我们可以在萨丽·麦金泰尔和她的同事们（Macintyre, Ellaway, and Cummins，2002）在苏格兰西部的研究中找到。他们确定，邻里社区有五项影响健康的性质：（1）物理环境；（2）居家、工作和游戏的周围环境；（3）为人们提供支持的各项服务，如学校、街道清洁和垃圾清理、警察、医院，以及健康和福利服务；（4）邻里社区的社会—文化方面，如规则和价值观，经济的、政治的和宗教的性质，文明水平和公共安全，以及支持网络；（5）一个区域的声誉，它代表尊严、基础设施的质量、士气水平，以及居民和非居民对它的看法。

凯瑟琳·罗斯（Catherine Ross，2000）观察到，依据其秩序程度或失序程度——有序到无序形成了一个连续的谱带，而且居民对其有序程度有目共睹——可以为邻里社区评出不同的等级。有序的邻里社区整洁而安全，房屋和建筑得到很好的维护，而且居民相互尊重对方及其财产。无序的社区则反映了社会秩序的瓦解，这里到处是噪音、垃圾、维护不良的住房和建筑、毁坏财物、涂鸦、恐惧和犯罪。在这样的邻里社区里，很多有孩子的家庭都是以女性为户主的单亲家庭。罗斯问道，生活在有缺陷的邻里社区中的人们，是否会因为他们的环境而受到心理伤害？她发现，答案是肯定的。

对在有缺陷的社区里生活的人们来说，教育和收入水平低下、失业和无法结婚，这些事情本身就使人感到有压力。而她在伊利诺伊州的研究发现，日常环境包括无序、犯罪和危险与下列感受联系在一起：精疲力竭、绝望、忧伤、疲惫和抑郁。而生活在清洁和安全的优质邻里社区中的人们，其抑郁水平很低。由罗斯和约翰·米罗斯基进行的后续研究发现，伊利诺伊州的有缺陷的邻里社区更不健康，特别是有较多的慢性健康问题。他们观察到，这些邻里社区的人们生活在一个充满压力的环境中，其环境特征是犯罪横行、不文明、遭受骚扰和争吵不休。长期置身于这样的环境中，他们的健康容易受损。

对此还有进一步的研究，其对象是生活在芝加哥、波士顿和旧金山的接受福利保障的低收入妇女。该研究发现，在有缺陷的邻里社区，慢性的压力源对其居民的健康造成了负面的后果（Hill，Ross，and Angel，2005），包括酗酒现象的增多（Hill and Angel，2005）。芝加哥的另一项研究发现，居民社会经济地位的低下和他们的邻里社区的不良观感，与他们对自己健康的消极评价相关（Wen，Hawkley，and Cacioppo，2006），而且，邻里社区中对他们健康的影响会延伸到他们以后的生活中。在芝加哥有缺陷的邻里社区中，高血压的患病率也显著增高（Morenoff et al.，2007），还有更早感染性传播疾病的危险（Browning，Burrington，and Brooks-Gunn，2008）。

在一项全国性的研究中，里安·多尼和马立克·凡·维利根（Liam Downey and Marieke van Willigen，2005）认为，居住在紧邻工业活动的地方，对居民来说是充满压力的，这就又增加了一类向邻里社区施加压力的变量。在底特律，人们把邻里社区的缺陷与心理痛苦（Schulz et al.，2000）和吸毒联系在一起（Boardnan et al.，2001）。在其他地方，如巴尔的摩，居住在有缺陷的邻里社区的人们，情绪抑郁的更多（Latkin and Curry，2003），而且，对此类邻里社区里的青少年进行的全国性研究发现，其酒精和香烟的消费量更高（Chuang，Ennett，Bauman，and Foshee，2005）。与此相反，在芝加哥，富裕的邻里社区里的居民对他们健康的自我评价远远高于有缺陷的邻里社区的居民（Browning and Cagney，2003）。这并不令人惊奇，因为这些邻里社区拥有更有益健康的生活条件，也拥有更多获得卫生保健的机会。詹姆斯·科比和金田利子（James Kirby and Toshiko Kaneda，2005，2006）发现，生活在有缺陷的邻里社区，降低了获得常规的卫生服务资源和预防保健的概率，与此同时提高了医疗需求无法满足的概率。这些研究展示了，邻里社区的结构性特征怎样影响了生活于其中的人们的生理健康和心理健康。

正像皮尔林、希曼、法兹沃和米尔兹曼（Pearlin，Schieman，Fazio，and Meersman，2005：208）所解释的那样：

> 地位获得模式能够把人们导入一个围绕其自身生活的情境中，最明显的此类情境就是他们所生活的邻里社区。当邻里社区被缺乏经济和社会资本的人们所充斥时，这些邻里社区就会对健康造成明显影响，而且这种影响独立于个人层面的社会经济地位。

社会经济地位：疾病和死亡率的基本原因

关于邻里社区缺陷的研究，和其他研究——这些研究都针对"社会阶级对健康的强大影响"——一起展示了社会结构因素在病因学上的重要性。也就是说，一些社会条件可以使人们患病（Cockerham，2007a）。低下的社会经济地位和疾病、残疾和死亡之间的持久联系，使得布鲁斯·林克和乔·费兰（Link and Phelan，1995，2000；Link et al.，2008；Phelan et al.，2004）声称，社会经济地位是死亡的"根本原因"。这是一个重要的提议，因为以前大多数的研究者都把社会经济地位看做导致健康不佳和死亡的一个因素，而不是直接原因。可是，在变动不居的历史阶段中，社会经济地位和种类繁多的疾病模式之间的顽固联系，点明了社会经济地位作为疾病原因的角色。为了使一个社会变量具有死亡原因的资格，林克和费兰（Link and Phelan，1995：87）假设，这一社会变量必须：

（1）影响多种疾病；
（2）通过多种风险途径影响这些疾病；
（3）历时性地重复出现；
（4）该变量涉及了某些资源，当疾病出现的时候，利用这些资源可以避免风险或者使疾病后果最小化。

社会经济地位或者社会阶级符合上述所有四个标准，因为一个人的阶级地位可以通过多种途径影响多种疾病，这种联系存在了数千年，而且社会经济地位高的人们拥有避免健康问题的资源，或者可在其发生时使其（后果）最小化。大量的研究把低下的社会经济地位与健康状况不良和死亡联系起来——这些不良的健康状况和死亡出现在人生的所有阶段（Carpiano et al.，2008；Cockerham，2007a；Herd et al.，2007；Link and Phelan，1995；Lutfey and Freese，2005；Lynch，2006；Olafsdottir，2007；Prus，2007；Robert and House，2000；Warren and Hernandez，2007）。有关14世纪黑死病的历史记录，描述了那时的穷人怎样比富人受到更深重的影响和遭受更深重的苦难，这种关系一直持续到今天（Tuchman，1979）。虽然现在的穷人比历史上的富人活得还长，但高级社会阶层的人们的平均寿命仍然比其下位阶层的人们长，而且平均寿命随着社会阶梯的下降而缩短，一直缩短到社会的最底层。一个人拥有或者缺乏社会经济资源——如金钱、知识、地位和社会关系——的程度，分别起到保护健康或者导致早亡的作用。法兰等人（Phelan et al.，2004：267）宣称：

　　这些资源直接型塑了个体的健康行为——通过人们是否知道，是否拥有机会，是否花得起钱，以及是否有参与健康促进行为的动机。随处可见的例子包括，在与人交往时知道并且要求进行有益健康的活动、戒烟、打流感预防针、佩戴安全带和驾驶有安全气囊的汽车、进食水果和蔬菜、经常锻炼，以及进行休闲性的度假。而且，资源还造就了进入多种情境的机会，如邻里社区、职业和社会网络，就其危险因素或者保护行为的性状来说，这些情境的变异范围极大。例如，低收入人士的住房很可能紧邻噪音、污染和有害的社会环境，而不可能享有很好的警察、消防和排污服务；蓝领工作往往比白领工作更危险、更紧张，而且只有低劣的卫生福利；高社会地位的同伴构成的社会网络不太可能把一个人置于二手烟的危害下，而更可能支持促进健康的行为方式，更可能告知一个人有关健康的研究成果，也更可能把他或她引荐给一个好医生。还有，根植于一个这样的社会情境中——在这里邻居、朋友、家人和同事大都期望健康长寿——毫无疑问会促成一个人参与健康促进行为的动机。

简言之，法兰和她的合作者得出的结论是，在社会经济地位和死亡率之间存在一系列的机制，这些机制可以构成一个详细而冗长的表单。表单中包括一个人感到对自己的生命具有"控制力"，这是因为，拥有这种"控制力"的人一般来说自我感觉良好，能够更好地处理压力，而且拥有接受健康生活方式的能力和生活条件（Link and Phelan，2000；Mirowsky and Ross，2003）。这种情况可能特别适用于那些占据了权威社会位置的人。林克和法兰宣称："社会权力使一个人感到'有控制力'，而感到'有控制力'会提供安全感和幸福感，而这些感觉对健康有促进作用。"处于社会底层的人们较少有对自己的生活的控制感，较少拥有应对压力的资源，越是生活在不健康的环境中，选择健康的生活方式时就会面对更强大的阻力，而且死得更早。

在医学社会学中，社会因素导致健康或者死亡

的说法——而不是对健康或者死亡有影响的说法——是一种新的观念，这一观念开始被严肃对待和关注（Carpiano et al.，2008；Cockerham，2007a；Herd et al.，2007；Lutfey and Freese，2005；Phelan et al.，2004）。一个提供了支持证据的研究是由法兰等人（Phelan et al.，2004）进行的，他们考察了370 930人的死亡原因，其数据来自"美国全国历时性死亡研究"（U. S. National Longitudinal Mortality Study）。这一研究发现，在社会经济地位和可预防的死亡原因之间存在着强大的相关关系。那些拥有较高社会经济地位的人，在可预防的疾病下生存下来的概率要高得多，因为他们能运用自己的资源（如金钱、知识等）获得长寿所需要的条件。与此相反，人们的社会经济地位越低，他们就越可能死于那些可以避免的疾病。人们发现，对社会经济资源的刻意使用，是维持死亡率差异的关键因素。

支持这一观念的另一项研究是由卡伦·卢特菲和杰里米·弗里斯（Karen Lutfey and Jeremy Freese，2005）进行的，他们对一个中西部大城市的两个糖尿病诊所里的患者进行了研究。一个诊所（帕克诊所）的病人主要是上层或中产阶级的白人，而另一个诊所（乡村诊所）则主要为少数民族、工人阶级和没有医疗保险的人们服务。这一研究重点关注血糖水平的控制，而血糖水平是糖尿病人存活的关键，因为高葡萄糖水平会大大提高出现并发症的风险，这些并发症有肾损害、心脏病、中风、失明和截肢。对社会经济地位高的病人的服务有很强的延续性，因为他们往往就诊于同一位医生。乡村诊所的情况却不是这样，这里的医生是轮班的，他们依赖于病人复述的信息，或者是病历上的信息（有时还没有记录）。

乡村诊所的病人们还要面对财务的、职业的和社会网络方面的限制。虽然国家会资助医疗服务的费用，为了证明自己的受助资格，乡村诊所的低收入患者却必须为此提供关于住址、收入以及是否有医疗保险等文件，而这一过程大约要花费三个月的时间。他们也没有足够的财力来进行对血糖的控制，例如帕克诊所中的病人付费使用的胰岛素泵——如果有需要，他们（帕克诊所的病人）就会购买。而且，乡村诊所里社会经济地位低的病人的工作环境更可能无法储存胰岛素（胰岛素的储存需要冰箱），这不利于血糖的控制。有些人是体力劳动者，还有一些人需要值夜班，这些都会干扰治疗过程。再者，依赖国家资助医疗的患者必须亲自到诊所才能获得

新处方，这要花费时间，进而减少工作时间。正像乡村诊所的一位医生所感叹的那样：

> 这真是太荒谬了。如果你给一个商人开一个需要每月更新的处方，而且他必须中断工作到药店等上药剂师 30 分钟，或者像他所说的 40 分钟，他会说："要不你给我需要的东西，要不我不再雇你做我的医生。"可是在这里（乡村诊所），我会给病人开一张处方并说，"每个月来一次，就在这里，坐公交车来拿你的新处方。"拜托！如果他们不服服帖帖，我不知道会怎样。

还有，社会经济地位低的患者——特别是那些单身母亲——的社会支持较少，缺少为自己的治疗方案负责的愿望，需要等待特别长的时间才能够约到医生，来诊所需要面对更多的交通问题，而且对糖尿病所知甚少。他们可能很少会参加体育锻炼的俱乐部，可能很少会有健康的饮食，而且可能很少会对自己的生活方式做出有益健康的调整。卢特菲和弗里斯发现，帕克诊所里社会经济地位较高的病人显然能更好地控制他们的血糖水平，这毫不奇怪。也许我们可以说——正像他们所说的那样——上述事实的根源是社会造成的。

近来支持"社会根源"假说的研究分析了教育、收入（Herd et al., 2007；Link et al., 2008）和福利国家的社会组织（Olafsdottir, 2007）对健康的影响，也分析了贯穿 20 世纪在疾病和死亡中所体现出来的社会经济不平等的顽固图景（Warren and Hernandez, 2007）。本章所讨论的这些研究和其他研究显示，阶级是医学社会学中健康、病源和死亡最强

大的预测变量。死亡率的社会阶梯证据确凿地展示出一个沿着阶级层次分布的等级性斜面。社会上层拥有良好的健康状况，从顶层一直到底层其健康状况等而下之，这一痼疾是一个标志，标志着社会因素是健康、疾病和死亡的根本原因。承认社会变量在健康事务上的病源学特点可能尚需时日，不过越来越多的证据表明，事实就是如此。

小　结

在医学社会学中，社会阶级是健康和疾病最有力的决定因素。在美国，医学社会学家通常使用社会经济地位的概念来认定一个人的社会地位。社会经济地位包括三个相关却又相互独立的变量：收入、教育和职业地位。每一个变量都会对健康产生重要的影响，不过教育在健康事务上的影响尤为重大。实际上所有的研究都显示，在一个特定的社会结构中，阶级地位低的人们拥有最糟糕的健康状况和最高的死亡率。人们还发现了一个健康和死亡的社会阶梯，在这个阶梯上，社会高层拥有最好的健康状况，沿着社会等级下行，其健康状况等而下之。在英国，已经社会化的医疗服务并没有缩小社会阶级之间的健康差异，因为社会阶级差异本身没有被缩小。接受医疗服务的平等机会并不能够克服贫穷对健康所产生的所有负面影响。近来的研究显示，阶级地位是健康状况良好或者健康状况不佳的根本原因。

推荐阅读

COCKERHAM, WILLIAM C. (2007) *Social causes of health and illness*. Cambridge, UK：Polity.
对社会变量可以是健康问题和疾病的诱因这一观点的进一步展开。
Marmot, Michael (2004) *The status syndrome*. New York：Times Books.
讨论社会地位怎样影响健康和寿命。

相关网站

理解社会阶级

1. http：//www.nytimes.com/pages/national/class/index.html

为下述问题提供一个概览：什么是阶级？它如何发挥作用？

2. http：//www. pbs. org/peoplelikeus/
关于"理解美国的社会阶级"的视频。

3. http：//www. trinity. edu/mkearl/strat. html
有关社会阶级和不平等的资料、链接和其他信息。

4. http：//www. demos. org/inequality/
提供了"阶级差异导致的不平等"的最近事例。

5. http：//www. wcml. org. uk
讨论英国的工人阶级。

阶级和疾病

1. http：//www. schizophrenia. com/sznews/archives/003484. html
探索阶级与精神分裂之间的关系。

2. http：//www. medicalnewstoday. com/articles/34101. php
讨论过敏性疾病与社会阶级的关系。

3. http：//www. answers. com/topic/urban-social-disparities？ cat＝health
http：//www. patient. co. uk/showdoc/40000796/
http：// www. u wic. ac. uk/shss/dom/newweb/ scexplanations/The ＿ explanations. htm
有关社会阶级与健康的链接。

阶级和生活方式

1. http：//news. bbc. co. uk/l/hi/health/3794499. stm
http：//www. heartstats . org/ datapage. asp？ id＝887
http：//www. newash. org. uk/ash ＿ 7yg8hsnv. htm
检视英国的吸烟情况与社会阶级之间的关系。

2. http：//www. peele. net/faq/class. html
关于吸毒与社会阶级的链接。

第四章

健康的社会人口学：性别、年龄和种族

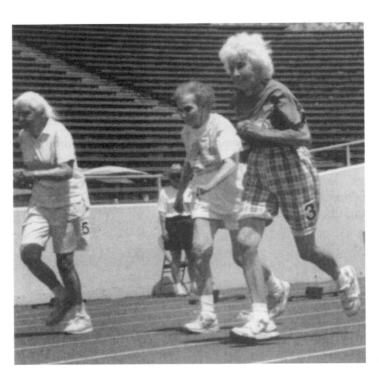

流行病学中使用的三个最重要的变量是性别、年龄和种族。人们发现，上述每一个变量都代表了不同群体之间的一些重要的差异，而这些变量与健康和预期寿命相互关联。本章的目的是，从社会学的视角考察这些变量，并且评价它们和健康的关系。

性　别

2008年，美国一项全国性的、以县为单位的、针对死亡率的研究揭示了令人震惊的发现，在这个国家里，从1983年到1999年，19％的女性的预期寿命下降了（1.3岁），有180个县的女性预期寿命显著下降，另有783个县的女性预期寿命不显著下降（Ezzati，Friedman，Kulkarni，and Murray，2008）。在同一个时间段里，有11个县的男性预期寿命也显著下降了1.3岁，还有48个县的男性预期寿命不显著地下降了。在全国范围内，和他们居住县的其他人相比，大约4％的男性和19％的女性表现出预期寿命的降低。这些县主要位于美国最南部、阿巴拉契亚地区、田纳西州和中西部以下地区。在乡村低收入女性人口中，（预期寿命）降低幅度是最大的。这些县拥有大量的黑人人口，不过（预期寿命的）降低却不限于黑人人口。女性死亡率的恶化很大程度上归结于由吸烟、超重和肥胖以及高血压所引起的慢性病。从1961年到1983年，由于心脏病减少而导致男女两性的寿命有所延长，在全美的3 141个县里，没有一个县的期望寿命出现显著的下降。不过在1983年之后，在一些特定的低收入县中开始出现女性寿命减少的趋势，这种情况和其他西方国家的趋势正好相反。在世界上最富裕且医疗服务开支最高的国家里，发生这种情况是出乎人们预料的。一个关键的因素看来是吸烟对妇女的长远效应，虽然其他因素如高脂肪饮食和缺乏锻炼也可能很重要。如果这一趋势在接下来的几年里继续扩展到更多的县，这很可能预示了女性预期寿命不断延长这一趋势的终结——这一趋势可以追溯到 19 世纪中叶。我们需要收集自 2000 年迄今的死亡率数据，以便对这一发展做出全面评价。可是，从 1961—1983 年之间预期寿命的维持不变，到低收入县中大量人口预期寿命的下降，这一转变令人困扰，因为它提示了对人口中弱势群体——特别是对妇女的健康而言——这一事实意味着什么（Ezzati et al.，2008：8）。

这一研究是重新兴起的研究热潮的一部分，即调查因人们生活方式的改变而引起的男女之间的健康差异。和现在相比，男女两性的生活方式在以前更可预测，因为男性通常以一种特定的方式生活，而女性也有其特定的生活方式。因此，两性之间在活动类型、目的和预期寿命上的差异被视为理所当然，而且或多或少地被期待如此。不过新的模式正在出现，这些模式显示，美国人两性之间的死亡率正在变得更加一致。这一可能性建立在以下证据的基础上：就一些威胁生命的疾病如心脏病和糖尿病而言，性别差异比以前所假设的要小（Gorman and Read，2006），而且，正像上文所指出的那样，一些低收入乡村妇女的预期寿命实际上有所降低（Ezzati et al.，2008）。在 20 世纪 60 年代，女性平均比男性大约多活 7 年，可是今天这一差距缩小到了大约 5 年。最新的关于 2004 年的数据显示了这一点：女性平均比男性多活 5.2 年（National Center for Health Statistics，2007）。

回溯到前工业社会时期，男性和女性的预期寿命（差距）大致相同。大约在 1850 年之前，情况就是如此，从那时起，女性开始比男性活得更长，从寿命方面来说，她们是现代化的主要受益者。全世界唯一的例外是南亚的几个国家，如孟加拉国和尼泊尔，那里的男性比女性活得长一点。营养缺乏和无法获得医疗服务可能是女性在预期寿命上的优势发生逆转的原因。除南亚以外，女性毫无疑问在寿命上居于优势地位。典型的模式是，就所有的年龄，所有的主要死亡原因——如心脏病、癌症、脑血管病、意外事故和肺炎——而言，男性的死亡率都高于女性。女性更易罹患疾病和残疾，可是她们常患的疾病却不像男性所碰到的疾病那么严重和致命。不过，女性——特别是在她们老年的时候——也会死于和男性相同的疾病。例如，心脏病是 66 岁以上

女性的首要死亡原因，而对男性来说，39 岁以后它就是第一杀手。

例如在 2004 年，美国白人女性的人均预期寿命是 80.8 岁，相比而言，白人男性的人均预期寿命是 75.7 岁。同样的优势也适用于黑人女性，2004 年，她们的人均预期寿命是 76.3 岁，而黑人男性的人均预期寿命是 69.5 岁。一般说来，在预期寿命上，男性明显居于劣势，这主要是两个因素综合作用的结果：生物的和社会—心理的。从生物学角度来说，男性较女性居于劣势。男性生理上弱于女性的事实的表现是：从产前阶段、新生儿阶段一直到以后，男性的死亡率都更高。虽然差异的百分数年年不同，在产前阶段，男性胎儿的死亡率要高出 12%，在新生儿阶段，男婴的死亡率比女婴要高 130%。在此阶段，男婴比女婴更容易罹患的疾病有透明膜病变（一种呼吸疾病）和幽门狭窄（一种幽门肌肉疾病，影响胃的排空）。男性新生儿还更容易罹患某种特殊的主动脉疾病和肺动脉疾病，也更容易受到严重细菌感染的侵袭。女性更不容易罹患儿童白血病，即使她们患了这种病，她们生存的概率也要高得多。作为一个有机体，男性似乎比女性更加脆弱，即使是在后来扮演不同的社会角色和承受不同的压力情境之前。

社会和心理因素也在预期寿命决定过程中发挥了重要影响。例如，意外事故在男性中导致的死亡高于女性，这反映了性别角色的差异。男性在工作和游戏中都表现得更具有攻击性。男性的高事故率可能是男性较多参与危险活动造成的，特别是那些高风险职业中的危险活动。在美国，最危险的工作（据美国劳工统计署报告）是商业渔民。例如，就美国所有职业而言，平均事故死亡率是每 10 万工人中 7 人，而对于工作在阿拉斯加寒冷的北极气候中的渔民来说，每 10 万人的事故死亡率是 200 人。对在阿拉斯加水域捕捞螃蟹的渔民来说，其死亡率更高，有些年份甚至高达约每 10 万人中 660 人。冬季的暴风雪、船体因结冰而导致的倾覆以及落入极冷的水中，都可能致命。第二危险的职业是伐木工人，然后依次是飞行员、金属结构生产工人、出租车司机、建筑工人、屋顶工人、电力工人、卡车司机、农场工人以及警察。这些工作大多由男人承担。美国总统也是很危险的职业，大约只有 1/3 的美国总统能够活过预期寿命。

另一个影响了男性死亡率的因素可能是职业竞争和与工作有关的压力。商业管理者和专业人士的生活方式，是向上流动的中产阶级男性的标志——他们的

目标是"事业",动机是"成功"——这些生活方式被认为容易在这些人中间形成压力。在当今美国,中年男性中的专业人士被人寿保险公司认定为一个高风险的群体,尤其是吸烟、超重和加班的那些人。因此,看来男性角色和男性间竞争的心理动力学,是影响男性寿命的重要因素。饮酒,特别是重度饮酒,也被认定为导致一些疾病(如肝硬化)和车祸致死的危险因素。与女性和女孩相比,男性和男孩更经常地持续饮酒,饮酒的量也更大。高速驾驶和参加剧烈运动也在男性中更为常见。男性的血压也更高。因此,再加上职业危险,男性罹患主要退行性疾病的危险就高于女性。

当女性也加入高风险职业,当雄心勃勃的女性管理者和职业女性遭遇职业压力的时候,这一情况也可能改变。例如,在加拿大,有一项针对医学院学生班长的死亡率的研究,这一研究涵盖了多伦多大学一个世纪的历史。该研究发现,与他们的同学相比,这些班长在后来的职业生涯中获得了更大的成就。他们也比平均水平少活了 2.4 年。大约 1/3 的样本是女性,还有 1/3 是非白人,因此性别和种族不是决定因素,医疗服务也不是决定因素,因为他们都能够获得高水平的医疗服务。研究者(Redelmeier and Kwong,2004:2541)总结说:"寿命上的差异提示,那些承担了重大额外责任的医学专业人员群体,可能也是那些忽视照料自身健康的群体。"

男性一般来说死亡率较高,而女性似乎患病率较高。依据美国健康统计中心(National Center for Health Statistics,2007)的数据,女性急性病发病率较高,即传染病、寄生虫病,以及消化道和呼吸道疾病。外伤是男性仅有的发病率更高的急性健康问题。不过,男性不会像女性那样因为外伤而长期卧床。女性与怀孕无关的急性病发病率是男性的11 倍。

在慢性(长期)病中,女性在高血压、甲状腺病、贫血、膀胱疾病、慢性小肠炎和大肠炎、偏头疼、关节炎、糖尿病和泌尿系统的其他疾病、皮肤病上的发病率较高。另一方面,男性则多有四肢缺如、痛风、肺气肿、艾滋病和心脏病等情况。无论老幼,男性的癌症发病率都较高。20~55 岁的女性癌症发病率最高。从总体上说,男性更可能死于癌症。从这些差异中显现出来的模式是,女性更可能得非致死性的慢性病,而男性更可能罹患终结其性命的慢性健康问题。女性对卫生服务的使用率远高于男性(National Center for Health Statistics,

2007)。这一模式有理可循,即使是将孕产期服务排除在外仍然如此。还有,正像朱迪丝·奥尔巴赫和安妮·菲戈特(Judith Auerbach and Anne Figert,1995)所解释的那样,妇女是病人的主要照顾者——不论是在家里还是在社会上,也是卫生服务的主要消费者——为自己,也为他人。朱迪丝·奥尔巴赫和安妮·菲戈特(Judith Auerbach and Anne Figert,1995:122)宣称,"妇女鼓励她们的亲人寻求医疗服务,她们为自己的家庭成员预约医生,她们为家庭药箱购买和补充非处方药品。"她们更可能请假去照顾生病的孩子,监控整个家庭成员的健康状况,以及照顾年老的亲属。总之,女性比男性有更多的生理疾患,并花费更多的时间照顾自己和他人。

如果考虑到性别差异,死亡率和患病率似乎有某种此消彼长的关系。女性可能更常患病,但活得更长。男性不常生病,但死得更早。下述可能性也是存在的:女性并非患病更多,她们仅仅是对身体不适更敏感,更愿意向他人诉说自己的症状而已。不过,有最好的证据证明,男女在患病率上的总体差异是真实存在的(Bird and Rieker,2008;Budrys,2003;National Center for Health Statistics,2007;Rieker and Bird,2000)。无论高患病率的原因主要是社会、心理因素,还是生理因素,最终的结果是一样的:女性报告了更多的疾病和残疾,而且相应地,她们因此丧失了更多的生产能力——不管是在家里还是在社会上。雇主们不能像依赖男性那样依赖女性坚守岗位,也不能像要求男性那样要求她们实现工作目标——当她们在岗的时候。女性请病假在家的情况也更多。还有,因为健康良好一般被认为是美好生活的重要方面,和男性相比,她们在这一点上处于劣势。正像路易·温布卢格许多年前观察到的那样:"和男性相比,女性的高患病率意味着女性在她们珍视的生活上更少体会到舒适和满意。她们就是没有男性感觉好,或者不常像他们那样感觉好。"

虽然女性在出生的时候更健壮,更少接触危险情况,更少从事高压力的职业,但是她们对身体状况更加敏感,而且,她们可能是通过提高其对医疗服务的利用而延长自己的预期寿命,女性在寿命上的优势是一把双刃剑。女性不仅似乎比男性发觉更多的生理疾患,而且,很多研究确定,女性抑郁和焦虑的发病率也较高,这一点留待后文讨论。女性的长寿还意味着女性较男性会更多地面对重大决策——有关再婚、就业、家庭生活，以及面对配偶去世后的孤独。

可是，人们开始越来越多地思考下列因素对女性预期寿命的可能影响：更多地加入劳动大军和生活方式的改变。研究发现，对健康的自我评价通常显示，妇女对自身健康的评价不如男性积极。不过，最近的研究发现，越来越多受过大学教育的职业女性对自身健康评价良好（Schnittker，2007）。虽然目前的研究显示，劳动大军中的中年女性的整体生理健康水平下降了，但这一下降似乎源于，即使是有生理局限的女性也能够求职并保持其职务，而不是职业女性整体健康水平的下降（Pavalko, Gong, and Long，2007）。至于工作种类和生活方式改变，今天的女性与20世纪50年代的女性相比，更可能从事以前完全由男性从事的职业，喝酒更多，而且吸烟。只有在许多年以后，当现在的成年女性都去世之后，上述因素对女性健康的影响才能够被完全确定。不过，目前的证据是——我们可以在低收入女性预期寿命的下降上看到这样的证据（Ezzati et al.，2008）——与吸烟相关的女性肺癌死亡率和慢性阻塞性肺病（chronic obstructive pulmonary disease, COPD）的死亡率都在上升。

69 **吸烟**

每年有44万美国人死于与吸烟相关的疾病。这些疾病不仅包括肺癌，还有各种其他癌症，包括食管癌、喉癌、膀胱癌和宫颈癌，以及慢性阻塞性肺病、慢性心脏病和心血管疾病，还有其他致命并发症。在美国，吸烟会使一个男人丧失13.5年的寿命，使女性丧失14.5年的寿命。第二次世界大战之前，美国大多数妇女不吸烟。第二次世界大战期间，妇女们进入民用工作场所，以代替参军的男人们，她们开始吸烟。与家庭外就业相伴随的是，妇女们拥有了更高的平等权利，她们的吸烟率急剧上升。相应地，女性肺癌的发病率从1950年的每10万人5.8例，上升到了2004年的每10万人40.9例。肺癌从1961年女性死因的第八位上升到了1986年的第四位，并一直维持到现在。目前，肺癌所导致的死亡占所有癌症死亡女性的25%。这一上升的原因是，高吸烟率女性人群的年龄增长了。

这种情况也可以在慢性阻塞性肺病上看到，这种病会导致永久性的肺损害，而吸烟是其典型病因。这是一个例子，即一种疾病的女性受害者从人数上超越了它的男性受害者。这一疾病一度在老年男性中间盛行，不过现在已经越来越多地对妇女构成致命威胁。它的诊断经常被延误，因为人们认为他们之所以气短，是因为他们老了或者是身体欠佳。这一疾病每年导致12万美国人死亡，而且是美国排名第四位的死亡原因。据预测，它可能在2020年成为第三位死因。从1998年以来，死于该病的妇女已经多于男人，因此入院的妇女也多于男人。图4—1显示，因慢性阻塞性肺病而导致的男性死亡率上升至 70

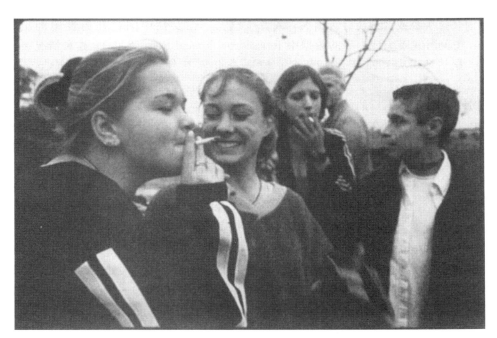

男性比女性戒烟的可能性更大。

20 世纪 90 年代停滞，然后开始下降，与此同时，它所导致的女性死亡率则持续上升，在今天已经高于男性。

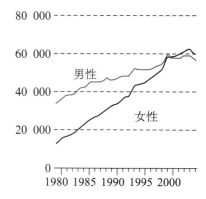

图 4—1　1980—2004 年美国男女两性的
慢性阻塞性肺病（COPD）死亡率

资料来源：Centers for Disease Control and Prevention，2007。

当然，目前美国的趋势是，两性的吸烟率都在下降。正像表 4—1 所显示的那样，美国男性吸烟的比例从 1965 年的 51.2％下降到 2005 年的 22.7％。黑人男性中的吸烟者比例也降低到了 2000 年的 26.4％，然后基本维持不变，一直到 2005 年。表 4—1 显示，女性吸烟的比例从 1965 年的 33.7％降低到了 2005 年的 18.0％。男性吸烟率从 20 世纪 70 年代开始降低，而女性吸烟者的比例却直到 20 世纪 80 年代的后期才开始降低，而且其降低速度远慢于男性。表 4—1 显示，在这些年里，白人女性的吸烟率持续降低，但仍然比黑人女性的吸烟率高。白人女性的吸烟率是 18.6％，而黑人女性的吸烟率是 17.5％。总体上说，戒烟在男性中比在女性中更加明显。即使是 50 岁以后戒烟的，仍然可以延长寿命，但它所导致的死亡则依然继续上升，这是早年习惯在发挥其影响。

表 4—1	美国按性别和年龄分类的吸烟率（1965—2005）（％）						
	1965	**1979**	**1985**	**1990**	**1995**	**2000**	**2005**
男性	51.2	37.0	32.2	28.0	26.5	25.2	22.7
男性白人	50.4	36.7	31.7	37.6	25.9	24.7	22.4
男性黑人	58.8	44.4	42.1	34.5	31.6	26.4	26.5
女性	33.7	29.5	27.5	22.9	22.9	20.5	18.0
女性白人	33.9	29.7	27.3	23.3	23.1	21.0	18.6
女性黑人	31.8	30.3	32.0	22.4	25.7	21.6	17.5

71

　　1999 年以前，拉丁裔或者被统计为白人，或者被统计为黑人，在美国健康统计中心的数据中不作为独立的一类。据估计，从 1995 年到 1998 年，拉丁裔男人的吸烟率是 24.4％，拉丁裔女性的吸烟率是 13.7％。特别针对拉丁裔人口的统计显示，男性的吸烟率降低到了 19.5％，而女性吸烟率降低到了 10.8％。相应地，看起来拉丁裔人士的吸烟率比非拉丁裔的白人和黑人都低。

精神健康

　　对精神健康来说，除了两个例外，男女两性之间在确诊的精神疾病例数上没有一致性的差异。女性情绪障碍（持续的抑郁或者兴奋）和焦虑的发病率较高，而男性的人格障碍发病率较高——其中以受损的人格特征为主（Cockerham，2006a；Rosenfield，1999；Simon，2000）。一些达不到完全临床标准的抑郁或者焦虑倾向——但仍然使人们感到痛

苦——在女性中间比在男性中间更加常见（Mirowsky and Ross，2004）。这种情况在美国如此，在全世界其他国家也是如此（Cockerham，2006a；Desjarlais，Eisenberg，Good，and Kleinman，1995）。

　　这一差异看起来与生物学因素和社会文化因素都有关系。现在大多数的医学社会学研究都聚焦于妇女的日常社会角色。职业女性往往比家庭主妇的心理困扰更少，但比职场上的男性的心理困扰要多。常见的情况是，有工作的妻子们不但要令人满意地工作，还要操持家务。实际上，这样的要求相当于做两份工作。可能的情况是，工作着的妻子比她们的丈夫压力更大，虽然无论是男性还是女性，工作的人总比不工作的人健康问题更少。不过，正像卡瑟林·罗斯、约翰·米洛斯基和帕特里西亚·阿尔布里希（Catherine Ross，John Mirowsky，and Patricia Ulbrich，1983：681）数年前所总结的那样："如果一个已婚妇女找到一份工作来补贴家用，或者从职

业成就中实现自我，或者两者都有，那么她会发现妻子越来越像一个丈夫，而丈夫却不会像一个妻子。"有研究显示，工作、操持家务和包揽抚养年幼的孩子所需做的大部分事情，加剧了已婚妇女的心理困扰——特别是对那些来自低收入家庭的妇女来说（Bird，1999；Simon，1995）。

不过，其他研究却发现，工作往往能提高妇女的整体心理满意程度（Pavalko and Smith，1999；Williams，2003）。当她们有能力控制她们所从事的工作时，情况就更是如此（Lennon，1994；Matthews，Hertzman，Ostry，and Power，1998；Rox-

burgh，1996）。工作满足和积极的家庭生活相结合，被认为对工作的妻子最有好处。不幸的是，妇女所从事的很多工作复杂程度很低，这降低了获得工作满足的可能性（Lennon，1994；Wickrama，Lorenz，Conger，and Elder，1997），而且妇女在工作中处处感受到的性别歧视也会加剧她们的心理困扰。相应地，工作能够在多大程度上改善妇女的整体精神健康，这一点还不甚清楚。清楚的一点是，越来越多地从事工作，并没有对职业女性的心理幸福程度造成负面的影响。

吸二手烟

2002 年 6 月，在蒙大拿州的海伦娜市，社区通过投票禁止在一切公共场所吸烟，包括餐馆、酒吧和赌场（Ellis，2003）。很快，当地医院的医生观察到了因心脏病突发而导致的入院人数的下降。他们开始和加利福尼亚大学旧金山分校进行合作，以寻找原因。他们认定，生活在该市以外的病人的心脏病突发情况并没有改变，可是，仅仅在吸烟禁令颁布 6 个月之后，该市居民的心脏病突发比例就下降了 58%。研究者得出结论，发病率的下降在很大程度上归功于非吸烟者避免了在公共场所受到吸烟者的危害。吸烟者影响了有限空间如居室、办公室、汽车、酒吧和餐馆里的空气质量，而这些空气所有人都会吸入。罪魁祸首是刺激性的致癌物质（焦油），这些物质在烟草的燃烧过程中被释放，吸烟者和他周围的非吸烟者都会吸入。

这就是吸二手烟或者被动吸烟为什么如此危险的原因。在烟雾缭绕的酒吧中工作 8 个小时，就相当于每天吸一包烟。在这些地方工作的非吸烟者，比其他地方的非吸烟者更可能罹患肺癌。暴露于二手烟中仅仅 30 分钟，就会使血小板变得更容易聚集，进而使血栓更容易形成，而血栓会阻断动脉，导致心脏病发作。随后，纽约市于 2003 年禁止在酒吧和餐馆吸烟。2004 年，爱尔兰禁止在酒馆和其他公共场所吸烟。2005 年，旧金山市做出了类似的决定。但是，蒙大拿州的立法机构迫于烟草业的游说者和蒙大拿酒馆协会（Montana Tavern Association）的压力，于 2002 年 12 月撤销了海伦娜市的吸烟禁令，结果心脏病发作的比率迅速上升，几乎和它下降的速度一样快。海伦娜市目前的情况是，如果是 18 岁以下人士经常光顾的餐馆或者其他公共场所，禁止吸烟；不过，在 18 岁以下人士禁止入内的场所如酒馆，允许吸烟。

对于婚姻来说，和配偶关系的质量对维持心理健康水平特别重要（Frech and Williams，2007；Umberson et al.，2006）。婚姻具有未婚女性无法享受的健康收益——社会的、情感的和经济的支持（Ali and Avison，1997；Burton，1998；Waldron，Weiss，and Hughes，1998）。实际上，婚姻对男性和女性来说都有健康收益，虽然对每一个人来说，收益的范围不尽相同（Arber and Thomas，2005；Simon，2002；Williams，2003）。如果丈夫能够帮助做家务，妻子们会感觉较好（Bird，1999）。可是，无论是在家里还是在工作中，妇女的生活都取决于其他人（通常是男人）怎样做，因此她们不能像男人那样控制自己获得满足感的机会。

毫无疑问，有些妇女满足于成为妻子和母亲，

而其他妇女则从家庭之外建立的职业生涯中——或者把工作和做家庭主妇结合起来——获得更多的满足。可是还有人体会到成为家庭主妇和成为职业人之间的冲突，或者同时从事两件事情时的冲突。因为婚姻和家庭责任，以及对她们丈夫事业的依赖，大多数已婚妇女缺少对自己生活的控制能力。人们发现，这种控制的缺乏使得妇女在心理困扰面前表现得特别脆弱（Mirowsky and Ross，2004）。因此，和男性相比，女性更容易受到心理疾患的困扰，特别是焦虑和抑郁。妇女的社会角色在这个过程中似乎非常重要。萨拉·罗森菲尔德（Sarah Rosenfield，1989：77）总结说，男女两性之间所存在的精神健康上的区别"跨越文化、时间、年龄群体，无论城乡，也无论是否得到过治疗"。

年　龄

一系列因素包括改善的医疗服务、营养和健康生活方式、公共卫生和住房结合在一起，在一个多世纪里，帮助大多数美国人延长了他们的寿命。例如，在2004年，美国的新生儿有望平均活到77.8岁。这一数字表明，从1900年开始，平均寿命上升了60%，而1900年的人均预期寿命是47.3岁。在1900年出生的孩子中，只有不到一半的人有望活到65岁，而今天至少80%的孩子有望活到65岁，1/3的孩子会活到至少85岁。相应地，预期寿命的升高带来了老年人口的增多。活到65岁或更老的男人和女人的人数和所占比例都是空前的。1940年，老年人（65岁或以上的人）有900万，约占全部人口的7%。到2000年的时候，他们的数量上升到了3 400万，占总人口的12.4%。据推测，2010年他们的数量将会达到4 020万。

可以把20世纪描述成全球老年人口快速增长的时期，而且这一趋势会在21世纪继续。在美国，人们不仅活得更长，而且从1958年开始，生育率也进入了下降期，并稳定在育龄妇女平均生育2.1个孩子这一水平上。逐渐降低的死亡率和稳定的生育率共同作用，极大地提高了老年美国人在全部人口中的比例。表4—2显示了这一趋势。在1900年，只有4%的美国人口是65岁或以上的老年人。到2000年的时候，老年人占美国全部人口的12.4%。而到2050年的时候，据预测会有20%的美国人进入这一年龄区间。也就是说，65岁或以上的人口将占全部人口的1/5。从2010年开始，美国老年人的数量将会急剧上升，因为"婴儿潮"一代将会步入60多岁的中期。这一快速上升会一直持续到2030年，那时，老年人口的数量会稳定在总人口的20%左右。毫无疑问，美国人活得越来越长，而老年人占美国全部人口的比例正在显著提高。

表4—2　　　　　　　特定年份美国全体人口中60岁及以上人口所占的比例（%）

年份	1900	1930	1950	1970	1980	2000	2020（预计）	2050（预计）
60岁及以上人口所占比例	4.0	5.4	8.1	9.7	11.2	12.4	16.3	20.7

资料来源：U. S. Bureau of Census，2007。

这种趋势无疑会导致美国社会发生显著改变，特别是卫生服务体系的改变。和以前的任何老年群体相比，这一老年人口群体会更健康，受教育程度更高，也更富有。他们不仅会拥有更高的生活水平，其政治权力也会提高，因为他们有庞大的数量和对政治活动的经验。作为结果，他们所拥有的政治力量会催生关于公共服务的立法，以满足其社会和健康的需要。即使老年美国人会史无前例地变得更加健康，他们还是会对卫生服务体系和公共医疗保险——"医保"（medicare）——施加更大的压力，以保持他们的健康状况。不过，对医疗服务的需求会随着年龄的增长而增多，这是因为，对老年人来说，即使是微不足道的毛病，也很容易发展成严重的问题，或者比平常拖延更长时间。因此，老年人对医疗和其他服务的需求，将会随着他们在人口中所占比例的增加而增加。

社会保障系统也会面临压力的考验，以维持或者提高支付老年人收益的能力。和诞生于1946—1964年的婴儿潮一代相比——他们正在经历或者已经度过中年——他们的孩子这一代人口相对较少，因此，有关老年人收益的财政安排，将会从一个数量较少的劳动人口中提取较多的金钱。例如，在1955年，每一个社会保障受益人对应8.6个纳税人；而到2005年，这一比例是每一个退休者只对应2.7个纳税人。到2035年的时候，这一比例会降低到每一个退休者只对应1.9个纳税人。可以确定的是，美国针对老年人的服务和财政安排将会有重大调整。

这些趋势很重要，因为当人们变老的时候，他们会要求分享更多的公共服务。在发达国家，对老年人的照顾已经从家庭责任转变成了社会责任。这一改变因为以下几个原因而出现。一个原因是传统大家庭的衰落，在这样的传统大家庭中，一个家庭的数代人生活在一起，或者相互临近。它被核心家庭所取代，而核心家庭就是一对夫妇和他们的孩子构成的家庭。这会影响到老年家庭成员所获得的直接支持的数量——特别是当他们住得很远的时候。其他原因还包括医疗和护理服务的高成本、所需服务的种类和水平，以及需要这些服务的人数的增多。虽然很多老年人还比较健康，可这一天总会到来——特别是对那些高龄老人来说：他们的健康会恶化，导致对持续性服务的需求，也导致更多的公共支出来满足他们的需求。

满足老年人需求的医疗服务是公共政策的一个特别重要的目标，因为老年人生活质量中最重要的决定因素就是健康。与健康的、感觉良好的并且有生理能力从事其自己选择的活动的老年人相比，不健康的老年人活得更短，生活满意度更低。对老年人来说，健康事务会特别影响其生活的各个方面。越来越多的老年人常常积极地评价他们的健康状况。可是为什么他们会是这样呢？因为健康总是随着年龄增长而恶化的呀！一些研究考察了这一情况并发现，即使已经进入老年，很多人仍然评价他们的健康状况是"非常好"（Baron-Epel and Kaplan, 2001）。

问题出现了：自我评价是不是一个人健康的准确指标呢？这是一个重要的问题，事实上，研究对象的客观状况报告的准确性，影响了社会学的所有领域。不过，对自我评价健康状况的深入分析表明，这种自我评价是真实可靠的，它和医生的评价是一致的，甚至优于医生的评价（Ferraro and Farmer, 1999; Idler and Benyamini, 1997; Mirowsky, 1999）。大多数人似乎能够对他们的生理状况做出准确的评价——在自我感觉和功能状态的基础上。对老年人来说，那些对自己的健康评价更好的老人，往往比那些对自己的健康评价较差的人更老。玛丽亚·吉拉（Marja Jylhä, 1994：988）报告了这样一次访谈：

> 访问者：如果请您比较一下您自己的健康和您的同龄人的健康，是不是很困难？您会不会说……
>
> 受访者（一位85岁的妇女）：可是，他们大多数都死了，不是吗？

很多老年人倾向于积极地评价他们的健康状况——无视健康随着年龄而衰退的事实，这看起来似乎自相矛盾。这样做的原因是，老年人对自身健康的判断是相对的。也就是说，在评价其健康状况的时候，老年人往往和与自己年龄和性别相同的人进行比较，而且还可能和他们对自身健康的期望相关。

老年人对自身健康的自我评价可能通过两种途径被理性化。首先，仅仅是将活到老年，并且没有重病和残疾缠身，作为健康良好的证据。其次，对健康问题的主观反应，往往由下述问题所决定：一个人会在多大程度上被病情所干扰？而老年人在通常情况下并不用保持活跃的功能状态。因此，如果老年人能够顺利地从事他们的日常活动，他们就会觉得自己的健康状况"良好"。当人们变老的时候，他们往往会改变自己关于"什么是健康"的定义，以便与环境相适应。

当然，实际上老年人的整体健康状况不可能比得上年轻人。考虑到在整体生理状态、耐力、手和眼睛状况、听力和视力、从疾病和损伤中恢复的能力，以及慢性病患病率等方面的年龄差异，上述事实是显而易见的。虽然有一些例外，一般说来，和比自己年轻得多的人相比，老年人不可能实现与前者有相同生理活动程度的生活方式。实际的情况是，很多老年人仅仅是相对于他们的年龄来说"健康状况很好"。如果是这样的情况，在进行先进医疗手段如血管成形术和安装内置心律除颤器（internal cardioverter defibrilator, ICD）的时候，历法年龄（chronological age）就不是一个很好的预测指标。只有在收益大于风险的情况下，才能使用上述手段。一位被请来为88岁的老翁进行手术的电子生理学家说：

> 我接到了一个电话，是有关一位88岁的老翁的，他需要一种最先进的装置。这使我感到很困扰，因为推荐这一病例的医生，曾经推荐过一些在我看来已奄奄一息的病例。现在我正在思考这个奄奄一息的88岁老翁的情况，我认为这是一项不太好的举措。这不是对资源的良好利用。对某个人来说，这是一件糟糕的事情，也是一件不负责任的事情。我在手术室里见到了那个老人，他坐在那里，看起来很强壮，他是我见到过的最有生气的88岁老人。历法年龄往往是有局限性的判断因素，而且只是因素之一。在生理学的意义上，他更像我看到过的70岁的老人。（Shim et al., 2006：486）

可是，其他老年人的健康可能很差。事实仍然如此：健康状况随着年龄的增长而恶化，不过有些人的恶化比其他人要更早些。当然，如果一个人活得够长的话，他的健康最终都会衰退。在老年享受良好生活质量的关键是，尽可能长地保持健康，保持得距离死亡的时间越短越好。

对年龄65岁或以上的人来说，最常见的健康问题是关节炎，其次是高血压，然后依次是听力障碍、心脏病、白内障和一些需要整形的功能障碍。随着老年人口越来越多，这些疾病需要得到医疗服务系统更多的关注。因此这里就出现了一个两难的问题：现在的老年人可能比前代的老年人更健康，不过，

76

为了保持这种状态，又对卫生服务体系提出了更高的要求。

关注老年的社会学家通常在社会老年学领域里工作，它是老年学的一个分支，主要研究老龄过程的非生理方面。这些专家研究老年人适应社会的方式和社会适应老年人的方式。随着越来越多的人寿命变得更长，这一研究领域会变得更加重要。

77

种　族

在美国，社会不平等的一个主要反映是不同的种族群体在健康图景上的差异。亚裔美国人通常有最高的健康水平，而黑人则处于特别不利的地位。在健康问题上，和非拉丁裔的白人相比，拉丁裔和土著美国人也处于不利地位。在这一节里，我们将对少数种族和白人的健康状况进行对比。

美国黑人

对美国黑人和美国白人的预期寿命的对比显示，在寿命问题上，黑人男性处在最不利的位置上。表4—3显示，2004年，黑人男性的平均预期寿命是69.5岁，比白人男性（75.7岁）少活6.2岁，比白人女性（80.4岁）少活10.9岁。2004年，白人女性的预期寿命比黑人女性的预期寿命（76.3岁）长4.1岁。

表4—3　1900年以来按种族和性别划分的人均预期寿命（岁）

年份	白人男性	白人女性	黑人男性	黑人女性
1900	46.6	48.7	32.5*	33.5*
1950	66.5	72.2	58.9	62.7
1960	67.4	74.1	60.7	65.9
1970	68.0	75.6	60.0	68.3
1980	70.7	78.1	63.8	72.5
1990	72.7	79.4	64.5	73.6
2000	74.9	80.1	68.3	75.2
2004	75.7	80.4	69.5	76.3

* 包括所有的非白色人种。

资料来源：National Center for Health Statistics，2007。

在此缩短的预期寿命背后，是黑人中出现的下列致命疾病的高患病率，如艾滋病、癌症、心脏病和高血压（Farmer and Ferraro，2005；Spalter-Roth, Lowenthal，and Rubio，2005）。对黑人来说，高血压是一个特别突出的健康问题。在20岁以上的人口中，白人男性和女性患高血压的比例分别是24%和

20%，而同一年龄组黑人（包括男女）的高血压比例是30%。最终的结果是，黑人患高血压的比例高于白人。对这一现象的解释有多种假说：

78

（1）基因假说认为，黑人在基因上有别于白人，这使他们有患高血压的先天倾向。

（2）体力强度假说设想，和白人相比，黑人更可能从事体力劳动，而高体力强度会导致高血压致死率升高。

（3）并发症假说坚称，黑人更容易罹患肾盂肾炎和梅毒，因此更容易患继发性高血压。

（4）心理压力假说设想，黑人面对种族歧视会遭受很大的挫折感，这一压力和受压抑的攻击性导致了高血压的高患病率。

（5）饮食假说强调，黑人的饮食类型或许提高了他们对高血压的敏感性。

（6）医疗服务假说争辩说，和白人相比，黑人接受的医疗服务较差，这导致了有高血压症状的疾病（hypertensive disease）的高患病率和高死亡率，进而可能导致了继发性高血压的高患病率。

有些研究认为，基因假说和心理压力假说可能对提供一个答案的贡献最大，因为所有黑人——不仅仅是低收入黑人——的高血压发病率都比白人更高。来自亚特兰大的一项研究的证据显示，伴有高压力水平的非裔美国人样本——这些人在工作中遇到了来自非非裔美国人和其他非裔美国人的种族主义/歧视性的对待——高血压指标显著升高（Din-Dzietham，Nembhard，Collins，and Davis，2004）。虽然黑人中高血压发病率高的原因仍然有待认定，但研究提示，和种族主义相关的压力有着重要作用。社会经济因素看起来特别重要，因为低收入黑人的高血压发病率高于富裕的黑人。虽然高血压发病率从1960年起已经下降，但高血压仍然是非裔美国人因肾脏病、心脏病和中风死亡背后的罪魁祸首。我们需要更多的研究去揭示原因。

除了高血压，黑人与白人或其他人种之间在其他健康问题上也有差异。表4—4显示了这一差异的程度，它比较了黑人和非拉丁裔白人、非拉丁裔黑人、拉丁裔、亚裔/太平洋岛屿裔，以及美国印第安人/阿拉斯加土著之间在某些死因上的死亡率。就所有死因而言，表4—4显示，非拉丁裔黑人的死亡率最高，为每10万人1 027.3人，然后依次是非拉丁裔白人（786.3人）、美国印第安人/阿拉斯加土著（650.0人）、拉丁裔（586.7人），以及亚裔/太平洋

岛屿裔（443.9 人）。表 4—4 显示，非拉丁裔的黑人几乎在每一个死亡原因上的死亡率都是最高的。例外的情况是，非拉丁裔白人的肺病死亡率更高，而美国印第安人和阿拉斯加土著的肝病、肝硬化、意外事故和自杀死亡率更高。特别令人震惊的是，非拉丁裔黑人在心脏病、脑血管病（中风）、癌症、谋

杀和艾滋病上的死亡率出奇地高。原来，传统上美国印第安人／阿拉斯加土著的糖尿病死亡率最高，不过非拉丁裔黑人却在 2004 年拥有了最高的糖尿病死亡率。与此相反，亚裔／太平洋岛屿裔在所有死因上的死亡率都是最低的，或者接近最低。 79

表 4—4　　　　　　　　　　　　　**2004 年美国分种族的、年龄校正的、不同病因的死亡率***

	非拉丁裔白人	非拉丁裔黑人	拉丁裔	亚裔/太平洋岛屿裔	美国印第安人/阿拉斯加土著
所有病因	786.3	1 027.3	586.7	443.9	650.0
心脏病	213.3	280.6	158.4	117.8	148.0
脑血管疾病	48.0	69.9	38.2	41.3	35.3
癌症	184.4	227.2	121.9	110.5	124.9
肺部疾病	43.2	28.2	18.4	14.7	28.5
肺炎和流行性感冒	19.6	22.3	17.1	16.0	17.6
肝脏疾病和肝硬化	9.2	7.9	14.0	3.2	22.7
糖尿病	22.3	48.0	32.1	16.6	39.2
事故	38.3	36.3	29.8	16.7	53.1
自杀	12.0	5.3	5.9	5.8	12.2
谋杀	3.6	20.1	7.2	2.5	7.0
艾滋病	2.3	20.4	5.3	0.7	2.9

* 每 10 万居民的死亡人数。
资料来源：National Center of Health Statistics，2007。

在婴儿死亡率上，黑人也处于不利地位。传统上，黑人婴儿的死亡率几乎是白人婴儿的两倍。1960 年，每 1 000 个黑人婴儿大约有 43 例死亡，而白人婴儿有 22.9 例死亡。虽然从 1960 年以来，两个种族的婴儿死亡率都下降了，但鸿沟仍然存在。2004 年的数据显示，黑人婴儿的死亡率是 13.6‰，而非拉丁裔白人的婴儿死亡率是 5.7‰。导致这一差异的一个主要因素是贫穷。黑人在穷人中的比例高于其在总人口中的比例，而无论什么种族，穷人的婴儿死亡率都高。

美国黑人的不良健康状况构成了一种模式，这种模式总体上是由社会经济因素而不是由生物学因素造成的（Hayward，Crimmins，Miles，and Yang，2000；Issacs and Schroeder，2004；Robert and House，2000；Schoenbaum and Waidmann，1997；Williams and Collins，1995）。这并不意味着种族和生物学对疾病问题不重要，因为基因研究已经显示了数个例外。例如，有一种基因变异，通常不见于非拉丁裔白人和拉丁裔人，却见于美国黑人。这一基因变异增加了罹患一种少见疾病的风险，该疾病

表现为不正常的心脏节律或心跳节律，因而可能是致命的。镰状细胞贫血也更常见于来自非洲的人口。不过，与健康相关的种族概念，并不是简单地通过一个共同的遗传性状来认定一个同质性的群体。相反，种族代表了生物学因素和其他因素在健康问题上的交汇，这些因素包括地理来源，文化、经济、政治和法律因素，以及种族主义。例如，研究显示，对种族主义和种族骚扰的认知与不良的健康状况相关（Karlsen and Nazroo，2002）。在这种情况下，身体针对疾病的生物学防御机制被有害的社会状况所削弱，而此种社会状况则是由种族主义造成的。 80

但是从总体上看最重要的因素是社会经济地位。马克·黑沃德（Hayward et al.，2000）和他的同事们进行的研究显示，在中年黑人和中年白人中，就慢性病问题而言，存在着一个种族性的健康鸿沟，即黑人活得更短，并且其在生活期间会遭遇更多的慢性病。社会经济因素如贫穷、职业边缘化、低收入、居住环境隔离，以及受教育程度低，这些情况在黑人中远比白人中更为普遍，而众所周知，这些社会经济分层的表现都会导致健康不佳。例如，和白人

相比，黑人更可能生活在一个处于不利地位的社区，其特征是年久失修、犯罪横行、充满危险、公开酗酒、吸毒和行为粗野。与此邻里社区状况相联系的日常压力，被认为与居民的不良健康状况有关（Ross and Mirowsky，2001）。生活在一个不安全的邻里社区中也解释了为什么——和非黑人相比——成年黑人更不可能参与激烈的户外活动（Grzywacz and Marks，2001）。社会经济状况不仅减少了运动机会，而且还促生危险行为。有强烈的证据显示，因为吸烟、饮酒和超重——这会导致高血压、高血脂和糖尿病——很多黑人面临着更大的健康风险（Le-Clere，Rogers，and Peters，1998；Winkleby，Kraemer，Ahn，and Varady，1998）。

导致肥胖的因素非常复杂，涉及很多原因，包括遗传因素。肥胖率随着贫穷程度的加深而上升，特别是对少数种族来说。虽然肥胖影响所有种族的人们，但黑人特别是低收入黑人，在美国社会里肥胖率最高。2000年，疾病预防和控制中心进行的一项调查报告显示，在黑人中，在年收入超过5万美元或更高的高收入阶层中，肥胖率是22.5%，在年收入低于1万美元的阶层，这一数字升高到34%。年收入5万美元的白人，肥胖率是16%，而收入低于1万美元的白人，这一比率升高至19%。在收入为5万美元的阶层，拉丁裔的肥胖率和黑人相埒，不过在最低收入阶层上，拉丁裔的肥胖率（27%）介于黑人和白人之间。2006年，美国健康统计中心的一项调查发现，大约有一半、年龄在40～59岁的非拉丁裔黑人和墨西哥裔美国妇女是肥胖者。不过，随着黑人妇女年龄的增长，她们的肥胖率还会上升。在60岁及以上的黑人妇女中，大约有61%的人是肥胖者，与此形成对照的是，37%的墨西哥裔妇女和32%的非拉丁裔白人妇女是肥胖者。

和白人相比，成年黑人不仅较少进行体育锻炼（Grzywacz and Marks，2001），消费者调查还显示，他们还倾向于大量购买冷冻食品、罐头食品、猪肉制品和富含盐分和脂肪的高淀粉食物（Barboza，2000）。整体上来说，白人比黑人更倾向于健康的饮食。例如，加利福尼亚的研究显示，价格并不是造成白人和黑人之间水果和蔬菜消费差异的主要原因，文化（个人口味和食物烹饪习惯）和关于食物的营养益处的知识才是造成这一差异的主要原因。和白

人相比，非常显著的是，黑人更可能会说，他们的家人不爱吃（水果蔬菜），没有食用它们的习惯，以及认为他们已经消费了足够多的水果和蔬菜。拉丁裔人士购买蔬菜比黑人多，不过传统上，他们还购买大量富含饱和脂肪的食品，如猪油和豆泥。于是，一个人的收入越低，他就越可能肥胖，对黑人来说尤其如此，拉丁裔人士在一定程度上也是这样（Boardman，Saint Onge，Rogers，and Denney，2005；Carr and Friedman，2005；Robert and Reither，2004）。肥胖不仅是不健康，而且，对那些严重超重的人来说，无论他是什么种族，肥胖都会令自己遭受歧视（Carr and Friedman，2005）。因此，肥胖有害于生理健康和心理幸福。

非裔美国人的严重健康问题还包括性传播疾病，如梅毒和淋病。为什么种族和民族因素会提高罹患性传播疾病的风险，其生物学原因仍然未知。贫穷和生活在低级的邻里社区并不是全部答案，因为拉丁裔人也较为贫穷，但他们的性传播疾病发病率较低。除了贫穷、失业、缺乏医疗服务，以及因为性传播疾病的污名而不愿意寻求治疗之外，（种族）隔离也是一个因素。爱德华·劳曼和尤希克·尤姆（Edward Laumann and Yoosik Youm，2001）发现，黑人拥有最高的性传播疾病发病率，是因为"种族内网络效应"。他们指出，在美国社会里，和其他种族/民族群体相比，黑人受到的隔离更深。而且，一个感染的黑人核心[①]与其未感染的外围性伴侣的频繁性接触具有把感染限制在黑人中的倾向。劳曼和尤姆认定，即使一个外围（未感染的）非裔美国人只有一个性伴侣，他的性伴侣是感染者的概率，比未感染白人的性伴侣要高出5倍，比拉丁裔人高出4倍。

黑人的另一个重要健康问题是医学治疗的可及性（availability）。有证据显示，近年来，黑人和白人之间的医疗服务鸿沟已经缩小，不过对复杂的治疗手段来说，情况并非如此。例如，和白人相比，黑人更不可能接受心脏搭桥手术、阑尾切除术和其他手术服务，他们更少接受乳房X线检查，也更少接受心脏病和糖尿病的检查和药物治疗（Jha et al.，2005；Trivedi，Zaslavsky，Schneider，and Ayanian，2005；Vaccarino et al.，2005）。黑人居住地医生的可及性和医院提供高质

---

① 因为这个感染者可能有数个性伴侣，因此他或她是一组性关系的核心。——译者注

量服务的能力，是医疗服务差距的一个主要成因。例如，在以黑人为主的社区里——特别是在乡村地区——心脏外科医生的缺乏可以解释为何黑人所接受的冠状动脉搭桥手术比白人少。需要指出的是，财力和信息的缺乏也是低收入黑人获得医疗服务的一个重要障碍。

种族因素在健康问题上之所以变得如此重要，最终是因为种族因素和阶级状况息息相关。从对健康和疾病原因的考虑中祛除种族因素的情况被严重低估了。这并不是说，种族因素对健康没有任何意义。在某种程度上，种族因素一直在发挥作用，例如，在对健康进行自我评价的研究（Farmer and Ferraro，2005）和对低体重婴儿的研究中（Conley，Strully，and Bennett，2003），阶级因素无法解释全部的种族差异。康利等（Conley et al.，2003：34）甚至宣称，"所有将社会经济地位因素独立出来的研究，都受到了无法解释的种族变量的干扰"，还有，"在健康问题上，种族因素似乎不能被完全忽略"。然而，在多大程度上是这样并不清楚，普遍的规律是——很少有例外，几乎所有的研究都显示，在种族对健康的影响问题上，阶级因素显然更有解释力。

很多非裔美国人利用了20世纪60年代的民权运动所提供的更多机会，进而显著地改善了他们的生活条件——通过获得与富裕的白人同样的收入、教育和生活质量。根据威廉·朱丽叶·威尔逊（William Julius Wilson，1991，1996）的说法，对那些居住在中心城市的核心地带、被隔离的贫穷的城市黑人们来说，他们接触到的社会环境已经恶化了。失业率、非婚生育、女性单亲家庭，对社会保障的依赖以及暴力犯罪，上升到了有史以来的最高水平。虽然注意到了种族主义和种族歧视的重要性，威尔逊还是把这种情况主要归咎于——在不断变化的经济环境中——对底层非裔美国人日益加深的种族隔离。他指出，为了寻找更安全的居住地，也为了给自己的孩子找到更好的学校，中产阶级黑人和工人阶级黑人都搬离了市中心的贫民窟社区。他们离开的地方聚集了最弱势的非裔美国人阶层——一个底层阶级，而对他们的社会和经济隔离比以前更为严重。

与此同时，美国经济却已经从制造业转向了以服务和信息为主导的产业。对那些缺乏教育和工作技能进而无法适应经济变化的人们（大多数是低收入黑人）来说，这一情况造成了非同寻常的高失业

率。相应地，内城的贫穷黑人高居美国社会最弱势群体榜首。在2005年的"卡特琳娜"飓风之后，在洪水摧毁了新奥尔良市的大部分地区之时，我们可以在美国的电视荧屏上看到这一显而易见的事实。这一劣势地位已经延伸到了健康和寿命上，并且已经成为常态。如前所述，很多研究显示，社会经济因素几乎完全可以解释黑人和白人之间预期寿命的差异（Hayward et al.，2000；Warner and Hayward，2006）。根据斯蒂芬妮·罗伯特和詹姆斯·豪斯（Stephanie Robert and James House，2000：84）的说法："总之，种族和社会经济地位与健康相互联系，难解难分，因此无法在忽略一方的情况下考虑另一方。"

拉丁裔美国人

因为移民和高出生率，拉丁裔是目前美国社会中最大的少数种族/民族群体。这一进展代表了一个影响深远的美国人口学转变，因为在传统上黑人占据着这一位置。2006年，非拉丁裔白人占总人口的66.2%，其次是拉丁裔（14.8%）、黑人（12.2%）、亚裔和太平洋岛屿裔（4.3%）、两种或以上混合种族人口（1.8%），以及印第安人/阿拉斯加土著（0.7%）。到2050年的时候，几乎每四个美国人中就会有一个拉丁裔人士（24.5%）。非拉丁裔白人比例将会降低到52.8%，黑人比例会稳定在13.6%，而亚裔人口的比例则会上升到8.2%。

在美国，很多拉丁裔人士都生活在不利的社会经济环境中。大约51.3%的拉丁裔人士是穷人或者比较贫穷，而非拉丁裔黑人的这一比例是46.4%，非拉丁裔白人的这一比例是22.2%。也就是说，他们的收入低于或者只是稍高于贫困线。在健康问题上，关于拉丁裔人口的比较数据十分有限，这是因为，直到1976年，联邦、州和地方机构都把拉丁裔人口和非拉丁裔白人一起纳入了白人类型。在1988年以前，在全美层面上，在死亡证明书上，拉丁裔人口也没有被作为独立的一类。有数据显示，和非拉丁裔白人相比，拉丁裔人口更多地罹患糖尿病、高血压、肺结核、性传播疾病、酒精依赖、肝硬化、被谋杀致死和患艾滋病（Rogers，Hummer，and Nam，2000）。表4—4反映了这一模式，并且显示，在2004年，拉丁裔人口的肝病、糖尿病、凶杀和艾滋病死亡率高于非拉丁裔白人。

不过，有一个"拉丁裔悖论"：在所有的年龄

段，拉丁裔人口的死亡率都低于非拉丁裔白人，即使他们的社会经济地位较低（Morales et al.，2002）。有证据显示，和非拉丁裔白人相比，拉丁裔人口更不可能吸烟，他们还更有可能进食富含高纤维素和蛋白质的饮食，更可能从事那些有大量体力活动的职业（Morales et al.，2002）。拉丁裔人口的整体健康图景也好于非拉丁裔黑人（Huie，Hummer，and Rogers，2002；Padilla，Boardman，Hummer，and Espitia，2002）。例如，表4—4显示，在心脏病、癌症、脑血管疾病、肺病、肺炎和流行性感冒等疾病上，拉丁裔人口的死亡率比非拉丁裔白人和黑人都低。还有，当他们来到美国的时候，拉丁裔移民整体健康状况良好（Lopez-Gonzalez，Aravena，and Hummer，2005）。

不过，有一个因素使"拉丁裔悖论"变得不那么奇怪了：因为其高出生率和移民大量来自墨西哥和中美洲，美国拉丁裔人口相对年轻——这些移民大多是年轻的成年人。相应地，在目前的拉丁裔人口中，中老年人口特别少，而中老年才是心脏病和癌症高发的年龄。届时，经过一段时间，不利的社会条件就会对健康产生作用，这一悖论可能会消失。

和非拉丁裔人士相比，拉丁裔人士更可能没有稳定的医疗服务来源，并把急诊室作为医疗服务的主要来源。他们比美国社会中的任何一个种族／民族群体都更可能没有医疗保险，他们还会在卫生服务场所面临文化和语言壁垒。据报道，在

拉丁裔人口中，波多黎各人的健康状况最差，古巴人的健康状况最佳，而墨西哥人和其他拉丁裔人士居中。

土著美国人

在过去的40年里，包括美国印第安人和土著阿拉斯加人在内的土著美国人在健康水平上取得了奇迹般的进步。例如，在阿拉斯加州，土著阿拉斯加老人的健康状况已经和当地老年白人没有显著区别。还有，1950年，美国印第安人和土著阿拉斯加人的婴儿死亡率是82.1‰。2004年，其婴儿死亡率降到了8.4‰。成年人的心脏病和中风的死亡率并不是特别高，但心脏病仍然是土著美国人的首位死亡原因。而癌症是土著阿拉斯加人的首位死亡原因。实际上，在美国，土著阿拉斯加人死于癌症的风险比非拉丁裔白人高30％。大约43％的土著阿拉斯加人吸烟，因此肺癌是该人口群体健康的最大杀手毫不奇怪。

美国印第安人的糖尿病死亡率很高。印第安人的糖尿病死亡率比非印第安人高54％，一个叫做"毕麻"的部族的糖尿病死亡率是全世界最高的。毕麻印第安人的糖尿病患病率是美国总人口的10～15倍。糖尿病的并发症如肾病、失明和心脏病又造成了更多的伤害。和其他美国人相比，印第安人还更易罹患痢疾、链球菌咽喉炎和肝炎。美国印第安人

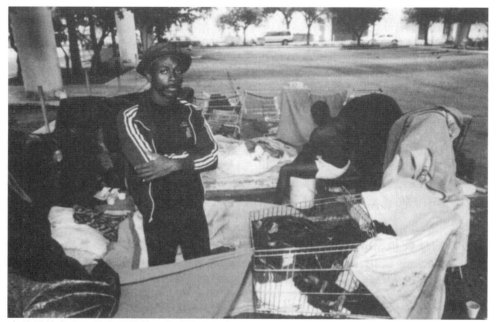

在美国社会中，黑人男性的预期寿命最低。在这里，不良的社会经济境遇发挥了关键作用。

还有其他一些严重的健康问题，如酒精依赖、结核病、营养不良、肝硬化和消化道出血。另外，10%的印第安儿童患有慢性中耳炎——一种严重的耳疾，源自未经治疗的耳部感染。

因此虽然美国印第安人的整体健康水平获得了显著的改善，但严重的健康问题依然存在。在心脏病之后，印第安人和土著阿拉斯加人的死亡原因依次是：意外事故、癌症、肝病和肝硬化、中风、肺炎、流行性感冒、谋杀和糖尿病。和美国其他种族相比，美国印第安人更多地死于意外事故，主要是交通事故。

印第安人和土著阿拉斯加人的另一个主要问题是自杀。美国印第安人和土著阿拉斯加人中的男性自杀者通常比全国人口的自杀者年轻。他们自杀的年龄高峰是15～45岁，而非印第安人的自杀通常发生在40岁以后。对15～24岁的男性来说，印第安人的自杀死亡率是每10万人30.7人，而美国全体人口的数字是每10万人10.3人。在这一年龄组中，非拉丁裔白人的自杀率位居第二，死亡率是每10万人19.0人，其次是拉丁裔（12.8人）、黑人（12.2人），以及亚裔和太平洋岛屿裔（9.3）。在15～24岁年龄组中，美国印第安人和土著阿拉斯加人的女性自杀率也是最高的，每10万人口10.5人，然后依次是非拉丁裔（4.0）、亚裔和太平洋岛屿裔（2.8）、拉丁裔（2.5）以及黑人（2.2）。除了特别高的糖尿病、意外事故和自杀的发生率，印第安人的酒精依赖发生率还特别高，因为一个或者多个家庭成员沉溺于酒精滥用，很多印第安家庭都受到了直接或者间接的影响。印第安人与酒精相关的死亡率比人口整体水平高出178%。

亚裔美国人

社会经济因素与健康关系的重要性可以通过另一个关于亚裔美国人的数据看出来。在美国所有的少数种族/民族群体中，亚裔美国人拥有最高的收入、教育水平和就业率，经常超过白人所达到的水平。相应地，亚裔美国人拥有美国最低的年龄校正死亡率就不会让人吃惊了。2004年，亚裔和太平洋岛屿裔美国人的年龄校正死亡率为每10万人口443.9人，这是全国所有种族/民族群体中最低的。

心脏病是亚裔美国人的首位死亡原因，不过他们死于这一疾病的比例低于白人和其他少数种族。癌症、中风、交通事故、艾滋病、谋杀和自杀的死亡率也是最低的。整体上，从死亡率来看，亚裔和太平洋岛屿裔人口是美国社会中最健康的种族群体。

如果对美国的婴儿死亡率进行回顾，亚裔美国人的优势地位就更加明显。表4—5显示，日本裔和华裔美国人的婴儿死亡率最低。根据表4—5，从1950年开始，美国的婴儿死亡率急剧下降。最显著的下降，如前文所述，是美国印第安人婴儿死亡率的下降，从1950年的82.1‰下降到了2004年的8.4‰——这一目前最新的比较数据。在相对比例上，华裔和日本裔美国人婴儿死亡率的下降同样显著，但由于其起始数据较低，因而其下降幅度就没有那么惊人。表4—5显示，2004年，黑人的婴儿死亡率最高（13.6‰），其次是土著美国人（8.4‰）、非拉丁裔白人（5.7‰）以及拉丁裔（5.6‰）。最新的关于日本裔和华裔美国人数据（2004年）在本书出版时还未发表，不过2002年的数据显示，日本裔美国人的婴儿死亡率是4.9‰，而华裔美国人的数据是3‰。

除了显示出日本裔美国人和华裔美国人婴儿死亡率低下——华裔美国人最低——表4—5还显示了其他有趣的模式。1950年，土著美国人的婴儿死亡率最高——几乎是黑人的两倍。到1970年，土著美国人的婴儿死亡率急剧降低，甚至低于黑人的婴儿死亡率。虽然从1950年到2004年，黑人的婴儿死亡率降低了大约2/3（从43.9人降到13.6人），2002年，黑人的婴儿死亡率仍然是非拉丁裔白人（从26.8人降到5.7人）的两倍还多。尽管两个种族群体的婴儿死亡率都下降了，但是黑人和白人在婴儿死亡率上的鸿沟不仅仅是维持不变，而且还小幅扩大了。

虽然婴儿死亡率仅仅是社会健康水平的一个指标，它仍然是人民所享有的生活质量之重要尺度。这些比率，还有本节所讨论的其他数据，显示了这样一个事实，即亚裔美国人享有美国最高的健康水平。

表 4—5 美国特定年份（1950—2004）按种族划分的婴儿死亡率*

年份	种族					
	黑人	土著美国人	华裔美国人	日本裔美国人	拉丁裔	白人
1950	43.9	82.1	19.3	19.1	—	26.8
1960	44.3	49.3	14.7	15.3	—	22.9
1970	32.6	22.0	8.4	10.6	—	17.8
1977	23.6	15.6	5.9	6.6	—	12.3
1987	17.8	13.0	6.2	6.6	8.2	8.2**
1991	16.6	11.3	4.6	6.6	7.1	7.0**
1996	14.1	10.0	5.2	3.2	6.1	6.0**
1999	14.0	9.3	2.9	3.4	5.7	5.8**
2004	13.6	8.4	—	—	5.6	5.7**

* 婴儿死亡率是每 1 000 次活产后 1 岁以下婴儿的死亡人数。
** 非拉丁裔白人。
资料来源：National Center of Health Statistics，2007。

种族：结论

有些疾病如高血压、糖尿病、镰状细胞贫血有其遗传基础，不过和贫困相关的生活条件会影响大多数健康问题的发生和发展（Hayward et al.，2000；McDonough and Berglund，2003；Phelan et al.，2004）。例如，几乎在美国绝迹的结核病，却在20世纪80年代后期和90年代初期重新出现，而且集中出现在穷人中间。酒精依赖、药物滥用、自杀、谋杀、铅中毒、流行性感冒和肺炎，以及心脏病和癌症，在底层阶级中更加流行（Braveman and Tarimo，2002；Lahelma，2005；Link and Phelan，2000；Mirowsky, Ross, and Reynolds，2000；Mulatu and Schooler，2002；Robert and House，2000；Wermuth，2003）。在美国社会里，种族成为影响生理健康特别重要的变量，因为很多少数种族人口处于不利的社会和经济地位。如前文所述，白人和黑人之间预期寿命的差异，在很大程度上可以用社会经济地位来解释，进而用该地位所昭示的差异——在生活方式、生活条件和优质医疗服务的可及性上——来解释。

在精神健康问题上，没有多少证据支持以下结论：在精神疾病的整体发病率上，不同种族间存在显著差异——除了亚裔美国人的比率稍低之外。针对精神健康问题，罗纳德·凯斯勒和他的合作者（Ronald Kessler，1994）进行了一个迄今为止最全面的全国性研究。他们认定，黑人在任何精神疾患的终身患病率和即时患病率上都不明显高于白人。拉丁裔和非拉丁裔白人在终身患病率和即时患病率上也不存在显著差异。最近的分析也没有改变这一结论（Cockerham，2006a；Williams and Harris-Reid，1999）。

有几个研究发现，黑人比白人更易出现抑郁情绪（George and Lynch，2003；Gore and Aseltine，2003），不过，考虑到他们所遭受的与种族相关的压力和一般压力（generic stress），这并不令人惊奇（Brown，2003：293）。其他研究发现，在黑人儿童中间，贫穷导致了更多的行为问题（McLeod and Nonnemaker，2000）。不过，在处于不利地位的城市社区里，贫穷在地位低下的白人中间所导致的心理困扰，大于在地位低下的黑人中所导致的心理困扰。不过，在某些情况下发现的精神健康的种族差异，并不能排除这一普遍情况：从整体上说，在黑人和白人之间不存在（精神健康）差异。看来，和种族变量相比，社会经济地位是（种族间）精神障碍差异更有力的解释变量。

另外，在美国，现在已经不再主要进行白人和黑人之间的种族/民族健康差异的比较，而是进行多种族的比较。在未来的健康事务研究中，拉丁裔人口已经逐渐成为一个主要的、独立的比较群体。和原来相比，亚裔/太平洋岛屿裔人口将成为一个更为庞大且更为重要的种族类别。

小 结

这一章从年龄、性别和种族的角度讨论了健康的社会人口学。"年龄"一节揭示，在美国社会里，随着人们进入老年，在社会层面上将会出现显著变化，特别是医疗服务系统。不过，新一代的老年人会是美国有史以来最富裕、教育水平最高和最健康的一代老年人。至于性别差异，在预期寿命上，女性无疑处于有利地位。这一有利地位既涉及生物学因素，也涉及社会心理因素。和美国有色人种相比——除了亚裔美国人——美国白人无疑也处于有利地位。当然，影响非白人的、最显著的社会人口学变量是，他们更可能是穷人，而贫穷——如果考虑支持健康的生活条件和医疗服务——可能就意味着不良的生活环境。拉丁裔人口是一个例外，和非拉丁裔白人和黑人相比，他们在很多健康问题如心脏病和癌症上的死亡率都很低。这就是所谓的"西班牙语裔悖论"：很多拉丁裔人口生活在不利环境中，医疗保险水平很低，并且缺乏必要的医疗服务。对这一悖论的一个合理解释是，美国的拉丁裔人口相对年轻，大量人口还没有达到心脏病和癌症高发的年龄。

推荐阅读

BIRD, CHLOE E., and PATRICIA P. RIEKER (2008) *Gender and health：The effects of constrained choices and social policies*. Cambridge，UK：Cambridge University Press.
一项关于社会结构对女性健康选择的影响的分析。
Washington，Harriet A. (2006) *Medical apartheid*. New York：Doubleday
关于医疗中的种族主义的讨论。

相关网站

年龄

1. 美国卫生部老年署。
http：//www. aoa .goy/prof/notes/ notes. asp
美国人口统计数据、特别报道以及人口统计学链接。
2. 美国老龄化研究所人口统计中心。
http：//www. micda. psc. isr. umich. edu
提供一些关于人口统计数据网站和正在进行中的有关老龄化和老年人研究的链接。
3. 联合国：世界人口老龄化。
http：//www. un. org/esa/socdev/ageing/poppageing. htm
联合国人口司关于世界人口老龄化趋势的统计和预测。

性别

1. 美国疾病控制和预防中心健康专题之"女性健康"。
http：//www. cdc. gov/women
关于 HIV、孕期死亡、乳腺癌和宫颈癌的统计数据以及生殖健康信息。
2. 美国疾病控制和预防中心健康专题之"男性健康"。
http：//www/cdc. gov/men
包含关于影响男性的各种疾病的信息的链接。

3. 美国女性健康信息中心（NWHIC）。

http：//www. 4woman. org

美国卫生部女性健康办公室的一个项目，提供关于女性健康事务的链接和信息。

种族

1. CDC Wonder 数据库死亡/人口数据。

http：//wonder. cdc. gov/

可按州、种族、性别、年龄和年份查询死亡数据（该数据库属于美国疾病控制和预防中心）。

2. 美国疾病控制和预防中心慢性病预防。

http：//www. cdc. gov/ nccdphp

关于糖尿病、婴儿死亡率、癌症和心血管疾病的统计数据。

3. 美国人口普查署国际数据库。

http：//www. census. gov/ipc/www/idb

227 个国家的人口统计和社会经济学数据。

4. 美国卫生部人权办公室。

http：//www. dhhs. gov/ocr

与诸如民族群体、种族、性别有关的卫生保健事务相关的文件和法案的描述及链接。

5. 少数族群健康网络。

http：//www. pitt. edu/～ejb4/min/desc. html

卫生事务和交流方面的专家联盟创建的站点，旨在为预防疾病发展卫生信息体系。

S 第二编

健康与疾病

第五章

社会压力和健康

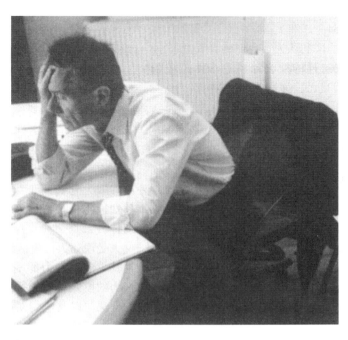

90　　对某一特定疾病的发病和后续进程有影响的社会因素，并不限于那些与生活方式、习惯和风俗相关的变量，如年龄、性别、种族、社会阶级和生活条件等。承认下列事实也很重要：人类心灵和身体之间的互动，也代表着一个关键的健康相关因素。社会环境可以导致严重压力，而压力则可以影响健康和寿命。举例来说，一个极端的例子是一位 27 岁陆军少校的死亡。他指挥了于 1963 年被暗杀的约翰·肯尼迪总统葬礼上的队伍。"报纸报道说，他在总统逝世 10 天后死于'心律失常和急性充血'。"（Engle，1971：774）

　　压力可以被定义为被强化了的心理—身体对刺激源的反应，这种反应能够诱发个体的恐惧和焦虑。压力通常始于使人感受到威胁或者负担的情形。充满压力的情形可以影响生理和心理健康，这样的例子包括离婚（Lorenz，Wickrama，Conger，and Elder，2006；Wade and Prevalin，2004；Williams and Umberson，2004）、移居（Shuval，2005）、不愉快的

工作条件（Marchand，Demers，and Durand，2005；Siegrist，2005；Swisher，Elder，Lorenz，and Conger，1998；Tausig and Fenwick，1999）、经济拮据（Angel，Frisco，Angel，and Chiriboga，2003；Drentea，2000；Drentea and Lavrakas，2000；Kahn and Pearlin，2006）、失业（Burgard，Brand，and House，2007）和入狱（Massoglia，2008；Schnittker and John，2007）。通过对一些社会学理论的综述——这些理论由查尔斯·库利、威廉·托马斯、埃尔文·戈夫曼和埃米尔·涂尔干创立——将会从个体和社会两个视角说明，社会进程是如何引发压力的。

库利、托马斯和戈夫曼：符号互动　　91

　　库利、托马斯和戈夫曼（的理论）反映了符号互动主义者研究人类行为的方式。在乔治·赫伯特·米德（George Herbert Mead，1865—1931）的

著作的基础上，这一理论方式把个体视为一个创造性的、思想着的有机体，这一有机体有能力选择他或她的行为，而不是仅仅对社会过程的影响做出机械的反应（Mead，1934）。也就是说，人们对他们置身于其中的环境进行定义，并在这个定义的基础上（对环境）做出反应。这一理论方式假设，所有的行为都是自我导演的，建立在共同理解的基础上，这一共同理解的标志就是语言——在社会情境中互动的人们分享、传递和操纵的语言。有一种理论对于压力的社会学理解特别贴切，那就是查尔斯·库利（Charles H. Cooley，1864—1929）的"镜中我"（looking-glass self）理论。库利认为，我们的自我意识是社会互动的结果，在这样的社会互动中，我们从他人的反应中看到我们自己。库利把他们对我们的反应，类比为我们在镜子中的映像。

> 每个人对他人而言都是镜子
> 反映了任何一个路过的人

库利的"镜中我"理论有三个基本要素：（1）我们在自己的想象中看到自己，即我们想象自己出现在别人面前的样子；（2）我们在想象中看到我们自己，即我们想象的别人对我们的评价；（3）作为结果，我们看见了想象中的别人看待我们的方式，我们体会到了某种自我感受，如满足、自豪，或者屈辱。这一理论对理解压力的贡献是，作为一个社会客体，一个人的自我认知是与他人的反应密切相关的。显然，压力可以来源于这样的情况：其他人（观察者）的反应所形成的自我形象与该个体（观察对象）想实现的自我形象不一致。因此可以认为，压力肯定具有社会因素和人际因素，建立于社会情境中的人们的印象之上。

威廉·托马斯（William I. Thomas，1863—1947）的著作也与此相关，他的理论认为危机在于个体"对情境的定义"（Volkart，1951）。托马斯宣称，只要社会情境定义保持稳定，（人们的）行为通常是有秩序的。不过，一旦竞争性的定义出现，并且习惯性的行为被打断，混乱和不确定的感觉就可能会出现。一个人应对危机状况的能力，与他的社会化经验密切相关，这种社会化经验曾经教育他怎样应对新情况。

相应地，托马斯对压力问题做出了两项特别重要的贡献。首先，他注意到，同样的危机并不会在所有人身上产生同样的效果。其次，他解释道，对危机的适应和控制，源于一个人把目前的情况和以前类似的情况相比较的能力，以及根据以往经验对

判断和行动进行修正的能力。因此，一个特定情境的结果取决于个体对该情境的定义，也取决于他对该情境的接受和适应。正像大卫·麦肯尼克（David Mechanic，1978：293）所说："托马斯的危机概念很重要，因为它强调危机并不存在于情境之中，而是存在于情境和个人能力——他应对该情境的能力——的互动之中。"

埃尔文·戈夫曼（Erving Goffman，1922—1982）因其"拟剧理论"或者叫做"生活中的戏剧理论"而著称。戈夫曼（Goffman，1959）相信，为使社会互动能够实现，人们需要共同行动中的其他参与者的信息。这些信息通过以下途径传播：（1）一个人的外表；（2）个人关于其他类似的人的经验；（3）社会情境；（4）这一点最重要的，这个人通过言语和行动向其他人传播的有关他自己的信息。第四类信息是决定性的，因为它在个人的控制之下，并且代表了此人试图向他人传递的印象——而其他人很可能会接受这一印象。这一信息是非常重要的，因为它有助于对情境的定义——通过使他人提前知道这个人对他们的期待，以及他们对他或她的期待。

戈夫曼说，人们生活在一个社会交往的世界中，他们在其中演出行为的剧本。这里有一个言语和非言语行为的模式，人们通过这个模式来表达他们对情境的看法，以及他们对参与者的评价，特别是对他们自己的评价。个人宣称自己所拥有的积极社会价值——其他人通过假设一个人在特定的社会交往中所表演的台词（加以判断）——被称做"面具"。这个面具是一个人投向他人的自我形象。一个人的面具是他最具个人化色彩的所有物，也是安全和快乐的中心。戈夫曼随后指出，一个人的面具是他从社会那里借来的，而且，如果他或她行为不当，这个面具就有可能被收回。一个人也可能戴着一个"错误的面具"——当有关此人的信息无法和他的"行为剧本"相辅相成的时候。而且，一个人也可能"没有面具"——他或她参与到一个社会交往中，却没有在该特定情境中获得他们被期待演出的剧本。

戈夫曼进一步解释说，维持面具是互动的条件，而不是互动的目的。这是因为，一个人的面具是互动中被视为理所应当的恒定因素。当人们进行"面具工作"的时候，他们是在采取行动，使他们的活动与他们所展示的面具相符。这很重要，因为人们期望任何一个社会群体的成员都有一些关于"面具工作"的知识，也有一些运用"面具工作"的经验，

例如对社会技巧"得体"的使用。戈夫曼认为，所有的行动都涉及他人，因为对"面具"的考虑会影响这些行动。例如，一个人被给予辞职的机会，而不是被解雇。人们意识到其他人对其行为的解读，也意识到自己对其行为的解读。所以，戈夫曼对"自我"的看法是，它在社会互动中扮演两种截然不同的角色：（1）自我作为一个人的形象，该形象在交往过程的事件链条中形成；（2）自我作为礼仪博弈中的一个演员，它通过自己的判断来应对情境。戈夫曼的理论认定，人们在进行交易时有"算计"的一面，并把人们描绘成信息管理者和社会情境中为了利益而进行操纵的战略家。

就我们理解压力而言，戈夫曼的主要贡献来自于他宣称自我是一个神圣的东西。对我们来说，自我比任何东西都重要，因为它代表"我们是谁"，并且永远和我们在一起。如果一个人想挑战自我作为一个社会客体的完整性，那将是一个令人尴尬的情形。每一个自我都是特殊的，而且，我们一生都试图在社会关系中培养和保护那个特定的自我，这一点有目共睹。戈夫曼还说，角色特定的行为不是建立在对一个特定角色的功能要求这一基础上，而是建立在角色要求被免除的基础上。因此，人们在角色扮演中的失败可能会引发压力。否则，人们不会愿意如此费尽心机地扮演他们的"行为剧本"——与他们所处情境相适应的剧本。

库利、托马斯和戈夫曼的著作反映出的符号互动论视角，对我们理解压力贡献良多——通过认定压力经验中的关键变量：自我认知。人们对情境有各种各样的解读，不过这种解读最终都是人们看待紧张和冲突的方式——在其角色、任务、人际关系和生活情境的其他问题中，正是这些情境使他们感受到压力。人们怎样感受自己（库利）、定义情境（托马斯），或者管理印象（戈夫曼），会导致压力情境的形成。在通常情况下，人们通过下述手段来应对压力：改变他们的情境、管理情境的意义，或者把压力症候控制在其可控范围内。

涂尔干：功能主义

符号互动论强调人际互动的模式，而功能主义理论则关注更大型的社区对个体的影响。功能主义理论发轫于法国社会学家埃米尔·涂尔干（Emile Durkheim，1858—1917）的早期著作。涂尔干关注那些把个人整合进大型社区的社会过程和社会限制。他相信，当一个社会紧密地整合在一起的时候，它把个人置于其牢固控制之下（Durkheim，1950，1956）。个人被整合进某个社会之中，作为他们接受社区价值的结果，而这些价值则通过与他人——他们也拥有同样的价值体系——的互动得到强化，其中，参与到遵循社会传统的活动和工作活动中尤为重要。

作为某个社会的成员，个体的行为被法律和风俗所限制。这些限制就是"社会事实"，涂尔干（Durkheim，1950：13）对它的定义是"任何一种固定的或者非固定的行动方式，这种行动方式能够作为外在的限制施加在个人身上"。涂尔干认为，社会具有外在于和高于个体的存在。价值、规范和其他影响降临在个体身上，型塑了他或她的行为。因此，社会控制是真实的、外在于个体的。

在涂尔干所有的著作中，与理解压力的社会决定因素最为契合的，是他1897年出版的《自杀论》。为了解释不同的宗教和职业群体之间不同的自杀率，涂尔干主张，自杀并不完全是个人的自由选择。他相信自杀是一种可以用社会原因加以解释的社会事实。他区分了三种主要的自杀类型，每一种都建基于个人与社会的不同关系上。他还提出了第四种自杀——"宿命型自杀"，即人们因为对环境的绝望而导致的自杀。不过他没有完整地发展这一概念。三种主要的自杀类型是：（1）利己型自杀，人们与社会疏离开来，突然间孤立无援，并被因此而生的压力击垮；（2）失范型自杀，人们突然感到规范体系的错位，此时，他们的规范和价值变得不再适用，因此社会控制不再限制他们自杀；（3）利他型自杀，人们如此强烈地感到被整合进一个过度苛求的社会，以至于自杀似乎是唯一的解脱。

涂尔干的分类显示出，一个社会是怎样把压力加之于人们身上，并导致他们自杀的。利己型自杀是这样一种压力的结果，这一压力来自一个人与他或她的群体的分离——而这个人原本是被紧密地整合进群体里的。涂尔干举了一个军官的例子，这个军官退休了，那些原来规范其行为的纽带突然被割断了。利己型自杀建立在一个人的心智被过度刺激的基础之上，因为他或她意识到，自己被剥夺了集体的活动和集体的意义。失范型自杀的特征是情感遭受过度刺激，以及相应地没有了社会限制的自由。它是一种突然变化的结果，这一变化引发了价值和规范的崩溃，而这些价值和规范却是他或她曾经赖以生存的东西。例如，突然暴富或者突然陷入贫困都可以打乱通常的规范模式，并且引发失范或者无所适从的状态。在这种情况下，长期缺乏规范会导致心神不宁、野心膨胀，或是危机状态，在这些状态中，规范不再把人与社会约束在一起。

利己型和失范型自杀都是因为"社会在个体身上的存在不足"（society's insufficient presence in individuals）（Durkheim，1951：256），利他型自杀则代表了社会系统的强大存在，在一些特定的群体里，这一存在鼓励人们自杀。利他型自杀的特点是，人们为了避免压力而自杀，这些人宁可遵从社会的规范体系，也不会冒着承担压力的风险去反对它。利他型自杀的例子是日本的切腹自尽，某个人特定的社会失败被期望用自杀来进行纠正。类似的例子还有印度的传统风俗，即寡妇在其丈夫的葬礼上实施自杀殉夫的仪式。

利他型自杀在西方社会较为罕见，而大众传媒上确实有关于另外两类自杀——利己型或失范型——的报道。涂尔干的理论倾向是通过社会过程来理解压力现象。这一理论倾向远远超越了自杀领域，因为自杀只是一个人应对社会和心理问题的诸多方式之一——他还能够找到很多方式。涂尔干特别富有洞见的观点是，社会具有制造压力情境的能力，在这样的情境中，人们被迫对那些并非自己选择的情况做出回应。

例如，在数十年前进行的一系列研究中，哈维·布莱纳（M. Harvey Brenner，1987a，1987b）把美国和西欧一些国家的心脏病、中风、肾衰竭、精神疾病的发病率，甚至婴儿死亡率与其经济衰退联系在了一起。布莱纳的假设是，在我们的生活中，没有哪个领域不是和经济状况密切地联系在一起的。通过对经济周期和卫生统计数据的对比，他争辩说，经济衰退提高了一个人身上的压力水平。布莱纳发现，心脏病突发在经济衰退期间增加了不少。通常，第一波的死亡在经济衰退开始后第三年出现，第二波的死亡出现在衰退结束后的第五到七年之间。这一间隔被认为是心脏病致人死亡所需要的时间。肾衰竭的死亡波一般后于衰退两年，而中风导致的死亡在经济衰退开始二到四年后出现。布莱纳说，在经济衰退周期中，婴儿死亡率特别引人注目。受经济衰退压力困扰的母亲的血压可能更高，自身更不健康，她们更可能生出这样的孩子——其生存机会被（母亲的健康状况）削弱。

在经济衰退中，导致压力的是为获得基本生活必需品（食品、服装、医疗服务以及孩子的教育）而进行的艰苦奋斗，可能还有自我满足的丧失和社会地位的丧失——这种丧失和失业有关，也与依赖储蓄和社会保障过活有关。人们发现，同时出现的饮酒和吸烟现象的增多，也使这些压力加强了。布莱纳认为，事实是，来自经济状况的社会压力使人们更多地面临一些主要的风险因素——众所周知，这些因素往往和许多健康问题相伴随。

更早的时候，布莱纳（Brenner，1973）重点关注经济和精神健康之间的关系。他考察了纽约市1841—1968年共127年的资料，研究失业率和精神病医院入院率之间的关系。他相信，无论使某人易于罹患精神疾病的因素数量和因素组合是什么，一个需要回答的问题是，为什么精神疾病恰好在此时发生？布莱纳发现，精神病医院的入院率在经济衰退期间上升，而在经济繁荣期间下降。这暗示，经济因素也许能预示精神疾病的发生。

布莱纳为自己的发现提出了两种解释。他更喜欢一种叫做"诱发假说"的解释，这一解释假设，如果一个人被迫改变平常的生活方式，或者因为经济的下滑无法改善生活，这些情况都会制造压力。这些压力把脆弱的人们推到了这样一个关口，即他们需要被一个精神卫生机构所收容。另一个解释也是可行的，它被布莱纳称为"暴露假说"。这一看法认为，经济下滑并没有促成精神疾病的发生，它仅仅是"暴露"了那些已经罹患精神疾病的人们——通过剥夺他们的经济来源。在经济富裕时期，那些处于精神疾病"边缘"的人们能够养活自己，但形势不好的时候，他们成为最早失去工作的人。实际上，对那些边缘的个体来说，在经济衰退周期里，精神病医院可能是诱人的食宿来源。

虽然布莱纳更喜欢那个经济下滑"诱发"精神疾病的假说，但他的数据也支持经济下滑"暴露"精神病人的发现。需要进一步的研究来确定，到底是"诱发"还是"暴露"在发挥作用，或者两者都在很大程度上与此相关。布莱纳这项研究的重要性是，它显示了经济活动的下滑趋势可能把某些人逼到这样一个关口——需要被精神病医院收容的关口——特别是对那些只有极少经济来源的人们来说。

虽然布莱纳和其他人（Burgard et al.，2007；Reynolds，1997；Tausig and Fenwick，1999）的研究显示，大规模的社会过程特别是经济情况的变化可能与生理健康和心理健康相关，其中的关系却不是那么简单。很难用事实支持精确的因果关系——在主要社会事件如经济萧条和特定个体的健康问题之间，这是因为干预一个人的生活条件并对效果有修正作用的变量实在是太多了。可能的干预变量包括社会支持、人格、遗传和社会阶级。例如，社会支持（被爱、被接受、被照顾和被需要的感觉）可能有缓冲压力的作用。人们通常从家庭中获得社会支持。独立生活的人们也可以通过社区获得社会支持——和朋友的互动、与居住地的宗教信仰的关系，以及加入地方群体和俱乐部等（Lin，Ye；and Ensel，1999；Rogers，1996）。与没有社会支持或社会支持很少的人相比，那些具有强大社会支持的人易于更好地应对压力。不管怎么说，普通人控制能力之外的社会和经济条件会制造压力情境，并逼迫人们做出回应，事实就是如此。对那些脆弱的人们来说，压力环境则可以导致健康问题。

压 力

涂尔干、库利、托马斯和戈夫曼的理论展示了社会互动和压力之间的关系，却并没有解释压力对人体产生的影响。尴尬和心理上的不适可能带来社会性的痛苦，可是压力的效果也可以使社会情境发生转化并导致生理方面的损害。因此，压力的生理学视角必须列入考虑范围内。

沃尔特·坎农（Walter Cannon，1932）相信，真正的健康指标不是疾病的有无，而是人类有机体在一个给定的环境中有效运行的能力。这一信念建立在下列观察的基础之上：人体经历了对其环境的不断适应，如应对气候、微生物、化学刺激物和污染物，以及日常生活中的心理压力。坎农把这个生理适应过程称为"稳态"（homeostasis），这个词源自希腊语，意为"保持原状"。稳态指的是维持一个相对稳定的状态。例如，当人体变冷的时候，热量被制造出来；当人体受到细菌的威胁时，抗体被制造出来以对抗细菌；当人体遭受其他人的攻击威胁时，人体就做好准备，或者战斗，或者逃跑。

作为一个有机体，人体时刻准备面对内在和外在的生存威胁，不论这些威胁是真实的，还是象征性的。一个人会对一个真实的物体做出恐惧的反应，也会对该物体的象征做出恐惧的反应——如一只熊或者熊留下的足迹。在第二种情况下，恐惧并非来自熊留下的足迹，而是这个足迹所代表的熊本身。

当代城市社会里的威胁包括各种刺激物，如拥挤的交通、噪音、工作中的竞争，所有这些都会制造情感压力，这种压力更多地和一种情境相关，而不是和某个特定的人或物体相关。

这种压力情境是否确实会导致生理改变，取决于个人对该压力刺激物的认知，以及这一刺激物所背负的意义。譬如，一个人的反应可能并不与刺激物所代表的现实状况相匹配——也就是说，一个人可能反应过度，也可能反应不足。因此，个体对社会情境的主观解读，是引发生理反应的"扳机"。我们不能总是事先假定，情境本身导致生理改变。

对压力的生理反应

坎农（Cannon，1932）构建出了生理变化的"战斗或者逃跑"（fight or flight）的概念模式，用以阐释人体怎样应对源自社会情境的压力。当某人感受到恐惧或者焦虑时，人体就会经历一系列生理变化，以便为高强度的活动（vigorous effort）和可能的受伤结果做好准备。作为压力情境的结果，人体的生理改变主要涉及自主神经系统和神经内分泌系统。自主神经系统控制心脏、血压以及消化功能——这些过程会自动出现，并且不在中枢神经系统有意识的控制之下。自主神经系统在放松和警觉之间保持精准的平衡，它主要通过下丘脑来激活。下丘脑位于大脑腹部的中心区域，它由两部分构成，即副交感系统和交感系统。在非紧急情况下，副交感系统占主导地位，它调节人体的植物神经运行过程，如肝糖原的储存、遇强光时瞳孔收缩、心率降低等。在出现紧急情况时，交感系统主导人体的自主功能，并且加快心率，以使血液更快地流入各器官和肌肉——这是防御所需要的。它还抑制肠道活动，并且使瞳孔扩大以改善视力。

除了自主神经系统，内分泌腺在人体对压力的生理反应中也发挥着重要作用。神经内分泌系统包括肾上腺和脑垂体、副甲状腺、胰岛的朗格汉斯细胞，以及性腺。因为没有将激素导入特定腺体的通道，它们分泌的激素会直接进入血流。对压力情境反应最强烈的是两个腺体，即肾上腺和脑垂体。在下丘脑的刺激下，肾上腺分泌两种激素，即肾上腺素和去甲肾上腺素。肾上腺素提高心律，并有助于血液在心脏、肺、中枢神经系统和四肢的流动。它也使血液更容易凝固，因而减少受伤时的失血量。去甲肾上腺素升高血压，并且和肾上腺素共同作用，促使血液中的脂肪酸用作能量。脑垂体的功能是，在下丘脑的刺激下分泌激素，进而刺激其他内分泌腺各自分泌激素。

以前，大多数医学家相信，只有肾上腺素参与应激反应。不过，在1936年，汉斯·塞里证明了脑垂体—肾上腺轴的存在，这一轴心对人体代谢发挥着重要影响。塞里（Selye，1956）发展了一种理论，称为"全身适应综合征"（general adaptation syndrome）。他相信，在最初的警报反应之后，对持久压力第二阶段的抵抗，主要是通过提高垂体前叶和肾上腺皮层的活动水平来实现的。塞里提示，如果压力持续存在并且肾上腺防御被耗尽，一个人就可能进入第三阶段，即衰竭阶段。他把这个第三阶段描述为一种早衰状态——因为磨损和消耗而导致的早衰状态。不过，现在看来，不仅仅是脑垂体和肾上腺，整个内分泌系统都以某种方式参与了应激反应。在紧急刺激下，内分泌腺的激素分泌升高；在平静状态下，激素分泌降低。

现代社会里大多数的威胁都是象征性的，而不是物理性的，它们通常不需要生理性的反应。今天，人类有机体以生理系统来面对情感威胁，而这个系统原来是用来对抗敌人的。可是，现代社会不认为这种生理反应是一场战斗。从社会角度说，人类有机体经常处于无法行动的状态，甚至不能使用语言攻击。无力进行外在的反应使得人体被动员起来，但行动却无法实施，长此以往，这种准备状态就会导致人体被损害。

一系列研究显示，人类有机体管理生活中的社会、心理和情感方面的能力——对社会情境的恰当反应——能够导致心血管并发症和高血压、消化性溃疡、肌肉疼痛、强迫性呕吐、哮喘、偏头痛，以及其他健康问题（House，2002；Siegrist，1996b，2005）。在德国，医学社会学家约翰斯·西格李斯特和他的同事们进行了一系列特别引人注目的研究。该研究记录了——在男性蓝领工人和中层经理中——压力和心血管疾病之间的关系（Peter and Siegrist，1997；Siegrist，1996a，1996b，2005；Siegrist and Peter，1996；Siegrist，Peter，Cremer，and Seidel，1997）。通过监测生活质量、工作负担、工作保障、应对方式、情感痛苦和睡眠障碍，这些研究显示了压力对心血管系统的影响。它们显示了与工作压力源相关的失败应对是怎样促使心脏病发生的。西格李斯特认为，高度的个人努力（竞争性、与工作相关的过度承诺、敌意）和低收获（不良晋升前景和受阻的职业生涯）——他称之为"努力—报偿不平衡模型"——

与心脏病高风险有关。那些工作要求高而报酬很少的工人，承受心脏病的能力非常脆弱。一些涉及德国的工厂工人和英国的文职人员的研究证实了上述模式。

社会因素和压力

在医学社会学领域，有许多关于压力和与压力相关问题的经验研究。我们将选出一些研究进行综述，包括社会压力源、压力适应、群体影响、社会资本、生活事件改变和社会经济地位的相关研究。这一节的宗旨是，展示当代社会学家怎样帮助我们改进对压力的理解。

社会压力源

通过对社会压力源的认定来改进我们对压力的理解是途径之一。列奥纳德·皮尔林（Leonard Pearlin，1989）提出了两种主要类型：生活事件和慢性紧张。首先是生活事件如离婚、结婚或者失业所带来的压力。其次是慢性紧张，这种紧张与对冲突、问题和威胁的忍受有关，而很多人天天都要面对上述问题。慢性紧张包括角色负担过重，例如与既工作又为人父母相关的紧张，或者试图在人生历程中推进自己的事业。它（慢性紧张）还涉及角色丛内的冲突，如丈夫和妻子之间的冲突，角色内部的冲突——个人承担过多的角色，角色禁锢——某人是某一角色不情愿的承担者——如陷入一份不愉快的工作或婚姻，或者角色重构——某人在不同角色中的关系发生改变（Avison，Ali，and Walters，2007；Burton，1998；Henretta，2007；Jackson，1997；Pavalko，Gong，and Long，2007；Schieman，Whitestone，and van Gundy，2006；Simon，1997；Umberson et al.，2006；Waldron，Weiss，and Hughes，1998）。正像皮尔林（1989：245）所观察到的那样，角色紧张可能在个体身上产生严重后果，因为角色本身非常重要，特别是那些涉及工作、婚姻和育儿的角色。

压力适应

很多年以前，麦肯尼克（Mechanic，1962，1978）试图从社会和个人两个视角来解释有关压力的经验。他借鉴了威廉·托马斯的著作（Volkart，1951）。托马斯指出，危机的意义不在于情境，而在于情境和个人能力——超越情境的能力——之间的互动。危机的结果或效果取决于某人对情境适应得好还是不好。因此，压力指的是个体所感受到的困难——作为（面对）他所认知的挑战（perceived challenge）的结果。

麦肯尼克相信，在社会情境中，人们应对问题的技术和能力并不相同。在特定情境中，也不是每一个人都能对情感防御系统进行相同水平的控制，或者拥有同样的动机和人际涉入。在分析一个特定的情境时，观察者必须不仅考虑一个人是否准备好了去面对威胁，还要考虑他或她是否有面对它的动机。

通过把压力概念从"个体构成"扩展到"社会构成"，麦肯尼克宣称，一个人应对问题的能力受到了社会训练机构的影响，如学校和家庭。这两个实体（entity）之所以被设计出来，就是为了发展满足社会需要的技能和竞争力。一个人的情感控制和应对能力也和社会的奖赏系统有关——也就是说，社会奖赏（或者惩罚）那些根据社会规范控制了（或没有控制）其行为的人。麦肯尼克对个人在某种情境中的参与和动机进行了解释，他说，对遵循某种特定方针的行为，社会评价制度提供了赞成或不赞成的规范。

因此，对一个人的生理损害或生理改变的程度取决于：（1）刺激源情况，包括情境对个体的重要性，以及他或她的动机程度；（2）个体应对刺激源的能力，如遗传因素的影响、个人技能、内在能力，以及过去的经验；（3）社会所给予个体的应对问题的准备程度；（4）社会所许可的行为样式的影响。麦肯尼克（Mechanic, 1962：8）强调了社会对个体适应压力（行为）的贡献，他说："一个人是否体验到压力，取决于他所拥有的应对生活情境的手段，而这些手段大都是习得的。"

麦肯尼克的模式对我们关于压力的理解做出了重要贡献，它显示了适应的重要性，并且解释了这一适应如何建立在对生活情境的认知之上。解释这种适应也必须结合社会所给予他或她的应对压力环境的准备程度。麦肯尼克因此认定，适应能力是一个关键变量，决定了一个人是否最终会遭受官能上的损伤。这一观点和派吉·索伊茨（Peggy Thoits, 1994）的发现相一致。索伊茨发现，人们不一定被动地面对压力情境，反而经常努力解决那些制造压力的问题。

压力、年龄和信用卡债务

高信用卡债务是否会导致焦虑？帕特里西亚·德雷提亚（Patricia Drentea, 2000）在俄亥俄州的一项全州调查中研究了这一情况。她发现，情况随年龄而改变，因为和老年人相比，年轻人更可能被高信用卡债务困扰。情况之所以如此，一个重要的原因是收入。年轻人往往收入较少，而且德雷提亚发现，当债务与收入比例最高的时候，他们的焦虑会相应加重。当一个人已经拖欠债务时，情况就更是如此。德雷提亚解释说，美国的年轻人在空前的物质增长中长大成人，这促进了消费主义文化的形成。对他们来说，当下购买商品和服务而延后付款是很常见的做法。而且，债务焦虑更典型地发生在年轻的成年人身上，部分是因为他们正在经历工作转型和家庭转型——经济困难使这种情况更加艰难。相应地，年轻成人阶段的焦虑可能和所发生的债务的数量有关。德雷提亚的研究有助于我们理解压力、年龄和信用卡债务之间的关系。

压力和社会群体

人们对一个事件的认知可能受下列因素的影响：他们的智力、以往的经验、社会化，以及对刺激源的意识。但是，成为某一个群体的成员也会有重要影响。数十年以前，高尔登·莫斯（Gordon Moss, 1973）就阐述过作为群体成员的重要性：成员身份可以帮助个体应对那些令他们感到困扰的信息。他的研究成果在今天仍然适用。他发现，当人们体认到那些与其信念和愿望相悖的信息时，就可能出现压力和心理变化。莫斯注意到，对信息的处理会导致中枢神经系统、自主神经系统以及神经内分泌系统出现变化，所有上述情况都能够改变特定人群对疾病的敏感性。最脆弱的人是那些容易被激发生理反应的人，以及那些生理反应显著并且持续较久的人。莫斯强调了作为群体成员的好处：群体为个体提供社会支持。有归属的主观感受、被接受的感受，以及被需要的感受都对幸福感的形成和紧张症状的缓解至关重要。因此，莫斯的成果和其他人（Avison et al., 2007；Lin, Ye, and Ensel, 1999；Thoits, 1995）的研究结合在一起，显示了由家庭和群体所提供的支持有助于降低压力对肉体和心灵的潜在危害。

而且，在小群体成员中存在这样一个趋势，即就怎样看待社会事件达成共识。这一过程把个体差异降到最小，减少了不确定性，并维护了群体的一致性。对群体赞同的态度和定义的遵从，很早就被社会学和心理学假定为能够降低焦虑，这通过其他人和群体对该个体的接受来实现。很多遵从权威和群体规则的人类行为被视作个体探寻释放压力的结果。

社会资本

对个体来说，成为群体和组织的成员，对其生理和心理健康是很重要的。这种重要性体现在医学社会学对社会资本概念日益浓厚的兴趣上。正如布莱恩·特纳（Bryan Turner，2004：13）所下的定义，社会资本是"社会成员的社会投资——以加入正式和非正式群体、网络和机构的方式而进行的投资"。他指出，个体与其父母、邻居、社区群体、教会、俱乐部、志愿服务组织的整合程度，为测量他的社会资本提供了一个客观的尺度。与此类似，林南（Nan Lin，2001）把社会资本看做对社会关系的投资，人们可以用这种社会关系来缓冲压力和抑郁。而皮埃尔·布迪厄则把社会资本看做一种资源，这种资源通过人们加入社会群体而增加。

102 不过，社会资本不仅仅是个人的财产，也是社会网络的性质，个人从这些社会网络汲取心理收益和物质收益。根据布迪厄（Bourdieu，1993：2）的说法，社会资本即是我们平常说的"关系"，这样我们就可以对社会资本有一个直观的认识。布迪厄强调社会网络的资源，而罗伯特·普特南（Robert Putnam，2000）则强调社会网络的凝聚力。普特南把社会资本定义为社区层次上的资源，这一资源反映在社会关系上，不仅仅涉及社会网络，也涉及社会规范和信任的水平。他坚称，社会资本对健康的积极影响来自增强了的自尊、受支持的感觉、能够利用群体和组织资源，以及它对压力情境的缓冲能力。在普特南看来，"与社会相连的感觉"是最强有力的健康决定因素。在对一些研究进行综述之后他发现，与具有密切家庭和朋友关系的人们相比，那些与社会隔离的人们死于所有疾病的概率要高出2～5倍。

社会资本和前文讨论过的社会支持的区别是，后者适用于一个人感到怎样被其他人——如其家庭成员——所爱、所支持，而前者体现了一个人社会关系的质量和对更大社区的融入。社会资本对健康效果的重要性可以在一个著名的公共卫生研究中看到。20世纪50年代和60年代，在宾夕法尼亚州，人们研究了一个意大利裔美国人的小社区（Lasker，Egolf，and Wolf，1994）罗塞托（Roseto）镇。这一社区里的心脏病突发率比周边的四个镇低50%。唯一的区别是，罗塞托拥有下述传统：密切的家庭和社会纽带、教会参与程度高、民族群体内通婚。可是，一旦向上流动的年轻人开始背离这些地方传统如民族内通婚、加入教会和俱乐部——很多人离开这里，去别的地方追求更高的薪水和回报更高的工作——心脏病的死亡率就超过了其他社区。这一研究和其他研究的结果显示，那些根植于支持性社会关系中的人——这些社会关系提供了高水平的社会资本——更加健康和长寿（Browning and Cagney，2002；Lochner，Kawachi，Brennan，and Buka，2003）。当然，关于社会资本和健康结果之间关系的发现并不总是相互一致的。这些发现受到了下述困难的影响：在许多概念层次上——如个体、群体、社区等——对变量进行测量。不过，上述概念已经越来越流行，并正在变成一个前景远大的医学社会学研究领域。

压力和社会经济地位

社会经济地位也在应激过程中扮演着重要角色。在最严重的压力威胁之下，应对压力的资源往往最少，这已经成为底层阶级的特征（Cockerham，2006a；Downey and van Willigen，2005；Grzywacz，Almeida，Neupert，and Ettner，2004；Lantz，House，Mero，and Williams，2005；Turner and Lloyd，1999）。通过对许多人类和灵长类研究进行综述，伊 103 万斯（Evans，1994）认定，社会排序可能和处理压力的能力相关。一个人在社会等级上的地位越高，他就能越好地应对压力情境，以及压力对身体产生的后果。沿着社会阶梯向下走，这一优势就会成比例地（proportionally）下降。

因此，伊万斯、巴勒和马莫尔（Evans，Barer，and Marmor，1994）提出，压力是死亡率产生的社会阶梯的主要原因。第三章曾经讨论过，迈克尔·马蒙特（Michael Marmot，1984，1991）和他的合作者进行的"白厅研究"所提供的强有力证据表明，社会经济地位和健康之间的关系出现在所有的社会等级中。研究发现，上层阶级的寿命比中上层阶级更长，中上层阶级的寿命比中下层阶级更长，以此类推，直到底层阶级——他们的预期寿命是所有人中最短的。重要的并不仅仅是顶层和底层社会之间的差异，而是这样一个事实：和紧随其后的人们相比，顶层人群始终拥有更好的健康状况和更长的寿命，虽然两个群体都很富有。

在伊万斯（Evans，1994）看来，压力是罪魁祸首，因为一个人经历的压力水平、他应对压力的现有资源，以及他对其社会情境的控制水平，因其阶级地位的不同而不同。因此，伊万斯总结说，是"微环境"（microenvironment）（被定义为家庭和工作中的关系）的质量促进了从"压力性的生活事件"到"紧张"的转变。是转化或者缓冲压力后果的能力，而不仅仅是富有，最终决定了身体承受的压力后果的程度。不过，现在还不清楚，是压力还是其他因素——如健康生活方式的阶级差异和社会支持的阶级差异——导致了预期寿命的社会阶梯的产生，还是另有其他原因，或者是许多因素共同发挥作用（Cockerham，Hattori，and Yamori，2000）。在压力研究中，这是一个较新的研究领域，需要更多的调查研究。

生活改变

压力研究的另一个重要领域，是调查一个人生活经历中的重要改变。这一领域的研究通常聚焦于两点，一是人们对极端情况的反应，如战争和自然灾害；二是平常的生活事件。接下来的两节将对这一研究进行综述。

极端情况

由于被这种情况卷入的人们往往伴有强烈的焦虑，极端情况如自然灾害看来可能是一个压力来源。不过，一个对灾害的误解是，人们会在恐慌中逃离潜在的灾害区域。实际上，让人们从他们的家中疏散通常是困难的，即使可能的损害或者毁灭迫在眉睫。2005 年的新奥尔良就是明证，当"卡特琳娜"飓风带来的洪水进入城市以后，人们仍然抗拒疏散。三年以后，当"艾克"飓风摧毁了田纳西州的吉尔维斯顿市时，情况也是如此。甚至有少数人被潜在的灾害吸引，冒险观看潮水、龙卷风或者飓风。当然，试图观看灾害和成为灾害的受害者是完全不同的两回事。过去的研究显示，这些极端情况如地震、龙卷风、飓风可以引发压力（Haines，Hurlbert，and *104* Beggs，1996）——这是一个被"卡特琳娜"飓风证实了的悲惨事实。大众媒体的报道经常展示或者描述在大规模灾害中人们所经历的强烈情感，如哀悼、丧失、痛不欲生和绝望。

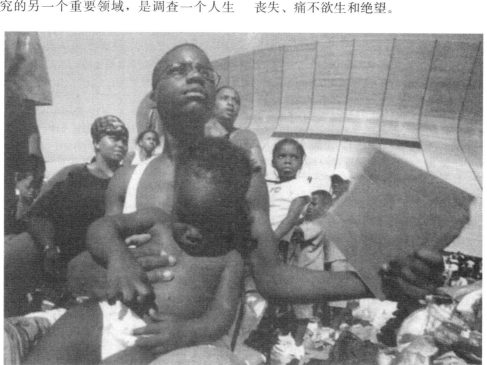

2005 年的"卡特琳娜"飓风过后，人群聚集在新奥尔良的路易斯安那的"超级穹顶"体育馆外，等待疏散。暴露于如自然灾害等极端情况之下会给人造成巨大的压力；不过，其对个人的心理冲击往往是短暂的。

因此，有足够的理由去理解灾难的社会和心理后果，特别是从开展和实施帮助受害者计划这一方面。不过，很少有人在大的灾害面前精神严重失常，灾难中完全使人失能的心理反应也很少见。对那些没有直接卷入，但通过媒体报道或者幸存者的讲述而体会了灾难的人，情况也是这样。在 2001 年纽约和华盛顿的"9·11"恐怖袭击之后，汉娜·努德森（Hannah Knudsen，2005）和她的同事们研究了这一事件对精神健康的即时和远期后果。虽然在袭击后的四个星期内，抑郁症状有所升高，但这一症状逐渐得以缓解并回到了"9·11"以前的水平。酒的销量变化也很平稳。研究者的结论是，不存在持续和可测量的后果。

105 这并不是说，在现场经历了灾难的人们通常会幸免于所有的心理创伤——情况正好相反。几乎所有人都同意，灾害确实会导致急性的心理压力、情感障碍以及焦虑——这些情况和应对悲痛、财产破坏、经济损失和恶劣的生活条件息息相关。凯瑟琳·提亚尼和芭芭拉·贝斯登（Kathleen Tierney and Barbara Baisden，1979：36）宣称："虽然很少有研究者声称灾难会导致大规模的严重精神疾病和慢性精神疾病，但是受害者人群确实会承受一定的压力和紧张，并经历一定程度的担心、忧虑、抑郁和焦虑，并在灾后出现各种各样的生活和适应问题。"灾后出现特别需求的人群往往是儿童和老人，特别是老人，他们发现很难适应灾后的生活。低收入群体也会出现特殊问题，因为他们没有任何物质资源，并且特别依赖于外界援助。2005 年的情况就是这样，当时新奥尔良的大部分地区和邻近的海湾区域被"卡特琳娜"飓风所摧毁。

在对自然灾害及其心理病理学的研究中，有一个模式逐渐显现，即灾难经历虽然很严重，但通常会很短暂，它对精神健康产生的影响也是短期、有限的。出现问题的是那些可能具有长期持续性后果的极端情况，如经历了纳粹集中营里的暴行和战争恐怖。有证据表明，很多集中营的幸存者受到情感障碍的持续折磨，并且特别容易罹患生理疾病和早亡（Eitinger，1964，1973）。不过，阿隆·安东诺夫斯基（Aaron Antonovsky，1979）注意到，其他集中营幸存者适应了极端恐怖经历的后果，并且能基本正常地生活。安东诺夫斯基宣称：

> 在集中营幸存者中间，许多女人适应良好，无论怎样衡量"适应"。虽然经历过难以置信的人类经验，随后是难民营、成为巴勒斯坦非法移民、被英国人限制居住于塞浦路斯、经历以

色列独立战争、经历了长期的经济困难、经历1956 年的西奈战役、经历 1967 年的六日战争（仅仅列举几项最重要的事件），有些妇女依然相当健康和快乐，生儿育女、工作、交友，并且参与社区活动。

在思考是什么区分开了两类人——那些被认为对压力相关的健康问题表现脆弱的人（并不仅仅是集中营的幸存者），和那些不太脆弱的人——的时候，安东诺夫斯基争辩说，强烈的凝聚感（sense of coherence）是关键因素。在他看来，凝聚力是一种个人定向，它允许一个人凭借下列心理素质来看待这个世界：信任感、对事件可预测的信念，以及事情会有一个合理结果的观念。一个人获得凝聚感是其生活经验的结果，这些经验包括面对挑战、参与对结果的塑造（一般是令人满意的结果），并应对各种程度的刺激源。因此，当不期而遇的情境来临时，这个人具有应对它的资源。不过，对那些生活是如此平常并能完全预测的人来说，前文所定义的凝聚感已经被削弱。因此，他们将会发现，在应对不愉快的意外事件时是困难的。他们很可能对压力导致的健康障碍更为敏感，因为他们被这些事件压垮了。看来，安东诺夫斯基说得有道理，和那些被不愉快情境压垮的人相比，那些有能力适应该情境的人更有可能脱颖而出，拥有健康的身体状况。 106

对参加战斗的战士也可以做出类似的结论。和任何人相比，战斗中的陆军战士所面对的环境压力都是最艰苦的。这些压力包括直接的死亡和受伤威胁、濒死之人的样子和声音、战场噪音、疲劳、缺乏睡眠、远离家人，以及处于雨水、泥泞和寒冷之下等，所有这些还都伴随着来自敌方士兵有意的极端暴力。查尔斯·莫斯考斯（Charles Moskos，1970）把战斗中的生活比喻为霍布斯所谓的"原始生活"——两者都是恶劣的、残忍的和短暂的。不过，人们总体上还是适应了他们的环境，因为绝大多数战斗中的士兵没有成为精神疾病的受害者。可能是两个因素发挥了主要的作用。首先，在战火中，存在对纪律和效率的外在群体要求（external group demand）。通过对越南战争中的直升机救护小组和绿色贝雷帽部队的观察，精神病学家彼得·伯恩（Peter Bourne，1970）发现，无论他们之间的友谊深浅，这些士兵都承受着要求他们掌握熟练技术的强大压力。对绿色贝雷帽部队来说，这一发现更为准确。他们（绿色贝雷帽士兵）竭力要求分遣队的首领证实他们作为战斗角色的自我价值。虽然有时这一社

会压力会加之于首领身上，但当整个群体面临敌人的威胁的时候，群体凝聚力和相当程度的遵从通常都会在他们中间出现——其表现方式会有助于对威胁的认知和处理。

伯恩认为，第二个因素是对内部纪律的进一步动员。在这样的动员中，单个士兵获得了一种个人不受侵害的感觉。他还采取行动来降低紧张感。这些士兵还尽量避免自我反省，从而以这样的方式来认知其周围环境：我们的个人危险已经被降低了。伯恩的发现对其他类型的士兵是否具有代表性，这仍然是个问题，因为直升机救护小组和绿色贝雷帽部队是为了执行危险任务而精挑细选出来的志愿者。无论如何，波恩的研究支持了这样的结论：使士兵在总体上适应战争的最有效策略是，不要把战斗解读为导致个人死亡或者受伤的持续性威胁，而是把它解读为一系列的命令——必须用精准的表现才能够应对。在处于致命情境中的大多数士兵身上，伯恩没有发现显著的心理变化。所以伯恩认为，在压力之下，这些人用社会和心理因素修正了他们的行为，而这些社会和心理因素显著地影响了他们对来自环境的客观威胁的心理应对。

当然，战争和其他极端情况的相对长效的后果也可能存在，例如创伤后应激综合征（post-traumatic stress disorders，PTSD）。这种病包括强烈的道德败坏感、负罪感、愤怒、主动表现敌意，以及体认到他人对自己的敌意等。不过，对大多数人来说，经历极端情况下而导致的压力后果通常是临时的，很快就会消失。有些人在情感上没有受到任何影响，即使（他们所遭受的）情境给人以巨大的压力。因此，正像布鲁斯·多伦汶德（Bruce Dohren-wend，1975：384）曾经指出的那样，如果压力情境（stressful situation）在导致精神紊乱上作用巨大的话，那么相关事件必然是人们生活中更平常和更频繁的生活经历，如结婚、第一个孩子的出生、亲人的去世、失业一类的事件。虽然在普通大众中这些事件并不离奇非凡，但对于那些经历过这些事件的人们来说，它们就是异乎寻常的。

生活事件

生活事件研究并不聚焦于某个特定的生活事件（例如，置身于战场），也不表示该事件比另一个事件更能产生压力。相反，这种研究建立在这样的假设之上：一个人生活中许多事件积累在一起，最终构成了压力的冲击。不过，什么类型的事件、事件怎样组合、在哪一段时间以及在怎样的情况下，这些事件促进了与压力相关的健康问题的发生，这一问题目前仍然不清楚。

例如，生活事件研究中一个重要的有争议的问题是，是否一个人生活中任何类型的变化，不论愉快与否，都会造成显著的压力？或者，压力仅仅是不愉快事件的结果？有可观的证据支持这一想法：任何类型的、要求个体加以适应的环境改变都会造成应激反应（Selye，1956）。不过很清楚的是，大多数的研究立场都是不愉快事件最重要（Thoits，1995）。这可以在很多年前由洛伊德·罗格勒和奥古斯特·霍林舍德（Lloyd Rogler and August Hollingshead，1965）在波多黎各进行的研究中看出来。他们比较了经过配对的两组研究对象，一组是底层阶级的 20 个"健康家庭"，另一组是"病患家庭"（其定义是丈夫或者妻子中有一位，或者两者都患有精神分裂症）。根据研究对象对他们的生活事件的回忆和社区中他人的回忆，在正常家庭和精神分裂症家庭的童年和少年生活中，并没有发现任何显著差异。两个组的家庭成员都处于同样的贫困、家庭失能（family instability）和底层阶级的社会化之下。在他们的成年生活中，也没有发现差异，但有一个显著的例外，即对那些罹患了精神分裂症的人来说，存在一个更早的可识别阶段—前症状阶段，在这一阶段中，他们被一系列无法解决而且相互强化的问题所包围。因此，精神分裂症的源头似乎是，（患者）陷入了一个难以忍受的两难困境中，这一两难困境来自与失业和生活机会受限有关的、强烈的家庭冲突和性冲突。

罗伯特·劳尔（Robert Lauer，1974）对下述问题进行了研究：到底是变化的速度还是变化的种类——无论积极变化还是消极变化——是导致压力的最重要变量？虽然压力和可识别的变化速率直接相关，但他的发现显示，一个变化是否被视为可欲的（desirable），也可以修正快速变化的效果。快速的变化和不可欲性（undesirability）是压力最大的情境。与事件变化本身相比，生活事件的不可欲性看起来预示着更大的困扰（Mirowsky and Ross，2004）。和不可欲事件的出现相比，可欲的生活事件和变化本身的效果似乎不会导致那么大的压力。例如，一个人失去工作是一个不可欲的生活事件，它可能对一个人的生理和心理健康具有潜在的伤害效果（Turner，1995）。而重新就业却会造成积极的情感效果，从而导致这样的结论：如果还存在再就业的机会，失去工作所造成的心理后果可以被降到最低（Kessler，Turner，and House，

1989）。

对一般健康而言，艾伦·麦克法兰（Allan Mc-Farlane, 1983）和他的同事们在加拿大进行的研究发现，不可欲的生活事件会导致最严重的困扰，而这种困扰又会导致健康状况不良。决定生活事件对健康的作用的是个人对变化性质的认知。顺理成章地，对于那些被认为是不可欲的事件，和那些无法被应对者控制的事件，下述情况将随之而来：精神困扰报告的增多、出现疾病的症状以及看医生。

除了变化的类型和变化出现的速度，变化对一个人的影响程度也很重要。30 年前，里碧·卢奇（Libby Ruch, 1977）研究了这个问题并提出，生活改变实际上具有三个维度（dimension）：（1）它所引起的改变的程度；（2）改变的不可欲性；（3）一个人被影响到的生活领域（aspect）（如个人的或者职业的等）。不过卢奇发现，变化的程度比不可欲性和生活领域都更重要。也就是说，变化越大，越可能导致压力。虽然过多的变化确实令人困扰，但个人生活改变过少也会引发压力（Wildman and Johnson, 1977）。

研究生活事件必须解决怎样精确测量压力和特定生活经验之间的关系这一严肃问题。一个常用的工具是托马斯·霍尔姆斯和罗伯特·拉赫开发的社会再适应测定量表（Social Readjustment Rating Scale）。这一量表建立在这样的假设之上：变化——无论好坏——都需要个人进行一定程度的适应，而适应幅度越大，则压力越大。霍尔姆斯和拉赫还把他们的分析又向前推进了一步，并且认为，生活事件以积累模式出现，最终聚沙成塔并形成压力后果。因此，变化的类型并不是很重要，生活事件对正常生活模式的扰乱程度才是至关重要的。

霍尔姆斯和拉赫的社会再适应测定量表——表5—1 是它的修订版——列举了各种特定的社会事件，这些生活事件对平常人的生活扰乱程度各有不同。它是通过下述方法构建起来的：让几百位具有不同生活背景的人对特定生活经历所需要的相对适应程度进行排序。配偶死亡排序最高，其相对压力值是 100；结婚的排序是第 7，压力值是 50；退休排序第 10，压力值是 45；休假排序第 41，压力值是13；以此类推。霍尔姆斯和拉赫把每一个压力值称为"生活改变单位"。他们提出，随着生活改变单位总值的上升，罹患严重疾病的概率也会上升，特别是在一个人在过短的时间里积累了过多的生活改变单位时。霍尔姆斯和拉赫相信，如果一个人在一年

的时间内积累了 200 单位或更多的生活改变，此人将会有罹患严重疾病的危险。

表 5—1　　　　　　　　　生活事件及其加权分值

生活事件	加权分值
配偶死亡	100
离婚	73
分居	65
监禁	63
亲密家人死亡	63
个人受伤或者疾病	53
结婚	50
被解雇	47
夫妻关系缓和	45
退休	45
家人健康状况变化	44
怀孕	40
性生活困难	39
增加新家庭成员	39
财务状况改变	38
亲密朋友死亡	37
工作变动	36
和配偶争吵频率的变化	35
按揭或者为大宗购物负债	31
丧失按揭抵押赎回权	30
工作责任变化	29
儿子或女儿离家	29
姻亲关系出现问题	29
出色的个人成就	28
妻子开始或停止工作	26
开始或者结束学业	26
生活习惯改变	24
和上司关系出现问题	23
工作时间改变	20
住处改变	20
转学	20
消遣方式改变	19
社会活动改变	18
小件购物负债	17
睡眠习惯改变	16
生活在一起的家人数量变化	15
饮食习惯改变	15
度假	13
圣诞节	12
轻微违法行为	11

资料来源：摘自 T. H. Holmes and R. H. Rahe, August, 1967, Table 3-1, p. 213。重印获得作者和 Pergamon Press Ltd 许可。

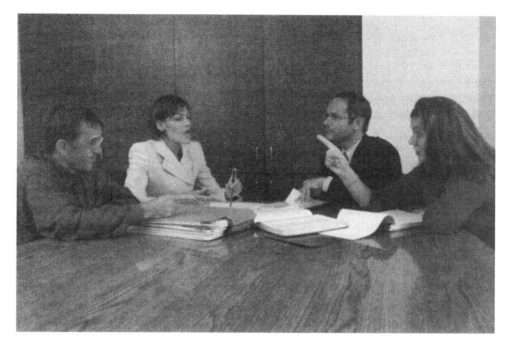

霍尔姆斯和拉赫的社会再适应测定量表用来测量与各种生活事件有关的压力，如在工作中与上司产生芥蒂等。

110　　虽然被广泛地使用，并且在测量压力和生活事件方面与其他量表不相上下，或者优于其他量表，霍尔姆斯和拉赫的社会再适应测定量表仍然有严重的缺陷。如果想让这一量表继续作为研究工具使用，必须在未来的研究中克服这些缺陷。例如，在不同的民族和文化群体之间，这一量表可能无法准确地反映不同生活事件的相对重要性（Turner and Avison，2003）。换言之，霍尔姆斯和拉赫的量表测量的是变化量，而不是测量生活事件对个人的意义。还有一些生活事件，例如离婚，可能不是压力的原因，而是其结果。这种情况混淆了量表所测量的关系。

　　另一个问题是，量表没有考虑干预变量，例如社会支持。对许多人来说，这些社会支持会改变压力的后果，因为人际冲突、对立的期望，以及达成或者维持一定水平的外在表现所需要的过度努力，和其他人的互动都可能会带来压力。不过，毫无疑问的是，支持性的人际影响可能有助于减轻压力感。那些成功地解决了的生活事件可能就不会导致压力。也就是说，情况或许是这样的：对一个事件的掌控提供了对抗压力的缓冲器，因为成功的解决方法构成了一种有意义的、积极的个人经验。这种情况可能会对与事件相关的压力做出逆向平衡。

111　　显然，生活事件研究需要更深入的进展。导致或者利于生理疾病和心理疾病发生的生活事件其实是一种促成因素。这一因素和压力之间的关系是一种高度复杂的现象，如果作为一种简单的因果解释，它并不能轻易得到验证。当然，对测量压力性生活事件的改进工作已经取得了相当多的进展，并且此类工作仍在继续。最近的研究发现，处于社会经济阶梯最底端的人们，对不可欲的社会事件的后果的承受能力显得特别脆弱（Lantz et al.，2005）。也许还存在着男女之间的差异。男人更可能被工作和财务问题所困扰，而女人更可能被家庭中的消极事件所困扰（Conger et al.，1993）。相应地，在行为科学领域形成了一个基本认识，即心理困扰对健康有消极影响。这一点拥有遗传学的有力支持，该学科积累的证据表明，压力情境可以激发易引起精神疾病和其他心理问题的因素（Karno and Norquist，1995）。目前，争论已经不再围绕着"生活事件对健康的影响是否重要"这一问题，而是着眼于认定它们通过什么方式发挥重要作用。

小　结

　　在最近的25年里，对社会因素和压力相关疾病之间关系的研究已经获得了显著进展，然而这一关系的准确本质仍然没有得到完全的理解。不过，从现有的研究来看，有一点是清楚的，即从个人的角度来看，压力经验是一种主观反应，是身处特定社会经历之下的结果。在对针对个人的压力后果做出评估之前，必须知道以下事情：（1）威胁的自身性质；（2）威胁出现的客观环境；（3）涉及其中的个人的心理类型和个性；（4）个体对该威胁的主观定义；（5）作用于个体的社会影响，特别是群体成员身份所提供的心理支持；（6）威胁的持续时间。显然，压力研究是一种复杂的研究成果。然而，这一研究对社会科学和医学科学的潜在贡献是巨大的。正像豪斯（House,1974）指出的那样，压力研究为我们认识一种现象提供了很多机会，这一现象不仅仅对理解疾病过程意义深远，而且也对理解更广泛的人类行为意义深远，如自杀、越轨、社会运动、家庭暴力、虐待儿童、精神健康，以及其他很多重要的社会问题。

推荐阅读

MIROWSKY，JOHN，and CATHERINE E. Ross（2004）*Social causes of psychological distress*，2nd ed.，New York：Aldine de Gruyter.

相关网站

112

社会理论

Sociosite：著名的社会学家们。
http：//www. sociosite. net/topics/sociologists. php

压力/精神健康

1. 美国精神卫生研究所，《重要的数据：美国的精神疾病》。
http：//www. nimh. nih. gov/publicat/numbers. cfm
关于美国人精神疾病患病率的统计报告。
2. 美国心理学会（主页）。
http：//www. apa. org

第六章 健康行为和生活方式

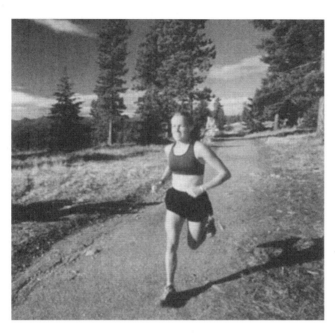

在讨论自感有病和需要医治的人们的行为之前，我们将考察那些试图保持其健康状态的健康人的行为。这是一个重要的医学社会学研究领域，这是因为健康指向（health-oriented）的行为并不仅仅涉及那些与从疾病和损伤中康复有关的行动，它还涉及那些健康人所从事的、保持健康的活动。实践一种健康的生活方式，并在此过程中保持自己的健康，已经成为很多人生活中的重要组成部分。相应地，医学社会学家把健康指向行为分成了两大类：健康行为和患病行为。

患病行为是一个自感有病的人所从事的行为，他这样做是为了确定该疾病，并寻求办法摆脱它（Kasl and Cobb，1966）。与此相反，健康行为被定义为人们为下述目的而进行的活动：保持健康或者促进健康、预防健康问题，或者打造良好的身体形象（Cockerham，2000a）。这一定义没有把健康行为限制在健康人为保持健康所做的行为的范围之内。相反，它既包括健康状况良好的人们的行为，也包

括有生理残疾的人和患慢性病如糖尿病和心脏病的人通过饮食、锻炼和其他形式以控制其病痛的行为。它还包括这类人的行为：他们的主要动机是为了拥有良好的容貌和感觉良好，而保持健康倒在其次。例如，从以前对商业公司的研究中我们知道，有些人的健康目标聚焦于改善他们的身体形象和生理状态，以便看起来是有魅力和成功的（Conrad，1994；Kotarba and Bentley，1988）。当然，对大多数人来说，他们进行健康行为的主要动机是延年益寿和保持健康（Goldstein，1992）。不过无论背后的动机如何，旨在增进健康的行为和生活方式已经在发达社会里流行起来，这可以从心脏病和吸烟的减少以及预期寿命的上升中看出端倪。

在这一章里，我们将回顾有关健康行为和生活方式的研究。医学社会学的关注焦点不是个体的健康行为，而是要把这些行为转化为其集体形式，即作为特定群体或者阶层之特征的健康生活方式。第一部分的讨论将会聚焦于人们自发进行的健康生活

方式，这些行为或多或少地独立于医学专业之外。第二部分将会回顾人们与医生或者其他提供预防服务的卫生人员直接接触的行为，这些行为的目的是保持健康和减少罹患疾病的风险。

健康生活方式

健康生活方式是健康相关行为（health-related behavior）的集体模式，这一模式建立在人们对现有可能性的选择之上——其依据是他们各自的生活机会。一个人的生活机会在很大程度上决定于他或她的阶级地位，该阶级地位可能使他们拥有选择健康生活方式的能力，也可能限制他们对健康生活方式的选择。那些源自这些选择的行为可能对其身体和心理造成积极或者消极的影响，但不论怎样都会形成一个整体的健康实践模式，进而构成一种生活方式。健康生活方式包括为了体检和预防服务而接触医学专业人员，不过大多数的活动发生在卫生服务体系之外。这些活动通常包括各种选择和实践，受到个人实现它们的可能性的影响。这些选择和实践从刷牙、使用安全带，到在健康会所进行休闲活动。对大多数人来说，健康生活方式涉及关于食物、锻炼、休闲、个人卫生、事故风险、应对压力、吸烟、酒精和药物滥用，以及体检等的诸多选择。

根据世界卫生组织（WHO，1986）的说法，19世纪健康状况的显著改善源自所谓的"工程手段"——建立安全的供水和排水系统，以及实行农业机械化以便为城市生产廉价的食物。这些手段目前仍然在改进世界上欠发达地区人们的健康水平。20世纪的前60年是"医学时代"，这一时期主导的卫生措施是大规模地接种疫苗，和为了对抗感染而广泛使用抗生素。世界卫生组织认为，在当前历史阶段，发达社会正在进入一个"后医学时代"，此时生理健康在很大程度上被社会和环境因素所侵蚀。这些因素包括特定类型的个体行为（吸烟、过度饮食）、社会组织的失效（孤独）、经济因素（贫穷），以及物理环境（污染）——这些都不能通过直接的医学进步来处理。世界卫生组织（WHO，1986：117）总结说："在'医学时代'，卫生政策关心的是怎样提供医疗服务和怎样为其付费，而在'后医学时代'，卫生政策将聚焦于怎样获得健康和安适（well-being）。"

而这正是目前所发生的情况，因为在"后医学情境"中，健康生活方式在改善人们健康方面变得越来越重要。罗伯特·克劳福德（Robert Crawford，1984）可以帮助我们理解为什么会是这样。克劳福德指出，第一，公众越来越意识到，疾病模式已经改变，从急性和传染病转变成了慢性病，如心脏病、癌症、糖尿病等，而医学无法治愈这些病。第二，很多健康问题，如艾滋病和吸烟引发的肺癌，是特定的生活方式导致的。第三，大众媒体和健康服务提供者进行了一场真正的宣传战，旨在强调生活方式的改变和个人的健康责任。人们更多地意识到，在应对所有的健康威胁方面，医学不再是一个不假思索就能得到的答案。个人采取健康的生活方式这种策略变得越来越流行。克劳福德解释说，当环境持续对健康造成威胁，而医学又无法提供治愈的手段时，对影响健康的个人行为限度进行控制，就是最后的选择。这意味着，一个人必须面对这样的决定：是开始或者保持一种健康的生活方式，还是冒着健康不良的巨大风险对情况置若罔闻。

韦伯：生活方式

在讨论健康生活方式之前，先回顾一下德国社会学家马克斯·韦伯（Max Weber，1864—1920）的研究会对后面的研究有益。韦伯一直是最有影响的社会学理论家之一，而且他关于生活方式的观点有助于把"健康生活方式"的概念置于整体之中（来理解）。韦伯的"生活方式"观念首先出现在他初版于1922年的经典著作《经济与社会》对地位群体的讨论中。更早的时候，卡尔·马克思认为，一个人的社会阶级地位完全取决于他或她对生产资料（means of production）的占有（access）程度。换言之，马克思声称，一个人在阶级结构中的地位，严格地来源于他能够控制多少产品和服务。但是，在韦伯看来，马克思关于阶级的观念在决定一个人的社会等级方面并不全面，与此相反——正如本书第三章曾经讨论过的那样——地位（声望）和权力（政治影响力）同样重要。在其分析中，韦伯主要关注的是阶级和地位的差异。他指出，虽然阶级是一个社会生活的客观维度——以一个人拥有多少金钱和财产为表征，地位却是主观的，因为它由一个人从其他人那里获得多少尊敬构成。通常，一个人的职业、收入和教育水平是这种尊敬的基础。

一个地位群体（或更通俗的说法，社会阶级）指的是这样一群人，他们有相似的物质状况、声望、受教育程度和政治影响力。而且，同一地位群体的成员也有相似的生活方式。实际上，一种特定的生活方式正是把一个地位群体与另一个地位群体区分开来的东西。很显然，和那些处于社会底层和中层的人们相比，拥有较高社会经济地位的人们践行着不同的生活方式。韦伯还做出了中肯的观察，他发现生活方式并不取决于一个人生产什么，而是取决于一个人消费什么。也就是说，一个人的生活方式是由他使用或消费的产品或服务的种类和数量所决定的。因此，对韦伯来说，不同的地位群体之间的差异并不在于——如马克思所说的——他们和生产资料之间的关系，而是在于他们和消费资料的关系。

这一观点也适用于健康生活方式，这是因为，当一个人追求一种健康的生活方式时，他是在试图达致一种健康状态——依据他或她的动机水平、努力程度和能力。不过他行动的目的——正像韦伯的洞见提出的那样——最终是一种消费行为。人们试图保持或者改善他们的健康，是为了使用健康以达成某种目的，如长寿、工作、性吸引力，或者提高其生理享受水平（enhanced enjoyment of their physical being）。很多年以前，胡陶德和马克·菲尔德（A. d'Houtaud and Mark Field, 1984）在法国的一项研究中发现，健康已经被概念化为一种东西，在上层阶级和中产阶级中，这种东西之所以被培育出来是为了提高活力和享受生活；在底层阶级，这种东西被培育出来是为了能够持续地进行工作。底层阶级在很大程度上把健康看做实现目的（工作）的一个手段，而拥有较高社会经济地位的人们则把健康看做目的本身（活力和享受）。无论是哪一种情况，健康都是为了被消费，而不仅是把它制造出来就万事大吉。还有，在践行一种健康的生活方式的时候，个人往往要消费各种产品和服务，如运动服装和装备、健康的食品和饮料，很可能还有运动俱乐部的会员资格、休闲度假等诸如此类的东西。

克劳福德（Crawford, 1984）认为，健康实际上已经成为消费的隐喻。也就是说，健康良好是一种超脱的形式，因为它为个人提供了一种自由，为了满足个人需求而消费的一种自由。再者，克劳福德声称，媒体中关于生活方式和健康的大量新闻和评论，降低了人们保持（自身）健康的满足感。他注意到，媒体宣称，健康和强壮本身就是一种生活方式。对这种情况的一个真实反映是商业产品"泛滥"（跑鞋、运动服装、运动机械、保健食品等），以便帮助人们"制造"健康。克劳福德（Crawford, 1984：76）指出："形象设计师（image-maker）拾起了关于健康的复杂意识形态，对其进行了夸大，

并把它变成了一种商品。"与"强壮"相关的商业产品不仅创造利润，还强化这样一种普遍意识：健康和强壮构成了一个现实的目标，这一目标可以通过使用这些产品而实现。

韦伯并没有忽视特定的生活方式所需要的社会经济条件。韦伯有意识地使用三个不同的术语来表达他关于生活方式的观点："生活方式"（lebensstil）、"生活行动"（lebensführung）和"生活机会"（lebenschancen）。图6—1显示，生活行动和生活机会是生活方式的两个组成因素（Abel and Cockerham, 1993；Cockerham, Abel, and Lüschen, 1993）。生活行动指的是人们在自己希望接受的生活方式中所做出的选择，不过实现这一选择的潜在可能性却受到生活机会的影响。拉尔夫·达伦道夫（Ralf Dahrendorf, 1979：73）注意到，韦伯对他的"生活机会"到底意味着什么语焉不详。不过达伦道夫所发现的对生活机会的最好阐释是"在兴趣、欲望和需求上获得满足感的可能性"（probability of finding satisfaction for interests；wants，and needs）。因此，对韦伯来说，生活机会指的是获得特定生活方式的可能性，这意味着，这个人必须通过拥有财力、地位、权力和社会关系来支持他所选定的生活方式。一个人的生活机会由其社会经济境遇塑造而成。

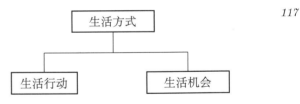

图6—1　韦伯的生活方式构成因素

毫无疑问，促进践行健康的生活方式的生活机会，在上层和中层社会经济群体那里最充足，因为他们拥有支持其关于生活方式的选择的最佳资源。不过，韦伯坚称，生活方式经常从它所发源的那个群体中流出并传播（Bendix, 1960）。一个很好的例子是新教伦理（一种强调节俭、勤奋的生活方式，也强调"工作本身就是善"的价值观）在西方社会文化这一整体中的传播。其产生的一个结果是，在现代世界，新教伦理已经不能和新教徒相区分，也不能和西方社会相区分。虽然生活方式使人们相分隔，但韦伯认为，生活方式也可以穿越社会樊篱进行传播。而且有证据显示，源自中上层阶级的健康生活方式——它强调运动、健康饮食和避免不健康行为如吸烟——开始在西方社会里穿越阶级界限而

传播（Featherstone，1987）。大多数人至少尝试着去做点什么（即使仅仅是注意一下饮食、不吸烟、保障充足睡眠和休息）来保护他们的健康。

韦伯的想法很重要，这有几个原因。第一，第三章曾经讨论过，他的工作导致了社会学中"社会经济地位"这一概念的形成。这一概念是一个人社会阶级位置最精确的反映。一个人在社会阶梯上的位置并不仅仅取决于其收入，而是通常取决于三个指标的联合：收入、受教育程度和职业地位。第二，生活方式是一个人社会地位的反映，而且生活方式建立在人们消费什么而不是生产什么的基础上。第三，生活方式建立在选择的基础上，这些选择建立在一个人实现这些选择的潜力之上，而这一潜力又取决于一个人的社会经济条件。第四，虽然特定的生活方式是特定社会经济群体的特征，一些生活方式仍然可以穿越阶级界限而传播，并在更大的社会范围内产生影响。

因此，在考虑健康生活方式的时候，韦伯的研究提示，虽然生活方式指向创造健康，但行动的最终目标却是消费，因为人们试图获得健康，以便运用这健康活得更长久、享受生活、坚持工作等。再者，虽然健康生活方式看起来主要是上层和中层阶级的特征，但它存在跨越社会界限传播的潜力。参与（健康生活方式）的质量可能相差很大，但无论如何，发达社会中参与（健康生活方式）的水平会广泛传播。无论一个人特定的社会经济地位是什么，现代社会的一个重要特征似乎是，很多人倾向于接受一种健康的生活方式——在其生活条件这一机会的限度内。

在所有的社会经济群体中，穷人在涉及积极的健康生活方式方面居于特别不利的地位。维克拉马和他的合作者（K. A. S. Wickrama et al.，1999：260）解释说："居于社会弱势地位的个人拥有的健康信息和资源更少，他们更不能控制自己的睡眠时间和自由选择食物，他们更可能生活在这样一个社会环境中：不健康的饮食、吸烟和酗酒已是常态。这更容易形成有风险的生活方式。"例如，在影响健康的行为和实践中，抽香烟和雪茄造成的恶性后果最多。心脏病、中风、动脉粥样硬化、呼吸系统疾病，以及肺、咽喉和其他器官的癌症等疾病都和吸烟直接相关。穷人的吸烟比例最高，其次是准穷人、中等收入群体、高收入群体。穷人的吸烟比例大约比高收入人群高出两倍。

针对社会阶级和健康生活方式之间的关系，法国社会学家布迪厄曾经进行过一项具有开创性的研究。布迪厄研究了阶级竞争和阶级的再生产——以文化品位和风格为外在表征。布迪厄分析了饮食习惯和运动倾向，描述了"惯习"（habitus）——建立在阶级基础之上、以某种特定方式行事的一系列持久习性——怎样型塑健康生活方式的特定面向（particular facets）。来自同一社会阶级的人们倾向于分享同一"惯习"，因为通常他们拥有同样的生活机会。"惯习"会针对每个人的梦想和期望来分配实现这些梦想和期望的客观可能性，这通常会和人们的社会阶级相一致。工人阶级喜欢足球，而专业人士（中上层阶级）喜欢网球。至于食物，工人阶级通常喜欢那些廉价、有营养和分量足的食物，而更加关注身体形象的职业人士则更多地选择那些清淡、美味和低热量的食物。

布迪厄构思了"必需距离"（distance from necessity）的观念，这个观念是对生活方式中的阶级差异的一个关键解释（key explanation）。他发现，一个人较少地为经济上的需要而挣扎努力（economic necessity）（foraging），他就越是有更多的自由和更多的时间来发展和锤炼（refine）他的个人品位，以便使这品位和他尊崇的阶级地位相适应。较低的社会阶层则倾向于接受与他们的阶级地位相适应的品位，在他们看来获得必需品如食物和住房是至高无上的。因此，底层阶级更喜欢分量足和廉价的啤酒而不是昂贵的葡萄酒，喜欢分量足的饭食而不是清淡的食物等。

虽然社会经济地位是生活方式选择和参与中最重要的因素，但它不是唯一的决定因素。自韦伯的时代以来，其他研究已经显示，社会阶级之外的因素也参与到生活方式的选择中来，这一概括更加适合健康生活方式。这些发现所提示的是，任何健康生活方式的概念都需要超越对社会经济地位的强调，也需要考虑会影响健康实践活动的其他变量。

一个关于健康生活方式的理论

在借鉴了韦伯和布迪厄的理论图景之后，本书的作者（Cockerham，2005）构思了一个关于健康生活方式的原创理论，这一理论融合了广泛的相关变量。从图6—2右上角的方框1开始，图中所列的四种社会结构变量具有型塑健康生活方式的潜力：（1）阶级境遇，（2）年龄、性别和种族/民族，（3）集体，（4）生活条件。第一个类别是阶级境遇，它可能对生活方式造成最有力的影响。高层和中上层阶级的生活方式是最健康的，而底层阶级的生活方式则是最不健康的。实际上所有的研究都证实了这一点。

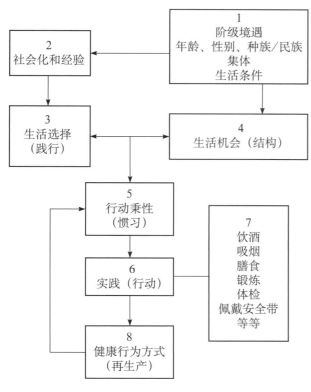

图6—2　关于健康生活方式的一个理论
资料来源：Cockerham，2005，pp. 51 - 67。

方框1中的第二个类别是年龄、性别和种族/民族。年龄会影响健康生活方式，因为随着年龄的增长人们会更加关心自己的健康。他们使用的途径有，

更精心地挑选食物，进行更多的休闲活动，以及戒断或者减少烟草和酒精的使用（Backett and Davison，1995；Lüschen et al.，1995）。不过，锻炼会随着年龄的增长而减少。性别非常重要，妇女会选择更健康的食品，较少吸烟，为了预防疾病会更多地看医生，驾车时更多地佩戴安全带，除了锻炼这一项以外，她们比男人更多地践行健康的生活方式（Cockerham，2005；Grzywacz and Marks，2001；Marang-van de Mheen，Smith and Hart，1999；Roos et al.，1998；Wickrama，Conger，Wallace，and Elder，1999）。种族和民族的影响也应该是重要的，不过还没有多少研究证明这一事实。大多数关于种族的研究试图解决的都是疾病和死亡率中的种族差异，而不是有关健康生活方式的实践。这些研究经常提示，健康领域的种族差异在很大程度上——但不是唯一地——取决于阶级地位。在许多少数种族和少数民族中，不利的社会经济境遇导致不良的健康状况，可是处于较高社会地位上的少数族群却拥有较好的健康状况（Karlsen and Nazroo，2002；Robert and House，2000；Smaje，2000）。社会阶级也对所有年龄和性别造成影响，这是因为位于较高社会等级阶梯上的成年人所遵循的是更为有效的健康生活方式，无论他们年龄多少，也无论他们是男是女（Cockerham，2005）。

方框1中的下一个类别是集体。集体就是行动者的集合，他们能通过特殊的关系联系在一起，如家族、工作、宗教以及政治。他们共享的规范、价

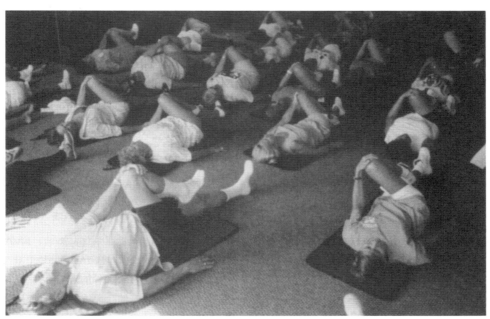

在积极健康的生活方式之中，锻炼是最重要的内容之一。

值观、理想和社会愿景反映了一种特殊的集体观点，这一观点能够影响其成员的健康生活方式。宗教就是这种集体的一个例子。很多研究提示，宗教态度和行为能够对各种健康相关行为产生积极影响（Idler, 1995；Musick, 1996；Musick, House, and Williams, 2004）。这包括禁止吸烟、禁止饮酒、禁止多伴侣性关系，以及加强营养、卫生和锻炼。生活条件也是方框1中的一类结构标量，适用于居住质量的差异、基本必需品（basic utilities）的获得程度（如电、燃气、暖气、排水、室内管道、安全的管道供水等）、社区设施（杂货店、公园、娱乐设施等）以及个人安全。迄今为止，还没有研究把生活条件和健康生活方式联系起来，不过这种联系是重要的：米尔德里德·布拉克斯特（Mildred Blaxter, 1990）发现，在她所做的关于英国的研究中，一个人的生活条件可以对健康生活方式的贯彻产生积极或者消极的影响。

方框1中显示的阶级境遇和其他的结构性变量为社会化和经验提供了社会背景，这由指向方框2的箭头表现出来。如果说初级社会化（primary socialization）是社会规范和价值对个体的内化——一般通过家庭成员来实现，而次级社会化（secondary socialization）是通过成年后的训练的话，那么经验则是对日常活动习得的结果——通过社会互动和实际的"践行"（agency）。在社会学中，术语"践行"指的是人们严肃地判断和选择他们的行动路线的过程。经验为"践行"的实践维度和评价维度提供必要的基础，以便其随时间进化成长。图6—2显示，社会化和经验（方框2）提供了做出生活选择（"践行"）的能力（方框3）。前文曾经提及，术语"生活选择"是韦伯提出来的，它指的是对一个人的行为的自我指导。

方框1中所列的结构性类型构成了一个人的生活机会，这些生活机会显示在方框4中。在韦伯式的语境中，生活机会代表了结构。韦伯的理论是，一个人的生活机会是由社会决定的，而且一个人的社会结构就是对这些社会机会的安排。图6—2中的箭头提示了生活选择（方框3）和生活机会（方框4）之间的相互作用。社会选择和社会机会通过互动来决定一个人的健康生活方式，因为生活机会既能够使选择成为可能，也能够限制选择。图6—2显示，生活选择和生活机会之间的互动造就了人的秉性——针对某种类型的行动（方框5）这一秉性。这些秉性由布迪厄所提出的"惯习"构成。如前所述，

作为认知地图或者一系列观念，"惯习"引导和评价着一个人做出其选择。由"惯习"所提供的、指向行动的秉性，倾向于和外部社会所设立的行为指南保持一致。因此，平常且实用的行为模式——并不是不可预见的虚构故事——就作为典型出现了。

行动的秉性（方框5）所制造的实践（行动）反映在方框6中。在关于健康生活方式的研究中所测量的日常实践被显示在方框7中。这些实践可以是积极的，也可以是消极的，不过无论如何，它们都构成了一个人的总体健康生活模式，这一模式显示在方框8中。与特定健康实践相关的行动，无论是有所作为或者不作为，都在"惯习"的引导下，通过反馈过程对其自身进行再生产、修正和否定。这也显示在图6—2中，即用箭头所表示的运动过程——从方框8回到方框5。这一点和布迪厄的主张一致：当人们运用其秉性时，它们倾向于对"惯习"进行再生产或者修正，而"惯习"正是制造它们的根源。总体上说，这一理论是对健康生活方式这一现象的描述，它的意图是展示社会结构怎样影响个人对这种生活方式的参与。

西方社会的健康行为方式

卫生专业人员和大众媒体曾经散布这样的信息：如果健康人想尽量延长他们的预期寿命并且保持最长时间的健康，他们需要避免某些特定的行为并接受其他的行为，并使之成为每日常规。有足够的证据支持这一主张，这些证据显示，缺乏锻炼、高脂肪和高胆固醇饮食、压力、吸烟、肥胖、酒精和药物滥用，以及暴露于化学污染物之下等，会导致严重的健康问题和过早死亡（Greenland et al., 2003；Khot et al., 2003；Lee, Hsieh, and Paffenbarger, 1995）。还有，众所周知，没有保护的、混乱的性关系和静脉注射毒品会增加罹患艾滋病的风险，而吸烟与肺癌有关，酒瘾与肝硬化有关，高脂肪饮食与动脉硬化和心脏病有关。

另外一方面，也有证据显示遵循健康的生活方式可以改善一个人的健康状况并能延长其预期寿命。人们还发现，锻炼可以降低死于心脏病的风险（Lee et al., 1995），降低胆固醇水平、降低血压和减少吸烟也有同样的作用（Greenland et al., 2003；Khot et al., 2003）。还有，对加利福尼亚州阿拉麦达县大约7 000个成年人的生活方式所进行的10年深入调查，认定了七种有益的健康实践：（1）每晚7～8个小时的睡眠；（2）每天都吃早饭；（3）很少吃零食；

（4）控制体重；（5）锻炼；（6）限制酒精消费；（7）从不吸烟（Berkman and Breslow，1983）。研究发现，和自我报告有四种上述健康实践或者少于四种的人相比，有六或七种上述健康实践的人拥有更好的健康状态，寿命也更长。

这些新发现表明，健康生活方式对于很多人应该都非常重要，而且，积极的健康生活方式在发达社会应该更为普遍，因为和发展中国家的人们相比——那里的生活水平较低，健康选择也较少——发达社会的人们在选择生活方式的时候有更大的余地，也有更多的机会保持健康。虽然这样的生活方式可以穿越阶级界限，阶级差异对健康生活方式的效果仍会因物质状况的不同而改变。在美国和西欧所进行的研究显示，事情看起来正是如此。

美国和德国　早先的研究对比了美国伊利诺伊州和德国的北莱茵-威斯特法伦州的健康生活方式。研究发现，在不同社会阶级的健康行为之间，并没有显著的差异（Cockerham, Kunz, and Lueschen, 1988a，1988b；Cockerham, Lueschen, Kunz, and Spaeth，1986b；Lüschen, Cockerham, and Kunz, 1987，1989）。虽然参与的质量各有不同，健康生活方式的价值却获得了广泛的认同。

有一个研究（Cockerham et al.，1988a）考察了这样一个问题，即在享受政府提供的全面健康服务的人们和基本上没享受这种服务的人们之间，是否存在着参与健康生活方式的差异。德国拥有完善的国家医疗保险系统，这一系统覆盖全部人口的90%（最富有的人口被排除在外，他们被要求购买商业医疗保险），而美国当时仅有20%的人口——老人和穷人——通过医疗保健计划（Medicare）和医疗救助计划（Medicaid）获得资助。该研究试图确定，美国人（没有一个全国的医疗保险计划为他们提供保障）是否比德国人（他们的卫生服务费用由全国性的健康计划承担）在保持健康方面付出更多的努力。数据显示，在参与健康生活方式这件事情上，从整体上看美国人和德国人之间并没有差异，两个国家内部的各个阶层之间也没有差异。和美国的体系（这里的人们必须自力更生来获得医疗保险并且自己需要支付卫生服务费用）相比，更为"舐犊化"（paternalistic）的德国医疗保险体系似乎并没有削弱个人保持强壮身体的内在动力。

这些研究提示——至少是在美国和德国——健康生活方式已经以一种和韦伯（Weber，1958）所提

出的、新教伦理传播类似的方式跨越了阶级界限而得到传播。这样的观察并不意味着每一个人都试图以健康的方式生活，但很多人确实是这样的，而且，这其中包括了各个社会阶层的人。当然，参与的质量很可能受到阶级地位的严重影响，而且，对较低的社会阶层来说，该地位可能会阻止或者削弱他们的健康生活实践。在不健康的生活条件下健康地生活非常困难。富裕的人们拥有进行节食和锻炼的最好资源，且容易戒烟，因为吸烟在中上层阶级并不普遍。适量的饮酒、定期的体检，以及医生进行的预防服务等情况较为多见。他们家中和工作中的日常生活条件也较少存在健康风险。

而且，和低于他们的阶级相比，高层社会阶级的人们会遇到更多的生活机会，也会获得对自己的生活环境更强的控制感（Mirowsky and Ross，2003）。这些积累型的经验和相关认知会产生一个主要功效，即计划和努力通常会达成期望的结果。虽然底层阶级中的很多人也会试图遵循健康的生活方式，其他人却可能不认为他们的努力会取得成功，进而——与位于其上的阶级相比——对参与良好的健康习惯采取消极或者不那么积极的行动。当不利的生活变化减少了采取积极健康行为的机会和生活方式，或者降低了它们的效果时，对个人来说，践行或者选择的效果就会大打折扣。相应地，在健康方式这一点上，阶级不仅仅是重要的，它可以算得上是主导变量。

其他西方国家　其他西方国家的情况还没有被确认，因为迄今为止对健康生活方式的研究还没有出现多少。在已有的研究中，一个重要的比较研究是冈特尔·吕森等人在比利时、法国、德国和荷兰所进行的研究。这一研究在不同的阶级和民族中间发现了很高的相似性。德国人和荷兰人表现出几乎相同的健康生活方式，而他们的健康实践又和比利时人和法国人没有显著差异。一个例外是，法国居民的酒精消费（葡萄酒）水平很高。总体上说，这些数据显示了健康生活方式跨越阶级和民族界限的传播。

不过，在数年前的英国，布拉克斯特（Blaxter，1990）在全国范围内对健康生活方式进行了一项研究。该研究发现，在不同的阶级中间，人们为了保持健康而做的事情存在重要差异：中上层阶级比工人阶级和底层阶级对自己照顾得更好。阶级之间健康生活方式的差异既巨大又顽固。迄今为止，在工业地区，吸烟仍然是在男性蓝领工人中最严重的问题，此外还伴有过量的酒精消费。在地位较高的男

性中，饮酒频繁但少量。参与运动和较好的饮食习惯更多地出现于社会阶梯的高端，这一点非常显著。布拉克斯特认为，一个人生活于其中的社会条件可能比他的健康相关行为更加重要。也就是说，健康生活方式在积极的社会环境中最有效，而在消极的条件下——比如贫穷——最无效。这一发现具有重要的政策意义，因为它提示，在改变健康水平方面，社会条件最终可能比行为更加有效。

不过，在丹麦和挪威复制布拉克斯特的研究这一尝试却以失败告终（Kooiker and Christiansen，1995）。当然，人们可以辩解说，在丹麦和挪威，处于社会经济不利地位的群体与英国的同类群体相比，境遇要好一些，因此，他们身处其中的物质条件的效果超过了其健康相关行为的效果。很显然，英国的阶级界限相对更加严格，在英国的社会生活中，阶级差异和不平

等的情况也更加严重（Adonis and Pollard，1997；Mount，2004）。在20世纪晚期，具有工人阶级背景的年轻男性开始向上流动，这更多的是因为教育和经济的改变——通过金融、计算机和信息等服务部门的职位上升而得以实现——而不是因为一个更加开放的阶级体系（Reid，1998）。毫无疑问，在英国，对底层阶级和工人阶级的健康而言，物质条件是一个主要的危险因素，而且，与欧盟中其他经济更繁荣的国家相比，物质条件更可能是不良健康状况的一个原发因素。不过也有强有力的证据显示，英国不同阶级之间在患病率、死亡率和预期寿命上的鸿沟顽固地存在着，并且是由健康生活方式的巨大差异所导致的。例如，吸烟现象在富人中减少得最快，现在已经达到了这样的程度：它已经压倒性地成为英国穷人的习惯（Adonis and Pollard，1997；Jarvis and Wardle，1999）。

125

美国最健康的州有哪些

想拥有一种健康的生活方式吗？根据《政府指南》（www.statestats.com/hcrank07.htm），你居住在哪里很重要。最健康的州是佛蒙特，其次是明尼苏达。最不健康的州是路易斯安那。各州的排序依据了21个因素：低体重出生比例、少年生育比例、母亲很晚才接受产前保健或者缺乏产检保健的比例、年龄校正死亡率、婴儿死亡率、癌症和自杀的年龄校正死亡率、医疗保险未覆盖人口比例、卫生保健支出占国内生产总值的比例、人均卫生支出、新发癌症的预测比率、艾滋病发病率、性传播疾病发病率、缺乏初级卫生保健的人口比例，成年人酗酒、吸烟和超重的比例，过去一个月里身体"欠佳"的天数、每10万人口病床数、19～35个月大小的儿童中未接受全部疫苗接种的人数、汽车安全带使用率。2007年和2006年各州排序如下：

2007 名次	州	2006 名次	名次变动	2007 名次	州	2006 名次	名次变动
1	佛蒙特	1	0	26	蒙大拿	27	1
2	明尼苏达	3	1	27	纽约	31	4
3	马萨诸塞	6	3	28	科罗拉多	32	4
4	缅因	4	0	29	肯塔基	26	－3
5	新罕布什尔	2	－3	30	怀俄明	25	－5
6	内布拉斯加	7	1	31	北卡罗来纳	30	－1
7	艾奥瓦	5	－2	32	伊利诺伊	33	1
8	犹他	8	0	33	印第安纳	28	－5
9	夏威夷	10	1	34	密苏里	34	0
10	堪萨斯	12	2	35	马里兰	35	0
11	罗得岛	13	2	36	阿拉斯加	39	3
12	北达科他	11	－1	37	阿肯色	36	－1
13	康涅狄格	9	－4	38	田纳西	38	0
14	华盛顿	20	6	39	特拉华	37	－2
15	威斯康星	14	－1	40	亚拉巴马	42	2
16	新泽西	16	0	41	俄克拉何马	45	4
17	俄勒冈	15	－2	42	亚利桑那	40	－2
18	弗吉尼亚	21	3	43	得克萨斯	46	3
19	加利福尼亚	19	0	44	佐治亚	44	0
20	俄亥俄	24	4	45	南卡罗来纳	42	－3
21	密歇根	23	2	46	佛罗里达	41	－5
22	南达科他	17	－5	47	内华达	47	0
23	宾夕法尼亚	29	6	48	密西西比	50	2
24	爱达荷	18	－6	49	新墨西哥	49	0
25	西弗吉尼亚	22	－3	50	路易斯安那	48	－2

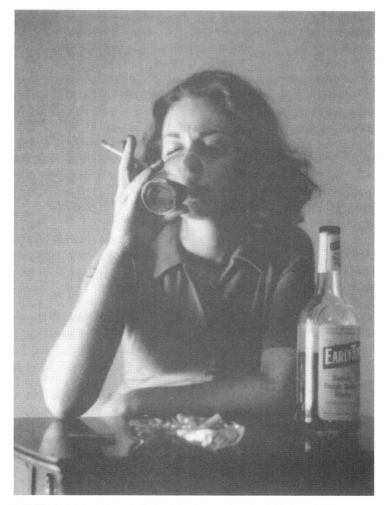

酗酒和吸烟是严重不良的生活方式，因为它们会使人上瘾并诱发心脏病、癌症和其他数种严重威胁健康的疾病。

可是，麦克·费泽斯通（Mike Featherstone，1987）在数年前提出，身体锻炼活动在英国社会中越来越普遍。例如，迈克尔·卡尔南（Michael Calnan，1989）在英国南部进行的健康生活方式调查发现，它在不同的社会经济群体之间没有差异。也有证据表明，吸烟和对脂肪的消费大大地下降了（Reid，1998）。在对伦敦城郊的一组中产阶级和工人阶级妇女的研究中，卡尔南发现，两个群体的人都同意，保持健康的最好办法是良好的膳食和锻炼。不过，在怎样解释膳食和锻炼的问题上，两组之间存在着差异，这显然是源于不同的教育和建立在不同基础上的社会生活经验。中产阶级妇女喜欢高纤维、低脂肪、低热量的膳食，而工人阶级的妇女则强调了有规律的、包含了肉和两份蔬菜的足量饮食。两组人都重视有规律的锻炼，不过工人阶级的妇女更可能认为，家务劳动就能满足这种要求。

总之，事情似乎是这样的，即健康生活方式正在英国社会流行，但不同社会阶级之间的显著差异仍然存在。这一发现并不令人奇怪，因为与美国和德国相比，英国的阶级分隔仍然严格。在法国，目前很少有关于健康生活方式的参与程度的研究，不过仅有的研究说明，这里存在着相对积极的健康实践，只有酒精消费是例外（Lüschen et al.，1995）。不过，适量（每天一杯）的红酒对预防心脏病是有益的，因此，即使他们的膳食很丰盛，但是法国人的心脏病死亡率相对较低（Orfali，2005）。近年来，吸烟和葡萄酒消费都下降了，从1993年以来，香烟广告被禁止了。克劳丁·赫兹里希和珍妮·皮尔莱特（Claudine Herzlich and Janine Pierret，1987）界定了法国社会的一个趋向："保持健康的责任"。他们发现，在中产阶级中这一规则最强大，不过他们所提供的证据也表明，处于社会不利地位的人们也拥护同样的思想趋向，这显示，这一规则正在法国社会传播。他们解释说，健康对个人和社会都是必需的，而且是人们自我实现的手段。克劳丁·赫兹里希和珍妮·皮尔莱特（Herzlich and Pierret, 1987：231）坚持说："'拥有健康的权利'意味着，每一个人都必须对他或她自己的健康负责；它还意味着，在应对现代社会生活中的病原学后果（pathogenic effect）时，他或她必须采取理性的行为。"

根据现有的研究，情况不能被视为是这样：健康的生活方式已经在西方社会得到全面的传播。最广泛的参与似乎是在美国、德国和荷兰。在英国和法国，健康生活方式有传播的迹象，不过在西方社会的其他国家，我们对大众人口中健康实践的程度所知甚少，或者一无所知。显然，我们需要更多的研究来确定国家、地区和全球层面上的健康生活模式。当然，对健康生活的强调是现代性的一部分。看起来，在西方国家，似乎是中上层社会经济群体的成员更多地追求这样的生活方式，不过，来自美国和德国的数据也显示，不少社会底层的人也加入了践行健康生活方式的行列。

俄罗斯和东欧的健康生活方式

其他研究则凸显了社会阶级和健康生活方式之间的重要性。在这一研究中，本书作者（Cockerham, 1997b, 1999, 2000c, 2006b, 2007b; Cockerham, Snead, and DeWaal, 2002）调查了俄罗斯和东欧的预期寿命降低的情况。虽然在抑制该地区由心脏病导致的死亡率急剧上升方面，欧洲的前社会主义国家的卫生政策效果不佳，而且社会压力也难辞其咎（很可能间接地诱发了消极健康习惯的出现），但是我们的研究发现，健康生活方式是导致大约开始于 20 世纪 60 年代中期的寿命降低的主要社会决定因素。死亡率的上升主要是由于中年男性工人的早逝，其健康生活方式的特征是严重酗酒和吸烟——不考虑膳食因素以及缺乏锻炼。对逐渐恶化的国家卫生服务系统的依赖也促成了一种具有安全感的假象，而国家承担了（维护）健康的义务，因而并没有鼓励个人对自身健康承担义务（Cockerham et al., 2002）。弗拉基米尔·斯科尼科夫和弗兰斯·麦斯理（Vladimir Shkolnikov and France Meslé, 1996：145）描述了俄罗斯当时的情况：

> 国家的主要目标和兴趣高于个人需要和愿望，这一点教育了民众：个人价值是无足轻重的。依据这种意识形态，没有理由关注一个人未来的健康。很多人相信，国家会在其面临严重健康问题和其他灾难时帮助他们。在新的情

况下，当俄罗斯政府的总体衰弱使其在社会和健康方面的努力（social and health efforts）比以前更加捉襟见肘的时候，上述情况导致的轻率生活方式变得尤其危险。

在俄罗斯和东欧的例子中，工人阶级男性的不良健康生活方式反映在他们的社会互动规范中，也受到了他们在社会结构中有限的选择机会的影响（Cockerham, 1999）。酒和香烟不仅便宜而且容易获取，而新鲜水果和蔬菜在冬日里供应短缺，膳食富含脂肪，而锻炼极少。严重的酗酒、吸烟、油腻的食物，以及缺乏锻炼，正像前文所述，促成了心脏病的高死亡率。虽然预期寿命的缩短主要是发生在男性中的现象，却影响到了所有社会阶层的人，年龄（中年）和阶级（工人阶级）也是关键的变量。当然，从 20 世纪 90 年代中期开始，东欧女性的寿命提高了，苏联也是如此，但不及前者。例如，在俄罗斯，妇女的预期寿命仅仅从 1965 年的 72.1 岁上升到了 2005 年的 72.4 岁。

男性的预期寿命或者停滞不动、下降，然后稍有上升（捷克斯洛伐克和波兰），或者持续下降，未能恢复原有水平（保加利亚、匈牙利、罗马尼亚和苏联），直到 1989—1991 年这些国家的社会主义政府解体为止。在东欧和一些苏联加盟共和国，男性寿命在延长，但俄罗斯是一个例外，那里的寿命降低得最多，一直持续到今天。1965—2005 年，俄罗斯男性的平均预期寿命从 64.0 岁降低到了 58.9 岁——缩短了 5.1 岁——而其逆转仍遥不可及。

如前文所述，死亡率情况（恶化）的主要原因是由下列因素导致的过早死亡：心脏病发作、与酒精相关的中毒以及意外事故。为了揭示这一危机的最终原因，我们需要进一步审视并确定，是什么因素导致了与心血管病和酒精相关的死亡率的上升。虽然压力因素也有一定的重要性，但消极的健康生活方式似乎诱发了与心脏病和酒精相关的死亡——通过严重酗酒和吸烟、高脂肪膳食以及缺乏锻炼。不过，问题依然存在：是什么因素导致了消极的生活方式？这里的答案似乎是工人阶级男性的行为秉性，它作为健康生活实践的传递者，把这种生活方式带入了俄罗斯的社会文化之中。在历史上，工人阶级和农民的风俗就喜欢把饮酒作乐——与其他危害健康的习惯行为一起——作为一种日常性的活动，这一风俗已经成为主导性的生活规范。因此，最终的原因似乎是，工人阶级的日常活动导致了造成高死亡率的生活方式。

预防服务

如本章前文所述，在一般情况下，健康生活方式发生在正式的卫生服务系统之外，因为人们在他们的社会环境中进行自己的日常生活。不过，健康行为的一个重要面向是，为了（获得）预防服务，健康人会接触医生和其他卫生人员。预防服务指的是日常的体检、疫苗接种、产前保健、牙科检查、对心脏病和癌症的筛查以及其他服务。这些服务的目的是保证良好健康和预防疾病，或者尽量减轻已发生疾病的后果。

预防服务和穷人

虽然有证据表明，对健康生活方式——这些生活方式不涉及与医生和其他卫生人员的接触——的参与能够跨越阶级界限传播，但是也有证据表明，穷人仍然是最不可能享有预防服务的人群（Snead and Cockerham, 2002）。低收入的妇女接受的产前保健更少，低收入家庭的儿童很可能从来没有接受过一次常规性体检，而且，其他预防手段，如牙科保健、乳房检查、儿童疫苗接种等，在穷人中也非常少见。出现这种情况的原因是，很多低收入人士没有医疗服务的常规资源，卫生机构可能距离遥远，而且个人需要支付没有被医疗保险所覆盖的费用。在一个人自我感觉良好的时候，上述因素可能是他看医生的重要障碍。而且，对那些没有任何医疗保险的人来说，为了预防服务而看医生可能是一种无力负担的奢侈行为。

穷人对预防服务的使用不足是一个普遍现象，不仅仅是在美国，在几个欧洲国家中也是如此，人们发现，那里的底层阶级很少使用预防性的医疗和牙科服务（Lahelma, 2005）。相应地，可以明确的是，（使用）预防服务是发达社会中中上层阶级的特征。在我们为富人和穷人之间显著的健康和预期寿命差异寻找解释的时候，与贫穷相关的生活条件和底层阶级缺乏预防服务是主要的考虑因素。

健康信念模型

一个有影响的社会心理学路径（approach）是埃尔文·罗森斯托克（Irwin Rosenstock, 1966）和他的同事提出的健康信念模型（health belief model），这一模型试图解释健康人企图避免疾病时采取的方式。健康信念模型在很大程度上发源于心理学家科尔特·列文的理论。列文提出，人们生存在一个生活空间里，这一空间的组成部分既有积极心理效价（valence）的领域，也有消极心理效价（价值）的领域。疾病具有消极的效价，而且可能具有把一个人从某个领域驱逐出去的效果，除非这种驱逐会使他进入一个消极效价更高的领域（例如，和在一项重要事务上失败相比，患病可能并不那么消极）。人们排斥那些具有消极效价的领域，被具有积极效价的领域所吸引。因此，我们可以把人们的行为看做下述行动的结果：他们追寻最具吸引价值（most attractive value）的那些领域。

这一理论框架认为，人类行为依赖于两个主要的变量：（1）一个人对一个特定后果的价值判定，（2）这个人对一个给定行动的结果所持有的信念。相应地，图6—3所显示的健康信念模型认为，一个人所采取预防疾病"X"的行动是由该特定个人的认知决定的，即他或她认识到，他或她个人容易患上这种疾病，而且疾病的发生至少会产生一些严重的个人后果。

虽然并没有直接显示在图6—3中，这一模型的假设是，通过采取特定的行动，一个人对疾病的易感程度会降低，或者如果疾病真的发生，严重程度会降低。不过，对疾病"X"所施加的威胁的认知会受到校正因素的影响。图6—3显示，这些因素包括人口和社会心理学的因素，以及一些结构性变量——这些变量既能够影响认知，也能够影响激发行动所需的必要信号。罗森斯托克说，行动信号是必需的，因为即使一个人认为，一个给定的行动会对降低疾病威胁有效，他可能仍然不会采取该行动，因为他认定该行动太昂贵、太不愉快或太痛苦、太不方便，或者可能导致太大的创伤。

因此，虽然一个人认识到某个行动的必要性，而且拥有采取行动的能力，他仍然可能没有足够的动机这样做。行动可能性的大小还涉及对两件事情的权衡：行动的可能收益和行动的可能障碍。因此，罗森斯托克相信，以行动信号的形式出现的刺激源是必需的，它用以"激发"合适的行为。这样的刺激源可以是内在的（对身体状况的认知），也可以是外在的（人际互动、大众媒体传播，以及知道有人曾受到健康问题的影响等）。

健康信念模型曾经被成功地运用在数个对（预防性）健康行为的既往研究中，如对遵守膳食限制的研究（Becker et al., 1977），以及对控制高血压

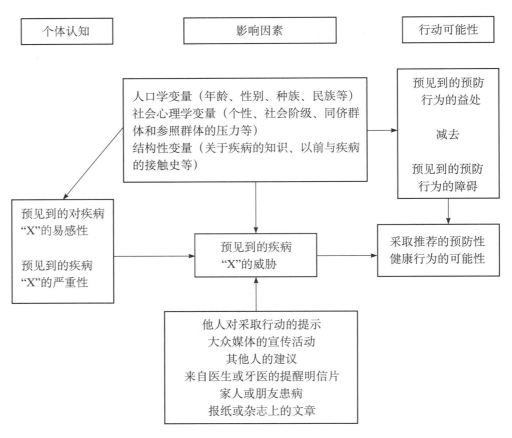

| 个体认知 | 影响因素 | 行动可能性 |

人口学变量（年龄、性别、种族、民族等）
社会心理学变量（个性、社会阶级、同侪群体和参照群体的压力等）
结构性变量（关于疾病的知识、以前与疾病的接触史等）

预见到的对疾病"X"的易感性
预见到的疾病"X"的严重性

预见到的疾病"X"的威胁

预见到的预防行为的益处
减去
预见到的预防行为的障碍

采取推荐的预防性健康行为的可能性

他人对采取行动的提示
大众媒体的宣传活动
其他人的建议
来自医生或牙医的提醒明信片
家人或朋友患病
报纸或杂志上的文章

图6—3 健康信念模型

资料来源：Becker，1974，p. 334。已获 Marshall H. Becker 许可。

的民族差异的研究等（Brown and Segal，1996）。据观察，求助行为建立在两件事情的基础之上，一是人们认识到结果的价值（避免个人患病），二是人们对预防行动的结果抱有多少期望。例如，在贝克尔的研究中（Becker et al.，1977），182 对母亲和肥胖儿被分为三组，所有的孩子都参与一个减肥计划。这三个组分别是：（1）高恐惧组（向他们展示一些惊人的材料，显示肥胖对以后生活的潜在恶果），（2）低恐惧组（向他们展示一些类似的但不太具有威胁性的材料），（3）对照组（没有展示信息）。对照组中的孩子们没有减去一点体重。低恐惧组的孩子们最初减去了一些体重，不过容易出现轻度反复。高恐惧组的孩子们减去的体重最多，而且没有任何反复。在高恐惧组中，这种恐惧—激发信号的干预对母亲的观念产生了显著的效果，因为她们认识到了疾病的易感性和严重性，也认识到了实行减肥计划对自己孩子的好处。

遗憾的是，健康信念模型的实用性是有限的，因为它大多被应用于预防情境，其中被研究的行为是志愿者的行为。可是很显然，许多人只有在明显

和确定的症状出现后，才有寻求健康服务的动机。在这种情况下，健康信念模型就不适合了。无论如何，在对健康行为的研究中，这一模型还是展现了一定的实用性。这一模型的好处是，即使一个人意识到了其个人易感性，除非他同样意识到患病会导致严重的问题，否则他仍然不会采取行动。因此，个体对健康境遇的主观评价就成为他使用卫生服务的关键变量。实际上，一个人的主观评价甚至比客观的医学诊断更重要。很多年以前，大卫·麦肯尼克（David Mechanic，1972）就注意到，预防医学的难处是，常识性路径（commonsense approach）和临床路径（clinical approach）并不必然一致，可往往是常识决定了是否寻求卫生服务。而且，如果一个患者感觉良好，医生可能会面临额外的麻烦：说服患者继续遵从医嘱。

小 结

健康行为是个人主动采取的行为，其目的是保

132

持或者促进健康，预防健康问题，或者拥有良好的身体形象。相应地，健康生活方式就是生活样式的集合，意在增强良好的健康状况和延年益寿。健康生活方式包括与医生和其他卫生人员的接触，不过大多数的行为发生在正规卫生服务系统之外。这些行为包括合理膳食、控制体重、锻炼、休息和放松，以及避免压力，避免酒精和药物的滥用。

马克斯·韦伯，社会学思想史上最重要的理论家之一，分析了生活方式在社会中所扮演的一般角色。他发现，虽然特定社会经济地位群体的特征是他们拥有自己特有的生活方式，但还是有一些生活方式穿越社会界限而传播开来。他还观察到，生活方式取决于人们消费什么，而不是他们生产什么。来自美国和德国的证据，还有——程度上稍逊一筹——来自英国和法国的证据都表明，在这些社会里，健康生活方式的传播超越了阶级结构，虽然底层阶级的参与质量无疑比位居其上的阶级差许多。

而且，虽然健康的生活方式有助于实现良好的健康状况，然而健康的生活方式的最终目标却是对健康的消费，因为健康被用来防止疾病、延年益寿、使自己感觉良好、有能力工作，或者拥有一个令人满意的身体形象。

韦伯和布迪厄的研究对本书作者所设计的健康生活方式模型贡献良多。这一模型显示了特定的结构变量怎样影响健康生活方式的选择。在此模型里，阶级境遇被描述为一个特别强有力的变量。健康行 *133* 为的另一个重要面向是健康人和卫生服务提供者之间的接触。预防服务包括日常的体检、牙科保健、癌症和心脏病的筛查、疫苗接种等，这些服务的目的是预防疾病或者减少疾病发生的机会，或者使其后果最小化。显然，在全世界范围内，底层阶级的成员最不可能接受预防服务。本章结束于对健康信念模型的讨论，这一模型对研究健康行为有很大的影响。

推荐阅读

BRANDT，ALLAN M.（2007）*The cigarette century：The rise，fall，and deadly persistence of the product that defined America*：New York：Basic Books.

香烟在美国社会里所扮演之角色的历史。

相关网站

预防服务和健康生活方式

1. 美国疾病控制和预防中心社会统计信息简报室：健康行为。

http：//www.cdc.gov/nchs/SSBR/025para.htm

可从其获得下述调查和研究的信息：疾病预防与疾病相关的风险因素。

2. 健康国民 2010。

http：//www.healthypeople.gov/

为下述使命而建立的组织：认定最重要的、可预防的健康威胁，并为应对这些威胁而专注于各种公共努力和私人努力。

3. 美国卫生研究院行为与社会科学办公室。

http：//obssr.od.nih.gov/

提供数量众多的网络链接，包括新疾病的发病及其预防，怎样增加促进健康的行为和减少损害健康的行为。

马克斯·韦伯

SocioSite：马克斯·韦伯。

http：//www. sociosite/topics/weber. php

对马克斯·韦伯的生平和著作的描述。

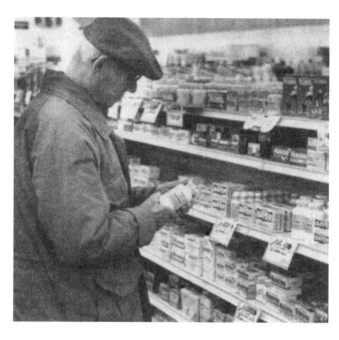

第七章　患病行为

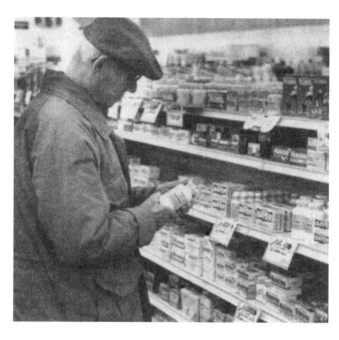

和健康行为相比，患病行为就是那些感到病痛的人为确认并摆脱该疾病而进行的活动（Kasl and Cobb，1966）。正像大卫·麦肯尼克（David Mechanic，1995：1208）所解释的那样，"患病行为指的是为应对身体不适而采取的各种方法：怎样监测体内情况、怎样定义和解释症状、怎样（为疾病）归因（attribution）、怎样采取治疗行动和怎样使用各种来源的正式或非正式的服务等"。有些人会感受到某一特定的生理症状如疼痛、高热或恶心并且找寻医生以接受治疗。其他出现了类似症状的人却可能尝试自我疗法，或者认为症状不值得注意。

我们知道，身体的变化——那些功能限制性的（disruptive）、痛苦的和可见的疾病症状——是寻求医疗救助的基本决定因素，如果感到严重不适时，就更是如此。正像苏珊·格尔（Susan Gore，1989：311）所指出的："检查出诸如糖尿病、心脏病和癌症等疾病的时间，取决于那些外在于疾病过程的因素——社会和心理因素，这些因素决定了个体对那些日常经历的微妙身体变化的反应。"因此，对感觉状态的主观解读就成为具有高度医学意义的事情。

对那些关心卫生保健体系的规划、组织和完善的个人和团体而言，确认那些鼓励或者阻止一个人寻求治疗的因素是非常重要的。对社区中的居民来说，对医疗求助过程的理解可以对卫生服务的建构产生重大影响。这一影响具有双重意义，一是提供更好的医疗服务，二是使那些需要服务的人获得这种服务。

本章的重点是对病人做出使用专业医疗服务决定的影响因素进行一番回顾。首先，考察自我保健行为；其次，选择一些社会人口学变量进行讨论。当然，这些只能说明对医疗服务的使用是否存在差异，而不能解释为什么存在差异。因此，我们的第三个话题将是选出一些医疗求助的社会心理学模型。只有当一个人特定的心理条件被满足后，我们才能期望他主动去找医生。

134

135

自我保健

自我保健是全人类对疾病症状最常见的反应。自我保健包括采取预防措施（如补充维生素）、针对症状进行的自我治疗（如使用家庭偏方或服用非处方药），以及控制慢性病（如糖尿病人使用胰岛素）。自我保健也可能涉及对卫生服务提供者的咨询，并接受他们的服务。作为健康相关的行动方式，自我保健既包括健康行为，也包括患病行为。它基本上包括了普通人对自身疾病的预防、检查和治疗。自我保健的独特之处是，它是患者自我启动的，也是患者自我管理的。在现代社会，有几个因素促进了普通人的自我保健行为。这些因素包括：（1）疾病模式由急性状态转变为慢性状态，以及与之伴随的、对无法治愈症状的保健需求，（2）并不归咎于特定个人的（depersonalized）对专业医疗服务的不满，（3）认识到现代医学能力上的有限性，（4）越来越多地意识到替代治疗方法的存在，（5）对生活方式会对健康产生影响的意识逐渐增强，（6）如果可能的话，每个人都有控制自身健康的愿望（Segall and Goldstein，1989）。当一个人熟悉自己的症状，当需要的保健种类和可能的结果是已知的时候，在并不需要医生的时候，这个人就可能进行自我保健。实际上，自我保健是普遍存在的。人们已经进行了数千年的自我保健，今天，由于可以接触到互联网上大量的医疗信息，它（自我保健）变得更加容易了。

可是，自我保健并不是一种完全独立于医学专业之外的行为。那些从事自我保健的人的做法，和医学规范、价值观和医疗信息是一致的。在通常情况下，医学建议指导着人们所采取的行动（Calnan et al.，2007；Stevenson et al.，2003）。如果普通人缺少知识、能力或者经验来采取进一步的行动，或者仅仅是感到让专业人员代为处理更为舒适，他们就会求助于医生。本章的最后一部分将会讨论向医生求助所涉及的社会过程。

社会人口学变量

在过往的医学社会学研究中，有一部分非常重要，它涉及社会人口学变量对卫生服务使用情况所产生的影响。有一点读者必须注意，即求助行为经常涉及数个变量之间的互动，这些变量联合起来对特定情境中的特定结果发挥作用。无论如何，对特定社会人口学变量——如年龄、性别、民族、社会经济地位——的后果的研究，有助于解释它们和医疗服务求助者行为之间的关系。

年龄和性别

关于年龄和性别的所有发现是一致的：在对卫生服务的使用方面，女性多于男性，（在所有年龄段）老年人最多。正像第四章健康的社会人口学所提示的那样，现有的数据清晰地表明女性的患病率更高，即使是用孕产住院率进行校正以后，女性仍然具有较高的住院率（National Center for Health Statistics，2007；Weiss and Lonnquist，2006）。如果考虑到对有关疾病症状知识的了解程度，一般来说，与男人相比，妇女看起来对健康问题知晓更多，也能够更好地照顾自己。另外，一个家庭看医生的次数似乎与这个家庭里的女性人数有关。也就是说，一个家庭的女性越多，看医生的次数就越多。

显然，年过65岁的人健康状况较差，他们比其他年龄组的人更常住院。老年人也比年轻人更多地看医生。因为老年人更有可能处于残疾或者疾病状态，也更可能被公共保险（医疗保健计划）所覆盖，他们往往更频繁地看医生。有人研究了老年人对医疗服务的使用情况，研究显示，对医疗服务的使用更多地取决于实际的需求，这一因素比其他任何单独因素都重要（Cockerham，1997a）。

和男性相比，女性表现出了一种终生模式，即更多地看医生。女性看医生的模式有三个高峰。最初，女童就诊率较高，随后下降，直到生育期再度升高。35岁以后，就诊率下降，但在45岁以后持续上升。对男性来说，儿童期的就诊率较高，随后相对较低，从45岁开始，就诊率逐渐上升。

对年龄在15～45岁之间的妇女来说，怀孕以及相关病情无疑会导致较高的就诊率，不过妇女的生育角色只解释了不到20％的就诊原因。妇女看医生的频率较高主要还是她们患病更多造成的（Lorber，1997；Young，2004）。更频繁地接受医生服务很可能对妇女有较大的益处，因为一般说来，和男人相比，她们可以更早地获得诊断和治疗。

民族

其他几个医学社会学研究试图把一个人对卫生服务的使用与他或她的文化背景联系起来。最系统的研究之一是爱德华·萨奇曼（Edward A. Suchman, 1965a）的研究，他在纽约市的几个民族群体中，调查了他们对现代医学的信念和接受程度。萨奇曼试图把个人的医学取向（orientation）和行为，与特定的社会关系类型及其对应的群体结构联系起来。他相信，群体关系的内部作用和个人对医学的取向，会影响他或她的健康促进行为（health-seeking behavior）。

萨奇曼把人们分成了两类，一类人属于四海为家型的群体，另一类属于地方型群体。地方型群体中的人与家庭、朋友或其民族群体的其他成员之间关系密切，有排他性，对疾病的知识有限，对医疗服务持怀疑态度，且在患病时高度依赖他人。和四海为家型的群体相比，他们更有可能延缓寻求医疗服务，更可能依赖一个"业余的咨询体系"（layreferral system）来应对他们的疾病症状。一个业余的咨询体系包括非专业的家庭成员、朋友或者邻居——他们帮助个人解释他们的症状并推荐治疗方法。"业余咨询体系"的概念来自艾略特·弗雷德森（Eliot Freidson, 1960），他把医疗求助过程描述为一个涉及一组潜在咨询者的过程，最初是核心家庭，然后扩展到经过选择的权威业余人士，一直到"专业的"（医学）从业者。弗雷德森认为，当对疾病的文化定义和其专业定义相矛盾时，这一咨询过程往往不会通向专业的从业者。在业余咨询结构中对使用医疗服务的最强烈抵制，出现在底层阶级的邻里社区里，这些社区的特征是强烈的民族认同和强大的传统大家庭关系。寻求医生帮助的决策不仅仅取决于适用于患病行为的专业标准，也取决于业余规范，而这两者往往互相矛盾。

与此相反，在萨奇曼的研究中，四海为家型的群体表现出较低的民族排他性、更开放的朋友圈子，以及更少的权威性家庭关系。而且，与地方型群体相比，他们可能知道更多的关于疾病的知识，而且在患病时对他人依赖较少。

社会网络 萨奇曼（Suchman, 1965a）的研究表明，在一些特定的条件下，密切的和具民族排他性的社会关系往往——至少在一开始——把求助行为导向某一群体，而不是导向专业的卫生服务体系。不过，10 年后，里德·吉尔森（Reed Geertsen, 1975）和他的合作者们在盐湖城重复了萨奇曼的研究，却发现了相反的趋势。他们观察到，由于其对良好健康、教育的高度重视和对家庭与传统的强调，

摩门社区的表现是，群体的亲密性和排他性反而提高了个人利用专业卫生资源的可能性。他们（吉尔森等）总结说，属于具有亲密性和排他性的群体的人们，特别是那些属于传统指向（tradition-oriented）家庭和权威指向（authority-oriented）家庭的人们，一方面更可能通过寻求医疗服务来应对其健康问题——如果这样的行动与他们的文化信念和文化实践相一致的话；另一方面更不可能寻求医疗服务——如果他们的文化信念支持怀疑主义，并且不相信职业医学。

相对于民族群体，吉尔森和他的同事们更多地关注家庭——作为决定求助行为的关键社会单位——的作用。家庭是一个人最重要的社会群体，而且常常是社会价值观的主要来源。因此，在一个人的医学定位（medical orientation）中，关于疾病的知识和家庭权威似乎是两个相互干预的关键变量，因为知识帮助对症状的认知，而家庭权威则驱使患者进入专业的卫生服务体系。另外的可能性是，缺乏关于疾病的知识和/或孱弱的家庭权威可能成为获得专业治疗的限制因素，并且导致他或她把自己的健康状况置于危险的境地。

这里的判断是，家庭代表了一种社会经验，这种经验会影响特定个人怎样看待他或她的健康状况。个人出生于某个家庭，家庭成员都是他的重要他人（significant other）——他们之所以重要，是因为他们为这个孩子提供了特殊的健康身份。这一身份不仅仅包括对其生理特性和智力特性的评价，也包括关于一个家庭或者群体的社会史知识，以及上述内容在社会地位、生活愿景和文化背景等方面的意义。随着孩子的长大，他或她逐渐把直系亲属、群体或者更大社会范围内的价值和观念当做自己的价值或看法——更大社会范围内的价值和观念也是通过家庭愿景这一中介而展示给孩子的——这时，这个孩子才被认为被适当地社会化了，因为他的行为已经和群体认可的看法相一致。

必须承认，孩子们可以接受由家庭代为呈现的社会愿景——这一愿景源自他们所在的社会，他们也可以拒绝它。不过，在社会化过程中提供给他们的各种选择却是由成年人安排的，这些成年人决定提供什么信息，也决定以什么方式来展示这些信息。因此，虽然儿童们在社会化经历中并不是完全被动的，但重要的是——就像彼得·伯格和托马斯·卢克曼（Peter Berger and Thomas Luckmann, 1967）所阐释的那样——他们在选择自己的重要他人时别

无选择，因此，他们对家庭的认同是半自主的（quasi-automatic）。这进一步意味着，孩子们对他们的家庭所表现的社会现实的内化，具有相对的不可避免性（quasi-inevitable）。虽然由他们的重要他人展示给他们的最初社会世界景象（initial social world）很可能被以后的社会联系所弱化，无论如何，它都会对他们产生持久的影响。例如，人们发现，在其子女的预防性健康信念方面（Lau，Quadrel，and Hartman，1990），在塑造他们的健康生活方式方面（Cockerham，2005；Wickrama et al.，1999），父母具有最重要和最持久的影响。

因此，毫不奇怪的是，一个人的家庭或者社会群体经常会引导他对整体社会的认知过程，或者为整体社会的愿景提供指导观点。出于这个原因，医学社会学中的许多研究都强调，社会网络是影响求助行为的主要因素（Calnan et al.，2007；Geertsen et al.，1975；Pescosolido，1992）。社会网络指的是一个人日常社会互动中的社会关系的总和，这些社会关系是观点、信息和情感交流的正常通道。通常的情况是，这一社会网络是由家庭、亲戚和朋友构成的，这也形成了该个人的直接社会世界（immediate social world），尽管社会网络的概念可以被进一步扩展，以包括逐渐增多的社会单位。

社会网络的作用，以及社会网络的价值、观点、态度和文化背景，作用于个人，建议、指导或者强迫他采取或者不采取特定的行为路线。在发展一种解释求助行为的理论时，博奈斯·派斯科斯里多（Bernice Pescosolido，1992）强调了社会网络在获得医疗服务方面的重要性。表7—1展示了派斯科斯里多设计的一个表单，它列出了几乎所有的社会群体中人们在患病时寻求咨询的选项和选择。最显而易见的选择是现代医学从业者，特别是执业医师（medical doctor，MD）。但是，市场现实如收入较少或者缺乏医疗保险，可能会把人们推向其他地方。因此，替代治疗的从业者，如信仰治疗师（faith healer）或推拿师（chiropractor）也成为可能的选择。非医学专业人士，如社会工作者、牧师或者教师代表了其他的选项，还有非专业的咨询师如家庭成员，或者进行自我保健，也可能不会做出任何选择。

派斯科斯里多指出，人们经常求助于各方面的建议，直到问题解决为止。她发现，正是通过和他人的接触，人们才能应对自己的疾病，并为其医学或者情感问题获得支持。派斯科斯里多说："社会网络不仅仅影响其中个体的求助行为，社会网络还是照顾者和咨询者，也是'治疗管理群体'的一部分。"相应地，人们在寻求医疗服务时所采取的策略，是围绕着他们所拥有的机会而形成的，他们通过和有能力向他们提供帮助的人进行互动而获得这些机会。

表 7—1 医疗服务和咨询的选择范围

选择	咨询者	实例
现代医学执业者	执业医师 正骨师 专职医护人员	内科医生、足科医生、验光师、护士、配镜师、心理学家、药剂师、医学技师、护工
替代治疗执业者	"传统"治疗师 "现代"治疗师	信念治疗师、民间治疗师、精神治疗师、草药医生、针灸师
非医疗专业人士	社会工作者 神职人员 上司	老板 教师
外行咨询者	家人 邻居 朋友 同事 同学	配偶、父母
其他	自我保健	非处方药、自我检查程序 家庭偏方、健康食品
无		

资料来源：Pescosolido，1992，p.1113。

就民族性（ethnicity）而言，它对接受医生服务的影响仅限于在决策过程中为社会网络提供一个文化背景。与民族性有关的、一个特别令人费解的变量是社会经济地位。一个人的社会经济地位越高，他的民族性程度就可能越低（Hollingshead and Redlich, 1958）。换言之，欧裔、非裔、拉丁裔、亚裔和土著中产阶级美国人，往往表现出同样的中产阶级规范和价值观，这是他们共同参与中产阶级社会（行为）的一部分。他们在使用医疗服务时的类似方式，也可以被包括在这样的行为模式之中。萨奇曼（Suchman, 1965a）的研究显示，民族性对决策过程的直接效果在很大程度上限制在底层阶级中间。在美国进行的、对低收入的少数种族/民族的研究看起来支持上述结论。下面的三小节会讨论这些研究。

医疗保险覆盖 为了给对医疗服务的讨论一个背景，我们首先应该注意美国不同种族医疗保险的覆盖程度。65岁及以上的人有资格享受医疗保健计划。余下的美国人口的主要医疗保险类型是商业保险，由个人、雇主分别支付，或者由两者共同支付。低收入的家庭有可能享受医疗资助计划——为穷人提供的公共医疗保障计划。表7—2列出了2005年65岁以下人口按种族分类的医疗保险覆盖比例。大约有68.2%的人拥有商业医疗保险，12.9%的人参加了医疗救助计划，2.5%的人拥有其他类型的公共医疗保障，如国防或者荣军署（Veterans Administration）提供的健康收益计划，还有16.4%的人没有任何医疗保险。表7—2还显示，77.3%的非拉丁裔人口拥有商业医疗保险，而非拉丁裔的黑人却只有53.1%的人拥有商业医疗保险。对其他种族的人而言，表7—2显示，72.2%的亚裔人口拥有商业医疗保险，而土著美国人的相应数字是43.1%，拉丁裔人口的相应数字是42.4%。

就医疗救助计划而言，其大约覆盖了24.8%的非拉丁裔黑人和24.2%的土著美国人覆盖以及22.9%的拉丁裔人口。只有大约8.5%的非拉丁裔人口和8.2%的亚裔人口被医疗救助计划覆盖。对那些没有任何医疗保险覆盖的人们来说，表7—2显示，12.0%的非拉丁裔人口和18.3%的黑人落入了这一类别。不过，最令人震惊的发现是，没有医疗保险的拉丁裔人口和土著美国人人口比例分别是33%和32.2%，这在美国社会所有的民族群体中是最高的。

表7—2　　　　　　　　　美国2005年按种族划分的65岁以下人口保险覆盖率（%）

保险种类	全美国	非拉丁裔白人	非拉丁裔黑人	拉丁裔	亚裔	美国土著
商业保险	68.2	77.3	53.1	42.4	72.2	43.0
医疗救助计划	12.9	8.5	24.8	22.9	8.2	24.2
其他公共保险	2.5	2.2	3.8	1.7	2.5	0.6
无保险	16.4	12.0	18.3	33.0	17.1	32.2

2005年，全美没有医疗保险的人口比例是16.4%，1990年的数字是13.9%，1980年的数字是11.6%，由此可以清楚地看出，缺乏医疗保险覆盖的全美人口的情况表现出逐渐恶化的趋势。没有医疗保险的人在低收入工作岗位上工作，他们的雇主没有为其雇员提供医疗保险福利。这包括很多拉丁裔人口和土著美国人，也包括来自其他种族和民族群体的人。这些人近于贫困，他们拥有一份工作，挣的钱恰好使他们没有资格享受福利计划，如医疗救助计划，然而，他们又无力购买商业医疗保险，因为对他们微薄的薪水来说，它太昂贵了。很多年以前，卡琳·斯科波和柴瑞尔·阿梅（Karen Seccombe and Cheryl Amey, 1995：179）指出，工作着的穷人"被这个国家医疗保险覆盖计划的规则要弄了——通过对就业率的操纵，他们是我们的社会体系中的生产者，可是他们和他们的家人却没有被医疗保险覆盖"。

可是并不是所有缺乏医疗保险的人都是准穷人。美国人口普查数据显示，2006年，4 700万人没有医疗保险，而2005年的这一数字是4 480万人。缺乏医疗保险人口的增加主要是由下列事实造成的：2006年，2 200人的工作没有上医疗保险，这一数字比2005年增加了2 080万人。据推测，这一增加是因为医疗服务成本的上涨提高了保险费，以致雇主和工人认为医疗保险过于昂贵。2005年，大约39%没有保险的家庭的收入少于每年25 000美元，31%的家庭的收入介于25 000美元和29 999美元之间，还有30%的家庭的收入在50 000美元以上。那些拥有中高等收入而又缺乏医疗保险的往往是这样一些人，他们的雇主没有为他们提供负担得起的医疗保险，或者他们在参加工作之前就有某些健康问题，因此，除了代价高昂的个人商业保险计划之外，他们无力获得其他医疗保险。另外则是健康的年轻人，他们选择不购买医疗保险，因为它如此昂贵，而他们感觉自己需要它的可能性很低。

非裔美国人 很多年以前，预防医学在很大程度上是一个中产阶级的概念。预防医学为患者提供一个全面的（诊疗）体系，包括产前和产后保健、儿科服务、牙科保健、疫苗接种，以及通过筛查发现已有疾病。低收入的黑人和低收入的白人一样，只有在患病或者受伤的时候才去看医生，这意味着很多黑人并不使用预防服务。对那些仅能勉强维持温饱的人们来说，唯一的选择是医疗福利——就其本质来说，医疗福利通常是带有官僚主义色彩且不近人情的——或者没有任何专业服务。

不过，虽然有些黑人——那些没有被任何类型的医疗保险覆盖的人——缺少专业医疗服务，但在过去的数十年里，黑人接受医师服务的整体模式却发生了戏剧性的变化。在20世纪70年代中期以前，黑人看医生的次数明显少于白人，而且对向医生求助表现出更强的消极态度。而目前情况已不再是这样了。

拉丁裔 有研究调查了美国对专业卫生服务的使用情况。研究发现，在所有种族/民族群体中，拉丁裔美国人使用医疗服务的比例是最低的（Angel and Angel，1996a，1996b）。和拉丁裔白人和黑人相比，墨西哥裔美国人看医生的比例较低，其做例行体检和眼科检查的比例低得更加明显。墨西哥裔美国人看牙科医生的比例高于非裔美国人，不过这一比例仍明显低于非拉丁裔白人。看起来，墨西哥裔美国人对医疗服务的低使用率，在很大程度上是其社会经济地位（低收入和低教育水平）造成的，而不应归结于其民族性。医疗保险的低覆盖毫无疑问也是一个重要的因素。

墨西哥裔美国人最有可能表现出下列报告中的特点：没有被医疗保险覆盖的主要原因，是他们买不起医疗保险。墨西哥裔美国人和其他拉丁裔美国人在拥有商业医疗保险方面表现出的低水平，源自其低收入和低教育水平，以及他们就职于那些不能提供保险覆盖的公司（Angel and Angel，1996a，1996b）。与那些拥有商业医疗保险的拉丁裔人士相比，未被保险覆盖的拉丁裔人士更不可能拥有惯常

的医疗服务资源，更不可能在以往的一年中看过医生，更不可能进行过常规体检，也更不可能报告自己拥有"极佳"或者"良好"的健康状况（Treviño，Moyer，Valdez，and Stroup-Benham，1991）。另一个对墨西哥裔美国人医师服务使用率产生特别影响的因素，是拉丁裔卫生专业人员的缺乏。只有大约5%的美国医师是拉丁裔，而拉丁裔牙科医生、护士、药剂师和治疗师的比例更低——其全国水平大约是3%。

社会经济地位

另一个研究求助行为的策略是研究它和社会经济地位的相关关系。数年前，人们普遍认为，由于经济成本和/或贫困文化（culture of poverty），底层民众往往对医疗服务使用不足。贫困文化，如托马斯·卢代尔和约翰·魏勒尔所总结的那样，是这样一种社会现象，即随着时间的推移，贫困影响了那些身陷其中的人，使他们发展出特定的社会和心理秉性。这些秉性包括依赖、宿命论、无法延缓欲望的满足，以及不重视健康（"得病不是什么了不起的事"）。这样的秉性反过来又强化了穷人在社会地位上的弱势地位。厄尔·库斯的《瑞珍维尔的健康状况》（*The Health of Regionville*）是这一领域的开创性研究（Earl Koos，1954），这一研究显示了穷人怎样发展出不同于富人的关于病症的解释观点。库斯选择了纽约的一个小型社区来开展他的研究，他发现，可以把当地居民排序为三个不同的社会经济阶层。第一阶层包括从财富角度来说的最成功人士。第二阶层代表是中产的工薪阶级，他们是居民的主体。第三阶层的代表是缺乏技能的工人和社区中最穷的人。

每一个阶层的成员被要求进行判断，说明他是否认为一种容易识别的特定症状已经严重到了应当去看医生的程度。和第二阶层和第三阶层相比，针对症状的重要性而言，第一阶层的回答表现出了明显较高的认知水平。只有两个症状，食欲不振和腰疼，被少于3/4的第一阶层的人报告为需要医学关注。除此之外，几乎所有的第一阶层的成员都回答说，如果该症状出现，他们准备去看医生。只有一个症状，持续咳嗽，在第一阶层成员的回答中，看医生的比例不是最高的，不过其差异可以忽略不计。与此相反，第三阶层的成员和第一阶层相比，对所有的症状的回答都有显著的差异。75%的底层阶级的回答者认为，有10～17种症状并未严重到引起医

学关注的程度。只有三种症状（过多的阴道出血、便血和尿血），认为其需要看医生的人达到或者超过50%，而这些症状都和无法解释的出血相关。

因此，在库斯研究的所在地20世纪50年代早期的瑞珍维尔，在底层阶级中，出现症状不一定导致寻求医学治疗。而且，第三阶层成员寻求治疗的行为还受到了下列因素的限制：花费、恐惧以及与年龄和患者角色相关的需求。在穷人中间，年轻人、老人和养家糊口的人最可能接受医学诊治。对第三阶层的人来说，关于求助行为的另一个重要因素是对症状的群体解释，这进一步显示了社会网络的重要性。例如，腰疼就是这样的一个症状，穷人把它定义为一种并不严重的症状。对穷人来说，腰疼没什么大不了的。

那时，库斯的研究有助于建立这样的理论假设：底层阶级的人们更不可能把严重的症状认为需要医学治疗，而且，这样的信念导致了医疗服务在实际使用上的差异。在1960年和1965年，这一理论假设得到了美国健康统计中心的调查结论的支持。上述调查发现，和低收入人士相比，高收入人士看医生的频率要高得多。

不过，1968年，美国健康统计中心发现这种模式变了。当时，中等收入群体成为对医疗服务使用不足的人。看医生的最高频数，或来自最低收入群体，或来自最高收入群体。低收入群体的高就诊率在很大程度上是由医疗救助计划或者医疗保障计划所致。医疗救助计划在州一级实施，旨在为穷人的健康服务提供保障覆盖；医疗保障计划则是一个联邦项目，它为老人提供保障覆盖，而老人和低收入群体有重合。

在1963年到1970年之间，随着医疗救助计划和医疗保健计划的效果越来越明显，低收入人士对医生服务的使用提高到了这样的水平：收入和医疗服务使用之间的关系的显著性被大大地缩小了。实际上，1970年的证据显示，和其他任何收入群体相比，穷人的医师服务使用率都是最高的。例如，罗纳德·安德森和奥丁·安德森（Ronald Andersen and Odin Anderson, 1979）搜集了从1928年到1974年某些选定年份的数据。根据该数据，从1928年到1931年，低收入群体使用医师服务的比率是最低的，中等收入群体排在中间，而高收入群体拥有最高的就诊率。这一模式一直持续到1970年，这一年低收入群体显现出了最高的就诊率，其次是高收入群体，最后是中等收入群体。目前的模式显示，低

收入群体的就诊率是最高的，随后是中等收入群体，高收入群体最低。

虽然穷人频繁地去看医生，但这并不意味着他 144
们对医疗资源的利用率与高收入群体相同。在不同的收入群体之间，在什么地方寻求服务上的差异是明显和一致的。和低收入人士相比，高收入人士更可能接受私人医生的服务、会诊服务或者电话服务。不过对其他种类的服务资源来说，情况则相反。低收入人士更可能进入医院的门诊和急诊室。虽然所有的收入群体都会使用每一种资源，但一种"二元模式"仍然浮出了水面：一个是"私人"体系，该体系中有更高比例的高收入人群；一个是"公共"体系，该体系中充斥着依赖医疗救助计划的低收入群体。在公共体系中，患者更可能在低质量的机构中接受服务，在候诊室中等待更长的时间，不可能拥有私人医生，更多地和官僚机构打交道，并且在治疗结束后回到一个不利于健康的生活环境中。

还有，当考虑到对卫生服务的实际需求时，和他们的需求相比，低收入人士对服务的使用相对较少。很多年以前，戴安娜·都顿（Diana Dutton, 1978）指出，统计显示，穷人卫生服务使用率的提高可能是一种误导。她认为，因为疾病，穷人的残疾率最高，而且穷人也倾向于寻求更多的对症治疗。与此相反，富人更可能寻求预防服务，其目标是保持健康，而不是等待症状的出现。因此，虽然对医疗服务的使用显著增多，穷人仍然有更多的疾病，他们所得到的卫生服务数量仍然不如其需求多。运用在华盛顿特区所搜集到的数据，都顿检验了三种不同的假设，用以解释以下问题：和富人相比，和其实际需求相比，为什么穷人对卫生服务的使用率较低？这三个假设是：财务覆盖、贫穷文化和制度障碍。

财务覆盖这一解释包括以下观点：穷人无力购买他们需要的服务——花费高，收入低，而保险项目又不充足。都顿发现，这一解释很勉强。公共医疗保障中成效最显著的就是医疗救助计划，它已经激励了穷人使用医疗服务，这种作用比私人医疗保险对富人的作用还要大。和很多私人保险计划不同，医疗救助计划支付大多数的医师服务费用，因而提高了对医师服务的使用率。与此相反，除了一些提前付款的计划之外，个人保险对寻求医师服务的影响较小。

贫困文化解释源自这样的假设：穷人态度的特点倾向于推迟使用医疗服务。例如，作为其生活经验的结果，穷人对社会和专业医疗实践的看法可能

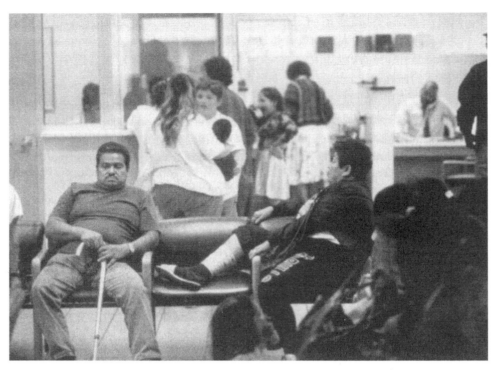

穷人看医生的比率是最高的。他们最不可能拥有私人医生，最有可能在医院的门诊部和急诊室里寻求日常服务。

更消极。因为他们必须持续工作以应对生存需要，穷人更愿意忽视疾病的存在，或者在患病时不认为自己生病了。都顿发现，当和收入指标结合在一起时，贫困文化解释具有一定的有效性。随着收入的降低，对预防性检查和专业性卫生服务的信念也动摇了，而社会疏离的程度提高了。都顿写道："当然，这些差异所反映出的文化变异程度，可能不如他们对经济状况的实际适应程度。预防服务可能远不如付房租更重要，一个体温计可能被视为是无力承担的奢侈品。"不管怎样，都顿认为，和贫困文化相关的态度确实在解释不同收入群体之间对医疗服务使用率的差异，特别是对预防服务使用的差异方面发挥了重要作用。

在都顿看来，对穷人相对于其需求使用医疗服务不足的最有力解释，是制度障碍。这一解释重点关注组织障碍，这些障碍是穷人所使用的"公共"卫生服务体系所固有的，如医院的门诊和急诊室。这种类型的障碍不仅和特定服务资源所处的地点有关，和到达该地的困难有关，还包括这种治疗环境的总体气氛，这种气氛本身就是没有人情味的、冷漠的。例如，安斯勒姆·斯特劳斯（Anselm Strauss，1970：14-15）观察到：

> 对穷人来说，医疗机构的巨大规模本身就

是一道障碍。巨大的建筑、庞大的科室、专业化、劳动分工、复杂性以及官僚主义，导致了不近人情和权力滥用，还有巨大规模所带来的冷漠氛围。由于贫乏社会组织生活经验，由于在中产阶级世界中体会到的不安全感，也由于他们对人际交往的依赖，穷人在这样的非人性化对待（impersonalization）面前特别脆弱。

医院和诊所都是从工作人员的角度，为了 146 "完成任务"而组织起来的。仅仅在很少数情况下，它们才采取措施消弭患者的疑惑。患者只能孑然自顾，有时他还会茫然不知所措——在被告知"顺着走廊往前走就行了"的时候。患者往往被指使进行这样或者那样的诊断检查，没有任何解释，也没有充分的指示，却满是工作人员粗鲁的语气。这会使他们过度焦虑，并影响他们的症状和对其的诊断。在候诊室等待了数个小时之后，他们却愤怒地发现自己被后来者挤到后面了——但没有任何人向他们解释（这些插队者的）紧急情况和优先权。他们抱怨不能找到真正需要或真正喜欢的医生。

……对于这些穷人来说，专业程序看起来毫无道理，甚至是危险的——特别是没有人向他们进行解释的时候——专业人员的表现是不近人情和粗鲁的，即使他们真心地想提供帮助。

都顿（Dutton，1978）从她的调查中发现，在公共卫生服务体系中，低收入的患者面临着预防检查的缺乏（医生没有时间为患者提供咨询或者提供预防服务）、高昂的服务收费以及相对较差的医患关系。都顿（Dutton，1978：361-362）的立场是，上述情况树起了一道明显的屏障，这道屏障打击了患者"寻求医疗服务"的积极性，使患者无法超越"财力不足覆盖有限和对专业卫生服务持消极态度"这一不利处境。因此，（对医疗服务）的低使用率被看做对不愉快（就医）经验的正常反应。

都顿的研究对象大多是黑人。卢代尔和魏勒尔（Rundall and Wheeler，1979）所进行的后续研究针对的是收入对预防服务使用的影响。这一研究是针对密歇根州的一个样本进行的，这些人大多数是白人。都顿的发现被证实了。这一研究不支持"财务覆盖"解释。有些证据支持"贫困文化"解释，因为穷人认为自己对疾病更有耐受性（他们可以忍受不健康的环境），因而更不可能寻求预防服务。但是，该研究对"制度障碍"解释有着强有力的支持。收入较高的人们更可能拥有常规的卫生服务资源，而拥有常规服务资源的人们则更可能使用预防服务。

拥有常规服务资源被认定为求助行为的重要变量。这种情况下，患者对医患关系更加满意，并且对医生的诊断和治疗技术更加信任。在公共部门接受医疗服务的低收入人口不可能有私人医生，必须接受医院或诊所里任意一个当班医生的治疗。如果为了获得治疗或者治疗许可，他们必须辗转于数个诊所或者公共医疗服务设施之间，低收入人群会面对更碎片化的卫生服务过程。

各社会阶级接受医生服务的未来模式

20世纪50年代和60年代所进行的研究显示，贫困文化造成了限制使用医师服务的信念和价值观（Koos，1954；Suchman，1965a；Zola，1966）。根据这一观点，弱势群体持有和医学科学不一致的信念——穷人对医疗服务表示怀疑，并且对症状的意义不敏感。莫尔文·苏瑟和威廉·华生（Mervyn Susser and William Watson，1971）的研究报告了这些态度的潜在威力，他们研究了引入社会化医疗之后10~15年间英国对医师服务的使用情况。虽然改善后的医疗服务可以免费获得，穷人仍然坚定地继续使用自我治疗，并且推迟寻求专业服务。苏瑟和华生认为，虽然服务的可及性（availability）改变了，但文化变迁仍然滞后。因此，看起来信念确实

可以影响对医师服务的使用，这种影响独立于财务限制之外，也独立于服务的组织结构之外。

不过，你可能会期待，消除财务障碍最终可能会相应地改变底层阶级人士的态度。随着弱势群体拥有越来越多的接受卫生服务的机会，如英国的社会化医疗和美国的医疗救助计划及医疗保健计划，弱势群体对医疗服务的态度可能会变得更加积极。在过去的40年中，由于穷人对医疗服务的使用率显著上升，他们对看医生的态度也发生了变化。

数年前，有一个作者（Sharp，Ross，and Cockerham，1983）和他的同事调查了上述情况并且发现，与白人和教育程度更高的人相比，黑人和教育程度较低的人对看医生持有更积极的态度，也更可能真的去看医生。他们也更可能认为，各种症状是严重的，需要医生的诊治。这些数据显示，随着医疗救助计划和医疗保障计划的出现，由于黑人和教育程度较低的人获得了更加平等的接受卫生服务的机会，他们的信念真的改变了——向着鼓励使用医生服务的方向改变。同时，受过更高教育的人们则更能够对症状进行区别，以决定哪些症状才需要看医生。

这一发现说明，对健康的消费者取向（consumer orientation）更多见于社会地位较高的群体。在自由市场情况下，卫生服务是一个需要购买的产品，卫生服务的消费者对卫生服务的来源和模式拥有选择的自由。但在社会化的医疗服务中却不是这样。正像弗雷德森（Freidson，1960）在对外行咨询体系（lay-referral system）的讨论中所清楚地说明的那样，不论他们所获得的训练是否使他们具有能力这样做，外行人都会对服务的技术表现和服务的质量进行评判。他们对医生和医院的选定建立在这些评判之上，通常是在咨询朋友和亲戚之后。彼得·康拉德（Peter Conrad，2007：138）指出：

> 随着卫生服务变得越来越商业化（越来越像商品）并且受制于市场的力量，医疗服务变得更像是其他产品和服务。现在我们是消费者，选择医疗保险计划，在市场上购买卫生服务，并且选择服务机构。医院和卫生服务机构相互竞争，以争夺作为消费者的病人。

医学领域的消费主义潮流和其他生活领域的消费主义潮流很类似。在其他生活领域，人们针对其可及的服务进行知情的选择。这一取向更像是中产阶级和上层阶级的特征，而不是处于社会和经济弱势地位的人们的特征。都顿（Dutton，1978）曾经提

出，美国拥有一个双轨制的或者说双层的卫生服务体系——一个是私人的，一个是公共的。我们将会看到的是，那些处于社会底层的人们——他们是公共卫生体系的主要参与者——有更强烈的意愿把自己对健康的责任推给他们的医生和卫生服务体系本身。这与旨在验证帕森斯的"病人角色"概念的研究的结果是一致的。该项研究发现，收入水平较低的人们最可能同意这一说法：人们有权利不为自己的疾病负责。

阿诺德·阿鲁克和他的合作者（Arnold Arluke, 1979: 34）认为，对"患者不应为自己的疾病负责"这一说法的接受，可能和社会各阶层对责任感进行诋毁的不同程度有关。也就是说，很多底层阶级人士可能往往对生活整体上拥有更为消极的取向，并且更不愿意为各种问题负责。在运用控制点方法①（locus-of-control measures）进行的研究中，这一点表现得非常明确。在这样的研究中，低社会经济地位群体的成员持更加带有宿命主义色彩的态度，更容易接受外在因素如运气或者命运对他们生活的控制（Wheaton, 1980）。

在所有运用"控制点"方法所进行的、与生理健康有关的研究中，马尔文·西门和他的同事们的研究似乎最为剀切。西门和伊万斯（Seeman and J. W. Evans, 1962）发现，那些具有强烈内控倾向（相信自己可以支配、控制或者有效改变环境）的肺结核患者对自己的疾病知道得更多，而且在应对疾病时更多地扮演积极的角色。而那些具有外控倾向（相信一个人或多或少处于环境、命运或其他强有力人物的掌控之下）的人则与此相反。西门和特雷莎·西门（Seeman and Teresa Seeman, 1983）发现，较低的内控感和下列行为有关：较少自发进行预防保健、对早期治疗的有效性更加悲观、不佳的健康水平自评、更多的疾病和卧床，以及更多地依赖医生。

在另一项研究中，笔者和同事们（Cockerham, Lueschen, Kunz, and Spaeth, 1986a）发现，处于不同社会经济地位的群体对症状的认知、对医师服务的使用、对自身的健康状况的控制感都存在差异。具有较高社会经济地位的人们更具有消费者意识，并且表达了对自身健康更强烈的责任感。穷人在决定哪些症状值得医生注意这件事上的分辨能力较差。

患病的时候，穷人会报告更频繁地看医生，即使只是出现了轻微的不适。而更富裕的人们更可能进行自我治疗，更可能识别自愈性的不适——这些不适即使没有医生的治疗仍会在一两天之内消失。穷人还表现出对自身健康控制感的降低。因此，穷人似乎更是专业卫生服务的被动接受者，下列可能性在他们中有显著增加：把自身健康的责任交给卫生服务体系，而不是自我负责。

149

相应地，当考虑到一个人对健康的自我管理时，有研究（如上文刚刚提到的研究）指出了穷人的健康实践中存在着一个有意思的差异。处于底层社会经济群体的人们可能会试图参与一种中产阶级的生活方式——这一生活方式仅仅和中产阶级的能力水平相适应，却采取了一种显然更具依赖性的互动方式——在他们与医生和卫生服务体系之间。如果说，与健康促进行为有关的中产阶级的积极价值观已经传播到了底层阶级，那它们为什么没有传播到与医生和机构的关系中去？

答案似乎存在于贫困的情境和医疗实践的情境中。贫困文化往往会促生依赖和宿命主义的感觉。因此，当他们和作为权威形象的医生进行互动以及面对现代医学技术的时候，穷人居于特别不利的地位。大量医学设备和复杂的医学程序的出现已经越来越多地剥夺了外行人对健康的自我管理，而对于那些处于社会底层的人们来说尤为如此——他们所受的教育水平有限，对技术的经验也有限。当要求他们和医学从业者直接合作的时候，穷人就变得更加有依赖性。

不过，其他受过更好教育的人们却对医生的专业霸权做出了不同的反应。他们对医生服务的怀疑态度越来越多，而且出现了一种信念，即医生不应该永远在医患关系中处于完全控制的地位（Crawford, 1984）。他们在卫生服务中加入了更多的消费者立场。也就是说，在面对医生和保持健康的事务上，在采取何种步骤最为适合的问题上，作为消费者的患者正在做出自己的决定。通过这样做，他们对医生的依赖变得更少，他们拒绝传统的医患关系，代之以服务提供者和消费者的关系。

这促使我们考虑医学文化的影响。在需要直接的医患互动的时候，医学文化并不鼓励医生和外行

---

① 心理学家罗特（J. Rotter）提出的理论，认为人在对周围环境进行控制的时候，要对自己的行为结果的责任进行认定。他可能将其认定为内在特征（如性格、能力等）的结果，也可能将其认定为外部环境特征（如运气、时代）的结果。这种对结果的归因对象被称为控制点。控制点因此被分为内控和外控两种。——译者注

之间的平等关系，它也不会在医疗环境中为此类取向提供一个成长的情境。与此相反，医生被描绘为一个强权人物，他的训练和智慧使他能够做出生与死的判断，而患者则完全依从于这些判断。消费者主义和平等是不被鼓励的，因为医生需要凌驾于患者之上的权柄。从医学的视角看，这一权柄是必要的，因为治疗可能是痛苦和不舒服的，而且患者通常缺乏治疗疾病的专业知识（Parsons，1951）。

这种情况表明，医学文化对解释穷人的健康和患病行为特别重要。医学职业和穷人之间频繁接触所产生的一个后果是，医学价值观已经传播到了底层阶级之中。承担责任，对节食、锻炼、戒烟以及其他健康促进行为的自我管理，都受到大众媒体和医学职业群体的鼓励。医生们积极促进和强调这些健康促进行为。但是，在对待医生和卫生服务体系时采取消费者主义这种行为没有得到类似的鼓励和强化。

在不远的将来，利用医生服务的趋势似乎是，更富裕和教育水平更高的人更可能区别使用医生的服务。和以前相比，他们可能会愿意采取消费者策略，购买合适的服务，针对他们的症状及其意义做出自己的决定，以及在更加平等的基础上面对医生。与此相反，和其他任何社会阶层相比，穷人似乎可能继续更加频繁地去看医生，这既是因为他们罹患更多的疾病和残疾，也是因为下述倾向更为强烈：把对自身健康问题的责任交给医生和卫生服务体系。在这样做的时候，他们似乎更不可能质疑医生的权威和判断，同时假定医生会缓解他们的症状或者治愈他们。

150

对疾病症状的认知和应对

有些研究提示，普通人通常把健康看做疾病症状的相对缺如、生理和心理的平衡或安康的感觉、能够完成日常事务，或者上述情况的各种组合（Blaxter，2004）。相反，患病则意味着症状的出现、感觉糟糕或处于不平衡状态，以及功能性无力（不能进行日常活动）。

因此，普通人所认知的疾病，在一定程度上是对正常标准的偏离，而这种正常标准是由常识和日常经验建立起来的。大卫·麦肯尼克和伊蒙德·瓦尔卡特（David Mechanic and Edmund Volkart，1961）曾经指出，疾病会凸显一些特定的性质，而这些性质与症状认知以及危险的程度有关。对疾病的认知取决于某种疾病在一个特定人口中出现的频繁程度，也取决于人们对该疾病的症状的熟悉程度。疾病的危险指的是对疾病的后果的预测，以及疾病可能导致的威胁或损失的大小。如果一个症状很容易被认出，并且相对来说没有危险，它就很可能被定义为一种常见病。当一种症状频繁出现，认定起来非常困难，而且和越来越强烈的危险印象结合在一起时，较强烈的担忧就会出现。

不过，麦肯尼克（Mechanic，1978）曾经指出，对症状的认知固然是启动求助行为所必需的条件，却不足以用它来定义疾病。有些疾病，如阑尾炎，具有明显的症状，而其他疾病，如癌症早期，却不一定有明显症状。还有一些人虽然发现了症状却迟迟不寻求医疗服务。众所周知的情况是，癌症病人逃避筛查程序，因为他们为下述结果而焦虑：知道患病的真相，并且被迫面对罹患癌症所意味的一

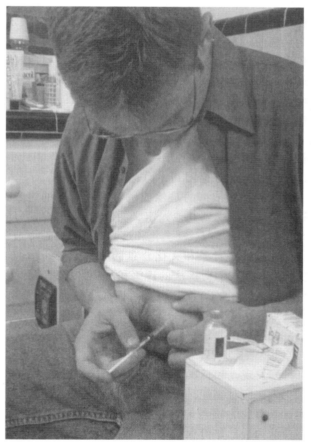

一位糖尿病患者正在给自己注射胰岛素。大约有 2 100 万美国人患有糖尿病，这已经成为这个国家最严重的健康问题之一。疾病控制和预防中心估计，美国 2001 年出生人口中的 1/3 会成为糖尿病患者。

切。因此，疾病认知的性质和疾病危险的性质可能成为一个重要的决定因素——决定人们对待疾病的方式。

麦肯尼克（Mechanic，1978：268-269）提出，一个人是否寻求医疗服务取决于以下10个决定因素：（1）对症状的认知和症状的显著程度，（2）症状被认定为危险的程度，（3）症状对家庭活动、工作活动和其他社会活动的干扰程度，（4）症状出现的频率和顽固程度，（5）对症状的忍耐度，（6）信息、知识和文化（对疾病的）假设（cultural assumption）是否存在，（7）导致否认（疾病存在）的基本需求，（8）其他和应对疾病相矛盾的需求，（9）症状被认定后各种相互矛盾的症状解释，（10）治疗资源是否存在、资源的可及程度，以及采取行动所需的心理代价和经济代价。

除了描述求助行为的决定因素，麦肯尼克还解释说，上述因素在两个层面上发挥作用：他人定义（other-defined）层面和自我定义（self-defined）层面。他人定义就是其他人试图将一个人的症状认定为疾病的过程，并且引起此人对这些症状的注意。自我定义就是个人定义他或她自己所出现的症状的过程。上述10个决定因素和两个定义层面相互作用，从而影响一个人是否针对某个健康问题寻求帮助。

构成麦肯尼克的"求助理论"的背景是，患病行为是一种反应，这种反应是文化习得的（culturally learned）和社会习得的（socially learned）。个人对症状的反应依据的是他或她对实际情况的定义。这一定义可能受到其他人定义的影响，不过主要还是由他本人的学习、社会化和过去的经验塑造而成，也受此人社会背景和文化背景的调停（mediated）。文化在型塑我们对疾病的理解和反应方面有着巨大的作用（Quah，2005）。我们可以在一些研究中看到这一点，这些研究显示，患者的文化信仰在其应对癌症的过程中非常重要（Remennick，1998）。例如，马卓里·卡加瓦-辛格（Marjorie Kagawa-Singer，1993）发现，和日本裔美国男人相比，益格鲁裔美国男人在应对癌症时面临更大的困难，因为日本裔美国人得到的社会支持更多，而益格鲁裔美国男人坚持认为自己是健康的——即使对自己的病情有所意识。痛苦和对疾病在体内客观存在的证实其至也是建立在文化意义和文化理解的基础之上：什么疾病制造了痛苦？怎样应对它？（Kugelmann，1999；

Radley，1994；Zborowski，1952；Zola，1966）艾伦·拉德雷（Radley，1994；Radley and Billig，1996）指出，一个人对健康和疾病的信念建立在下列情况的基础上：他对他生活于其中的世界的理解，以及他在该世界中的位置。拉德雷（Radley，1994：62）声称，"这意味着，他们会参考大量关于疾病和身体症状的知识，而这些知识大多来自其文化背景"。

另一个解释求助行为的理论途径是罗纳德·安德森（Andersen，1995；Andersen and Newman，1973）的"卫生服务使用的行为模型"。这一模型包括预设、赋权和需求要素三个内容，它们描述了个人决定接受卫生服务的过程。预设因素包括社会人口学变量，以及关于卫生服务的态度和信念。赋权因素指的是下列因素：家庭收入、医疗保险覆盖、服务是否存在，以及常规服务资源的可及性。预设因素和赋权因素为人们寻求卫生服务的行为提供了前提——在需求的驱动下，他们可能会寻求卫生服务，也可能不会。

萨奇曼（Suchman，1965b）对疾病经验的不同阶段的分析表明，在西方文化中，人们怎样利用其有关身体状态的知识和经验来认识疾病的症状，并对此有所作为。依据萨奇曼的说法，当个人认为自己患病的时候，他会经历五个不同的反应阶段，这些反应都建立在其特定的疾病经验的基础之上。如图7—1所示，这些阶段是（1）经历症状，（2）接受患病角色，（3）接触医疗服务，（4）依赖者性的患者角色，（5）恢复与痊愈。

经历疾病开始于症状出现阶段，在这个阶段，个人必须做出"情况是否正常"的决定。这一个人决定涉及以下方面：是否否认"症状需要注意"的判断，是否在症状变得更加严重前推迟决策，是否把症状看做健康问题的证据。他或她也可能试图通过使用民间偏方和自我保健来治疗自己。

个体一旦把对症状的体验解释为疾病，就可能进入萨奇曼所说的第二阶段：患病角色。这时，这个人被允许卸去正常的社会责任，前提是，这个人的外行咨询系统（lay-referral system）允许他这样做。外行咨询系统可以同意其接受患病角色。不过，"正式的"接受患病角色的许可，必须由医生来批准，因为医生是关于疾病的权威知识的社会代表。因此，虽然民间治疗方法仍在继续，个人被迫必须做出如下决定：否认疾病的存在并忽视疾病体验，还是接受临时的患病角色并寻求医学治疗？

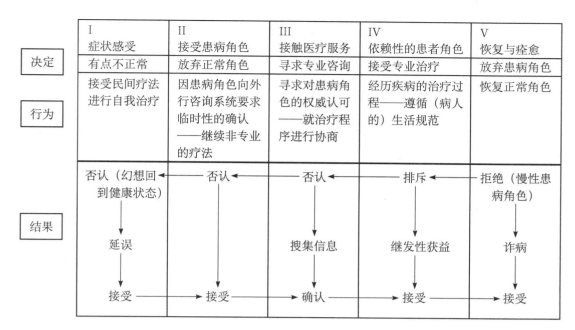

I 症状感受	II 接受患病角色	III 接触医疗服务	IV 依赖性的患者角色	V 恢复与痊愈
有点不正常	放弃正常角色	寻求专业咨询	接受专业治疗	放弃患病角色
接受民间疗法进行自我治疗	因患病角色向外行咨询系统要求临时性的确认——继续非专业的疗法	寻求对患病角色的权威认可——就治疗程序进行协商	经历疾病的治疗过程——遵循（病人的）生活规范	恢复正常角色

决定

行为

结果

否认（幻想回到健康状态）　←　否认　←　否认　←　排斥　←　拒绝（慢性患病角色）

延误　　　　　　　　　　　　　　　搜集信息　　　继发性获益　　　诈病

接受　→　接受　→　确认　→　接受　→　接受

图7—1　萨奇曼的"患病经验过程"
资料来源：Coe, 1970, 1978, p. 108。已获 McGraw, Inc. 重印许可。

作为与文化相关联的综合征的神经性厌食

有一个研究阐释了文化在影响健康问题方面的作用，这就是欣格·李（Sing. Lee, 1996）对神经性厌食的研究。他把神经性厌食看做一种与西方文化相关联的综合征。神经性厌食是这样一种情况，它的特征是，年轻的妇女拒绝进食，且体重急剧下降——很可能是致命的体重下降。它通常源于对"肥胖"的泛化的（generalized）厌恶。欣格·李认为："在西方人中间，苗条不仅仅标志着魅力，也是自控能力、年轻和高效的标志，在社会领域和工作领域都是如此。"（1996：24）在过去，神经性厌食曾经和西方文化价值直接联系在一起，不过仅限于西方国家。然而，欣格·李发现，现代化过程和西方价值在亚洲国家的传播，提高了这一疾病在日本、中国、新加坡的患病率。在这种情况下，文化价值观（苗条）和该价值观制造出来的心身疾病从西方传播到了东方。

如果得到了专业化的帮助，这个人就进入了卫生服务交流（medical care contact）的第三阶段。在这个阶段，个人试图取得"合法的"患病角色地位，并且就治疗程序进行协商。患病经验可能被医生证实，也可能被医生否决。如果医生和患者不能达成共识，这个患者很可能转而"购买"另一个医生的诊断，这可能是一个更加容易接受的诊断。

如果患者和医生都同意治疗的必要性，这个人就进入了"依赖性的患者"阶段。此时，个人开始经历医生所建议的治疗过程，不过仍然可以在终止治疗和继续治疗之间进行选择。有时，患者会在"继发性获益"（secondary gain）中安顿下来，不再认真努力地使自己痊愈——继发性获益是病人享受的一种特权，如请假不工作。或者，患者和医生一起合作，促使患者进入最后的第五阶段：恢复与痊愈阶段。在这个阶段，人们期望患者放弃患病角色，并恢复正常的社会角色。这种情况也可能不会出现，例如在慢性病的情况下，或者是患者选择沉溺于患病经验——即使他身体状况良好。

虽然不是每一次患病都会经历萨奇曼所描述的几个阶段，因为该过程可能在任何阶段因患者的拒绝而被打断，但是，萨奇曼模型的意义在于，每一个阶段，患者都必须做出不同的决策和行动。在评估病经验的时候，患者不但需要解释其病症，还必须解释涉及下列事情的问题：已有的资源、备选的行动（alternative behavior）以及成功的概率。

小结和结论

这一章回顾了一些主要的理论和研究发现，这些研究和发现涉及寻求医疗服务的过程，也涉及使用医疗服务的过程。虽然没有某个理论或者研究方法能获得大家的共识，现有的文献还是揭示了医疗服务使用过程中的两个重要变量：对症状严重程度的认知和对所提供的服务进行支付的能力。

求助行为的社会心理模型重点关注（患者的）自我认知，因为它和一个人对特定症状的理解息息相关。特别重要的是，一个人是否认为自己还能够承担正常的社会角色。把民族性作为关注因素的研究指出，社会网络影响了一个人的认知过程——依据该网络自身的社会文化取向。虽然有些患者，特别是癌症患者，可能会推迟看医生，因为他们害怕自己的判断被证实，但是，我们仍然可以概括地说，患者越是认为一个症状属于严重疾病，他就越会寻求专业服务。

传统上，对卫生服务的支付能力被用来解释卫生服务使用中显著的社会经济（阶层）差异。今天，公共医疗保险和社会福利资金似乎已经使穷人有能力比高收入群体更频繁地看医生。不过，增加的就诊量是否导致了为穷人提供的卫生服务质量的相应提高，仍是一个悬而未决的问题。而且，穷人仍然生活在贫困的环境中，这样的环境固化（perpetuate）了他们居高不下的健康风险。对那些没有公共医疗保险的人来说——即使他们中间有人有商业保险，有些费用仍然需要个人承担——支付能力仍然是实现求助行为的重要障碍。本章还讨论了社会人口学变量如年龄和性别，它们被发现是预测医疗服务求助行为的一贯（consistent）指标。一般说来，与年轻人和男性相比，老人和妇女会报告更多的疾病，并且更愿意看医生。

推荐阅读

WHEATLEY，ELIZABETH E.（2006）*Bodies at risk*：*An ethnography of heart disease*. Aldershot，UK：Ashgate.
对美国的病人如何应对心脏病的一个社会学解释。

相关网站

社会人口学变量

1. 美国疾病控制与预防中心健康统计中心。

http：//www/cdc. gov/nchs

包含一个搜索引擎，通过它能够获得很多关于社会人口学变量的研究信息。

2. 美国卫生部消除健康领域里种族和民族不平等的建议。

http：//omhrc. gov/healthgap

关于少数族群的婴儿死亡率、癌症、心血管疾病、HIV 和免疫接种的资料，链接和其他信息。

3. 美国卫生部少数族群健康办公室的主页。

http：//www. omhrc. gov

这是美国卫生部关于少数族群的主要信息库，包括文献、研究基金会和统计数据。

4. 少数族群健康网。

http：//www. pitt. edu/～ejb4/min

关于少数族群的疾病的资料、统计数据和信息链接。

医疗保健计划和医疗救助计划

1. 卫生保健财政署——医疗保健计划。

http：//cms. hhs. gov

关于医疗保健计划的信息。

2. 卫生保健财政署——医疗救助计划统计数据。

http：//cms. hhs. gov/home/medicaid. asp

关于医疗救助计划的全国性总结数据。

第三编

寻求卫生服务

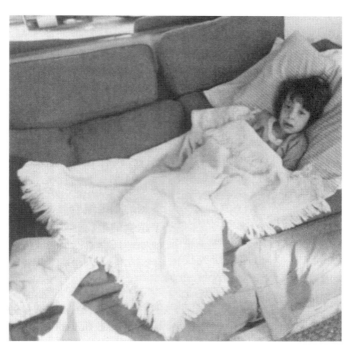

第八章　病人角色

157　　每个社会都会在其文化模式中规范对病痛的定义，所以衡量社会进步的一个指标就是该文化中关于疾病的定义。在一些较原始的社会里，病痛被定义为一种自主性的力量或者"存在"，如一个攻击人的恶魔，这个恶魔留驻在人们体内，给他们带来痛苦或死亡。在中世纪，有些人将疾病定义为对"罪过"的惩罚，而对病人的照顾被看做一种宗教慈善。今天，病痛被定义为一种受苦的状态，是疾病或患病的结果。这一定义建立在现代科学观点的基础上：病痛是不正常的生物学病态或者有原因的心理学病态，有一系列的症状特征以及治疗方法。

作为越轨行为的疾病

　　医学上认为疾病是对生物学上的健康或安适感的越轨行为。这一观点涉及病理机制在体内的存在，

且这些病理机制可以被客观地记录下来。例如，对某种疾病的诊断，是把可观察的症状和关于人体功能的知识联系起来的结果。理想的情况是，当一个人的症状、主诉、体检和/或化验结果提示了病态的存在时，他或她被定义为"病了"。疾病的传统认定标准是：（1）患者体验到疾病的主观感受；（2）医生通过检查和/或化验发现，病人的身体功能不正常；（3）患者的症状与某种可识别的临床类型一致。临床类型是诊断者所持有的某种关于疾病的模型或者理论的再现。在诊断过程中，逻辑是基本工具。

　　医生在治疗疾病中的作用首先涉及作出诊断，158然后是对健康问题实施治疗行为，目的是尽量使患者恢复正常状态。医生对疾病的评估包括关于下面这一问题的医学认定：与不好的、不可欲的和不正常的情况相比，什么是好的、可欲的和正常的？这一评估是在现有医学知识的框架和医生经验的框架

中进行的。在此基础上，医学专业人员制定为生物学越轨作出定义的医学规则，并且试图执行这些规则：运用他们的权威来治疗那些被他们定义为患病者的人。

在医学社会学中，术语"疾病"被赋予了如下特征：（1）反常的生理状态，由一个人的生理功能障碍构成；（2）患病的主观状态，即一个人意识到自己得了一种病，并且通常会促使他或她改变自己的行为；（3）一种社会状态，用以提示病人受损的社会角色。虽然医学社会学感兴趣的主要领域是患病行为，但尤其对"患病"概念感兴趣，因为它涉及对一些具有社会学特色的因素进行分析，这些因素是：社会普遍对那些被定义为病人的人的期待和（对待他们的）常规做法。

社会学家通常把患病看做一种越轨行为。这一观点最初是由塔尔科特·帕森斯（Talcott Parsons，1951）提出的，包含在他的"病人角色"的概念中。"病人角色"的概念描述了一个人在感觉到自己患病的时候所采取的常规行为。帕森斯把患病看做对人的"正常"状态的干扰——从生物的和社会的两个方面。以前，对健康和疾病的社会学研究依赖于这样一种医学图景，在这幅图景中，对患病的研究仅限于把社会因素和生物学因素联系起来——在卫生从业者所提供的参照系（reference）的基础上。这一医学取向的研究方法强调人类有机体的生理学事实，却忽视其社会学事实——在一个人患病并且其行为也"患病"的时候。

把患病定义为一种越轨行为的基础，是社会学对越轨的定义：在一个给定的社会体系中，任何违反社会规范的行动或行为。因此，越轨就不仅仅是对统计学平均值的偏离。相反，对越轨的宣告涉及社会评价的做出：依据某一社会规范，什么是正当和合适的行为。规范反映了对适当行为的期待，这种期待在特定的社会情境中被大家所共享。规范也可能是对行为的一般期待，这些行为在各种社会情境中都很常见。对占主导地位的规范的遵从一般会受到群体认可和群体赞许的奖赏。当然，违反规范可能导致对行为的不认可、惩罚，或者其他形式的社会制裁，这些都会落到冒犯者的身上。规范往往会允许一定范围内的行为变通，但越轨行为通常会违反这个许可的范围，从而引起其他人的负面反应。关于越轨行为，大多数社会学理论关注的是犯罪、违法、精神障碍、酒精依赖、吸毒中所常见的

行为。这些类型的行为通常会冒犯一些人。

需要注意的是，并不是所有类型的越轨行为都 159 会对社会导致不可欲的后果。在艺术、音乐、戏剧、文学和舞蹈等领域中，对惯常规范的违反会获得奖赏的回报——对创造性的违反者和社会都是如此。当然，对病人和社会来说，作为越轨的患病被认为是一种不可欲的情况。对病人来说，患病显然意味着不舒服，以及正常生理功能和社会功能的暂时或永久中断，包括死亡。患病还会给患者的家庭带来经济困难的风险。对社会来说，患病可能意味着社会群体或社会组织从事日常事务能力的下降，以及承担正常社会功能的能力的下降。

社会学家曾经提出，可以在生物学和医学之外找到对患病的解释——把它作为社会事件进行解释，也就是把患病纳入一般类型的越轨行为之中。社会学中最早的越轨发生理论（causal theories of deviance）基本上是生物学模型，它把越轨的根源定义为特定个体的遗传特质。当时认为，不受欢迎的行为是由具有犯罪特征的基因遗传或者是由某种变幻莫测的基因组合导致的。当代社会学家基本上否定了越轨的生物学观点，这是因为对个体生理学的排他性关注完全忽视了社会规范意义，也忽视了对个体行为的社会评判。

此外，这些社会评判也受到社会变迁的各个方面的影响。例如，在过去的农业社会，疾病在很大程度上发生在小群体——如家庭——的情境中。那是经常出现的情况，而且患病的角色和照料病人的角色是一个角色丛的一部分——这个角色丛不仅仅包括行为的变异，也包括所谓的"正常"行为。可是，工业社会中发生了意义深远的变化：大家庭的衰落、疾病治疗理论的变化、疾病治疗药物种类的长足发展，以及通常需要住院才能够进行的复杂治疗技术的进步。这些变化已经把疾病逐出了可预期的领域，使其进入一个高度专业化和制度化的情境。与此相似，我们应对病人的方法也改变了，通常把他们交给专家并由专家进行照料——这些专家活动于我们熟悉的情境之外，而且普通人对他们没有任何控制力。这一转移本身，以及我们对医院常规和医疗规程的遵守，造成了一系列专业化的情境，而这些境遇导致了对患病的越轨定义。患生理性疾病的病人，像疯子和罪犯一样，如果他们的疾病被判定为足够严重，就代表了一个特殊的人口类别：一个偏离社会主流的人口类别。当然，一般来说，和患生理性疾病的病人相比，疯人和罪犯受社会的污

名化（stigmatized）更严重。但是，这里的要点是，对待患生理性疾病的病人的模式（离开社会，接受专家的治疗）与对待疯人和罪犯的方式——进入精神病院和监狱——是相似的，尽管不完全相同。由于对待病人、罪犯和疯人的方式在某些方面是类似的，我们可以为把患病定义为越轨找到一个基础。

¹⁶⁰ 功能主义对越轨的主张

虽然社会学家否定越轨的生物学模型，但功能主义——也被称为结构功能主义——强调社会水平的过程、系统、平衡和相互关系，代表了对越轨的一种自我平衡主义的理论取向。这一模型既不是有机（organic）模型，也不是生理模型。它没有从个人的需求、冲动、本能、遗传构成，或者任何纯个人的模式中发现越轨行为的根源，而是从个人和社会系统之间的关系中发现越轨行为的根源。这一理论取向建立在这样的观点之上：社会在平衡状态中被凝聚在一起，把它凝聚在一起的是（人们）共享的各种规范和价值观之间的和谐一致。使社会生活得以实现的是人们所拥有的期望，这一期望和他们所在的特定社会体系的规范和价值相一致。这一过程是"功能的"，因为它促成社会和谐，并且对抗"反功能"（dysfunctional）过程，如犯罪和精神疾病——它们扰乱社会秩序。社会通过平衡而实现自我维护的倾向，和生物学中的"内稳态"（homeostasis）概念很相似。内稳态指的是，人体试图把内在的生理学状态调整到相对恒定的范围之内，以便维持身体的功能。一个人可能会长出一个赘疣，也可能会消化不良、腿部骨折，甚至可能罹患恶性肿瘤，但其整体上还是健康的。与此类似，从功能主义者的视角来看，一个社会系统也能够维持其功能——通过把其组成部分调整到相对恒定的范围之内。一个社会系统也会有问题存在，如犯罪和越轨，但仍然能保持"健康"，因为它仍具备有效运转的整体能力。

因为功能主义理论家们把社会系统看做是由许多紧密联系在一起的部分构成的，他们声称，该系统的某一部分做出的改变、决定和定义，在某种程度上会不可避免地影响系统的其他部分。因此，一个人在社会系统中的位置，会把他或她置于某些事件和压力之下——而这些事件和压力却源于系统的其他地方。那些对个人来说是适应性的（adaptive）行为，如采取犯罪手段，可能会被社会看做越轨。此时这个人就面临一个选择：是继续这一适应性的行为并被定义为越轨者，还是改变该行为，即使他或她认为该行为对其生存是必要的。毫不奇怪，很多人继续这一不被赞同的行为，进而在社会的强压下成为越轨者。他们将承担对抗下列权威的风险：精神病医生、警察和法庭。这些人的职责是控制或者消除反功能的社会过程。因此，通过对违抗者使用社会制裁，一个社会系统中的越轨行为就被削弱了。这些制裁包括利用监狱和精神病院把这些越轨者带离社会，以保证社会秩序和社会团结。

根据功能主义理论，患病是反功能的，因为它也威胁并干预社会系统的稳定。医学职业的功能是，通过预防、控制或治疗疾病，对抗患病的反功能。医学职业还可以通过发展技术来实现这一点——运用这些技术，残疾人士也可以有助于对社会系统的维持，有助于其自我维持。这一分析方法是帕森斯的"病人角色"理论的基础，而"病人角色"是医学社会学中的一个核心概念。

病人角色 ¹⁶¹

塔尔科特·帕森斯（1902—1978）在他的《社会系统》（1951）一书中提出了"病人角色"的概念。这本书旨在对一个复杂的功能主义社会模型进行解释。在这个模型中，社会系统与人格系统和文化系统联系在一起，进而构成社会秩序的基础。和他之前的社会理论家不同，帕森斯在他的社会理论中加入了对医学的功能分析，这促使他考虑这样的问题：病人与他生活于其中的社会系统的关系。这就导致了"病人角色"概念的诞生，这一概念是解释西方社会中病人行为特征最贴切的理论工具。

帕森斯的"病人角色"概念建立在一个假设的基础之上，即患病并不是患者有意识的选择或知情的选择，即使疾病可能是主动暴露于感染或损伤（环境）下的结果。因此，如果说人们认为罪犯之所以违反社会规范是因为他或她"愿意这样做"，那么病人被认为是越轨者仅仅是因为他或她"不由自主"。不过，帕森斯警告说，有些人可能被患病角色所吸引，以便使其通过对正常责任的逃避而获得认可。一般说来，社会有责任在这两种越轨角色之间做出区分：惩罚罪犯，而为病人提供治疗服务。上述两种过程（惩罚和治疗）的功能都是减少越轨和

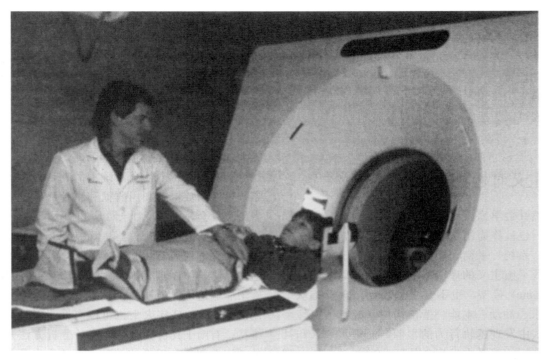

依据"病人角色"理论，患者应该努力使自己痊愈，并寻求有效的帮助。照片显示一个男孩正在准备接受核磁共振检查。

改变现状——这种现状干扰了对社会规范的遵守。两种过程都要求社会机构的介入、法律的实施或治疗的实施，以便控制越轨行为。帕森斯声称，患病不仅仅是体会患病的生理状况，更重要的是，它成了一个社会角色，因为它所涉及的行为建立在制度期待的基础之上，并且被与此期待相适应的社会规范所强化。

一个关于病人的主要期待是，他们无力照顾自己。因此，病人必须寻求医学建议并与医学专家合作。做出上述预测的基础，是帕森斯提出的一个假设：患病是一个不可欲的状态，并且病人希望康复。

帕森斯坚称，患病是反功能的，因为它代表了一个应对社会压力的反应模式，这一模式允许逃避社会责任。一个人可能希望——在一定程度上——永远保持患病角色，原因是帕森斯所说的"继发性获益"，即对正常责任的豁免和病人通常获得的其他特权。因此，医学实践变成了这样的一个机制：社会系统力求对它的越轨患者的疾患进行控制——通过使他们尽量恢复到正常的功能状态。

帕森斯病人角色概念的具体内容可以总结为以下四种：

（1）病人被免于承担"正常的"社会角色。一个人患病是他或她被豁免承担正常的角色和社会责任的理由。当然，这一豁免与患病的性质和严重程度相对应。患病越严重，豁免越彻底。需要医生对此豁免进行合法化（legitimating），是因为他们是"什么是疾病"这一问题的权威。合法化承担了保护社会的功能，即使它免于被诈病所欺骗。

（2）病人不用为自己的情况负责。人们通常认为一个人患病超出了他或她的控制能力。身体的患病状态需要被改变，某种治疗过程——除了个人欲望和动机之外——是必需的，以便病人康复。

（3）病人应该做出努力（使自己）康复。病人角色的上述两个方面均以本特征为其前提：病人承认，患病是不可欲的。正常责任的豁免是临时的、有条件的，这个条件就是（病人的）康复愿望。因此，病人有义务（使自己）康复。

（4）病人应该寻求技术上可行的帮助，并且应该和医生合作。康复的责任引致了进一步的责任，即病人应该寻求技术上可行的帮助，通常是医生的帮助。人们还期望，在追求康复的过程中，病人应该配合医生。

帕森斯的病人角色概念建立在埃米尔·涂尔干、马克斯·韦伯和精神分析学家西格蒙德·弗洛伊德（Lupton，1997）理论的基础之上。精神分析理论的人格结构（本我、自我和超我理论）和潜意识理论帮助帕森斯构建了其"个人动机"的思想。按理说，病人应该有康复的动机（作为社会化的结果和超我的影响），但他仍然可能被保留"继发性获益"的动机所驱动——他可能意识得到，也可能意识不到——这些"继发性获益"包括与病人角色相伴随的特权和对日常责任的豁免。

涂尔干关于道德权威的观点和韦伯对宗教价值的看法被帕森斯用来描述医生的角色。帕森斯认为，医生承担了控制社会的功能。这一功能——和历史上由神甫所承担的功能类似，并且也源自宗教——就是为了控制越轨。在这种情况下具有反功能特性的患病就是越轨。在帕森斯看来，把患病认定为一种不可欲的和非法的状态，对健康人具有重大意义，因为它强化了人们保持健康的动机。所有这些都反映在健康的重要地位和人们接受它的方式上：在美国社会中，健康是一个重要的社会价值，人们在社会化过程中接受这一价值。通过把对健康和患病的综合考虑纳入其社会系统进行分析，帕森斯是把医学的功能描述为一种社会控制方式的第一人，而且，他是在经典社会学理论的范围内进行这一描述的。

医生角色和病人角色之间的关系

帕森斯的病人角色概念的一个主要贡献是它对一系列模式化期待的描述，这一描述定义了西方文化中与患病相对应的规范和价值——既是对病人而言，也是对和病人互动的其他人而言。因此，病人角色（理论）在社会角色、社会态度和社会行动的框架中看待医患关系，这一框架是双方带到这一情境中来的。这一方法使我们能够——有少数例外——理解和预测西方社会中患者的行为。和其他角色一样，医患角色涉及基本的相互性（mutuality），也就是说，人们希望社会情境中的每一个参与者都熟悉他或她的自我行为期待，也熟悉对他人行为的期待，以及可能的后续社会行动。病人角色诱发了一系列被模式化了的期待，这些期待定义了与患病相对应的规范和价值——既是对病人而言，也是对和病人互动的其他人而言。双方都不能在脱离对手角色的情况下独立地定义他或她的角色。"做得像一个医生"的全部意义，取决于在社会角色的语境中，患者对"什么是医生"这一问题的观念。帕森斯告诉我们，医生的角色就是把病人送回到正常的功能状态。

与此类似，病人角色取决于医生所持有的"病人角色"概念。根据帕森斯的说法，人们期待患者承认，患病是不愉快的，并且他或她承担了通过寻求医生的帮助来恢复健康的义务。因此，医患之间的角色关系并非一个自发的社会互动形式。它是一个被良好地定义了的会面，包括了两个或更多的人，他们的目标是某人的健康。这一情境是如此重要，以至于不能使其停留于未被定义的行为模式中。出于这一原因，患者和医生都倾向于以一种稳定的、可预期的方式行动。

社会希望医患关系具有治疗性的特征。患者需要医生的技术性服务，而医生是一个技术专家，他被社会定义为具有帮助患者的资格，并且受过相应的训练。因此，医患会面的目标是，为了改善患者的健康，促成一些有意义的改变。

虽然医患关系涉及行为期待的相互性，但双方的地位和权力是不平等的。医生的角色建立在权力不平衡的基础之上，医生的技术专长居于完全有利的地位。这一不平衡是必需的，因为医生需要在和患者的关系中握有权柄，以便促成有利于患者健康的积极改变。有些时候，达到这一目的需要实施一些对患者来说可能是痛苦和不舒服的程序，而患者必须遵循治疗计划——如果想要使医生的治疗有效的话。医生通过三个基本技术行使权责：（1）职业声望，（2）情境性的权威，（3）患者对他人的情境性依赖。

医生的职业声望建立在两个基础之上：技术资格以及社会对其作为治疗者身份的授权。医生的情境性权力指的是医生拥有患者渴望和需要的东西。相反，患者是无依无靠的，因为他或她缺乏治疗健康问题的专长。

医生的角色还被特定的神秘感所加强，这种神秘感反映在对治病能力的信念上。医生角色的这一方面来自患者对医生的依赖——依赖医生做出关乎其生命和健康的决策。由于医生承担了"尽其所能"（挽救病人）的责任，也由于患者的生存仍然是一个问题，患者可能对医生产生一种强烈的情感依赖——希望或者相信医生在治疗艺术方面具有"天赋"或者天然的技能。由于医疗实践有时候具有"不确定"的特征，在医患关系中，医生被假定具有的天赋可能成为非常重要的一个方面。很多轻微病症和大多数慢性病的确切证据可能是无法得到的，或者因为对患者的检查所涉及的风险，确立这样的证据的企图缺乏理由。虽然医学科学取得了长足的进步，医生有时仍然需要凭借直觉行事。

关于医患关系的一个有趣的比喻是亲子关系。对有些人来说，患病可能引发一种依赖性的儿童状态。不过孩子的角色是一种不成熟的角色，而患者的角色则代表了一种"受干扰的"成熟状态（Wilson，1970）。儿童和病人都缺乏成年人在日常生活中所行使的正常功能，他们依赖于一个更强大、更有能力并且照顾他们的人物。说医生类似于父母形象的另一个理由是，他或她所提供的支持和控制将会为依赖一方带来重要奖赏。对儿童的主要奖赏可能是赞同，而对患者的主要奖赏可能是康复。当然，医生和父母有一个方面不同，即他们对依赖者的情感涉入，以及他们的情感深度。显然，儿童状态和患病状态不完全相似，但其类似性令人惊奇。这是因为重病的人是无助的，在技术上完全无能力治疗自己的疾病，而且还受到疾病状况所产生的情感困扰，这样的人可能完全无依无靠，完全有可能以儿童的方式行事。

根据艾略特·弗雷德森（Eliot Freidson，1970a:206）的说法，医生创造了"像病人一样行事"的社会可能性，因为他们是社会的权威，决定"疾病到底是什么"这一问题。他们决定谁是病人，并决定对他应该做些什么。本质上说，医生是大多数专业卫生资源的"守护者"，因为没有他们的许可，这些资源（如处方药和医院）不能使用。因此，弗雷德森声称，医生和卫生领域的其他人的行为，是特定的社会主导价值的体现。帕森斯（Parsons，1951，1979）阐述了这些主导价值，并且把"健康是好的且应该被追求"的观念纳入其中。体现在他的"病人角色"概念中的是，人们期待病人和医生合作，并且努力实现他或她的康复，以及恢复正常的功能。

病人角色在研究中的应用

帕森斯的病人角色概念，正像弗雷德森所阐释的那样，代表了"一种对患病人木三分的、得心应手的分析，而且是基于社会学的独特视角"。考虑到"病人角色"概念在医学社会学领域里所引发的大量研究，这一评价特别中肯。以下介绍几个重要的研究。保罗·沙尔芬特和理查德·科尔兹（Paul Chalfant and Richard Kurtz，1971）使用帕森斯的"病人角色"概念来研究社会工作者对酒精依赖者病人角色的否认。在这个研究中，社会工作者发现，饮酒是一种主动的行为，而且，他们可以避免病态的出现——如果酒精依赖者真想这样做的话。因此，酒精依赖者没有被授予对日常责任的豁免权。

另一项对病人角色的应用是斯蒂芬·科尔和罗伯特·勒居恩（Stephen Cole and Robert LeJeune，1972）对依赖社会福利的母亲的研究。科尔和勒居恩观察到，在纽约市依赖社会福利的母亲中，普遍的规范是接受主流文化的观点，即依赖社会福利是个人失败的结果。那些对摆脱社会福利失去希望的母亲，倾向于接受病人的角色，以便使其自我定义的失败合法化。该研究的结论是，对那些缺乏其他社会认可的地位的人来说，通过对日常角色责任的豁免，病人角色可能提供了一个"替代性的"社会地位。这里的寓意是，有些人会利用病人角色，因为和被认为是一个失败者相比，这一角色的污名化程度要低。

类似的发现也出现在了阿诺德·阿鲁克、罗安尼·肯尼迪和罗纳德·凯斯勒（Arnold Arluke，Louanne Kennedy，and Ronald Kessler，1979）对1 000名患者的研究中，这些患者从纽约市的三所大医院里出院。阿鲁克和他的同事发现，低收入和老年的患者最有可能同意，那些患病的人有权利不为他或她的患病负责。对一些老年人来说，他们认为病人角色为依赖他人提供了借口。作为结果，这些老年人最不愿意放弃病人角色。年轻人最可能同意个人有努力康复的责任。在伊利诺伊州，笔者和合作者（Cockerham，Creditor，Creditor，and Imrey，1980）研究了医生治疗自己身体出现的小毛病的方式。医生们倾向于在某种程度上接受病人角色，请求其他医生介入，如为他们开处方或者申请诊断检查。其他还有以色列的大卫·里尔（David Rier，2000）的研究。这个身患重病的医学社会学家以前对帕森斯的病人角色概念持批评态度。此时他发现，重症监护病房里的医患关系正是帕森斯所描述的情况。里尔（Rier，2000:75）说："对我自己来说，作为我在重症监护病房（ICU）里体会到的不寻常的被动性（unaccustomed passivity）的结果，我的病激发了我对帕森斯的批评的重新评价——数周以前，我还在教授这些批评呢。"

重症监护病房里的病人角色

大卫·里尔（David Rier，2000）是一个医学社会学家，因为患了严重的肺炎而被收入重症监护病房。他在某一天早晨醒来，非常虚弱，他说他不能进行清晰的思考，在发烧、打寒战，并且呼吸困难。两天以后，他被一家医院收治。里尔（Rier，2000：71）评论说："作为一个医学社会学家，患病为我提供了一个宝贵的机会，以亲身经历的方式进行我的终身事业。"数天以前，在课堂上，他曾经批评过帕森斯的"病人角色"理论，认为帕森斯对医生的观点过于武断，太轻易地假设患者会信任医生，而且对患者的愿景和能力关注不足，如挑战医生、和医生谈判、主动合作以及回避医生等。帕森斯的医患关系模型似乎反映的是 20 世纪 50 年代的现实，而不是 21 世纪的现实。

里尔差一点死掉。实际上，他说他可以感受到生命正在溜走。随着病情越来越严重，他也越来越虚弱，他必须使用呼吸机。这时，他思考了死亡（他对自己说："我从来没有这样做过。"），并发现这对他似乎并不是那么困难。他可以放松自己，并让生命离去。不过他想到了自己的家庭，并告诉自己，他会活下来的。他所能做的，就是躺在那里继续呼吸，并且依赖医护人员把他从这种状态中救出来。里尔活了下来。对"病人角色"概念，他的看法更深刻了。他发现，正像帕森斯所主张的那样，他必须信任他的医生。那时，他对治疗的愿景是不重要的，挑战和谈判就更谈不上，他完全被医生掌握在手中，努力和医生合作，以便使病情好转。

医学化

在帕森斯的观念里，患病是越轨的一种类型。该理论的一个明确观念是，医学是（而且应该是）一种对越轨行为进行控制的制度。也就是说，为了社会的利益，通过医学手段来控制不正常行为是医学的任务。布莱恩·特纳（Bryan Turner，1992，1995，1996）指出，为了保护公共健康、经济和社会秩序的需要，对人体的管理和社会的利益是一致的。特纳注意到，可以通过公共卫生和对适当行为方式进行社会教育来控制疾病。不过，人们也会有意识地危害自己的健康——通过一些习惯如药物依赖、过度进食、吸烟、不锻炼和酗酒。他还说，这些行为或者已经被认为是社会越轨行为，或者正走在被这样看待的路上。当特定的行为威胁到人们的健康和社会的福祉时，国家被要求进行干预，如禁止在公共场所吸烟。相应地，特纳的立场是，"医学本质上就是社会医学，因为它是这样一种活动：在国家的支持下规范社会行为"。因此，在某种程度上，由于对人类行为的控制是社会组织的基础，也由于对越轨行为的控制正在成为医疗职业的功能，帕森斯的"病人角色"概念可以帮助我们理解医学在促进社会稳定中的作用。

不过，有些医学社会学家通过把它们定义为医学问题来表达他们的关切，即医学已经对过多的越轨行为和身体状况承担了太多的责任（Clarke et al.，2003；Conrad，1975，2005，2007；Conrad and Leiter，2004；Conrad and Schneider，1980；Freidson，1970a；Gallagher and Sionean，2004）。那些本该被定义为罪过（sin）或犯罪（crime）并且原来被教堂和法律所控制的行为，越来越多地被看做疾病，并通过治疗来进行控制，就像特定的生理变异如身材矮小、女性平胸和男性秃顶一样。这一倾向被称做"医学化"，当"以前的非医学问题被定义为医学问题，并作为医学问题进行治疗——通常以疾病或者症状的名义"时，医学化就会出现（Conrad，2007：4；Conrad and Leiter，2004：158）。托马斯·萨兹这样解释这一过程：

从梅毒、结核病、伤寒热、肿瘤和骨折等等诸如此类的东西开始，我们创造了一个类别"疾病"。开始的时候，这一类别仅仅包括少数条目，所有的条目都有一个共同的特征，即和作为理化机器的人体的结构和功能紊乱有关。随着时间的推移，更多的条目被加入这一类别中。实际上它们不是被加入的，因为它们是新发现的身体紊乱状况。医生的注意力逐渐被这一标准转移到了其他的事情上，即把残障（disability）和苦难（suffering）作为了新的选择标准。因此，一开始缓慢地，诸如癔病、疑病症、偏执—强迫神经症和抑郁症之类的情况被加入疾病的类别中。然后，伴随着日益增长的热情，医生们，特别是精神病医生们，开始把所有他们可以诊测出的任何功能异常叫做"疾病"——无论依据什么规则。

萨兹因此提请人们注意这样的趋势：不仅趋向于把患病和越轨打造成同义词，而且趋向于仅在医学模式中治疗越轨。里克·梅叶斯和艾伦·豪维茨（Rick Mayes and Allen Horwitz，2005）观察到，美国精神病学协会（American Psychiatric Association）1952 年出版的《精神疾病诊断和统计手册》（Diagnostic and Statistical Manual of Mental Disorders）列举了 106 种精神疾病，共 130 页。而 1994 年出版的第 5 版则有 297 种疾病，共 886 页。显然，精神病学诊断数量大量增殖，包括诸如"书写性表达障碍"（书写困难）和"对立违抗性障碍"（儿童的违抗行为，如发脾气、讨人嫌、愤怒和恶作剧），这些诊断看起来引人怀疑——并没有其他更多的不正常行为的证据（Cockerham，2006a）。有些批评者，如安德鲁·图瓦杜（Andrew Twaddle，1973:756），甚至宣称："只有很少的——如果有的话——人类行为问题没有被认定为医学问题。"弗雷德森（Freidson，1970a）也有类似的争辩：与它表现出来的"治疗"能力所确认的范围相比，医学所建立的管辖权过于宽泛了。

无论如何，医学职业在获得定义不正常行为的权威方面是成功的。甚至自然发生的生理状况，如老化，也被定义为疾病——疾病才是医生最拿手的问题。例如，学龄儿童的多动症被定义为注意力缺乏/多动障碍（Attention-Deficit/Hyperactivity Disorder，ADHD），因而需要进行利他林（Ritalin）治疗；绝经通过补充雌激素替代治疗，数年后，这种治疗的副作用被认定，它会引发更大的疾病风险，如血栓、中风、心脏病和乳腺癌；治疗身材矮小为使用生长激素提供了充足的理由，因为这些人苦于身高低于平均水平；用非那雄胺延缓或者预防男性秃顶，而脱落的头发可以通过外科手术进行再植（Conrad，2007）。但在以前，多动症、绝经、矮小和秃顶并不是医学病症。

当然，对有些人来说，以前不能治疗的疾病出现了新的医学治疗方法——如针对勃起障碍而研发的伟哥和其他类似药物，这是好事。不过，对医学化现状的说明却描述了远远超过上述过程的扩张。这一结果使得阿戴尔·科勒克（Adele Clarke，2003:161）和她的同事们宣称，医学对社会问题的管辖权的膨胀是"西方 20 世纪后半叶最有力的社会转型之一"。尽管传统上，医学化是专业医学获取更多的问题以便进行治疗的手段，科勒克等人（Clarke et al.，2003）还是认为，生物医学领域里主要的技术和科学发展进一步发挥了这种能力，并且制造出了她和她的同事们称之为"生物医学化"的东西。生物医学化包括计算机信息和新技术扩展医学监视和治疗性干预的能力——该能力跨越了原有的边界——通过利用遗传学、生物工程、个性化药物、多源信息、患者数据库、数字化患者档案，以及其他创新成果。在这一过程中，互联网、广告、消费者主义也很重要，还有制药公司在销售其产品中所发挥的作用。

其他医学社会学家（Conrad，2007；Conrad and Leiter，2004；Gallagher and Sionean，2004）注意到，在医学市场的扩张过程中，卫生产品和服务越来越被商品化。彼得·康拉德和瓦勒里·雷特尔（Peter Conrad and Valerie Leiter，2004）观察到，保险公司可以通过限制准入（restricting access）来对抗医学化，不过也有一些支持医学化过程的力量。康拉德（Conrad，2005，2007）发现，推动医学化的动力已经发生了改变，目前，生物技术、消费者和管理式医疗服务是主要的动力。康拉德（Conrad，2005:10）声称："医生仍旧是医学治疗的守门人，不过他们在医学化的扩张或收束过程中的角色已经处于从属地位。"他注意到，生物技术很早就已经和医学化相关联，而且，制药工业在促进其产品直接面对消费者方面起到了越来越核心的作用；而未来，遗传学的影响会非常显著。

与此同时，通过购买医疗保险计划、卫生产品和类似的东西，消费者在卫生市场中成为一个主要的参与者。他们对这些产品的需求也推动了医学化。康拉德（Conrad，2005:9）说："互联网已经成为一个重要的消费渠道。"然后，在美国，管理式医疗服务已经成为主导性的卫生服务提供方式，它使得保险公司成为第三重要的参与者——既通过特殊服务的覆盖以支持医学化，又为这些服务设定限度。因此管理式医疗服务在医学化的过程中发挥了重要作用。康拉德观察到，医学化不仅仅在美国很普遍，它也越来越多地成为一个国际现象——跨国制药公司在引导这一方式。虽然公众和专业医学界对医学化的担心可能正在增强，它所代表的过程却仍然强有力地影响着我们的行为。我们对它的理解源自帕森斯的研究。

对病人角色理论的批评

虽然作为一个解释疾病相关行为的理论框架，帕森斯的病人角色概念展现了其研究价值，并且已经成为医学社会学的基础概念，但这一模型也有一些严重的缺陷。这些缺陷甚至使一些社会学家建议，它应该被放弃。帕森斯的病人角色概念受到批评是因为：（1）行为的变异，（2）疾病类型，（3）医患角色之间的关系，（4）病人角色的中产阶级取向。

行为的变异

对病人角色理论的很多批评都指向了不同的个人和不同的社会群体之间缺乏一致性。在对纽约市的一个随机样本的研究中，格拉德·高尔顿（Gerald Gordon, 1966）发现了至少两个互不相同但相互关联的社会地位，以及与患病有关且相辅相成的角色期待。当人们认为诊断是严重的或不确定的时候，行为期待一般与帕森斯对病人角色的描述相符合。不过，当诊断已知并且不严重的时候，"受损的角色"的概念就会从高尔顿的数据中涌现出来。"受损的角色"要求承担角色的义务，但拒绝角色义务的豁免——即使疾病存在。

在对罗得岛州的一些中年夫妇进行研究后，图瓦杜（Twaddle, 1969）报道了至少七种病人角色的组合，帕森斯的模型仅仅是其中的一种。图瓦杜发现的病人角色组合，部分取决于患者的文化价值，以及该患者是否把自己定义为"病人"。不仅每个人对"患病"的定义不同，也并非所有的人都宣称他们期望康复，而且，也不是所有的人都和医生合作。图瓦杜发现，帕森斯所定义的病人角色更适合犹太人，不太适合新教徒和意大利天主教徒。犹太人更可能认为自己是病人，期望自己康复，而且和医生合作。新教徒最抗拒看医生，而一般来说，意大利天主教徒和医生的合作程度最低。在图瓦杜的研究中，还有其他重要的民族文化差异。例如，新教徒更可能把功能障碍（通常是工作能力障碍）看做疾病的第一个征象，而意大利天主教徒更可能强调感觉状态的改变，如疼痛。可是，犹太人倾向于强调对最终结果的恐惧，而不是感觉状态和功能障碍。

由马克·祖洛斯基（Mark Zborowski, 1952）进行的一项著名研究表明，重要的群体差异也见于疼痛。虽然疼痛显然是一个生物学现象，但祖洛斯基还是观察到，疼痛并不完全是生物性的，而是因民族文化群体而有别。祖洛斯基的样本包括了纽约市 87 个男性病人和 16 个健康男性，他们主要是犹太人、意大利人和有"老美国人"民族背景的人。所谓的"老美国人"被定义为白人、在当地出生，并且通常是新教徒，他们的家族在美国至少生活了两代以上。还有，他们并不认同任何一个外国族裔。所有的病人都罹患神经疾病，如椎间盘突出或脊髓损伤，它们代表了这样一类疾病，这些病所涉及的疼痛仅仅在一个很狭窄的范围内变动。

虽然疼痛的水平被认为大致相似，但祖洛斯基发现，研究对象对疼痛的反应存在显著变异。和"老美国人"相比，犹太人和意大利人显得对疼痛更加敏感，更趋于夸大疼痛的经历。虽然犹太人和意大利人在医院里对疼痛的反应是类似的，但这两个民族群体在家中的表现却存在差异。在家里的时候，意大利人表现得强壮和富有权威，但他们在医院里却是高度情绪化的。而犹太病人在两种环境中都是情绪化的。祖洛斯基观察到，犹太病人还会利用他们的痛苦来操纵他人的行为。不过一旦为他们提供有效的服务，并使他们满意，犹太人往往会做出克制的反应。

与此相反，"老美国人"病人试图和理想病人的医学形象保持一致。他们和医院工作人员合作，尽量避免让人讨厌。"老美国人"病人还避免在公共场合表达疼痛，在被医生检查的时候，他们倾向于扮演一个中立的观察者角色——通过变得冷静并试图对他们的体内状态提供有效的描述，以有助于做出正确的诊断。如果疼痛过于强烈，超越了他们的控制限度，他们就会把自己关进屋里，暗地里表达他们的疼痛。

对疼痛的态度也有不同。祖洛斯基指出，意大利人最关心疼痛本身的不舒适，当疼痛立即被缓解的时候，他们比较满意。意大利病人往往还表现出对医生的信任态度。不过，犹太人对他的医生并不是特别有信心，而且他似乎更关心疼痛对其整体健康的意义，而不是眼下的、特定的不适。意大利人希望用镇痛剂，而犹太病人却很不情愿服用药物，因为他们为药物的成瘾性感到担忧。和犹太人类似，"老美国人"主要关心疼痛对其整体健康的意义；和犹太人不同的是，他们对医学的力量和治愈能力感到乐观，因此，他们表达了对医生决定的极大信心。

为了解释这些民族文化差异，祖洛斯基提出了一个观点，他认为，犹太母亲和意大利母亲对她们儿子的健康表现出了过度保护和过度情绪化的态度，而这样的社会化经历促使犹太病人和意大利病人发展出对疼痛的焦虑。祖洛斯基相信，犹太父母和意大利父母倾向于通过阻止他们的儿子从事粗暴的游戏和运动来防止身体损伤。与此相反，"老美国人"的父母在对他们的儿子进行社会化的时候，期待他们在运动中受伤，并奋起抗争。"老美国人"教育他们的男孩子"不要娘娘腔"、"不许哭"，以及"像男人一样忍受疼痛"。如果这样的孩子真的受伤了，人们期望他不能情绪激动，而是马上寻求适当的治疗。

约翰·坎贝尔进行的研究涉及生活在华盛顿特区的 264 个儿童和他们的母亲。这一研究支持了祖洛斯基有关"老美国人"对疾病反应的发现。虽然坎贝尔并没有重点关注民族性的作用，但他的数据显示，那些年龄较大的儿童，和那些父母的社会经济背景较好的儿童，倾向于对疾病采取一种"铁石心肠"（stiff-upper-lip）和"一如平常"（business-as-usual）的做法。坎贝尔（Campbell，1978：46）说："这种斯巴达式的倾向和祖洛斯基所描述的——以'老美国人'为典型——研究对象的反应之间，不仅仅只是外在的类似。医学职业人员很可能会赞同这样的反应——因为，也许这并非巧合，他们自己就属于社会经济地位较高的阶层的。"在坎贝尔看来，当父母对他们的孩子进行社会化时，在怎样教他们控制自己的情绪，以及是否拒绝病人角色方面，父母的影响都很大。

还有其他一些对民族变异的研究。在波士顿的两家医院里，埃尔文·祖拉（Irving Zola's，1966）比较了美国的爱尔兰裔、意大利裔和盎格鲁—萨克逊裔的病人。他的研究也支持了祖洛斯基的发现。一般来说，意大利裔倾向于夸张地表达他们的症状。祖拉发现，爱尔兰裔往往否认他们的症状，而盎格鲁—萨克逊裔却会以一种事不关己和中立的方式述说他们的健康问题，并不带焦虑情绪。祖拉总结说，在文化群体之间，在他们抱怨自己健康的交流方式之间，确实存在明显差异。

除了民族变异，还可能有其他的途径来对病人角色进行诠释。有一个研究显示，在接受了手术的心脏病人中间，和男性相比，妇女更愿意接受病人角色，并且更不情愿在手术后恢复她们的工作角色（Brown and Rawlinson，1977）。因此，在对病人角色的接受程度上，也可能还有性别差异。数年前，埃米尔·博肯诺维克（Emil Berkanovic，1972）研究了洛杉矶市政雇员对"病人角色"的观念。虽然他不能断言他的样本代表了市政雇员的整体，他的发现确实提示，有些人感到，在特定的情况下，他们可以定义合适的患病行为。这些人不拒绝疾病的医学理论，却对决定什么是病人的正确行为感到自信，但这样做的前提是，症状已经被认定，而且也知道疾病的后果。博肯诺维克指出，咨询医生通常是最后的选择——只有当其他所有的健康信息都不足以提供有效解释的时候。

所有上述研究表明，帕森斯的病人角色概念并不能解释所有的显著变异，这包括人们在看待疾病上的变异，也包括他们对合适的病人角色行为进行定义时的变异——既为他们自己，也为他人。 172

疾病类型

第二类对帕森斯的病人角色概念的批评是，它似乎仅仅适用于急性病，这些病本质上是短期的，对外行人来说易于确认，而且在医生的帮助下很容易治愈。可是，依据定义，慢性病如癌症、心脏病、糖尿病和阿尔兹海默氏综合征就不是短期的疾病，而且患者也不会像帕森斯的模型所暗示的那样康复——无论患者多么愿意和医生合作。因此，对慢性病患者来说，被短期豁免承担角色责任是不可能的。

对慢性病患者的研究显示，和急性病患者相比，他们对病人角色的看法是不同的。慢性病患者所面临的是，不可能再恢复到正常的角色，他们的行为必须适应永久性的健康问题。不过，在对病人角色进行重新考虑之后，帕森斯（Parsons，1975）声称，即使完全康复的目标是不现实的，仍然可以对很多慢性病进行"管理"，以使患者能够保持相对正常的心理功能模式和社会功能模式。例如，虽然糖尿病很难像肺炎一样被治愈，帕森斯仍然坚持，不能把糖尿病列入一种完全不同于"可治疗疾病"的疾病类型——如果患者可以恢复到正常的功能范围之内。诚然，这一解释允许"病人角色"概念涵盖一些慢性病，可是，它仍然不能被应用于广泛患病情境，如卧床的病人、临终病人，以及感染 HIV 的病人（Crossley，1998）。

另一个问题是在把病人角色理论应用于精神疾病时出现的，因为病人角色理论规定个人应该寻求专业帮助，可是仅仅是看精神病医生这一行为本身就可能被污名化（Segall，1976）。承认有精神疾病史的人在找工作时常常面临困难。很多研究文献描述，患过精神病的人在应对他人的拒绝方面有困难。

还有，精神病医院的很多病人拒绝承认他们患有精神病，大多数患者不是主动地寻求帮助，而是非自愿地被收入精神治疗机构的（Cockerham，2006a）。

医患角色之间的关系

对帕森斯病人角色模型的另一个主要批评领域建立在医患之间一对一的互动传统之上。这种类型的互动是常见的，因为互动的场合通常是医生的办公室——这正是帕森斯病人角色理论形成的地方。这是一个医生享有最大限度控制的情境。可是，在医院里可能出现相当不同的互动模式，在那里，医生团队和医院其他人员就可能介入。在那里，医生仅仅是许多医生中的一个，他会受限于组织的约束和组织的政策。如果患者在家里，医患关系还会变化，因为患者和他或她的家人显然能够在很大程度上影响互动。

还有，如果对当事人使用预防技术，而不是治疗手段，帕森斯所描述的病人角色中的关系模式也需要修正。当代医学实践中的很大一部分，关注的不是把一个人恢复到正常的社会功能，而是维持和改善公共卫生。当工作目标是一群人，特别是当健康问题不是致人残疾的疾病，而是行为问题和环境问题的时候——前者如吸烟，后者如水和空气的污染——医患关系也会不同。在这种情况下，医生或者卫生从业人员通常必须进行说服而不是命令，因为他或她缺乏控制一群当事人的权柄。医生必须说服这群人，特定的行动——如体检或者结核病 X 线检查——对他们是有好处的。当然，在为帕森斯的病人角色理论辩护时必须注意，在上述例子中，需要改变的行为常常是"正常行为"，而不是"患病行为"。

中产阶级的取向

最后，需要注意的是，帕森斯的病人角色模型是一个中产阶级的行为模型，它强调的是个人义务的美德，以及为恢复良好健康和正常状态而进行的有意识的努力。它指向中产阶级的假设，即在面临困难的时候，理性解决问题是唯一可行的办法，以及努力总会导致积极的收益。它没有考虑生活在贫困的环境中是什么样子——在那里，成功仅仅是例外。

而且，较低社会经济阶级中的许多人可能倾向于否认病人角色，这不仅仅是因为他们可能没有机会享受典型的中产阶级的"继发性获益"；还因为穷人的失能可能会导致他或她无法糊口，或者无法苟活于贫困之中。因此，无论他们的病是多么严重，在贫困的环境中生活的人们可能都会工作，只要他们感到还能够进行一些工作活动。

不过，需要注意的是，即使"为良好健康而努力"的说法反映的是中产阶级的取向，底层阶级仍然使用病人角色概念来使自己的不利社会地位合理化（Arluke, Kennedy, and Kessler, 1979；Cole and LeJeune, 1972）。也就是说，有些穷人声称，他们之所以穷，是因为他们患病了，而患病（以及贫穷）可不是他们的错。如果说患病后努力康复是中产阶级的典型（形象），那么患病后利用病人角色为自己的生活境遇找借口，则似乎在底层阶级中更常见。

帕森斯的病人角色：结论

虽然可以在社会学文献中发现数量可观的对帕森斯病人角色概念的批评，但还是应该注意到，这一模型代表了医学社会学的一个重大贡献。帕森斯坚持认为，疾病是一种类型的越轨，那么依据这一定义，社会使病人恢复到正常的社会功能状态就是必需的。因此，帕森斯把医学看做一种机制，通过这一机制，社会试图控制越轨和保持社会的稳定。鉴于越来越多地把社会问题界定为医学问题的倾向，在对待我们社会里未来的越轨者时，帕森斯对医学的功能的解释具有深远的意义。

虽然我们承认对帕森斯理论的某些批评是有效的，我们还是应该注意到，有些批评是出于对帕森斯的误解。显然，有些批评者会不正确地假设，帕森斯把病人角色看做一成不变的、机械的"笼子"，它使病人看起来行为雷同，根本不考虑不同的文化背景和不同的个体学习经验。相反，帕森斯给我们的是一个"理想型"的病人角色。依据定义，理想型在现实中间并不存在。它们是抽象概念，建立这些概念是为了强调特定情境中典型行为的特征，它们是比较和区分具体行为的基础——这些行为发生在不同社会文化环境下的相似情境中。尤根·格拉佛（Eugene Gallagher, 1976）的表述可能是最好的。他指出，无论是谁，如果他掌握了理解当代社会健康和疾病问题的社会学知识，马上就会意识到社会学分析在多大程度上受益于帕森斯提出的病人角色理论，相比较而言，有些批评看起来是多么微不足道。

因此，可以做出结论，在特定情境下，帕森斯的模型是有用且可行的社会学分析框架。虽然这一理论不足以解释所有的患病行为，但它确实可以描述很多一般的类型，因此不应该被抛弃。实际上，在后来撰写的一篇文章中，帕森斯（Parsons，1975）承认，他从来没有企图用他的病人角色概念来涵盖与病人角色有关的全部现象。有两种可能性存在：一是把这一模型作为一个"理想型"来对照各种形式的患病行为，二是对这一概念进行扩展，以解释大多数患病情境中常见的各种情况。

标签理论

由于无法在患病角色中涵盖行为的变异，功能主义研究疾病的方式忽视了患病行为的许多方面。对于患病行为，本书的第七章指出，两个患有同样症状的人，其行为可能很不同。一个人可能很担忧并寻求医学治疗，而另一个人很可能完全无视症状的存在。利波斯基（Z. Lipowski，1970）注意到，个人应对疾病的策略变化很大，从被动合作到积极行动以求康复，从恐惧被诊断为患病到在对继发性收益的期待中享受快乐。有一些社会学家，包括弗雷德森（Freidson，1970a），采取了这样的立场：作为越轨行为的疾病是相对的，但必须被这样看待——这就是标签理论的视角。

标签理论建立在这样的概念之上：被某个人或者某社会群体认定为越轨的行为，不一定被另一个人或者另一个群体也认定为越轨行为。霍华德·贝克尔（Howard Becker，1973）是标签理论的首倡者之一，他在对大麻吸食者的研究中阐述了这一概念。他的分析揭示了美国社会的一个矛盾，这一矛盾存在于两派人之间。一派人坚持认为吸食大麻是有害的并且应该被定义为非法；另一派人支持有利于吸食大麻的社会规范，并认为吸食大麻应该被合法化。虽然社会总体把吸食大麻看做越轨，但在特定的群体内部，大麻吸食者却把自己的行为看做可接受的社会行为。

贝克尔的立场是，越轨是社会群体制造出来的——他们创造规矩或规范。违反这些规矩或规范就构成越轨。因此，越轨不是一个人所从事的行动的性质，而是其他人对他的行为进行定义的结果。理解越轨的关键变量是社会大众，因为社会大众决定究竟什么是越轨行为。

可以把标签理论作为解释患病行为的工具，其可行性在于，虽然疾病是一个独立于人类知识之外的生物学状态，患病却是一个社会状态，这一社会状态是由人类认知所创造和型塑的。因此，正像弗雷德森（Freidson，1970a）所指出的那样，当一个兽医把一头牛的状况诊断为疾病的时候，诊断本身并不会改变牛的行为；可是当一个医生把一种人体状况诊断为疾病时，这一诊断就能够而且常常改变病人的行为。因此，在标签理论看来，患病是一种人为创造的状态，这一状态和他们对实际情况的理解相一致。

例如，在苏门答腊的库巴人中间，由于艰苦的丛林环境，皮肤疾病和皮肤损伤很常见。在库巴人中，一个罹患了皮肤病的人不会被认为是一个病人，因为那种状况虽然不是健康状态，却也不会被认为是不正常的。在非洲的一些地方，有些疾病如钩虫病和轻度的疟疾因为广泛流行，不被认为是不正常的。上述例子使人们认识到，本质上不健康的状态不一定总是被等同为疾病——当它所涉及的人能够有效地承担社会功能，以及症状的出现并不影响日常生活的正常节奏时。因此，关于什么是患病的判断和关于什么是越轨行为的判断是相对的，不能把它们和人们生活于其中的社会状况分离开。

标签理论和患病行为

迄今为止，标签理论还没有发展出一种能够和帕森斯的模型相媲美的理论。最为接近帕森斯理论的对应理论是一种源自符号互动论（标签理论）的理论，它是由弗雷德森（Freidson，1970a）提出来的。弗雷德森提出，在各种病人角色之间进行区分的关键是"合法性"的概念。他认为，在疾病状态中，有三种类型的"合法性"，它们所涉及的越轨程度可能很微小，也可能很严重。（1）有条件的合法性：这种情况下越轨者被临时豁免承担正常的责任，并且获得了一些额外的特权，附带的条款是，他们应该寻求帮助摆脱越轨状态。在这一类型中，感冒是微小的越轨，而肺炎是严重的越轨。（2）无条件的合法性：在这种情况下越轨者被永久地豁免了承担正常的责任，并被授予额外的特权——考虑到他们越轨行为的无助性。临终的癌症患者属于这一类型。（3）不合法：在这种情况下，由于他们的越轨事实——从技术上说，他们不应为其越轨行为负责——越轨者被豁免承担一些正常责任，但是也没有获得什么特权，并且还要承受一些困难，如恶名。在这一类型中，口吃是微小的越轨，癫痫是严重的越轨。

弗雷德森的分类系统说明，对个人来说，（越轨的）结果是不同的，而且其他人对越轨者的态度，取决于其他人对他或她的健康紊乱的定义。弗雷德森的模型考虑到了疾病问题的各个方面——这些方面是和社会环境联系在一起的。例如，一个库巴部落人的皮肤疾病，或者一个非洲人的钩虫病，不可以被界定为无条件的合法的，因为病人并不能获得任何特权，或者责任的变更。其原因是，该疾病对大多数人来说很普遍，而且他们在其社会里发挥着正常的功能。与此相反，一个患了癌症的人，因为他或她的情况的严重性，会得到永久性的正常责任豁免。

不过，弗雷德森的概念完全是理论的，也没有得到广泛的检验。因此，它能否涵盖患病行为的变异情况，仍然只是一种猜测。虽然弗雷德森的模型在对患病行为的分类有所贡献，却无法解释人们把自己定义为病人的不同方式，也无法解释他们对专业医疗服务的不同需求。如前文所述，有些人无视他们的症状，有些人进行自我保健，还有一些人寻求专业帮助。弗雷德森模型的长处是，它确实比帕森斯的病人角色概念有所进步，因为它能够描述病人的不同类型，同时指出疾病是一个社会制造出来的标签。

对标签理论的批评

标签理论强调，对于什么是越轨的判断是相对的，取决于其他人的认知。因此，理解越轨行为的关键变量是观众，他们拥有对所关注的行为的知识，因为观众决定什么是越轨、什么不是。不过，虽然标签理论的长处是为分析人们对越轨的认知差异提供了一个框架，但还是有一些缺陷。

首先，标签理论不能解释是什么导致了越轨，只是解释了人们对它的反应。很少有人否认，当群体建立规范的时候，它们也就制造了越轨。必须承认，"观众"对各种类型的行为的反应既影响个人的自我概念，也影响社会的反应。可是标签本身并不导致越轨。有些情况，如谋杀、盗窃、药物依赖和自杀，一般被定义为越轨，可是人们干这些事情的时候，并不考虑它们将被贴上什么样的标签，而他们干这些事情的原因，可能与这些贴给他们的标签毫不相干。其次，如果在社会对其反应之外，在不同的越轨行为之间和不同的越轨者之间还有什么共同性质的话，这些共同的性质既没有被定义，也没得到解释。可是，实施越轨行为的人可能有很多相

似之处，如压力、贫困、年龄、同侪关系以及家庭背景。这些性质可能和社会大众的反应同样重要——如果不是更重要的话。杰克·吉布斯（Jack Gibbs，1971）提出了一个重要的问题，即标签理论解释的是什么？是越轨行为还是对越轨行为的反应？最后，标签理论不能解释为什么有些人实施了越轨行为，而在同样的情况下，其他人却没有实施越轨行为？所有这些似乎都提出了一个问题，即社会反应是否能够独立、有效地解释越轨行为。回答似乎是否定的。后来，经过重新思考，贝克尔（Becker，1973：179）承认，标签理论"不能被认为是唯一的解释——解释那些被认为越轨的人真正做了什么"。

标签理论：结论

在和帕森斯的患病角色概念相比较的时候，标签理论并不试图解释患病行为特定的变异情况，这些患病行为在美国社会中，似乎在不同社会经济地位和民族文化的群体中均有出现。它还为患病行为提供了一种分析框架——依据特定社会群体的定义和认知——也为社会科学家解释社会情境和疾病类型之间的差异提供了可能。除了这些长处，标签理论也有缺点，这就是概念化过程的模糊，换言之，在社会反应之外，越轨的原因是什么？而社会反应和疾病的关系不大，或者根本就没有关系。虽然弗雷德森的模型很有潜力，但它还没有吸引到能和帕森斯的病人角色理论相比肩的关注。最重要的是，有一个严重的疑问：社会反应本身是否足以解释出现在病人身上的行为的共同性。

患病是越轨吗

本章已经讨论了把患病作为越轨这一研究方式的各种类型。未解决的问题是，对患病的这种研究框架对社会学研究是否有益、是否充分。把患病概念化为越轨行为确实使患病成为一个社会学相关变量，但它也限制了在"社会事件"框架下对患病的分析。这和社会学中"把患病作为越轨"的主要倾向是一致的，即心无旁骛地关注患病的社会特征，进而把疾病的生物学特征排除在外——只有医生可以定义这些特征。可是，由于仅仅关注患病的社会特征，越轨框架限制了自己处理患病的生物学面向的能力——而这一面向才是痛苦的前提。

还可以争论的是，虽然越轨是违反社会规范性

177

第八章　病人角色　　**121**

期待的行为，但患病本身并不违反社会规范。任何社会的成员都可能在其生活的某个时段患病。患病的人们确实不符合健康规范，不过这种情况并不会把他们变成坏人，这（变坏）才是越轨概念的意味。当然，当人们患病的时候，他们便身不由己了。他们和其他人有区别（不正常），这是一种负面的区别，大多数人会像避免入狱一样避免这种区别。患病的人不仅感觉糟糕，也可能变成生理上的残疾人。他们还可能经历心理功能障碍。根据埃里克·卡塞尔（Eric Cassell，1985）的说法，患有严重生理疾病的人往往会失去他们的愿景感（sense of perspective），只剩下唯一的一个视角——感觉如何——他们无法思考其他情况。他们进行推理和决策的能力也可能改变，进而严重依赖医生和他人的照顾。他们也可能变得自恋（self-absorbed）和孩子气，因为他们仅仅关注自己，无视外部世界的存在。

凯西·查马兹（Kathy Charmaz，1983，1991）曾经提出，慢性病人也会经历负性的自我感觉，因为疾病限制了他们的活动，把他们和其他人隔离开来，通过降低他们的自身价值感来破坏他们的自尊，并导致他们成为别人的负担。实际上，由于他们的疾病，有些人会有被污名化的感觉。我们可以在对下属患者的记述中看到这种情况：生理残疾（Zola，1982）、帕金森病（Lefton，1984）、癫痫（Scambler and Hopkins，1986）、艾滋病（Chapman，2000；Ciambrone，2001；Ezzy，2000），以及其他疾病如糖尿病、晚期肾病、多发性硬化（Roth and Conrad，1987）。上述后果将会把他们置于越轨的地位——相对于他们的自我感觉、与他人的关系以及他们在社会中的角色。

因此，当我们把患病角色与社会处置病人的方法联系起来考虑（也就是说，把他们置于医生的控制之下，把他们送入医院）的时候，"患病是越轨"这一观念的适用性就很强了。在没有其他的医学社会学概念的情况下——那样的概念也许会为理解医学的社会学面向提供更好的途径——"患病是越轨"的理论框架仍然是对这一主题最好的社会学思考。

作为病人和残疾人

每个人都会在某一时间患病。苏珊·桑塔格（Susan Sontag）在她的著作《作为隐喻的疾病》（*Illness as Metaphor*，1978）中这样写道：

疾病是夜晚那一面的生活，是一个更加繁重的公民身份。每一个人生来都拥有双重的公民身份，一个在健康王国里，一个在疾病王国里。虽然我们仅仅愿意使用那个好的护照，但是或早或晚，每一个人都有义务——至少作为一种诅咒——认同另一个地方的公民身份。（1978:3）

作为一个异邦——疾病王国——的居民，我们通常会感觉糟糕或者虚弱，也许两者同时存在。我们无法感觉正常，因为我们体会到一种感觉，即比通常的自我少了点什么。彼得·弗伦特和麦里蒂斯·麦克居尔（Peter Freund and Meredith McGuire，1999:132）解释说："患病是令人沮丧的，因为患者体会到一种对秩序和意义的威胁，而这秩序和意义却是人们生活的价值所在。"弗伦特和麦克居尔说的是，患病打乱了我们的日常生活，导致各种程度的苦难，并且威胁到我们为未来计划的能力，以及我们控制自己的行动的能力。患病，就意味着嫉妒那些健康人，或者嫉妒我们过去的健康时光，并且希望重回过去的时光。如果一个人患有不可治愈的慢性病，那么后者（时光倒流）就是不可能的。例如，在一项对纽约市 HIV 呈阳性的男同性恋的研究中，卡罗琳·西格尔和彼特里斯·克劳斯（Karolyn Siegel and Beatrice Krauss，1991）发现，感染艾滋病意味着必须面对短寿的可能性，必须应对高度屈辱（discrediting）和高度污名化，必须为保持生理和情绪健康而设计一种策略。显然，患病是一种不可欲的状态，虽然它也意味着对日常工作的免除——那不过是病人角色的天然特性。

前文说到，疾病状态有两种。一种是急性病，它通常指的是紧急发病，或者疼痛、不适或肿胀的突然加剧。通常这些问题仅仅持续相对短的一段时间，它们或者在数天之后消失，或者在医学治疗之后得到缓解或被治愈。急性病常常是传染性的，可以从一个人传播到另一个人，如感冒、流感、麻疹和水痘。另一种类型的疾病是慢性病，它通常发展缓慢，持续时间长，并且通常无法治愈。慢性病一般是不传染的，虽然有一些例外，如艾滋病。慢性病的进展只限于一个人身上，不会从一个人传播到另一个人。它们通常和遗传、环境和生活方式的影响有关。如果慢性病是致命的，如癌症、糖尿病和心脏病，患者最终会死于该病。其他慢性病，如关节炎，虽然令人不适，但不至于威胁生命。

无论一个人的疾病是急性的还是慢性的，当他忍受苦难时，他的个人力量感可能会被削弱。弗伦特和麦克居尔（Freund and McGuire，1999）指出，患病对一个人的自我概念尤其有害——当他经历被压垮、不可预料和失去控制等感觉时——因为疾病能够使一个人的行动能力和管理正常生活的能力瘫痪。患重病的人常常感到，自己和身体在一定程度上疏远了，或在心理上分离了，因为它（身体的）感觉不再正常，其功能也无法充分实现（Ezzy，2000；Freund and McGuire，1999；Kelly and Field，1996）。患病的人常常远离他人，因为他们感觉糟糕，不能追求正常的社会关系。他们经常失去寻找乐趣和欣赏美的能力，或者变得浅薄（Radley，1999）。

患有慢性病的人，特别是生理残疾的人，面临着进一步的问题，如变化了的能动性（mobility）、负面的身体形象以及污名（Bell，2000；Brown，1995；Bury，1991，1997，2000；Chapman，2000；Ciambrone，2001；Ferraro，Farmer，and Wybraniec，1997；Radley，1989，1993，1994；Schieman and Turner，1998；Williams，1999，2000；Yoshida，1993）。相应地，祖拉（Zola，1982，1989）指出，有生理障碍的人面对的问题不仅仅是医学的，也包括社会的、态度的、经济的和其他方面的调整。简单的走动也可能成为一种挑战。例如，斯科特·希曼和西泽·特纳（Scott Shieman and Heather Turner，1998）在研究加拿大的残疾人时发现，随着年龄的增长，他们逐渐失去了驾驭感（sense of mastery）和对自己生活的控制感。衰老且残疾，是所谓的"双重弱势"（double disadvantage）的特征。希曼和特纳声称："随着年龄的增长，年龄和残疾联合作用，和健全人相比，残疾人在驾驭感方面变得更加弱势。"

在其他地方，凯西·查马兹（Kathy Charmaz，1983，1991）在对北卡罗来纳州的慢性病人进行研究时观察到，这些人经常体验到先前自我形象的恶化，并且不能获得一个具有相同价值的自我新形象。由于他们的疾病或残疾，他们的生活是受限制的，与社会隔绝，得到的评价低于正常价值，并且感到自己是他人的负担。所有这些因素结合起来，降低了他们的自我价值感（sense of self-worth），除非可以发现其他替代性的满足手段。大多数残疾人和很多慢性病人迫于他们的生理状态，不得不重构他们的自我感觉和个人历史——由于迈克尔·巴里所说的"传记中断"（biographical disruption）机制——以便理解作为生理残疾人士的自己（Bell，2000；Bury，2000；Radley，1994；Williams，1999，2000）。巴里总结说："身体的变化在文化和结构框架中与更广泛的社会进行互动，这一互动超越了实用性的结果，进展到形象和社会表现（social performance）的事务，进而影响到身份认同。"

安瑟伦·斯特劳斯（Anselm Strauss，1975）解释说，慢性病人的主要任务并不仅仅是活下去，或者控制他或她的症状，他们的另一个任务是生活得尽量正常。在斯特劳斯看来，终生疾病要求终生的努力，即控制它的发展、管理它的症状以及在残疾中生活。在这种情况下，患者所承担的病人角色是一种永久状态。

污 名

如果病人或残疾人的疾患——如他们的外表、气味或行为——令其他人不快，他们就可能被污名化。埃尔文·戈夫曼对"污名"的定义是"一种严重败坏人声誉的归因（attribute）"。戈夫曼解释说，"污名"源自古希腊人，他们使用这一术语来指代一些身体疤痕——这些疤痕代表了一个人的劣行和他的不道德性。通常情况下，这些疤痕是刀割或者火烧的结果，用以认定疤痕携带者的罪犯身份、奴隶身份或叛徒身份。遇到这些人时应该避开他们。戈夫曼说，当代社会有三种主要类型的污名：（1）令人厌恶的身体状况，如各种类型的身体变形；（2）人格缺陷，如精神疾病、性传播疾病、酒精依赖、自杀倾向等；（3）部族性的污名，如种族、宗教和民族。有这类污名的人是那些和多数人有差异的人，不过这些差异是负面性质的，并且他们因此而受到歧视。

生理残疾的人通常被归入"令人厌恶的身体状况"一类。他们可能被污名化，并且被排斥和健全人待在一起，因为他们的生理缺陷使周围的人感到不舒服。罹患性传播疾病的人也具有"令人厌恶的身体状况"的某些特征，但他们的疾病征象通常被衣服所掩盖。不过，罹患性传播疾病的人还是常常被污名化为具有"人品污点"，因为人们常常认为，这些疾病通常是通过不道德的性行为染上的（即婚外恋、和名誉败坏的人交往，等等）。戈夫曼指出，污名代表了个人真实社会身份和现实社会身份之间的断裂（rupture），这一断裂在某种程度上被认为是堕落。也就是说，在一个人应该怎样做和他实际的所作所为之间出现了严重的不一致。这种堕落把一个人抛入另一个社会类型中，这一类型中的人的身体和人格是有污点的。被污名化的人可能试图通过"过渡"（passing）的方式来补偿他们的被污名化。例如，戈夫曼注意到这样一个情景：一个曾经严重烧伤的房地产商人在和他的客户见面的时候，安排客户从较远的距离开始接近他，以便他们在他靠近之前，有时间适应他的相貌。

不过，即使污名是其他人强加于某人的，污名化还是会对其受害者的自我概念产生负面影响。在公共场合中，和正常人相比，被污名化的人会感到被轻视。贝茨·费弗和埃里克·赖特（Betsy Fife and Eric Wright，2000）研究了这种情况——通过考察污名化对自尊和身体形象的作用，疾病类型包括HIV感染/艾滋病和癌症。他们发现的证据清楚地表明，污名化是影响这些患者生活的核心力量。HIV感染者/艾滋病患者报告了强烈的被污名化的感觉，考虑到公众负面的格式化倾向（characterization）——把他们格式化为静脉注射毒品者和同性恋者——这一点毫不令人惊奇。不过患癌症的人也感受到了污名化，体会到社会拒斥（social rejection）以及受损的身体形象。在这两类人中间，疾病越严重，掩盖它就越困难，被污名化的感觉就越强烈。污名化是下述情况的实例：某人对自己的疾病的感受和其他人对他的疾病的感受怎样影响患病者的自尊。

丹尼尔·雷德帕斯（Daniel Reidpath，2005：468－469）和他的合作者指出，从本质上说，污名以四种方式影响健康状况。第一，被污名化的人们所体验到的心理压力可能对他们的健康造成不良后果。第二，害怕被污名化的恐惧和随之而来的歧视，可能导致人们躲避或者推迟寻求卫生服务——如果他们出现了健康问题（如肥胖），或者怀疑自己得了导致污名的疾病（如HIV感染/艾滋病）。第三，被污名化的个体可能在卫生服务机构中经历他人的不良对待，如被一些员工躲避（shunning），或者被员工拒绝治疗，例如HIV呈阳性的人。第四，雷德帕斯等人指出，有些社区——如果主要是这些社区为被污名化的群体提供服务——很可能在为他们提供治疗设施方面故意拖延，或者为他们提供质量低下的设施。虽然你可以抗议污名化不应该存在于和健康相关的事务中，但事实显然就是这样。

小　结

迄今为止，人们发展了两个主要的理论来解释疾病和社会之间的关系。到目前为止，帕森斯的病人角色概念对社会学的理论框架影响最大，不过弗雷德森的标签理论也代表了一个重要的理论贡献。

帕森斯的病人角色理论包括了下列假定：（1）一个人的疾病是免除其正常责任和义务的理由；（2）一个人的患病不是他或她的过错，他或她需要帮助以便康复；（3）病人有义务努力康复，因为患病是不可欲的；（4）病人康复的义务包括了更加特定的义务，即寻求技术上更有效的帮助。帕森斯还展现了医学作为社会控制机构的用途——通过其治疗越轨的患者的使命。

虽然帕森斯的病人角色概念为理解患病行为提供了一个有用的框架，它并不是普遍适用的，因为（1）它不能解释患病行为的各种变异；（2）它不适用于慢性病；（3）它不能涵盖影响医患关系的各种情境和情况；（4）它不能解释底层阶级患者的行为。无论如何，即使我们已经认识到了帕森斯病人角色理论的局限性，我们仍然可以把它作为一个理想型来使用。

弗里德森提出的标签理论为分析患病行为的问题面向和疾病的社会意义，提供了一个有益的理论取向（orientation）。不过，结合标签理论的、完善的病人角色理论仍待开发。帕森斯的病人角色概念和弗雷德森的标签理论的提出，都是在"把患病作为越轨"的理论框架之内进行的。目前，在社会学的患病行为研究领域，这一观点包含了最佳的理论成果。

推荐阅读

CONRAD，PETER（2007）*The medicalization of society*. Baltimore，MD：Johns Hopkins University Press.

对下述问题的一个出色解释：曾经被认为是正常的情况，怎样变成了医学的问题？

相关网站

越轨

1. 艾伦和培根出版社的链接：越轨。

http：//www. abacon. com/sociology/soclinks/deviance. html

关于越轨的各个方面的众多链接。

2. Sociosite：犯罪和社会越轨。

http：//www. sociosite. net/topics/right. php

关于越轨的各个方面的美国国内和国际信息及链接。

塔尔科特·帕森斯

1. Sociosite：塔尔科特·帕森斯。

http：//www. sodosite. net/topics/sociologists. php♯PARSONS

塔尔科特·帕森斯的选集。

2. 塔尔科特·帕森斯的经典社会学理论。

http：//www. ssrl. uchicago. edu/PRELIMS/theory. html

塔尔科特·帕森斯全集的链接。

标签理论

豪伊的主页：霍华德·贝克尔的主页。

http：//home. earthlink. net/～hsbecker

霍华德·贝克尔新近发表之文章的链接。

第九章 医患互动

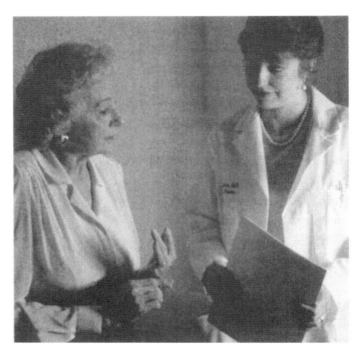

帕森斯的病人角色概念为理解医患关系提供了基本的指南。帕森斯解释说，医生与其患者之间的关系是这样的，即以医生帮助患者有效应对其健康问题为指向。医生扮演主导角色，因为他或她拥有医学知识和专长。患者处于服从的地位，其行为取向是，接受或者拒绝医生提供的治疗建议，或者就此和医生协商。不过，在紧急的医疗情况下，患者拒绝或者协商的选择也可能被抛开，因为患者的医疗需要要求医生做出快速和果断的决定。

帕森斯的病人角色概念详细描述了医生和患者相互承担的义务。患者应该配合医生，而医生应该试图使患者尽量恢复到正常的功能水平。当人们为了寻求治疗和医学建议而看医生的时候，医生通常会（但不总是）采取某种行动以满足患者的期待。艾略特·弗雷德森（Eliot Freidson，1970a）提出，医生有一种倾向，即倾向于在他们的患者身上发现疾病。他引用医疗决策规程作为日常医学决策的指

导原则。托马斯·舍夫（Thomas Scheff，1966）描述了这种医疗决策规程。它的含义是，由于医生的工作是出于为病人考虑，医生倾向于把疾病归咎于患者，而不是否认它、忽视它和错过它。虽然这一思路会导致开药方和申请检查——如 X 光检查——的倾向，但这一结果并不令人奇怪。患者渴望和要求服务，而医生接受了满足这些要求的训练。弗雷德森指出："虽然医生的工作是做决定，包括不作为的决定，但实际情况似乎是，每个执业医生都感到——当患者忍受痛苦的时候——不得不做点什么。"

痛苦并不都是生理性的，完全心理性的需要也会促使患者看医生。因此，假定医患互动总是遵守既定方针——在相互理解的基础上医患双方竭诚合作——而忽视了下述潜在可能性：误解、不确定性，以及患者根本不理会医生的治疗方法。有时候，医患互动的质量确实存在问题，不过该互动的重要性

184

185

不可否认，因为它具有影响医疗服务的潜力。本章会回顾下述内容：互动模型、交流中的误会、症状表现中的文化差异以及患者服从行为中的问题。这些话题之所以吸引社会学家，是因为医患互动构成了（医患）关系的结构，也构成了对话的模式——这些对话在本质上是社会性的。

互动的理论模型

自从帕森斯提出他的病人角色概念以来，又先后有两个关于医患关系的理论框架出现，这有助于我们对现实经验的理解。首先是萨兹和霍兰德的观点。托马斯·萨兹和马克·霍兰德（Thomas Szasz and Marc Hollender，1956）两个人都是医生，他们主张患者症状的严重程度是医患互动的决定因素。萨兹和霍兰德声称，根据症状的严重程度，医患互动可被归入三个可能模型："主动—被动"、"指导—合作"以及"双向参与"。

"主动—被动"模型适用于患者病重的情况，或者接受急诊治疗的情况，此时患者处于无助的状态——由于严重受伤或者丧失意识。通常情况非常紧急，医生处于高强度的工作状态，以便稳定患者的病情。决策力和权力都在医生一边，因为患者是被动的，在互动中无所作为。

"指导—合作"模型出现在患者紧急发病时，常常是传染病如流感或麻疹。患者知道正在发生的事情，而且能够和医生合作——通过遵循医生的相关指导，但由医生做出决定。

"双向参与"模型适用于对慢性病的管理，在这种情况下，患者为了控制病情和医生全面合作。患者常常会修正他或她的生活方式，如改变饮食、戒烟等，患者还负责根据医嘱的程序服药，并不时进行医学检查。糖尿病病人和心脏病病人属于这一类型。萨兹和霍兰德的贡献是，显示了医患关系怎样受患者症状的严重程度的影响。

大卫·哈耶斯-鲍梯斯塔（David Hayes-Bautista，1976a，1976b）重点关注患者修正医生嘱咐的治疗措施的方式。哈耶斯-鲍梯斯塔发现，他们或者试图说服医生治疗没起作用，或者自行采取行动抵制治疗，如有意降低或提高服药剂量。医生的反应是，通过自己的专业权威告诉患者，如果他不遵从医嘱，他的健康将会受到威胁；治疗是正确的但见效可能会慢一些；或者直接要求患者遵从医嘱。卡琳·卢

特菲（Karen Lutfey，2005）在对两个糖尿病诊所的研究中发现，为了引导患者遵守治疗计划，医生必须扮演多种角色：教师、侦探、谈判专家、商贩、称赞者和警察。因此，哈耶斯-鲍梯斯塔的模型对理解医患关系的意义在于，它把医患互动看做一个谈判过程，而不仅是医生发出命令、患者执行命令——以一种自动的、毫不怀疑的方式——的过程。当然，这一模型限于这样的情况：患者对治疗不满意，并想说服医生改变治疗。

萨兹和霍兰德的模型以及哈耶斯-鲍梯斯塔的模型都显示，在非急诊的情况下，患者在和医生就健康事务进行互动时，不一定是被动行事。患者提出问题、要求解释，并对医生所提供的信息和治疗的适当性做出判断。但是，这种互动似乎受到了社会阶级差异的严重影响。底层阶级人士在应对医生这个权威人士时往往更加被动，并且表现出对健康事务的个人控制感的降低。而中等或高等社会经济地位的人们往往更加具有消费者导向，并且是医患会面中积极的参与者（Cockerham，Lueschen，Kunz，and Spaeth，1986a）。这种情况显示，中产阶级和上层阶级最有可能试图与医生协商，并且在关于他们的医学问题决策中成为平等伙伴，而底层阶级人士或多或少地成为专业卫生服务的被动接受者。

在对医患会面中的消费者主义所进行的早期研究中，玛丽·豪格和贝勃·列文（Marie Haug and Bebe Lavin，1981，1983）发现，受过较好教育和更年轻的成年人，往往对医生提供治疗的动机持怀疑态度。他们更可能提出质疑：医生在申请检查和提供服务的时候，主要是为了帮助患者，还是为了赚钱？这些人深信，医患关系中的决策权不应该完全交给医生。

不过，需要注意的是，虽然在为了自身的健康进行决策时，患者与医生之间越来越平等已成为一个趋势，但仍然有这样的时候，即患者不希望承担责任，或者他无力承担责任。还有的时候，医生运用他们的权威，并且在决策时无视患者的愿望，也无视患者家属对治疗的话语权。在这些情况下，"主动—被动"模型就压过了"双向参与"模型。例如，大卫·里尔（David Rier，2000）——一个患有急性呼吸衰竭和肾衰竭的医学社会学家——发现，帕森斯的病人角色概念高度适用于他的情况：住在重症监护室里并依赖于医生。他病入膏肓，有时甚至濒临死亡，他只能信任他的医生。里尔（Rier，2000：88）发现所谓"协商和伙伴"的说法对重病的患者

没有多大意义。他还注意到，"这样的患者常常缺乏挑战医生或者和医生合作的力量与清醒度"，而且他们的状态在很大程度上限制了治疗选择。

187 在另一项研究中，露丝·魏茨（Rose Weitz，1999）发现，那些正在治疗她的妹夫布莱恩——在一次工业事故中严重烧伤——的医生们，不愿意分享决策权。这些医生把知情同意（处于昏迷边缘的布莱恩所做出的简单同意）看做对他们所有决定的全面授权，包括在没有通知家属的情况下启动冒险的治疗程序。布莱恩再也没有清醒过来，他在三周半以后去世。虽然医生们承认，布莱恩的妻子丽莎具有允许进行各种治疗的决定权，但他们基本上忽视了她的存在。当他们确实想和家属交谈的时候，他们喜欢和布莱恩的父亲交谈，他是一个自信和富有的商人。可是这位父亲也没有比别人得到更多的信息，也没有更多地参与到决策之中。魏茨写道："毫不奇怪，这一经历使得家庭成员变得愤世嫉俗，甚至对医疗服务感到害怕，他们认为，和患者的福利相比，医生们可能更对自己的职业生涯或者自我感兴趣。"

除了ICU医生之外，外科医生也以此著称：试图把决策权留给自己，他们给患者及其家属提供信息，仅仅是为了给自己的行动找到理由（Katz，1999）。患者感到，迫于压力他们只能顺从医生的命令。不过在某些情况下，患者和/或其家属确实选择了充当决策者的角色。泊尔·卡茨（Pearl Katz）报道了一个案例，一个80岁的老妇人被诊断出患胆结石。外科医生提出由他来做决定并支持手术。他说："如果你把决定权交给我，我就会治好它。"（Katz，1999：120）不过，妇人的儿子撇开医生，获得了决策权。卡茨写道（Katz，1999：120）： 188

> 她的儿子回答说："我认为，你、我和我妻子都没有替她做决定的权利。这样做决定是不合适的。任何需要讨论的事情，都应该和她讨论，并由她做决定。"

当一个患者病情极为严重，或者情况非常紧急时，医生有时必须快速做出救命的决定，没有咨询的时间。在这种情况下，医生的职业权力和权威得以完全行使，无论患者及其家属最终说什么，事情都会是这样，因为医生可以确信，他或她拥有"道德权威"（moral imperative）去治疗疾病（Weitz，1999）。有些医生可能就是不想让患者及其家属参与到决策中去，即使情况允许（Katz，1999；Weitz，1999）。不过，即使有上述例外，在大多数医患互动中，双向参与仍然是常规（Cockerham et al.，1986a；Frank，1991；Haug and Lavin，1981，1983；Lowenstein，1997；Warren，Weitz，and Kulis，1998）。玛丽·瓦伦、露丝·魏茨和史蒂芬·库里斯（Mary Warren，Rose Weitz，and Stephen Kulis，

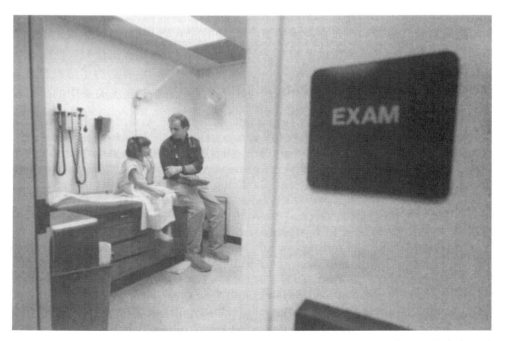

一位医生正试图消除小女孩对其疾病的疑虑。帕森斯的"病人角色"概念强调传统的一对一的医患关系。

1998）在对亚利桑那州的医生进行研究时发现，在过去的 20 年里，医生们医学实践的情境已经发生了巨大的变化。这些变化之一，就是医患关系变得更平等了。瓦伦和她的同事们说（Warren et al.，1998：364）：

> 我们的数据显示，（行医）情况的变化已经达到这样的程度，即无论年龄多大、从医有多久，很多医生都已经把更具合作性的医患关系作为常规，而不是把自己目前的地位与医生从前的理想状态相比较……与此相似，医生们目前已经接受下述情况：患者了解医学知识，并且希望参与医疗决策。因此，医生们也不再把患者看做圆满完成工作的障碍。

沟通中的误会

治疗往往开始于对话。像其他面对面的场合一样，医患互动的有效性取决于参与者相互理解的能力。当然，有效沟通的主要障碍是医生和患者在下列方面的差异：地位、教育、职业训练和权威。很多文献报告说，不能用容易理解的术语向患者解释其病情是医患会面中最严重的问题（Clair，1993；Rier，2000；Waitzkin，2000；Weitz，1999）。相应地，医生们说，（病人）不能理解威胁性的信息和不能理解威胁性信息潜在的负面效果，是不能和病人完全沟通的两个常见原因（Davis，1972；Howard and Strauss，1975）。作为结果，正像弗莱德·丹维斯（Fred Davis，1972）在研究麻痹性脊髓灰质炎患儿父母与医生之间的互动时所发现的那样，最常见的沟通形式是逃避（evasion）。医生倾向于使用不明确的或者难以理解的技术术语回答患儿父母的问题。当然，有些医生是有效的沟通者。正如埃里克·卡塞尔（Eric Cassell，1985）所解释的那样，在医疗情境中，信息可以是重要的治疗工具，如果它符合下述三个条件：（1）降低不确定性，（2）为行动提供理由，（3）加强医患关系。通过下述男医生和女患者之间的谈话，卡塞尔（Cassell，1985：165 - 166）为这一情境提供了一个实例：

189

> 医生：好吧，首先我希望你一开始只听我说，仔细地听。用你的耳朵听，而不是用你的恐惧听。我很直率，这你知道。我告诉你所有情况，很好。好，在你的颅骨 X 光片上，有一个地方是脑垂体所在的位置。我指给你看。就

是这个地方……

> 患者：唔……唔。

> 医生：它比正常情况大。

> 患者：我看到了。

> 医生：脑垂体就在这里。脑垂体对你的身体做很多……做很多事情。它很小但分泌激素，这些激素告诉身体的其他腺体做什么。

> 患者：唔……唔。

> 医生：当它变大的时候，就像现在这样，我们认为它长了肿瘤。这种肿瘤不是恶性肿瘤。那种肿瘤不是这个样子。

> 患者：唔……唔。

> 医生：就是它导致你所说的头痛。肿瘤会导致头痛，它长得很慢。它不是癌症。它长得非常、非常慢……我们现在的看法是，有迹象显示你得了垂体肿瘤。

> 患者：唔。

> 医生：最常见的名称，唔，叫做抗染色腺瘤。你知道，名称不重要，除非……我说过，不是癌症。

> 患者：唔。

> 医生：好。如果你真得了这个病，你得动手术。

> 患者：唔。

> 医生：好，当有人指着你的脑袋说这是肿瘤的时候，听起来很恐怖，但这不是那种恐怖的肿瘤。

> 患者：我明白。

> 医生：我并不是说，在这个过程中你不会恐惧、担忧和受到惊吓，顺其自然，医生啊什么的，所有的事情，因为你碰上了这个事。在所有事情结束之前，你会害怕，无论我对你说什么也不会让你少害怕一点……除非，我告诉你真相。你最后会恢复如初，如果情况真是这样的话。

> 患者：唔……唔。

> 医生：听明白了吗？我不是说最后完美无缺，我是说活着，我是说很好。

> 患者：唔……唔。

> 医生：你明白了？你能够锻炼、做爱、做饭、对你的孩子发火，像你的妈妈那样活到120岁。最后让人讨厌……脾气让人讨厌。

> 患者：（笑）好吧。

其他医生在与患者沟通时却做得很糟。卡塞尔

提供了进一步的例子，如医生告诉他们的病人，他不会向患者解释那种疾病，因为他们不理解他在说什么，还有的医生含混不清，最终吓着了病人。下面这个实例来自英国的研究，一个因车祸而颈部受伤的妇女试图寻求一些安慰，即告诉她没什么严重的问题。可是，她显然没有得到安慰，下面的对话说明了这一点：

> 患者：××医生，我的脖子总是"咔咔"作响，你说我没事吧？
>
> 医生：没事。
>
> 患者：真的没事？
>
> 医生：是的，它可能没事。没事。
>
> 患者：好的。谢谢。

她不断向访谈者表达她的担心。"医生仅仅问了问我的脖子是不是没事就把我打发了。可是我们本想和他讨论一下……我的脖子痛。我是说，我不知道它是不是真的没事。"（Fitton and Acheson，1979：75）

另一个医生沟通能力不良的例子是由魏茨（Weitz，1999）的研究提供的。在这个研究中，ICU的医生在决定布莱恩——魏茨遭受致命烧伤的妹夫——的治疗时拒绝分享决策权。布莱恩的妻子丽莎说："当我试图（从医生那里）获得更多的信息时，他们的反应从'这不好估计'——好像他们从来没有听到过这样的问题——转变为几乎是敌对。"（Weitz，1999：214）医院里的社会工作者、咨询牧师和心理学家也对获得信息没有帮助，他们似乎更加关注"消气"或者安抚家属。医生们确实同意每周和家属会谈一次。魏茨（Weitz，1999：218）描述了这个情况：

> ……当布莱恩的母亲要求全家开会以决定布莱恩是否保留耳朵时，医生回答说，考虑到最近整形外科的进展，（保留耳朵）问题不大。类似的情况还有，很多家庭成员说，汤普森医生告诉他们，"既然布莱恩的肺脏已经开始发挥功能，我们能解决其他的问题"。这是公然的撒谎，因为烧伤病人的最大危险来自感染。当布莱恩——他从一开始就被绑在呼吸机上——偶尔开始喘几口气时，医生们声称"他开始自主呼吸了"。可是，询问护士（事实证明她们比医生更乐于助人，对丽莎来说，她们比医院其他任何工作人员提供的帮助都大）时，她们指着监护器告诉我们，他的呼吸是多么浅，多么少，

根本无法维持生命。

当然，这种情况必然导致医患之间的误解，并且使患者对医患关系不满。不过，被认为通常与医生有沟通问题的两个社会群体，是底层阶级和妇女。

沟通和阶级背景

例如，人们发现，教育程度不高的人们提出的问题最可能被忽视，他们也最可能受到不人性化的待遇（Atkinson，1995）。上层和中产阶级人士倾向于接受医生人性化的服务（Anspach，1993；Taira et al.，1997）。他们在向医生表达自己的意见和寻求医生更进一步的病情解释时也更加主动（Boulton，Tuckett，Olson，and Williams，1986；Weitz，1999）。

霍华德·魏茨金（Howard Waitzkin，1985，1991，2001）是一个医生，也是一个医学社会学家，他研究了医疗服务中的信息提供。他发现，社会阶级差异是医患沟通中最重要的因素。鉴于信息常常是拥有权力的人——在他们和无权的人的关系中——的权力基础，魏茨金认定，医生们并不总是为了对患者实施控制而保留信息。事实是，与来自底层和工人阶级家庭背景的医生相比，来自上层和中产阶级背景的医生一般更倾向于和患者交流更多的信息。而且，来自较高阶级地位和教育水平较高的患者，通常也会获得更多的信息。看来，在提供和获得信息方面，社会阶级地位都是决定因素。

根据英国医学社会学家保罗·阿特金森（Paul Atkinson，1995）的看法，临床咨询的一个主要特点是会面中医生的主导角色。阿特金森注意到，（医疗）咨询的一个关键特征是控制的投入，在这个过程中，医生接手患者的问题，并着手控制或者指导应该做什么。通常，话题被医生限制在医疗事务之内，而社会事务则被降格为谈话的边缘话题（Waitzkin，Britt，and Williams，1994）。医生的重点是发现医学问题，并努力解决它，以便他或她可以接待下一位患者。在这种情况下，底层阶级的患者在维持医生的注意力方面尤其有困难，他们充其量只能让医生对其病情简略地说几句。

玛丽·巴尔顿和她的同事们（Boulton et al.，1986：328）阐明，社会阶级对医患关系的影响最好从社会距离的观点来理解。和医生的社会阶级相近的患者，更可能与医生拥有同样的沟通风格，并且进行有效沟通。阶级背景和医生不同的患者，就可

能遇到沟通障碍，因为他们的沟通风格和医生不同，而且在医疗会面中，他们缺乏进行有效协商的社会技能。社会距离的效果不仅仅适用于阶级差异，也适用于种族差异，因为当医生和患者属于同一种族时，患者的满意度最高（LaVeist and Nuru-Jeter, 2002；Malat, 2001；Malat and Hamilton, 2006）。不过，医生针对患者的行为——无论双方属于什么种族和民族——是培养医患信任最重要的因素（Stepanikova et al.，2006）。

男医生和女病人

男性对女患者表现得麻木不仁，是妇女卫生运动兴起的主要因素，这一运动就是要反抗医学中的性别歧视。作为这一运动的一部分，女性健康组织发展了起来，她们主张顺产、助产服务、居家分娩、192 自我保健、堕胎权利、为乳腺癌建立基金，以及承认患者的权利和智慧（Clarke and Olesen, 1999；Joffe, Weitz, and Stacey, 2004；Kolker, 2004）。她们特别关注的一点是，男医生对女患者和其他女性卫生工作者所表现出来的性别主义态度和行为，以及他们对求助妇女的需求和抱怨所表现出来的无动于衷。

休·费舍尔（Sue Fisher, 1984：1-2）提供了一个关于后者的例子。她在一个位于美国东南部城市的家庭医疗诊所里对医患交流进行了研究。这个诊所的职工都是中产阶级男性。她发现，很多女患者不满意医生给她们的解释。费舍尔认为，关于妇女的治疗决策并不总是为她们着想。她提供了下述例子：

一个宁静的傍晚我的电话响了。打电话的是一个研究生，她正遭受着痛苦。前几年她一直使用宫内节育器作为避孕手段。最近她患了盆腔感染，并接受了抗生素治疗。第一个疗程的抗生素治疗没有起效，而医生建议她接受子宫切除手术。面对医生的这个建议，我的朋友安德丽叶感到绝望。她不知道子宫是不是必须切除。她打电话给我，看看我能不能帮助她。我建议她告诉医生，她已经和一个医生订婚，而他希望有孩子，并且询问医生是否有其他解决问题的方法。

几周以后电话又响了。安德丽叶听从了我的建议。当医生知道了她准备结婚，他的态度改变了。他安慰她说，有其他供选择的治疗方

法，而且他们会尽力避免子宫切除术。她接受了另一个疗程的抗生素治疗，她的感染消除了，避免了不必要的手术。

安德丽叶的故事是令人沮丧的，但并非个例。我在生殖和家庭医学科从事研究工作期间，一次次地看到，医生向患者提出治疗建议，而患者不加怀疑地接受它们。我的研究使我能够接触背后的信息，这些信息通常都是留给医生的。没有一个星期没有电话打来，正像安德丽叶所做的那样，这促使我利用那些信息。打电话的妇女往往受过良好的教育，并且能言善辩，但她们感到缺乏信息以做出合理的决定，她们还感到无法理解或者信任医生的建议。当她们的医疗问题和生育有关时，这种感觉还会被放大。妇女的问题总是同一类型的：我怎样判断医生的建议和治疗方案是否真的符合我的利益？

费舍尔所要表达的基本意思是呼吁更深入地理解男医生在应对女患者及其主诉时扮演的角色。一个男医生误会女患者的例子是，他们倾向于把心脏病发作诊断为胃肠疾病或焦虑症。人们认为，在妇女绝经后雌激素下降时，外源性的雌激素可以保护妇女远离心脏病。相应地，在绝经前妇女中，心脏病往往被忽视，或者没有被检查（McKinlay, 1996）。黑尼格（Henig, 1993：58）报道了这种情况的一个例子，他说：

宝拉·乌普绍是马里兰州劳累尔市的一个36岁的呼吸治疗师。1991年她心脏病突发，作为一个卫生职业者，她比大多数人都更加清楚她的症状——被称做心脏病发作的"典型"症候（剧烈的胸痛、左半身麻木、出汗和恶心）。193 她说："他们从来没有考虑过我的心脏……他们都确定是我的胃的问题。"在她的坚持下（她是一个固执的患者），她接受了三次心电图检查。可是，她报告说，急诊医生认为她的症状是（胃病的）常见症状，并且让她回家服用抗酸药和抗溃疡药。她的心脏状况没有被诊断出来，直到一个星期五的傍晚，她第三次来到急诊室并拒绝回家。即使她被那家医院收治了，她说，还是没有一个人考虑她的心脏问题。第二天，周末值班的一个心脏病专家翻看星期六的一堆心电图，这里边就包括乌普绍的心电图。他没有注意到患者的性别，问："这个大面积心梗的36岁患者是谁？"

另一项在英国和美国进行的研究中，安妮·亚当斯和她的同事们（Ann Adams et al.，2008）考察了在初级保健医生关于冠心病的诊断决定中出现的性别偏见和不确定性。他们发现，女医生对患者的说法及其病史更加关注，特别是对女性病人。男医生在决定诊断时更少受患者年龄的影响，不过男女医生都对男性患者的年龄给予了更多关注，并且，与对女患者相比，对男患者更多考虑的是与年龄相关的疾病。这一研究并没有发现，在治疗冠心病时，妇女会从女医生那里得到更高质量的服务。不过，该研究确实认定，医生普遍持有的冠心病诊断模型更适用于男性的症状，而不是女性的症状——特别是当她们相对年轻和被认为不会得此病的时候。妇女的心脏病可能被胃部不适和焦虑症状所掩盖，这些症状通常不会见于男性心脏病人。这一研究凸显了一种需要：为妇女提供更好的冠心病诊断模型，特别是与年龄相关的诊断模型。

女医生

有时候，对工作场合的女医生来说，女人的身份比医生的身份更有意义。康达斯·韦斯特（Candace West，1984）报道说，有些患者可能把女医生看做比男医生权威低的人物。有一次，韦斯特（West，1984：99）注意到，一位女医生问一个住院的男病人，他是否有排尿困难，病人回答说："你知道，医生问过我这个。"在这里，韦斯特认为，很难知道谁是"医生"，因为显然"医生"不是那个正在给他进行治疗的女医生。一位沮丧的女外科医生提供了下述记录：

> 我不知道有多少次——当然，尤其是第一年——我每天在两次查房中见到病人，75%的病人是我单独负责。我安排他们入院、送走他们、给他们开处方、签署出租车票和假条，给他们做出解释，然后问他们还有什么事情不明白，他们说："医生什么时候来？"

朱迪丝·汉蒙德（Judith Hammond，1980）提出，女医学生有意识地形成关于她们自己的个人记忆（personal biography），这种个人记忆告诉她们，她们和其他医学生没有任何区别。她们这样做是为了让男学生接受她们作为自己的同事，这些男学生

往往质疑她们的动机、技能和医学潜力。一个女医学生描述她的男搭档的态度时说：

> 这个男生有这么个理论……如果你是一个女人，显然你会成为那个抚育孩子的人……你知道吧？母性本能和所有那些相关的事儿。比如你不应该把所有时间都花在行医上。你不能同时做这两件事。唉，他们大多数人就是这么想的：你不能同时做这两件事。（Hammond，1980：39）

当然，也有证据显示，在医学职业中，有关妇女的不良态度和刻板印象已经开始得到了修正。可见的变化出现在医生和医院对待妇女的方式上。一个特别显著的变化是女医生越来越多了。第一位从医学院毕业的女性是伊丽莎白·布兰克维尔，不过她的经历不是常态。在历史上，在医学院的班级里，女性的比例总是低于在人口中的比例。男孩和女孩不同的社会化过程，以及那些成绩不佳的男学生的坚持精神①导致了这种情况（Cole，1986；Fiorentine，1987）。20世纪70年代以后，一年级医学生中的女生比例才达到不少于10%的水平。而在2006年到2007年，进入医学院的女性比例是49%。

这并不是说医学领域中的性别主义已经不再明显，因为许多女医学生和女医生的记述详细地说明了女性面临的问题。这些问题包括女性被男医生认可为身份平等的同事以及被男病人承认为"真正的"医生（Elston，1993；Hammond，1980；Lorber，1984，1993，1997；Riska and Wegar，1993；West，1984）。不过，这些研究都有些过时，目前针对女医生的性别主义态度存在的程度如何仍然未知。可能的情况是，随着越来越多的妇女从医学院毕业、开始行医，并且其技能被患者所赏识，这样的态度正在明显地被削弱。性别主义最明显的地方是医学学术的顶尖位置，很少有女医生。女医生常常因为职业和身为母亲的双重负担而遭遇到职业阻碍——特别是在她们的孩子幼小的时候。通常的情况是，其中一个职责会受到损害，除非做医生的母亲能够找到一个工作时间灵活的职位，或者一个工作时间较短的职位。报酬虽然低一些，但较短的工作时间允许她能够享受更多的家庭生活。苏珊·辛泽（Susan Hinze，1999）从性别的视角研究了医学领域的声望等级，她发现，顶级的专业如外科和内科被赋予男性化的特征，常常和"坚强"、"男子气概"、"咄咄逼人"等性格相联系，而低层职位如家庭医疗、儿

---

① 即他们年复一年坚持不懈地报考医学院。——译者注

科和精神科被认为是"阴柔的"（soft）。顶尖的专业对女性是开放的，不过，为了取得成功，进入这些领域的妇女往往具有男性化的性格特征。下面就是一个例子：

一个男外科医生把一个外科协会的女主席描述为"一个称职的外科医生，一个引人注目的女人"。他继续说，"开始的时候，噢，每个人都叫她巫婆，她就是一个巫婆，不过有魅力，穿着入时，职业化，有能力，而且她的外科技术很好，高于平均水平，至少我认为是平均水平或可能比平均水平高一点"（加重语气）。他坚持说，"如果你是一个男性职业里的女性，你可以保持你的女性气质，但你必须成为一个专业人士……你会受到尊重，而且你会谋得发展"（加重语气）。一个女外科医生声称，她认识的唯一一位女外科医生"不太热情，而且没有女人味。"（Hinze，1999：230）

另一位女医生描述了她拒绝了一个声望极高的专业——神经外科，却选择了一个声望较低的专业——妇产科时，她的同侪们是多么地惊奇，用她自己的话说，她这么做是因为"喜欢每天出生的奇迹"。这个医生承认，她也不太情愿接受一个"女人的"专业，因为她是班上最出色的学生之一，她可以选择她希望的任何专业。无论女医生在她们的医学生涯上做出什么选择，明显的事情是，未来，她们会占据医生数量的一半，她们对医患关系的影响会非常显著。例如，朱迪丝·劳勃尔（Judith Lorber，1984）发现，当男医生评价他们的成就的时候，他们倾向于仅说明自己的技术能力，以及合适的治疗选择。医患关系的人际特征很少被提及。相反，女医生强调她们对患者的价值，她们这样说的时候，用的是"帮助"、"照顾"等字眼。斯蒂芬·马丁和他的合作者（Martin, Arnold, and Parker, 1988）认定，男女医生拥有类似的诊断和治疗技能，但他们的沟通风格却存在差异：女医生往往更富同情心，在和患者的关系中更加平等，更加尊重他们的关切，对患者社会心理困难的回应更多。其他研究显示，当医生是女性的时候，患者感到自己更像是一个伙伴，这主要是因为女医生有更好的沟通技巧（Cooper-Patrick et al.，1999）。

今天，女医生不仅仅进入了吸引她们的传统专业，如儿科、妇产科以及全科医疗，她们还更多地进入了男性主导的专业，如外科、泌尿科和整形外科。因此，女医生正在接受比以前更多的专业，并且进入这些医学领域后，她们还要应对种类更广泛的患者。相应地，我们已经开启了医学的一个新潮流，这一潮流不仅仅会影响医患关系（在改善沟通和愿意人性化地对待患者方面），也会影响医学职业中妇女的整体形象。

医学还会是一个男性主导的职业吗？

芬兰的医学社会学家，艾利安尼·里斯卡（Elianne Riska, 2005）问道，鉴于越来越多的女性进入了医学领域，它还是一个男性主导的职业吗？这也是一个由女性健康的支持者们和其他人在过去几年提出的问题。里斯卡的回答是，当前改变的可能性不大。虽然西方社会从来没有过如此多的女医生，但男性仍然占据着大多数的领导职位，这一点变化甚微。而且，在美国、英国和北欧国家，在医疗工作中存在着明显的性别隔离。也就是说，女医生往往在与女性角色保持一致的医学专业中工作，如初级保健，这些专业关注儿童和老人，如儿科和老年科。与此相反，男医生青睐男性主导的和带有英雄色彩的领域，如外科、运动医学和内科学。女医生也可能会进入这些领域，不过她们数量很少，而且不可能占据最有权力的职位。

里斯卡解释说，对医学实践中的性别隔离有两种解释：结构性的和自愿性的。结构性的解释认为，很多障碍，如缺乏导师，会阻碍妇女进入医学的顶级职位。那些已经占据顶级职位的男人，倾向于指导期望接他们班的其他男性，而不是女性。自愿性的解释的观点是，妇女接受了追随刻板的（stereotypical）性别期待的社会化，因此倾向于做出和这些期待相一致的选择。她们选择这样的专业：这些专业允许她们实践其喜爱的医学类型，也使其性别特有的技能得到最佳的施展。因此，里斯卡提出，大量女性进入医学职业产生的最快效果，将会是其职业文化的整体改变，及其男性化形象的弱化，而不是把它变成一个女性化的工作领域。

当然，如果女性医学生的数量继续扩张，超越目前见于美国医学院班级的男女对半的比例，医学职业很可能变成一个严重女性化的职业。随着大量女医生取代男性而占据未来的领导职务，这一情况尤其可能出现。虽然，因为能够帮助他人，医学仍然吸引着男女两性的加入，但由于管理式医疗对收入和权威的限制、日益提高的工作负担和案头工作、日益降低的公众地位，以及日益提高的女性化程度，这些都可能促使男人不再选择医学作为职业。成为一个卫生服务的"提供者"，他们可能并不梦想获得这样的称号。和被称为"医生"相比，被称做卫生服务"提供者"，很多男医生感到地位被贬低了。一位现在在一家风险投资公司全职工作的曾经的男医生说："我们以前上的可不是一个医疗服务提供者学院。"（Williams，2008：9）对顶级大学毕业生来说，最令人兴奋的机会可能来自投资银行、对冲基金、私人股本公司，以及其他投资生意，这些领域的财务机会正扶摇直上，超越了原来的医学和法律（法律行业也在经历女性化）。艾利克斯·威廉斯（Alex Williams，2008：8）解释说：

> 在一个奖励风险和巨大回报的文化中——这里的职业英雄是拥有价值亿万美元网站的辍学大学生——有些医生和律师感到，他们的社会地位下滑了一个档次，滑向了"饿不着也撑不死"（safe-and staid）的牙医和会计行业。并不是因为职业发生了变化，而是因为职业声望的标准变化了……特别是在年轻人中间，职业声望令人费解地和灵活性、创造性联系在一起。上一代人中，除了学艺术的，所有人都会对这样的观念感到陌生。

沟通中的文化差异

医患互动也会受到文化差异的影响。这个领域的一项重要研究是由埃尔文·祖拉（Irving Zola，1966）完成的。祖拉研究了爱尔兰裔和意大利裔的美国人在一个五官科诊所表达他们的症状的方式。祖拉发现，爱尔兰裔患者往往对他们的症状轻描淡写，而意大利裔的患者往往夸大症状。也就是说，爱尔兰裔人士做出的表述简短、准确（"我看不清街道对面的东西"），而意大利裔人士会提供更多细节（"我的眼睛很模糊，特别是右眼……两三个月以前，我起床后发现眼睛肿了。我洗了洗眼睛，可是它还是肿，而且还有模糊的感觉。"），其实他们眼睛的问题完全相同。医生必须弄清楚这种沟通风格差异，并做出合适的诊断。

在当代美国社会，在医疗会面中，收入低、受教育较少的拉丁裔人士特别容易遇到问题——他们在人际关系中感到不适应，没有稳定的服务资源，并且发现，在一个盎格鲁化的卫生服务体系中很难通过协商保护自己的权益。对于那些英语熟练程度有限的中国人、韩国人和其他移民来说，情况也是如此。

在和一个墨西哥裔美国人的交谈中，威廉·麦迪逊得到了一个文化误解的例子。这个人带着他的妻子到得克萨斯州的一位医生那里看病。这个男人说：

> 在长时间的等待之后——很多盎格鲁裔人士在我们之前进去了——我们见到了医生。那个医生问我的妻子，"你哪里不舒服？"我接过了话茬。我说我的妻子感到无力，而且经常食欲不振。我告诉他她常做噩梦，而且在睡梦中哭喊。我解释说她肯定是着魔了，可是对巫师的治疗没有反应。因此，她肯定是得了着魔后遗症。我说我来找他是因为我兄弟说他能看好这个病。在我说话的时候，医生坐在那里微笑。当我说完的时候，他冲我大笑起来。然后他站起来严厉地说："忘掉那些鬼话。你来找我，我会给你妻子治病。诊断她得了什么病，这是我的工作。忘掉那些愚蠢的迷信。我从来没有见过一个像你一样的成年人会相信这些鬼话！"他对待我就像是对待一个傻子。（Madsen，1973：94）

然后，医生要求这个丈夫去候诊室，并要求他的妻子宽衣以便检查。这个丈夫拒绝让他的妻子以这种方式接受检查，他带着她走了，再也没有回来。麦迪逊（Madsen，1973）的报告说，对医生日益增加的信任软化了一些社会樊篱，因为有些医生使用简单易懂的术语对疾病进行解释，并且尊重病人。不过还是有一些医生对他们傲慢无礼，并且不尊重民间医学文化。

其他底层阶级的弱势群体和医生之间也存在沟通问题。比弗利·罗宾逊（Beverly Robinson，1990：211）提到，有一位黑人妇女在被问及她感觉如何时，告诉她的医生说"疼痛走了"（the pain gone）。医生一开始认为这个妇女正在康复，但后来另外一个人告诉医生，那个妇女的意思是，疼痛暂时消失了。那个妇女对英语的使用受到了一种非洲方言的影响，在那种方言中，"走了"意为"暂时消失"，而"done gone"和"done been gone"意为"什么事情确实走了，但还会再来"，只有"gone gone"意为"一去不复返"。另一项关于医患咨询的研究是由霍华德·格尔顿和他的同事们（Howard Gordon et al.，2005）在休斯敦的荣军医疗中心里进行的。这项研究在患者进行冠状动脉造影（将导管插入冠状动脉，注入造影剂，以便对动脉进行 X 光成像检查）之后进行。他们发现，医生向黑人患者提供的信息往往较少，而且，和非拉丁裔患者相比，黑人患者问的问题往往也更少。这一模式提示了一个恶性循环的存在，即一些患者获得的信息较少，进而丧失了要求医生提供更多信息的能力。

当代医学实践是在由中产阶级的规范和价值所提供的情境中进行的，这些规范和价值强调医学信念，强调复杂技术的应用，强调和医生的合作。对于那些具有不同文化背景的患者来说，和医生的互动可能很困难，双方都可能产生误会。

病人的遵从行为

医患互动的另一个重要方面是患者对治疗程序的遵从（Lutfey，2005）。医生开出关于药物、饮食和其他干预措施的医嘱，并期待患者全心全意地遵守这些医嘱。大多数患者会遵从医生的指示，但有些患者却不这样做。实际上，有些患者对医生的指导毫不在意，特别是当他们感觉病情好转，或者当他们的症状不再明显的时候，就更是如此。

例如，在对苏格兰一个门诊部进行的一项研究中，米尔德里德·布拉克斯特和理查德·赛斯特（Mildred Blaxter and Richard Cyster，1984）发现，大多数罹患饮酒导致的肝脏疾病的患者仍在继续饮酒——虽然医生建议他们限制饮酒或者戒酒。也许是医生没有就继续饮酒的危险和患者进行有效的沟通，也许是患者误解了医生的话。一个男病人被告知他每天不能喝超过两杯雪莉酒——作为他每天能喝多少酒的示例。可是，由于他喝的不是雪莉酒而是威士忌，他便很高兴地戒掉了雪莉酒，然后随心所欲地继续饮用威士忌。另一个患者拒绝相信医生，或者就是不想改变饮酒的习惯，因为这意味着改变他向往的一种生活方式。

遵从的前提是患者一方的理解，而沟通是避免

抗拒的关键。对遵从影响最大的几个因素是，保持健康的动机、对患病脆弱性的认知、（患病后的）潜在负面后果、治疗的有效性、个人控制感，以及有效的沟通。

医患关系的未来

爱德华·肖特回顾了医患关系的历史。首先，他解释了医学职业怎样从一个地位低下的职业上升为一个高度受人尊敬的科学领域。医患关系的理想形象——体贴的医生和信任的患者——却没有延续下来。在肖特看来，这一形象在 20 世纪 60 年代终止了。医生们在和患者互动时变得越来越疏远，而相应地，患者则从被动角色转变成了活跃的、消息灵通的顾客——他们希望更平等地参与服务活动。服务的高成本，很多医生的高薪，以及医生们高高在上的态度，还有对卫生改革进行的有组织的对抗，导致一些患者对医学职业不再抱有幻想。而在医生一方，他们对患者和其他人对他们献身精神的质疑感到愤怒。作为结果，肖特总结说，近年来，美国的医患关系受到了严重的腐蚀。

不过，并不是所有的患者都在某种程度上感到不满，如前文所述，在这种情况下，社会阶级差异似乎是关键变量。弗雷德森（Freidson，1989：13）认为：

> 那些社会地位低于医生的人，那些缺乏较高的教育资源的人，那些无法获得广泛的媒体信息的人，那些没有被迫做出精打细算的选择的人，不太可能成为医生的麻烦。另一方面，那些认为自己的社会地位与医生平等或高于医生的人，那些具有阅读合同语言的经验的人，以及具有和官僚体制打交道经验的人，有成为严重的管理问题的潜在可能。

因此，卡塞尔解释说，外行人的"医生知道得最多"的信念，实际上已经不再被接受。美国人关于医学的知识越来越丰富，虽然他们并不认为自己是医生，但他们确实相信，他们能够理解和应用（医学）知识——就像医生们自己患病时所做的一样。当然，卡塞尔观察到，仅仅是拥有一些医学知识并不足以把医生从其以前的崇高地位上拉下来。卡塞尔注意到，在 20 世纪 60 年代，随着与民权运动和越南战争相关的社会动荡，美国的个人与权威之间的关系发生了改变。美国人变得越来越个人化，

他们开始质疑权威人士的动机，包括医生们。卡塞尔（Cassell，1986：196）声称：

> 在这一历史阶段，医患关系的性质被置于审视之下，明显的情况是，关系本身就是医疗服务中的一股强大力量，它可能受到威胁，作为社会力量和个人力量的结果，它也可能被改变。在与医生的关系中，患者原来实际上被视为一个被动的角色（除了总是期望患者在"努力康复"的意义上保持主动），而现在，他们常常相信自己在服务中是主动的伙伴。他们希望参与原先被留给医生的决策过程，他们希望行使对治疗的选择权，他们对结果抱有很高的期待。

相应地，在卫生服务这件事情上，在很多美国人中间，一个可以认定的模式是消费者主义，即消费者希望针对现存的服务做出明明白白的选择，并且不在待遇上低人一等。卫生服务向消费者主义的转移意味着，患者在医患关系中占据了更高的地位。不过，这一关系受到了一个外在因素的显著影响，即第三方付费者的影响。这一影响甚至让沙林·波特和约翰·麦克金利（Sharyn Potter and John McKinley，2005）质疑，21世纪的医患关系还是不是一种真正的关系。波特和麦克金利声称，虽然患者需要有效地利用他们和医生在一起的时间，医生也需要改进他们和患者进行沟通的技巧，但最需要改进的是组织环境（organizational context）——医患会面发生的地方。他们指出，理想化的长期关系——医生认识患者及其家属并和患者生活在同一个社区——对很多患者来说并不常见。实际上，波特和麦克金利的问题是，患者对医生的上一次拜访是不是与他们和出租车司机的邂逅相似？或者，是不是与他们和上次卖给他们皮鞋的人的邂逅相似？他们的结论是，事情正在朝着那个方向演化。

传统的医患关系所发生的变化是，它被第三方付费者入侵了。所谓第三方付费者，是医疗保健计划和医疗救助计划中的政府，是私人医疗保险公司，是管理型医疗服务计划（managed care program）。这些机构监督医生会见的患者人数、医生和患者会面的时间，以及对医生诊疗决定的微观控制。由于第三方付费者决定他们是否报销一个医生的服务费用，以及决定他们付费多少，他们对医患关系的影响颇大。波特和麦克金利注意到的其他相关因素还有：（1）为了降低成本，州政府的角色从对医学职业的保护转向了对卫生服务业整体利益的保护，这一措施削弱了医疗机构的权力；（2）不需要医生参与患者就能够使用的商品得到了广泛传播；（3）慢性病的上升导致了对长期医患关系需求的上升。最后一项是一股逆流，它本该使医患关系再获生机，但波特和麦克金利发现，其他因素削弱了医患互动的力量。因为互动的重要性使得看医生永远也不可能像购买一双皮鞋一样。不过，清楚的一点是，外在原因会对医患关系的未来发挥作用，并可能引发新的改变。

医患关系与新技术

对医患关系具有重大影响的一个重要因素是新的医疗技术。计算机化的信息高速公路的发展把患者的家用电脑和下列（人或机构的）电脑连接起来：如医生、医院、制药公司、医疗供应商、医疗保险商以及医疗数据库等。这使患者能够直接从他们自己的电脑里获得医疗信息，而不必通过看医生来获得信息。电子监控装置将会允许患者追踪自己的生理和心理状态，并通过电脑把它报告给医生或者数据库。也可以通过家用电脑、电子邮件或者电话会议咨询医生，而不必直接见面。电脑也可以用来诊断患者的疾病和决定治疗方案。处方药也可以通过电子途径进行预订，并给病人送货到家。还有，医生自己可以获得最新的在线诊疗信息，包括药物的新疗程和新数据，这可以改进对患者的服务。患者的问题也可以（通过电子方式）得到解答。相应地，我们发现医学吸收了很多信息科学的技术特征，它创建了大量关于卫生知识的电子图书馆——为那些需要它的人们。

因此，发达社会的医学实践越来越依赖于其他领域里日益复杂的技术，如计算机科学和生物工程（Webster，2002）。对新技术日益增长的依赖促使医学逐渐远离"个人史医学"（biographical medicine）——重点关注患者对其病史的口头描述。与上述方式不同，"技术医学"（techno-medicine）涉及在检查和诊断中对先进技术的广泛应用。在日益多样化的卫生服务领域，科学化的治疗决策被采用。上述"技术医学"正在快速发展（Pinkstone，2000）。

网络医疗

对许多外行人来说，互联网已经成为主要的医学信息来源。目前，0.93亿多美国人在网络上寻找医疗信息（Barker，2008）。虽然信息的质量和专业性参差不齐，目前大约有 1 万家有关健康问题的网站，范围从小毛病到各种致命疾病。在著名医学杂志上发表过的文章也被收入其中。这些信息向每一个拥有网络连接的人开放。迈克尔·哈迪（Michael Hardey，1999）指出，这一进展改变了医患关系，因为患者获得了以前仅限于通过和医生接触才能获得的信息。哈迪研究了英国的家庭，这些家庭把互联网用做医学知识的来源。他发现，互联网的使用者——而不是医生——决定获得和使用哪些信息，在此过程中，他们针对下列方面进行自我教育：各种疾病、药物、被认为有效的治疗程序。他们中的很多人就有关自己和自己孩子的治疗事务和医生进行协商——根据他们在互联网上的发现。有一个受访者说：

> 我被诊断为高血压，他们给了我这些药丸。他们告诉我说会有效果，但我吃药后感觉很不好。好在我发现，在美国有大量关于这种药的信息。结果我发现，其他人也出现了和我一样的症状，而且另一种药效果更好……我去看我的全科医生时，她对我掌握的处方知识感到惊奇，并给我开了另一种药，这种药效果很好。实际上，我向她出示了从网络下载的打印资料，这份打印资料清楚地显示了有关该药的实验，也显示了和我情况相同的患者的症状改善结果。她有些吃惊，不过仍认真地对待我，她以前从来没有花那么长的时间和我一起就细节进行讨论。（Hardey，1999：289）

曾淑芬和张良铭（Shu-Fen Tseng and Liang-Ming Chang，1999）对台湾互联网上的医患关系和一个社区医院里的会面进行了对比。对这两类患者来说，和医生之间的双向参与是最常见的互动方式。不过，和在线用户相比，那些亲自去看医生的患者更多地表达了对医生的信任，并且更多地依赖医生来治疗其疾病。与此相反，在线用户显示出较少的对医生的信任，也较少遵从医嘱，而且更愿意使用其他备选药物。在线用户也显示了继续使用互联网来获取医生咨询和医学信息的倾向。当然，在线用户并不完全依赖互联网，需要的时候，他们也去看医生。对他们的健康问题来说，互联网常常作为"第二意见"发挥作用。

在对新泽西州南方三个县的妇女进行的一项研究中，萨吉·潘迪和他的同事们（Pandey，Hart and Tiwary，2003）发现，互联网已经成为研究对象卫生信息的主要来源。有证据表明，存在着所谓的"数字鸿沟"：与社会阶梯末端的妇女——她们无法接触互联网——相比，高收入和高教育水平的妇女会更多地使用互联网来获得健康信息。不过，那些积极使用互联网的人，主要是为了对医生提供的信息进行补充。对这一群体来说，现存健康信息奇迹般地改变了这些妇女，并且赋权给她们，使她们在和医生互动时显得更加见多识广。加利福尼亚的另外一项研究显示，那些因为和疾病相关的污名（如焦虑、疱疹和排尿问题）而羞于拜访医生的人们，转而利用互联网来获得信息（Berger，Wagner，and Baker，2005），此外，美国和英国的青少年也利用互联网获得健康信息，因为它保密而且方便（Gray et al.，2005）。

不仅互联网为个人提供丰富的健康知识，电子支持群体（electronic support group，ESG）也开始在拥有类似需求的人们中间形成。他们希望在线分享他们的经验，并提高其专业性。克莉丝汀·巴克尔（Kristin Barker，2008：21）说："作为结果，理解一个人自身痛苦的过程，从本质上的医患之间的私密事务，日益转化为网络空间里患病者之间的公共成果。"巴克尔研究了纤维肌痛综合征——一种疑难疼痛疾病，其病因不明——的一个电子支持群体。这一疾病的患者组成了一个网络社区，他们针对医生的治疗在线交流信息，也交流他们的患病经验。在另一项研究中，帕特里西亚·德伦提亚和珍妮弗·莫伦-克劳斯（Patricia Drentea and Jennifer Moren-Cross，2005）研究了一个年轻母亲的电子支持群体。他们观察到，随着越来越多的母亲走出家庭工作，邻里社区里的儿童和母亲越来越少，因此，已经无法形成对儿童友好的、提供支持和建议的社会网络——这一网络过去是存在的。它的功能改由医生或者其他正式专家——通常是男性——来承担。不过，这些研究者发现，在分享育儿信息和建立与其他母亲的联系方面，母亲网站很受欢迎。在这一过程中，母亲们之间的联系会构建一个女性网络社区。

其他进展

计算机技术不仅成为针对外行人的主要教育工具，还改变了很多人和医生进行互动的方式，治疗方式也可能会有所不同，因为各种不同剂型的药物，如药丸、注射剂、贴剂、喷雾剂和吸入剂也变得广泛可及。而且，通常情况下仅见于医院的治理方法，如化学疗法，可能变为药丸，从而可以实现居家治疗。其他手段，如机器人的使用和电脑指导的影像检查，可能会提高外科手术的有效性和准确性，并且大量降低住院需求。医生可能很少参与特定的外科手术，因为机器人和受过外科训练的护士将实施具体操作。

而且，患者自己也可能发现治疗需求——通过自我监护和电脑辅助的病史和症状分析。这种情况会对传统医患关系的改变产生深刻影响，因为是由患者，而不是医生来启动卫生服务进程。医生们会对患者自己决定的医疗需求做出回应，而不是相反。医生和患者仍然会接触，不过多数接触将通过电脑进行。因此，新技术正在改变服务提供系统，因为卫生服务的提供者和消费者将获得以前不存在的准确诊断和治疗选择（Timmermans，2000）。

新遗传学

在人类基因组计划（Human Genome Project）完成之后，遗传学的迅速进步吸引了医学社会学家的广泛注意（Conrad and Gabe，1999；Dingwall，2007；Pilnick，2002）。这是因为，遗传学的突破具有显著的社会影响。这一进展预示了医患互动的潜在变化，因为患者通过遗传筛查可以获知，他们可能罹患哪些疾病，以及需要什么样的手段来治疗这些疾病。不仅此类筛查可以使一个人预知各种疾病，基因治疗也可以在发病之前消除某些潜在的疾病。基因治疗背后的思路是清晰的：通过提供健康基因以替代有病基因，进而治疗或治愈疾病。

遗传信息或者染色体信息或许还可能为所谓的"定制"药物提供基础，通过和特定的个人的 DNA（deoxyribonucleic acid，脱氧核糖核酸）相配合，人们可为他量身打造药物，并且提供更加精确的治疗，副作用也会更少。基因治疗和转基因药物还有待开发，不过人类基因组计划已经为研究者提供了人类基因密码的图谱。这一进展很可能导致"新基因"时代的来临，那时，基因检验将成为大部分医疗实践的基础。一开始，基因检验可能会被用来进行药物优化，如对治疗偏头痛和心脏病药物的优化，不过总有一天，基因治疗会成为很多疾病的常规疗法。

基因研究的社会应用、信息控制、风险和伦理学也促成了一个新的医学社会学研究领域的诞生，即遗传社会学（Conrad，1999，2000；Conrad and Gabe，1999；Cox and McKellin，1999；Cunningham-Burley and Kerr，1999；Ettorre，1999；Hallowell，1999；Kerr，2004；Kolker and Burke，1998；Martin，1999；Pilnick，2002）。医学社会学家对遗传学的兴趣正方兴未艾，不过人们已经开始审视那些具有重大社会意义的问题。例如，基因检验能够变成一种社会控制方式吗？或者，它对个人和社会的后果是什么？（这些问题）目前没有答案。不过，如果依据人们的基因性状和基因的健康潜力对他们进行分类，可能会导致新形式的污名化和歧视。

隐私和基因所有权

关于基因研究的社会争论还包括有关隐私和基因所有权的事务。正像玛格丽特·艾佛里特（Margaret Everett，2003）所解释的那样，基因检验使下列情况成为可能：你知道某人可能的健康前景，这些情况甚至连他自己都不知道。因此，基因信息对家庭和群体有特殊的意义，而且这些信息对雇主、保险公司、研究者和制药公司具有潜在价值，他们可能为了自己的目的而使用它。这种情况可能会引发就业歧视和保险相关歧视。美国的很多州禁止医疗保险领域有建立在基因检验基础上的歧视，并通过了针对就业歧视的相关法律。

因为存在着针对某个人的 DNA 信息商业化的可能性，知情同意就显得特别重要。例如，艾佛里特就报道了佛罗里达州迈阿密市出现的这种情况。在那里，一些受到脑白质海绵状变性疾病（Canavan's disease，一种少见的致命退化性遗传病）困扰的家庭，允许医院的研究者使用自己孩子的标本，来开发产前诊断方法和新的治疗方法。诊断方法被开发出来以后，医院却在这些家庭使用这些方法时向他们收费。这激怒了这些家庭。医院争辩说，它需要收回研究的成本，而这些家庭却声称，他们并未签署书面的知情同意，也并没有被告知医院会获得专利并限制它的使用，而且当他们需要检查的时候还要付费。由此而起的问题是，基因是不是商品？它们是否具有财产权？它们是否属于某一个人或其他人？这些人能否因为研究或者商业目的而使用它们？或者，其他人能否在未经允许的情况下使用一个人的基因检验结果，并且拒绝其保险申请或求职？俄勒冈是少数几个对这些问题进行了审查的州之一，它把财产权授予了个人。不过，这一领域的法律事务仍悬而未决。

产前遗传学筛查

另一个有争议的领域是产前遗传筛查，因为有对存在基因缺陷胎儿实施流产的可能性。芬兰的一项研究发现，医务人员和未出生的缺陷儿童的母亲之间关系紧张（Jallinoja，2001）。医务人员期望母亲们采取负责任的、具有健康意识的行为方式，其目标是通过自愿堕胎来避免遗传疾病。可是，母亲们拒绝了，筛查计划因此而终止。母亲们认为，有遗传残疾的生命也比没有生命强，她们选择反对堕胎。美国的研究显示，在有遗传缺陷的情况下，公众对堕胎的态度变得越来越消极（Singer，Corning，and Antonucci，1999）。这一消极态度看起来主要是和堕胎有关，而不是和基因检验本身有关，而少数种族人士对这种检验的态度更为悲观，这大概是因为他们害怕这些检验会成为产生歧视的根源。

人类克隆

另一个主要的争议领域是克隆。克隆的意思是对一个分子、细胞、植物或动物的精确复制。克隆技术被成功地用在了农业中的选择性作物育种上面。在克隆动物上的成功稍逊一筹，因为克隆动物的死亡率是有性繁殖孕育动物的两倍（Pilnick，2002）。迄今为止，对人类的克隆尚未成功，虽然有些研究者声称，它早晚会实现。人类克隆的性质分为两类：一是"治疗性克隆"（为了给患者进行器官移植而克隆某个器官），二是"生殖性克隆"（人类自身的克隆）。埃里森·皮尔尼克报道说，生殖性克隆受到广泛批判，说它不道德和不自然，在一些国家如美国，人类克隆被认定为非法。在其他地方，有媒体报道说，人类克隆实验却在进行。皮尔尼克观察到，在实验室里创造生命代表了一种终极的科学力量，而且，和以前的技术相比，为人口控制提供了更大的潜力，因为人们期待克隆技术会展现特定性状——作为其基因构成的结果。目前，人类克隆的可能性，以及它实现成功的途径，均属未知。不过，彼得·康拉德和乔纳森·盖博指出："围绕着遗传学的事务不可能被限制在遗传病人身上，也不可能被限制在具有遗传脆弱性的人身上，新遗传学将会影响我们所有的人。"

小　结

本章审视了影响医患互动的各种社会因素。未来医学会面中最可能的模型是双向参与模型，这一模型由萨兹和霍兰德（Szasz and Hollender，1956）提出。这一模型的描述是，医生和患者作为一个团队在一起工作，而不是患者简单地服从医生的命令——或多或少地以一种机械的方式。不过，人们发现，会特别影响有效互动的藩篱是社会阶级差异。与拥有底层阶级和工人阶级背景的医生相比，拥有上层或者中产阶级背景的医生更可能成为一个良好的沟通者。和社会地位较低的患者相比，具有较高社会经济水平的患者更可能要求并得到关于他们病情的信息。

有两个社会群体最有可能在医疗会面中遇到沟通问题。一个群体是底层阶级，另一个群体是妇女。妇女们有时认为，他们不能从男性医生那里获得足够的信息。文化差异也影响着医患互动，在美国，拉丁裔患者和非拉丁裔卫生服务提供者之间的差异，被人们视为反面事例。最后，患者并不总是自动地遵从医生的指导，而且，因为不良的沟通或者其他原因，有些患者没有遵守医嘱。医患关系通常开始于对话，而对话的质量往往受到社会因素的影响。毫无疑问，新技术会为这一关系带来更多的变化。

推荐阅读

PILNICK，ALISON（2002）*Genetics and society：An introduction*. Buckingham，UK：Open University Press.

讨论遗传学进展的社会意义的最早著作之一。

相关网站

医患沟通

约翰·霍普金斯大学沟通计划中心。

http：//www.jhuccp.org

与行为改变和健康促进有关的沟通的各个方面的信息、数据库和链接。

沟通中的文化差异

1. 美国卫生部关于种族和健康的主页。

http：//www.omhrc.gov

关于民族/种族事务与健康的数据库、信息和其他资料。

2. 美国卫生部少数族群健康办公室。

http：//www.omhrc.gov

包含一个搜索引擎，通过它可获得数十篇关于与少数族群沟通策略的文章。

3. 跨文化卫生保健计划（CCHCP）。

http：//wwfw.xculture.org

一个致力于广泛的文化事务的网站，这些事务会影响少数族群社区的健康。

4. 五花八门的处方。

http：//www.diversityrx.org

提高语言和文化能力以改进少数民族患者与卫生服务提供者之间的沟通。

医疗信息

1. 美国卫生部。

http：//www.healthfinder.gov

允许使用者按照主题进行搜索，并提供下述来源的信息：政府卫生机构、公共卫生和专业团体、大学、支持群体、医学杂志以及新闻网站。还有报名参与癌症和艾滋病临床实验的相关信息。

2. 医学浏览网站。

http：//www.medscape.com

使用者能够阅读医学杂志和新闻报道，网站还提供关于医学专家和药物的链接。还包含一个医学词典，以及与 Medline 的链接。Medline 是美国国家医学图书馆的医学数据库。此外还为医生和一些特殊类型的普通人提供技术资料。

3. 美国卫生系统药剂师协会。

http：//www.safemedication.com

关于药物处方的信息。

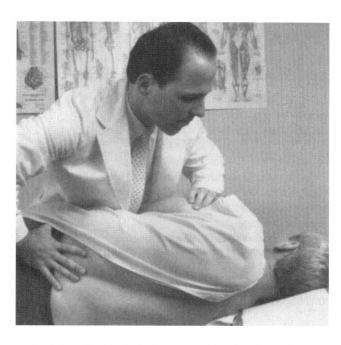

208

发达社会的大多数人在患病或者受伤的时候会向医生寻求帮助。其他人则到别的地方接受治疗。这样做的原因可能是宗教的、经济的、文化的，或者只是因为没有找到医生，或者现代医学不能满足他们的需求。为了完善我们对求助行为的讨论，本章将考察美国的治疗选择情况。这些治疗者之所以存在，是因为他们能为其顾客提供某种服务。我们关注的是，这些服务都有哪些，以及人们为何要寻求这些服务。首先，我们会讨论正骨师，这是医生中的一类。然后，我们会扩展我们的讨论，包括补充和替代医学（complementary and alternative medicine，CAM）、脊柱推拿师（chiropractor）、信念治疗师（faith healer）和民间治疗师（folk healer）。

正骨术

在很长一段时间里，正骨术被医学职业看做一种骗术。不过，通过从仅仅关注脊柱操作技术转向对一般健康问题的治疗，正骨术渐渐地获得了尊重。现在，正骨术已经是主流医学的一部分，而且正骨师和其他医生一起工作，但受过脊柱疗法的额外训练。正骨术起源于19世纪60年代密苏里州的柯克斯维尔市（Baer，2001；Lesho，1999）。它的创立者是一位医生，安德鲁·泰勒·斯蒂尔。他相信患病的原因是某节或某几节脊椎骨的错位，而且，人体某个器官的状况会影响其他器官。由于脊髓和自主神经系统之间的紧密关系，他认为神经肌肉系统一定对人体的功能健康发挥着重要作用。到20世纪中叶，正骨师已经在外科和药物学等领域接受科学的医学训练。对正骨师的训练在美国的19所正骨术学院中进行，它们的毕业生会获得正骨术博士学位（Doctor of Osteopathy，D. O.）。他们还必须接受实习医师和住院医师的训练。正骨师们还组建了他们 209 自己的专业组织，即美国正骨术协会（American Osteopathic Association，AOA），其职能是促进正骨术的专业化。

1953 年，美国医学会（American Medical Association，AMA）承认正骨术是一个医学专业，现在正骨师享有医师的权利和声望。迄今为止，正骨师仍然保留他们独立的身份，不过趋向于被医学吸纳。例如，正骨师可以从事外科、麻醉科、精神科、儿科、放射科以及其他医学专业。关于正骨术的一个激烈争论是，"经典的"正骨术是不是已经向医学投诚，因为是医师在进行正骨术实践。这一问题仍未解决，因为正骨术职业继续抗拒完全融入正规医学（traditional medicine）。由于正骨师接受的训练是对肌肉骨骼系统进行操作，他们自认为能够为卫生服务增加一个额外的维度。不过，有些观察者发现，对大多数正骨术从业者来说，把正骨术和正规医学区别开来的治疗实践越来越不重要（Baer，2001）。2007 年，美国大约有 61 000 名注册正骨师。

补充和替代医学

补充和替代医学就是应用一些医学专业不常进行的治疗方法。补充和替代医学包括去看脊柱推拿师、信念治疗师、民间治疗师，以及针灸师、顺势治疗师（homeopath）、自然治疗师（naturopath），

以及通过饮食进补来预防和治疗疾病。针灸是一种古老的中国医术，即把细针扎入人体的特定位置来缓解疼痛或者激发身体机能。顺势治疗就是使用一些微量的自然物质来增强免疫力。在大剂量使用时，这些物质可能是致病的，但微小剂量则能促进疾病预防，或者通过激起身体的防御而治愈疾病。自然疗法建立在这样的想法之上：疾病源于人体内生命力的阻滞，从而需要接受针灸和顺势疗法等来恢复能量的流动。

其他类型的治疗师还提供下列服务：精油按摩（使用精油以实现放松）、阿育吠陀（一种古老的印度医术，用油和按摩来治疗失眠、高血压和消化问题）、日式按摩（日本的治疗性按摩）、水晶疗法（它的思想基础是，可以通过水晶及其他矿物获得治疗性的能量）以及生物反馈疗法（利用仪器训练人们控制非自主的身体功能）。补充和替代医学还包括利用饮食进补，如用海藻来提高警觉性，用鲨鱼软骨来治疗癌症，用鱼油胶囊来降低心脏病的发作，用蒜来预防血栓，以及服用大剂量的维生素和草药来预防和治疗疾病。

迄今为止，这些技术是真的有效，是有害健康，还是毫无用途，都不得而知。有些疗法如针灸看起来是有效的，显示了被主流医学承认的可能性（Baer，2001；Baer et al.，1998；Jackson and Scambler，

210

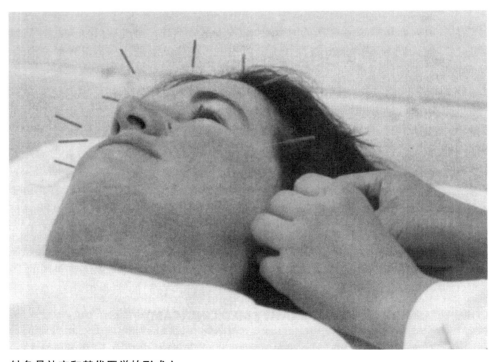

针灸是补充和替代医学的形式之一。

2007）。可是，大多数支持各种替代医学的证据，都建立在个人观察和患者满意的基础上，而不是科学试验。"替代医学办公室"（Office of Alternative Medicine）现在已经变成了"美国补充和替代医学中心"（National Center for Complementary and Alternative Medicine）。它是在1992年由国会创立的，是美国卫生研究院的一个组成部分。该中心的使命是资助对补充和替代医学技术的研究和评价，而且执业者和公众都可以得到这些信息。

虽然缺少科学研究，补充和替代医学执业者却日渐增多，与之相应的还有公众对其疗法令人惊奇的广泛接受（Foote-Ardah，2003；Goldner，2004；Goldstein，2000；Grzywacz et al.，2007；Hafferty and Light，1995；Kelner，Wellman，Pescosolido，and Saks，2000；Leiser，2003；Saks，2003）。一些补充和替代医学执业者甚至被允许进入医院和诊所提供服务，不过他们通常不是正式员工，而且，和其他执业人员相比，拥有的只是边缘性的职位（Leiser，2003；Shuval，Mizrachi and Smetannikov，2002）。不过，公众对补充和替代医学的接受是广泛的，据估计，美国人每年花费270亿美元用于购买补充和替代医学服务和产品（Kelner et al.，2000）。单是保健食品业每年的销售额就超过10亿美元。自从国会在1994年通过了《保健食品健康教育法案》（Dietary Supplement Health and Education Act），这个行业就开始蒸蒸日上。该立法允许把食品作为疾病治疗物质进行销售，只要不在商品说明中声称它们真的能促进健康即可。不过，在销售产品的地方，相关的书籍、小册子和商店标志可以进行宣传。

虽然没有对这些现象进行过多少社会学研究，那些使用这类替代医学或者叫做"新时代"医学的人们，似乎拥有中产阶级或者工人阶级的社会背景，而且通常是中年人或者年轻的成年人（Grzywacz et al.，2007）。他们也经常咨询医生。当然，他们使用补充和替代医学疗法，是因为他们对医师服务不满，不喜欢和保险商人扯皮，希望掌控自己的健康，享受接受治疗的经历，以及相信这些疗法真能帮助他们活得更健康、更长久。

脊柱推拿师

脊柱推拿疗法也涉及对脊柱的操作。这种类型的治疗起源于1895年的艾奥瓦州的达文波特市，创始人是丹尼尔·帕尔默。这一疗法的思想基础是，对脊柱的操作可以缓解神经的压力，进而缓解疾病和疼痛。虽然，对于正骨术和脊柱推拿术是否是相互独立地发展而来的——从其最初理念的角度来说——这一问题仍有争议，但今天的脊柱推拿术仅限于非医学技术范畴。美国有17所脊柱推拿学院，其他则分布在加拿大、英格兰和澳大利亚。脊柱推拿术的训练时间是四年，三年在教室里，一年学院实习，没有（医院的）实习期或住院医师阶段。

虽然有证据表明，脊柱推拿术对缓解患者的腰部、肩部和颈部疼痛有所帮助，传统上，医学职业仍然反对授予脊柱推拿师专业地位（Baer，2001；Theberge，2008）。这种反对建立在下述判断的基础之上：脊柱推拿术源自不确切的理论，脊柱推拿术的教育标准低下，以及该疗法对患者并没有价值。有些医生不仅反对把脊柱推拿术划入医学，还倾向于全面革除这一行当。1987年，一个联邦法庭裁定，美国医学会曾经密谋铲除脊柱推拿医学，因此违反了反托拉斯法。美国医学会收到命令，停止了削弱公众对脊柱推拿术的信任的相关活动。

脊柱推拿术在所有的50个州都有行医执照，被授权可以接受针对年龄65岁以上人士的治疗的医疗服务计划的付款，也可以为商业保险购买者提供服务。全美有超过6.7万名脊柱推拿师在为他们的顾客服务。有些患者青睐脊柱推拿师，因为他们除了能对背部疾病有所助益以外，还有比医生收费低的声誉，待人友好，会花更多时间和病人在一起，并且使用易懂的词汇。

不过，脊柱推拿师专业化的努力存在阻碍，不仅仅是因为医生们的反对，也因为他们的内部冲突。有些脊柱推拿师喜欢更加宽泛的角色，使用各种技术，治疗更多种类的疾病。其他人则青睐更加"纯粹"的方式，他们把脊柱推拿仅限于脊柱操作。脊柱推拿师们必须进行激烈的竞争，而且无法控制谁能获得行医执照。

医生们很少向脊柱推拿师介绍病人。可是，看脊柱推拿师的人却也会看医生以接受治疗。因此，大多数接受脊柱推拿服务的人似乎并不完全依赖这一疗法。相反，他们以相互补充的方式，接受脊柱推拿师和医生的服务。因为医生通常不向脊柱推拿师介绍病人，所以大多数人必然是主动去看脊柱推拿师。很多人把看脊柱推拿师作为他从医生那里所接受的治疗的补充，但是，他们都是为了同一种疾病向脊柱推拿师和医生求助。在美国，脊柱推拿术是数量位居第二的初级卫生保健职业者类别，仅次于医师——服务提供者和患者人数都考虑在内。不过不管怎么说，脊柱推拿师仍然居于主流医学之外。

信念疗法

信念治疗师是这样一类人，他们运用暗示、祷告以及对上帝的信仰来促进疾病的痊愈。根据约翰·登顿（John Denton，1978）的说法，两种基本的信念在宗教疗法（religious healing）中最常见。一种形式的信念支持这样的想法：疗效主要是通过心理过程实现，并且仅对心身疾病（psychophysiological disorder）有效。另一种信念是，疗效通过上帝的干预而实现，并在现实中形成一种现世的奇迹。登顿将信念疗法分为五大类型：（1）通过祷告的自我治疗；（2）外行人的治疗，这个人被认为能够和上帝沟通；（3）正式教堂领袖提供的治疗，而治疗仅仅是他的众多任务之一；（4）一个人或者一群人所提供的治疗，他或他们全日执业，但和任何宗教组织都没有关系；（5）宗教治疗师所提供的治疗，他们也是全日执业，并且归属于一个主要的宗教群体，如基督科学治疗师（Christian science healer）。这些类别的共同之处是，他们都求助于上帝来改善一个人的生理和心理状态。

²¹³ 关于信念治疗的一个例子是吉利安·艾伦和罗伊·沃里斯（Gillian Allen and Roy Wallis，1976）所进行的一项研究。他们研究了苏格兰一个城市里的一座五旬节派（Pentecostal）教堂"神召会"（Assemblies of God）里的会众。这个教堂的成员赞同这样的信念，即魔鬼导致疾病，还有，即使是像精神病、失明、失语和癫痫这样的疾病，也可能是因为魔鬼的附身。把《圣经》作为话语真理，"神召会"正式支持建立在《圣经》章节之上的治疗，这意味着，（1）有些人具有传递圣灵（Holy Spirit）力量的能力，或者是驱魔的能力；（2）治疗效果可以通过信念来达成，正像是从罪过中得到拯救。治疗过程被描述成下面的样子：

> 在神召会中，针对治病的祈祷在正常礼拜结束后进行，这时，需要治疗、帮助和服务的人被要求"到前面来"。在那里，牧师和长老们把圣油（holy oil）喷到这些人的手上，与此同时祈祷说："噢，上帝，治愈这个女人！是的，上帝。我们知道你能治愈她。"偶尔发生的恶魔附体也以类似的方式来解决，牧师或福音传播者（evangelist）用下面的句子对魔鬼说话："滚出去，肮脏的魔鬼！我以耶稣的名义命令你，离开她！"（Allen and Wallis，1976：121）

虽然五旬节派教堂使用"圣疗术"（divine healing）作为其教条的主要内容，它并不禁止其成员寻求专业的医疗服务。人们之所以希望运用圣疗术，是因为它有这样的长处：同时获得精神治疗和生理治疗。人们还相信，在很多例子中，当正规治疗失败时，圣疗术却见效了。教会成员知道很多事情，证明"神奇的治愈"（spectacular cure）的存在，这些治愈或是通过情感疗法的特殊效果，或是通过祈祷的力量。不过，由于教堂成员也相信，"上帝的方法要通过人来实现"，或者"上帝把医生派到世界上来，并将技能赋予他们"，因而寻求医生的帮助是允许的。特别是对于严重的疾病，圣疗术和专业治疗可以共同进行。因此，对疾病的原因和治疗，教堂成员同时抱有宗教和科学信念，两者不存在明显的冲突。艾伦和沃里斯（Allen and Wallis，1976：134-135）说："患重病时，教堂成员并不需要在打破宗教信念和完全拒绝医学治疗之间进行抉择。"相应地，五旬节教徒通常能够避免下述两难选择：是使用宗教疗法还是使用医学疗法。

在马里兰州的巴尔的摩市，德布拉·格里克（Deborah Glik，1990）采访了参与精神治疗（spiritual healing）群体的一些人。大多数的受访者声称，他们体验到了某种类型的疗效，而且把这疗效归功于他们对精神治疗的参与和信念。虽不能治愈，但最常见的疗效是症状的缓解。随之而来的是心理困扰的缓解、对自己的健康或生活状况的接受，或者对自己的情况采取另一种态度。在有些情况下，人们对"哪里不对劲"这一问题进行重新定义，以便更好地适应他们的治疗经验。也就是说，在宗教治 ²¹⁴ 疗以后，他们把疾病重新定义为"不那么严重"或者"不太需要医学干预"。格里克（Glik，1990：161）说："虽然很少有人声称治疗完全有效，但大多数人举出了一些改善的例子——在健康状况或生活状况上。"格里克的数据提示，宗教治疗的益处主要是心理压力的缓解、被上帝支持的感觉的提高以及对生活中健康问题的意义采取了不同的视角。例如，格里克（Glik，1990：157）研究中的两位受访者报告说：

一位经历了离婚并正受抑郁和关节炎困扰的 61 岁女教师说："信仰和信念使我接受了这些问题。上帝已经充溢于我的内心，他不会再让这些问题困扰我。"

一位 34 岁的房地产经纪人正在遭受压力和腰痛的折磨，"我现在感到放松了。我已经学会放弃，并且让上帝活在我的身心和我的事务中。生活已经向好的方面发生了戏剧性的变化"。

在美国，信念治疗师在教堂或者他们的家里提供服务。其他治疗师旅行于各个城市之间，举行各种会议（也许是在帐篷里），或者出现在电视和广播里。人们并不知道经常接受这些治疗服务的人有多少，以及什么人得到了这些疗法的帮助。不过信念治疗师很容易找到，而且在全美范围内，这些治疗师每年至少拜访各个城镇一次。

在美国，在处理健康问题的时候，大多数的宗教团体倾向于把宗教服务和专业医疗服务结合起来。不过，少数宗教团体的教义禁止其成员寻求医学治疗。这些团体在治疗疾病时使用信念疗法，如按手礼[①]，以及进行单独的或者群体性的祷告。有时候，会出现"奇迹性"的痊愈，即致命的疾病如癌症被克服了。在另外一些情况下，会发生悲剧性的事件，如儿童因其父母的宗教信仰而拒绝寻求医学治疗而枉然送命。

在美国，最著名的主张宗教治疗优先的团体是基督科学会（Christian Science Church）。由玛丽·贝克尔·艾迪创立于 1866 年的波士顿的基督科学会坚称，疾病和痛苦是一种幻觉。他们认为疾病并不是上帝给的，而是由人们对自己精神本性的歪曲认识导致的。所有类型的疾病都被认为仅仅是症状而已，是由它背后的精神状态决定的，而这一精神状态可以通过祈祷被治愈。因此，生活和健康的关键可以通过精神发现（spiritual discovery）来获得。他们认为基督科学家（Christian Scientist）具有治愈自身疾病的能力，而在该教会注册的、自谋职业的基督科学执业者也可以提供服务。他们并不认为基督科学执业者可以和医生平起平坐，但这些执业者愿意帮助病人，使他们通过祈祷来治愈疾病，病人为他们的服务支付费用。治疗过程由祈祷构成，旨在向个人传达一种对其精神存在的更深刻理解。这一理解被认为是消除错误的心理态度的关键因素，而这些态度正是疾病的源头。当然有一些医学问题被认为是机械的，而不是精神的，如骨折，此时手术需求可以合法地由医生来满足。不过，对大多数疾病来说，基督科学治疗被认为是首要的治疗选择。

20 世纪 80 年代后期，基督科学会教众中出现了四起有罪判决，包括过失杀人罪和遗弃罪。在这些案例中，父母因为他们的孩子的死亡而被判罪，因为他们没有为其孩子寻求常规治疗。有一个案例涉及波士顿一个两岁男孩的死亡，他患了肠梗阻，但其父母完全依靠祈祷来帮助孩子解除病痛。在佛罗里达州的另一个案例中，在陪审团认定一对基督科学会教徒夫妇有罪后，法官否决了对他们的过失杀人罪的指控——这对夫妇任由他们的 7 岁女儿因糖尿病而濒于死亡。法官接受了更严厉的三级谋杀判决，辅以虐待儿童罪，判决这对父母 4 年监禁，缓期执行以及 15 年的假释期，并且裁定他们必须为他们活下来的孩子提供医学治疗。佛罗里达的上诉法院维持了这一判决，并且宣称，宗教信仰自由并不包括把自己的孩子陷于疾病和死亡的危险之下。法院还补充说，虽然父母拥有让自己成为殉道者的自由，但没有让自己的子女成为殉道者的自由。20 世纪 50 年代，仅仅美国就有基督科学治疗师（Christian Science healer）11 000 多人。到 20 世纪 90 年代的时候，由于法律和其他问题，美国全国就只有不到 2 000 人了。

在上述案例中，法律意义非常明确。一方面是宗教自由和父母的自主权，另一方面是国家保护儿童的权利。在这一问题上，目前的法院裁定趋势可以在 1991 年马萨诸塞州高等法院的一个裁定中看到，这一裁定涉及一对"耶和华见证人"教徒父母，他们分别两次拒绝为其患病的孩子输血，一个孩子患有白血病，另一孩子因溃疡出血。法庭裁定，虽然成年人拥有拒绝医学治疗的权利，但父母可以被强制要求使他们患致命疾病的孩子接受治疗。

当然，当涉及信念治疗的时候，激烈的争论必然出现：它真的有效吗？而且，在过去的几年里，电视上的福音传道领袖的令人质疑的道德污点，包括性丑闻，无助于信念治疗改善其公众形象。还有，医学职业并没有给信念治疗太高的尊重，大多数民众也是这样（Baer, 2001）。在美国，这种形式的健

---

① 基督教仪式之一，即神职人员将手按在领受者的头上，并诵读经文。——译者注

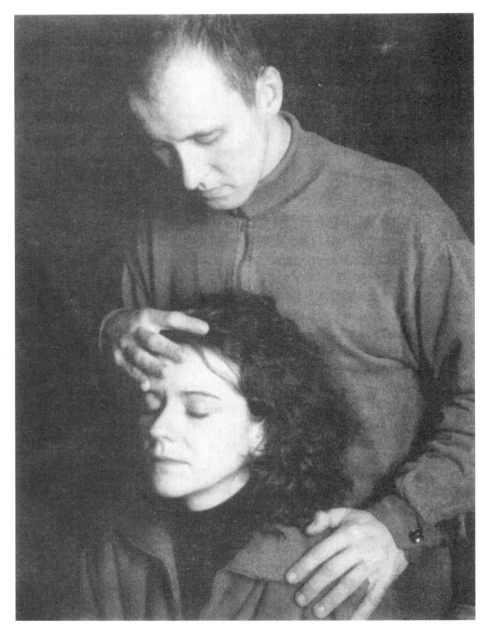

一位信念治疗师正在使用一种触摸疗法，名为"按手疗法"。治疗者试图把治愈力（healing energy）导入患者体内，以纠正平衡失调，人们认为正是平衡失调导致了生理和心理疾病，或者精神烦恼。

康服务的未来是不确定的——至少对其电视版本是如此。

无论如何，健康和宗教之间的关系仍然是一个需要仔细研究的领域。这样的研究不应当仅限于信念治疗，还应该包括宗教信仰影响健康和医疗服务的一般方式。有一点是明确的，即向一种精神的或神圣的存在求助，可以促进一个人的心理安康（Abrums，2000；Idler，1995；Musick，1996；Musick, House, and Williams，2004）。针对

这一问题的少数研究之一是由艾伦·艾德勒（Ellen Idler，1987）进行的，他调查了康涅狄格州纽黑文市的一个老人样本，研究他们的健康水平和宗教参与水平。艾德勒发现，那些宗教参与水平最高的人，抑郁和生理残疾的水平最低。在一个后续研究中，艾德勒（Idler，1995）注意到，宗教虔诚度（religiousness）也可能和不良健康状况相关，因为患病的人会运用其宗教信仰来应对他们的疾病。

街边教堂

在华盛顿州的西雅图市，玛丽·阿布鲁姆斯（Mary Abrums, 2000）访问了一个贫穷的工人阶级黑人妇女群体，她们隶属于一个街边教堂。她发现，这些妇女对她们和卫生服务体系的接触持怀疑态度。例如，她们有些人参与了一些有偿的新药试验和治疗程序试验，不过她们很少认为这对她们有好处。不管怎样，她们形成了一种态度，这种态度使她们能够更好地理解她们和医生的接触，并且感到其治疗尽在掌控之中。她们相信，身体是上帝的礼物，而且只有上帝，而不是医生，才对其身体健康会发生什么事拥有最终的权威。她们知道谁掌握真正的权柄，这一信念使她们在面对疾病和医生时表现得更加自如。一个妇女报告说（Abrums, 2000：104）：

> 我钦佩医生但他们并不是无所不知的。医生们也不会接受那些他们不懂的东西。医生说他已经准备签署我的死亡证明了（这个妇女的体温降到了华氏 60 度①），可是我说："医生，你不懂，因为我不属于你！"

这个妇女活了下来，很明显的是，她的宗教信仰是她应对其健康问题的主要资源。

民间治疗

在美国，民间治疗并没有在很大程度上得到应用，除了在一些低收入者中间，这些人通常属于少数种族群体或者少数民族群体。显然，很少有非拉丁裔的白人去看民间治疗师，虽然一些生活在乡村地区的贫困老年人可能会倾向于使用"土方子"来治疗其疾病。土方子中常见的成分是这样一些东西，如姜茶、威士忌、蜂蜜、糖、柠檬汁、小苏打、阿司匹林、胡椒、蒜、煤油、盐、黄油、芥末和檫树皮（Baer, 2001）。执业的民间治疗师最常见于非裔美国人、拉丁裔美国人和美国印第安人。

民间医学常常被看做前科学历史阶段的治疗方法的孑遗（Bakx, 1991）。不过，民间治疗仍然顽强地存在于现代社会，这种情况存在的主要原因似乎是人们对专业医学的不满，以及生物医学执业者和特定患者之间的文化鸿沟（Baer, 2001; Bakx, 1991）。这些患者通常属于低收入人群，他们可能把民间医学看做一种资源，因为它代表了一个关于怎样治疗疾病的知识体系，而这一知识整体是从他们的家庭和民族群体的历史中发展出来的。

非裔美国人的民间治疗师

低收入黑人向非专业人士而不是向医生寻求服务的倾向，在卢代尔·斯诺（Loudell Snow, 1978）的研究中体现了出来。卢代尔·斯诺于数年前研究了芝加哥市的民间治疗师。虽然这一研究有些陈旧，但它仍然是关于美国都市民间治疗师的最权威研究。在斯诺看来，这些治疗师和他们的病人服膺这样一个信念体系——这一点和现代医学不同——该信念体系不区分科学和宗教。所有的事件包括疾病，都被看做与整体环境有关，无论它是自然的还是非自然的，善良的还是邪恶的。健康是好运气的个案，就像拥有一份好工作或者忠诚的配偶一样。患病是厄运的例子，就像失业和夫妻冲突一样。因此，生活不是善就是恶，而且，斯诺说，如果解决了一个问题，可能就会解决所有的问题。

而且，斯诺注意到，对健康问题的民间诊断关注的是问题的原因，而不是症状。身上起疹子在开始的时候可能被认为是因为不洁净，但最终被定义为黑魔法（black magic）的结果。在这一信念体系中，重要的不是疹子，而是什么东西，或者什么人导致了疹子的出现。斯诺（Snow, 1978：71）给出了下述的例子：

> 即使有一个已知的直接因果关系——这一因果关系与专业观点是相对应的，并且受到宗教或者魔法意义的支持，也是如此。我的一个受访者的姐妹死于细菌性脑膜炎，全家人都了解这一病因。不过这些细菌到底为什么要入侵她的身体呢？在他们看来，是为了惩罚他们的父亲"饮酒和整天围着女人转"。

另一个显著的信念是，所有疾病都能被治愈，

---

① 大约为摄氏 15.5 度。——译者注

如果不是被医学治愈，就是被魔法治愈。这样的信念受到下述观念的支持：疾病不是自然的就是非自然的。自然疾病是那些由于滥用自然环境而导致的病患（睡得太晚、吃得太多、未及时添衣），或者是因为罪过或没有依照上帝的期望而生活，因而遭到上帝的惩罚。因此，在神圣惩罚的情况下，患者必须通过像信念治疗师这样的中介，直接或间接地与上帝接触。斯诺报道说，"祈祷和悔改能治愈罪过，但青霉素不能"。

非自然疾病是在"上帝计划"之外的，并且自我治疗和亲友推荐的治疗都无法奏效。而且如果心灵受到影响，非自然疾病被认为是超越于医生的能力之外的，他们通常仅与对自然疾病的治疗有关——这些疾病有明显的生理症状。非自然疾病的原因可以是忧虑或压力，不过常见的病因被归结为恶魔的影响或者巫术活动。当人们怀疑是黑魔法作祟的时候，就需要找一位拥有非凡魔力或宗教法力的治疗师，他能够成功地干预受害者的命运。

斯诺观察到，在芝加哥的黑人社区里，"治疗师"这一术语包含了一个令人迷惑的人物谱，这些人承担了各种不同的治疗角色。治疗师的多样性反映在描述他们的名称的数量上，如治疗师、草根医生或草根工作者、诵读者、咨询师、心灵师以及魔法师或女魔法师。如果伏都术（voodoo）① 被实施，男治疗师可能被称为洪冈（houngan）或帕帕罗伊（papaloi），而女治疗师可能被称为曼波（mambo）或马拉罗伊（maraloi）。很少有人自称为"医生"，因为治疗仅仅是他们的服务的一部分。相反，赋予他们的称号往往具有家族、宗教或者政治意味，如姐妹、兄弟、妈妈、牧师、主教、先知、传道者或者夫人。这些治疗师依赖患者口口相传来介绍患者，他们也会用报纸或者小册子做广告。他们声称通过三种方式获得其治疗能力：（1）学习的结果（这并不能带来多少地位，因为几乎所有人都能够学习）；（2）正处在一种改变了的意识状态中，如强烈的宗教体验或者具有治疗功能的"神召"；（3）天生的。斯诺（Snow，1978：99）宣称，"他们唯一可能的共同之处是，他们坚称他们的能力是来自上帝的赐予"。

很多民间治疗师并不要求和服务接受者进行直接会面，而是通过电话或者邮件来做生意。如果个人主诉的病症涉及巫术，某些物质（如油类、药水或香水）就成为必需品并需要采购；如果魔法正在

被实施，一种想法、一段祷文或者咒语就是必要的。如果是魔法，则还需要购买蜡烛来帮助治疗师，进而影响其解决办法。例如，在给"玛丽亚姐妹"的一封信中，斯诺（Snow，1978：99）抱怨自己有睡眠和进食问题、消瘦，而且似乎不再有生活乐趣。"玛丽亚姐妹"在回信中写道：

> 很抱歉我这么长时间才回信，不过我必须把你的来信拿到教堂，以确定我对你病情的怀疑是否正确。我怀疑你得了一种非自然的疾病，我是正确的。可是，把我所知道的事情写信告诉你，需要写上 10 页信纸，而且你（读后）也未必能够完全理解，所以我请求你给我打电话，以便我能够更好地向你解释你的病史，并且让你知道你需要哪些帮助。我已经为你点燃了一支特殊的蜡烛，而且我的心灵告诉我，自从你写信给我以后，你已经感觉好些了。不过，如果想要得到帮助，打电话给我。

斯诺回信问道，"玛丽亚姐妹"能否通过邮件帮助她，她收到的回信警告说，如果她不抓紧时间，再想救她就太晚了。"玛丽亚姐妹"写道（Snow，1978：99）：

> 为接手你的病例，我必须燃尽 9 支蜡烛，以便发现必须做哪些事情来祛除这个非自然的问题，并驱逐这个魔鬼！每支蜡烛的花费是 10 美元，因此总共需要 90 美元来帮助你。如果你不能在一周半——大约 11 天——的时间之内把钱带来或者寄来，我将不再接手你的病例，（因为）你的情况可能变得过于糟糕，到那时就谁也帮不了你了。如果你决定来找我，提前一天打电话通知我。

像"玛丽亚姐妹"这样的民间治疗师在治疗其顾客时究竟多么有效，并不清楚。有些这样的治疗师很可能是骗子。不过，他们为其顾客所提供的好处是，他们随叫随到，结果通常很快显现，有时还很有保证，而且他们宣称可以解决任何问题。人们认为他们的能力源自一个神圣的权威，如果他们失败的话，他们可以把这失败归咎于上帝的意志。质言之，黑人民间治疗师能够达成的，是降低其顾客的焦虑，而且他们在应对那些具有情感基础的健康问题时最有效。使他们的职业行为独具特色的一点，也是对降低焦虑特别有意义的一点是，它承认健康

---

① 流行于印度尼西亚的一种土著巫术，现已传播到世界其他地方。——译者注

问题是其他日常生活问题（比如，缺钱、出轨的配偶、失去工作、嫉妒的亲戚或邻居）的内在组成部分。因此，黑人民间治疗师治疗整个人，而不是仅仅治疗单一的症状，后者恰恰是医生的行为。而且，医生倾向于为他们的服务收取高额费用，在低收入地区难觅其踪影，而且，由于患者在求医时的延误，或者是由于病情的严重——或者两者都是——医生的疗效很难立竿见影。

虽然斯诺的研究针对的是生活在城市地区的低收入美国黑人，但是针对生活在乡村中的社会经济状况类似的黑人的研究数据指向了同样的类型。朱利安·罗巴克和罗伯特·奎因（Julian Roebuck and Robert Quan，1976）对比了密西西比州一个小镇上的 50 个低收入黑人家庭和 50 个低收入的白人家庭的健康实践。虽然白人家庭多拥有一份稍高的平均收入，而实际上所有的家庭都接受了来自公共资助和福利计划的补贴收入。两类家庭的总体教育水平介于 5 年级到 6 年级之间，这些家庭中的受雇用的家庭成员所拥有的工作，或者是半技术工作，或者是非技术工作。不过在为其健康问题寻求治疗时，两类人之间还是存在着重要的差异。与黑人家庭（48%）相比，更多的白人家庭（68%）仅向医生寻求卫生服务。和白人家庭（24%）相比，更多的黑人家庭（42%）从各种服务的混合体获得服务，包括执业者——医生、边缘治疗师（被定义为脊柱推拿师、药剂师、足疗师以及护士—助产士等）和非法治疗者（illegal healer，被定义为民间治疗师、心灵治疗师和巫师）。和黑人（4%）相比，稍多一些的白人（8%）只看边缘治疗师。非法治疗者是 6% 的黑人家庭的唯一选择，而没有白人家庭这样做。

罗巴克和奎因发现，一般说来，在寻求治疗师的服务之前，与低收入白人相比，低收入黑人通常会等候更长时间；黑人患者比白人患者更少倾心于科学医学，对非法治疗者（有时，他们的服务与医生的服务被同时接受）的有效性有着更高的信任度。例如，一个黑人受访者说道："由于我不能动，医生认为我得了中风，可是一个胡都①术士却说，有人在我的面前放了一个晃动的魔障，而他把它赶走了。"（Roebuck and Quan，1976：157）另一个黑人受访者说："我去看了'切洛基姐妹'（一位心灵治疗师），她在我的脖子后面揉了一些橄榄油，说我得了高血压——那正是医生告诉我的！"（Roebuck and Quan，1976：157）很多黑人不仅相信非法治疗者的

功效，并且相应地对医生缺乏信任。没有白人在任何程度上使用过非法治疗者的服务，他们也没有表现出对其方法有丝毫信任。

斯诺还在美国西南部的一些社区对低收入黑人进行过研究，这些研究显示了与她自己的芝加哥研究和罗巴克、奎因的密西西比研究类似的情况。患者通常通过由家人和邻居构成的外行介绍体系（lay-referral system）被引导到医学治疗资源那里，而这一资源在很多情况下并不是医生。有时医生仅仅被作为最终措施而接受咨询。低收入非裔美国人社区的健康状况被看做"能'凑合地活着'"（Snow，1993：73）。

美国有两种截然不同的黑人民间治疗：传统式的和加勒比式的。本节已经讨论过传统式的黑人民间治疗。加勒比式的民间治疗也有几个变种，如伏都术（海地）、萨泰里阿（古巴）和沃比亚（西印度群岛）。这些加勒比民间治疗手段的共同之处是，它们都建立于土著非洲人的信念之上，并且都是加勒比过去的奴隶文化的一部分。每一种治疗术都运用仪式、咒语、混合物质以及祈祷来预防或治疗疾病——通过疗治心灵、精神和身体（Baer，2001）。这些治疗实践都是一个庞大的宗教和精神信仰体系的一部分，这一体系仅存于和加勒比有联系的少数美国黑人中间。在迈阿密、新奥尔良、芝加哥、费城和纽约，此类执业者的数量最多。

中美洲巫医

男性的墨西哥民间治疗师被称为库兰德洛（curandero），女性治疗师被称为库兰德萨（curandera）。和黑人的民间治疗师类似，库兰德洛和库兰德萨把宗教和民间医学融合为了一种单一的治疗方法。相应地，他们对疾病的分类主要地建立在疾病的原因而不是疾病的症状之上，而且，在进行诊断和治疗的时候，他们并不把自然因素从超自然因素中分离出来。他们的大多数患者是底级阶层的人。和黑人民间治疗师不同，他们不因自己的服务而收费，或者收费甚微。他们也可能会要求一点小小的捐赠（也许是一两美元）作为费用，或者他们会接受一点小礼物如一些蔬菜或者一只鸡。

和黑人民间治疗师相比，库兰德洛和库兰德萨运用宗教的程度似乎也较高。阿里·季耶夫（Ari Kiev，1968）指出，建立在西班牙天主教传统的基础

---

① 胡都术（hoodoo），伏都术的一个变种。——译者注

上的宗教，对库兰德洛非常重要。库兰德洛们相信，生命获自上帝，而只有那些遵守上帝戒条的人才能够获得良好的健康状况和幸福。一个正在忍受痛苦的病人被视做在帮助上帝实现其对宇宙的计划，因为据说上帝允许人们通过受苦来进行学习。基督在十字架上受难的榜样经常被用来阐释这种受苦，而患病也可以是一种有价值的经验。因此，库兰德洛把帮助病人接受这种"受苦"看做一项主要任务。在这种语境下，忍受痛苦被解释为病人的负担的一部分，这种负担是因世界的罪恶和无知而承担的，而且是上帝对宇宙的计划中必要的角色。库兰德洛看起来越宗教化，他在影响他人接受上帝的意志方面越有说服力，就越被大家认为是一个治疗者。库兰德洛用来实现这一目的的一个办法，就是建立一个支持其个人形象的工作环境。季耶夫（Kiev, 1968：129 - 130）描述了这样一个环境：

> 每一个库兰德洛都在他自己独特的环境中工作，这环境通常取决于他的影响水平。创造出来的气氛始终是相同的。一般情况下，库兰德洛在他家里的一个专用区域接待病人。即使是在贫民窟里，这些房间也非常醒目，因为有很多宗教物品陈列其中。很多圣母玛利亚和基督的画像和塑像，各种尺寸的十字架和圣烛被安置在房屋一角的祭台上。这些东西创造了一种宗教神圣的氛围，这氛围能使人忘却贫民窟或库兰德洛陋室的贫穷。实际上，在这样的房间里一个人会感到自己置身于教堂，并且情不自禁地以敬畏或尊敬的眼光来看待库兰德洛。

> 这种"家中神坛"的治疗效果不能小觑。这种宁静可以在内心恐惧或者焦虑的人中间引发安全和被保护的感觉……也许最重要的是，库兰德洛从他与该场景的关系中获得权威。这使他成为被尊敬和敬畏的对象，也使他处在了行使权力的地位上——这权力来自患者对这一场景及其象征的反应。凭借着这些对患者具有重大意义的宗教象征和圣物，他立即树立起一个智者和权威的形象——这无疑提高了患者合作的意愿，以及对病情缓解的期待。

除了祈祷和宗教咨询之外，库兰德洛和库兰德萨也使用各种民间药物和草药（响尾蛇油、矿泉水、蒜、甜紫苏、甘草、樟脑等）来治愈疾病。在很大程度上，这些方法建立在16世纪西班牙医学的基础上，主要源自古希腊和阿拉伯，并且受到了玛雅和阿兹台克信仰的影响。这一观念中普遍存在的是希

波克拉底的身体平衡理念。希波克拉底是古希腊著名的医生，他相信良好的健康状态源自四种体液的平衡：血液、粘液、黑胆汁和黄胆汁。同样重要的是身体与生活习惯和生活环境之间的和谐。只要四种体液相互平衡，身体就会健康。如果出现不平衡，一种体液多于另一种体液，一个人就会患病。因为身体被看做"冷"状态和"热"状态的混合，库兰德洛和库兰德萨用"热"的食物和药物来治疗"冷"的状态（困倦、冷战等），用"冷"的食物和药物来治疗"热"的状态（发烧、性欲过盛）。

最可怕的疾病类型，无论是生理的还是心理的，是由巫术导致的。巫师，又叫布鲁亚，是一些邪恶的人，据说他们和魔鬼订立了协定，并且使用超自然的力量——以诅咒、魔法、草药、鬼魂的形式——伤害其他人。威廉·曼德森（William Madsen, 1973）研究了南得克萨斯州的墨西哥裔美国人，他认为，底层阶级中保守的墨西哥裔美国人对巫术的存在表现出了近乎普遍的认可，即使相信巫术存在这一观点被教堂、报纸和学校大加鞭挞——比对其他任何疾病理论的鞭挞都更猛烈。因此，需要由库兰德洛提供"良善"权力来抵消"邪恶"的影响。

季耶夫（Kiev, 1968）指出，中美洲巫术之所以在美国西南部长盛不衰，是因为它在很多病例中确实奏效了。库兰德洛带给治疗情境的好处是，他或她在这样一个亚文化中工作，而这一亚文化中的信念支持库兰德洛治疗方法的有效性。特别重要的是库兰德洛降低焦虑的方法，它在家人和朋友的情境中得以实施，这一情境把这种处置定义为治疗性的和积极的——依据墨西哥裔美国人的社区规范和价值。盎格鲁裔可能会把疾病看做非个人和非情感起源的，并且是由细菌导致的，底层阶级的墨西哥裔美国人则认为，疾病是与一个人的人际关系、社区生活以及宗教息息相关的。

美洲印第安治疗师：那瓦霍人和克里人

关于美国印第安治疗师的研究很少。杰罗德·列维（Jerrold Levy, 1983）对亚利桑那州那瓦霍人的健康信念和实践的研究和詹妮斯·莫斯、大卫·扬和利兹·施瓦茨对加拿大克里人的研究是两个例外。列维注意到，与那瓦霍传统宗教联系在一起的仪式绝大多数是与健康有关的，并且源自对加强猎手安康的强调。这些仪式中的主要角色是歌手们，他们关于典礼的知识来自其学徒期——跟随另一个从业者学习数年时间。歌手是那瓦霍治疗师中最具

威望的人，他是仪式中的领头人，这些仪式可能会持续数天，其目的是把导致疾病的东西逐出身体。依据传统信仰，人们认为疾病由灵魂丧失、巫术、神灵附体导致，或者由不当行为如违反部落禁忌所导致。歌手会得到一个占卜者的襄助（或者歌手也可能身兼二职），占卜者的角色是诊断疾病，他的能力据说是一种特殊天赋。做出诊断后，占卜者会把患者介绍给歌手，歌手针对这一诊断进行适合的典礼。那瓦霍社区中还有草药师和正骨师，他们拥有治疗各种常见伤病的实用知识。

列维发现，在过去的数年里，歌手的数量在减少，因为能够奉献出时间来学习唱段的男人（治疗师都是男人）越来越少，他们也必须谋求生计。在列维看来，对有偿工作经济（wage work economy）的需求以及关于现代卫生实践的宣传教育，会导致传统治疗的消失。而且，大型的治疗性典礼持续五到九夜，涉及许多客人，因而对收入有限的家庭来说，这样的活动太昂贵。很多那瓦霍人用在土著美国人教堂中的仙人掌仪式代替了传统的典礼，因为这种仪式服务于同样的目的，却仅持续一夜，更加节省，也与那瓦霍的基本信仰相一致，即保持与自然和超自然的和谐。

与黑人民间治疗师和库兰德洛类似，那瓦霍治疗师主要关心的也是疾病的原因而非其症状。实际上，列维发现很难确定症状在诊断中的作用。列维（Levy，1983：132）写道：

> 没有一种已知的那瓦霍疾病名称来自其引起的症状，或者据说它会影响的器官。相反，这里有"熊病"和"豪猪病"，名称来自其病因，还有一种病被称做"用射击曲调来治疗的"，名称来自用以治疗它的典礼。由于传统的健康文化并不依赖关于症状的知识来进行诊断，那瓦霍病人往往很难理解病史采集和生理检查的目的，这些情况常常导致在临床情境中出现误会。

当然，那瓦霍人确实是通过个人不适来认知疾病的，一些症状对他们来说也是有意义的。而且，一些特定的治疗典礼是和特定的症状而不是其他症状联系在一起的，而另外一些典礼则用来治疗广泛的症状。因此，联系病因和治疗手段之间的知识和逻辑是那瓦霍医学的内在特征，而且，在决定使用何种仪式来进行治疗的过程中，症状也发挥了作用。

224

列维提示，那瓦霍人往往会既接受土著治疗者治疗，也看医生，因为他们相信，现代医学能去除症状，而那瓦霍医学会祛除病因。那瓦霍基督徒的倾向是，在现代医学中加入祈祷，而不是找土著治疗者。列维提到，大约有一半的那瓦霍人口仅接受医生治疗，大约40%的人口既接受土著治疗者的治疗也接受医生的治疗，还有10%的人仅仅接受土著从业者的治疗。骨折、刀伤和生孩子最常接受医生的治疗，而晕厥、疑难症状或者没有症状的文化病（culturally defined illness）则从来都不会只接受医生的治疗。由于同时接受土著治疗者和医生的治疗非常普遍，传统医学的有效性是很难确定的。不过，列维坚称，对土著疗法的使用更多的是因为缺乏医疗设施和与医生之间的沟通不良，而不是对土著信仰的执著。例如，在一个面积与西弗吉尼亚的大小差不多的保留地（reservation），影响医院使用率的主要因素是驻地和医院之间的距离。歌手数量的减少，对传统典礼的删减倾向，人口中的医生逐渐取代了草药师，以及学校中开展的健康教育，都导致了那瓦霍土著疗法的消亡。

在加拿大，莫斯（Morse，1991）和她的同事们在克里部落的治疗典礼中认定了五个阶段。第一个阶段是起始仪式，治疗者、作为治疗者精神助手的其他人以及患者均参与其中。一个典礼用的管子先后三次在所有在场的人中间传递，有人拿着引燃后冒着烟的菌类、鼠尾草和香草以顺时针方向绕行四次。这项活动是一个清洁的过程，目的是打开与精神世界的通道，并且吸引巨灵（Great Spirit）的注意。清洁的目的是在参与者中间培养接受性的态度，并把治疗者置于控制地位。治疗者所有的行动都是顺时针的，而且和其他土著美国人部落中的仪式一样，表示保持与自然的和谐关系。第二阶段是接触阶段，其中患者正式请求治疗，而治疗者同意为了患者的利益与巨灵进行协商。

第三阶段是治疗内容。这一阶段包括患者饮用草药茶，并且把草药药液涂抹在他或她的皮肤上。治疗者对药物怎样作用于病因进行的生动描述贯穿这一阶段，提供这一视觉形象的目的是在患者的心灵中襄助治愈过程。而且，治疗者持续不断地向患者保证治疗的有效性，并反复说，以前有很多情况更糟的人都被治愈了。治疗的最后阶段是一个"汗屋"（sweat-lodge）仪式，患者坐在黑暗之中，周围摆放着一圈烧热的石头，草药水被不断地淋在这些石头上。治疗者唱着歌，并不时地向患者传递一些源于其精神世界的口信。第四阶段被莫斯和她的同事们称为"灌输"（didactic）阶段，在这一阶段，治疗者向患者教授关于治疗过程及其有效性的知识。最后是第五阶段，即收尾阶段，治疗者终止治疗，但再次向患者保证巨灵的支持及其持久性的治愈效果。

克里治疗术像民间治疗术一样，治疗的是整个人，而不是特定的症状。它在降低焦虑方面可能有效，因为它的方法与克里人的文化信仰是一致的。而且，"汗屋"仪式可能对呼吸疾病特别有帮助。不过，莫斯和她的同事们发现，克里人的医生服务使用率低下，健康状况相对较差。

所承担的角色和功能。除了正骨术，这些治疗者都继续保持着原来的身份，因为他们的服务存在需求。实际上，脊柱推拿师代表了美国第二大规模（仅次于医生）的初级保健执业者类型，但总体上他们并没有被医学专业所接纳。民间治疗师通常在有低收入背景和少数种族群体身份的人中间工作。他们所提供的服务与向他们求助的人们的文化信仰一致。很多人把医学和祈祷结合起来，而信念治疗师主动地通过精神手段来实现伤病的康复。有些宗教群体相信与医生的合作，少量群体拒绝医学治疗，因为这与他们的信仰相左。除了正骨术，替代治疗师的角色和功能是满足那些没有得到专业医学帮助的人们的需求。一般说来，这是一些不富裕的人，受教育不多的人，只有一个例外，即中产阶级和上层阶级会使用所谓的"新时代治疗术"和饮食进补疗法。

小　结

本章探讨了美国社会里替代治疗者和替代医学

推荐阅读

BAER, HANS A. （2001）Biomedicine and alternative healing systems in America：Issues of class，race，ethnicity，and gender. Madison，WI：University of Wisconsin Press.
关于美国的替代疗法的深度综述。

相关网站

正骨术

1. 美国正骨术学会（主页）。

http：//www. ostepathic. org/

2. 美国正骨医学院联合会。

http：//www. aacom. org

美国的 19 所正骨医学院有关的出版物、最新进展和数据，以及与正骨术治疗实践有关的信息。

替代医学

1. 美国卫生研究院补充和替代医学中心。

http：//nccam. nih. gov

2. 替代医学的主页。

http：//www. pitt. edu/～cbw/ altm. html

网站包括非正统的、未经证实的、非常规的疗法，以及各种替代疗法。

脊柱推拿

1. 美国脊柱推拿学会（主页）。

http：//www. amerchiro. org

2. 国际脊柱推拿医师协会（主页）。

http ：//www. chiropractic. org

3. 美国脊柱推拿医学会。

http：//www. chiromed. org

脊柱推拿师的消费者倡导协会，这些脊柱推拿师试图扩展脊柱推拿保健在主流卫生服务体系中的应用。

第四编

健康服务的提供

医　生

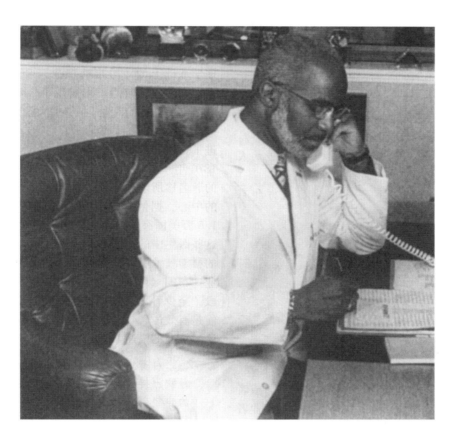

　　2005 年，美国有 762 438 个医生正常执业（美国健康统计中心，2007）。这相当于每 1 万个美国人有 23.8 个医生。医生在全部医学从业人员中所占的比例不到 10％，不过，在临床事务上，整个美国卫生服务产业都屈服在其职业权威之下。一般来说，医生控制着临床工作，也控制着直接为患者提供卫生服务的大多数其他医务人员。相应地，赋予医生地位和声望的是对其专业性的认可，这种专业性关乎社会最重要的核心功能——对健康问题的定义和治疗。正像对北美、南美、欧洲、亚洲和澳大利亚所进行的比较研究所显示的那样，医学职业在全世界都可谓声名显赫（Quah，1989）。

医生的职业化

　　医学功能的社会重要性和接受训练并成为医生的人数的有限性并不是解释医生职业地位的唯一指标。另一个重要因素是医学职业的组织性本身。威廉·古德（William Goode，1957，1960）注意到，在解释医生的专业主义时，有两个基本特征具有社会学意义：（1）在一个专业化的群体中接受长时间的培训；（2）抽象的知识，以及提供服务的专业取向。

　　而且，古德提示说，一个专业群体一旦建立，它就开始通过形成各种社会关系来巩固其权力，这些社会关系主导了该专业和它们的顾客、同事之间的互动以及与本专业之外的行政机构之间的互动。如果专业决定不能由外部权威机构复核，那么顾客、外部机构和社会对该专业所声称的能力，以及对自身成员资格进行控制的职业能力的承认，就是必要的。古德相信，一旦这种情况（公众认可了某专业的能力及其对成员资格的控制）发生，该专业的其他附加特性（additional feature）就能够建立：

> 1. 该专业决定其自身的教育和训练标准；
> 2. 与其他职业的初学者相比，该专业的学生要经历更严格的社会化过程；
> 3. 该专业的执业通常要经过一定形式的执照认证；
> 4. 发放执照和接收成员的委员会由本专业的成员充任；
> 5. 大多数有关该专业的立法由该专业的人员进行规范；
> 6. 随着该职业可以获得收入、权力和声望，它能够吸引高素质的学生；
> 7. 该职业的执业者可以相对摆脱非专业的评价和控制；
> 8. 其成员受到他们所属专业的高度认可。

出于四个目的，古德创立了对美国社会的医学职业发展情况进行分析的指南。虽然从传统上来说，美国的医生都具有一种基本的服务指向，但第二项要求，即针对一个抽象的知识体系进行长期的专业训练，在一开始是缺乏的。在美国革命之前的时期里，大多数的美国执业者是随船外科医生、药剂师，或者在欧洲时对医学知识有所了解的牧师。很少有执业者在大学或者医学院接受过教育。任何愿意行医的人都可以行医，并且声称自己具有"医生"的头衔，而在欧洲，这一头衔是留给那些受过大学教育的人士的。最有声望的美国医生是那些在苏格兰爱丁堡大学受过教育的人士，而爱丁堡大学有当时英国顶尖的医学院。这少数经过英国训练的医生推动了美国第一所医学院的建立，即1765年建立的费城学院。费城学院后来成为宾夕法尼亚大学的一部分。随后，在1800年以前，又在国王学院（哥伦比亚大学）、哈佛大学以及达特茅斯学院建立了医学院。

1800年以后，美国的医学院如雨后春笋般一所一所地建立起来。不过，美国医学教育的质量仍然低下，而直至1850年，医生们仍然少有声望。当时的医生不仅不能提供治愈疾病的希望，有时候他们的治疗方法还是致命的。病人经常被实施放血疗法，这会使他们的身体更加虚弱，或者他们被要求服用泻药，这会使他们呕吐。理查德·布朗声称，到19世界中叶的时候，"死于霍乱和死于医生的受害者人数相当"。

当时，最好的医学训练在欧洲，特别是在法国和德国，这两个国家的医学研究正方兴未艾。在法国，路易·巴斯德的细菌理论在19世纪中叶获得了长足的发展，给医学带来了一场革命，并且为各种疾病的发现、分类和治疗打下了基础。不过，在这个世纪的最后25年，德国在医学科学的发展中取得了领先地位。德国的医学科学家成为医学界的重要人物，如鲁道夫·魏尔啸，他提出了建立在细胞病理学基础上的一般疾病概念；又如罗伯特·科赫，他在细菌学领域的工作发现了炭疽菌、结核杆菌和霍乱细菌。他们和他们的同事的工作促进了诊所的兴起，也促进了大学附属的实验室的兴起，并且促进了德国和奥地利医学训练的入学标准的提高。从1870年开始，大量美国学生进入德国和奥地利大学的著名诊所学习。维也纳和柏林先后成为医学知识的中心。据估计，在1870年到1917年间，大约有1.5万美国医生是在德语国家的大学中接受训练的。这些医生中的大多数回到了美国，并通过把最先进的科学技术引入其工作，开始了获利颇丰的私人执业。布朗（Brown 1979：73）解释说，这些治疗手段"至少看起来在降低疾病痛苦和缓解疾病症状方面是有效的"。下文是布朗（Brown，1979：73）对这一情况的描述：

> 与普通的接受美国训练的医生相比，有钱赴欧洲接受额外年限训练的医生能够建立更高的声望。通常，他们能够成为妇科、外科和眼科——或者其他医学新领域——方面的专家，从而避免了和大多数医生的直接竞争。他们迅速成为专业精英，其声望将中产阶级和富裕阶级的人们吸引到他们的门前。

其他接受欧洲训练的医生们回来后建立了医学实验室，进行疾病的科学研究工作。例如，亨利·鲍蒂奇于1871年在哈佛大学建立了美国第一个生理学实验室，而威廉·韦尔奇于1892年发现了葡萄球菌，并于1878年在纽约市的贝尔维纽医院的医学院建立了美国第一个病理学实验室。到1900年的时候，哈佛、约翰·霍普金斯、耶鲁和密歇根大学的医学院的全体教师都是在德国接受训练的。

与此同时，医学科学继续表现出令人惊叹的技术成就。19世纪的成就包括瑞尼·雷耐克（1816）发明了听诊器，克劳福德·郎（1842）、罗伯特·利斯顿（1846）和威廉·莫顿（1846）用乙醚进行麻醉，克劳德·伯纳德（1849）发现糖原并发展了激素分泌理论——这构成了内分泌学的基础，约瑟夫·李斯特（1866）在外科中使用无菌术，威廉·韦尔奇（1892）发现了葡萄球菌，威廉·伦琴（1895）发现了X射线，以及罗纳德·罗斯（1895）对疟疾的研究等。因此，到20世纪开始的时候，美国的医生显然具备了古德所描述的专业特征中的两项：服务取向和专业化的知识体系。

230 　　20世纪初的时候，美国的医学研究开始超越欧洲。美国医学受英国的影响直到1820年，受法国的影响直到美国内战，然后受到奥地利和德国的影响。到1895年的时候，由于美国的私人慈善基金会——如卡耐基和洛克菲勒建立的基金会——在医学研究方面投入了大量资金，美国人已经做好了奋起直追先进国家的准备。按布朗的说法，美国的医生大力支持医学科学的兴起，这是因为在一个快速工业化的社会里，这给他们提供了更高的有效性，并且为他们提供了更高的地位、声望和收入。富裕的工业家支持医学科学，因为它似乎是一项很好的投资——在保持公司资本主义的道德、社会和经济秩序方面。无论如何，用罗斯玛丽·斯蒂文斯（Rosemary Stevens，1971：135）的话来说，结果是"在新知识的影响下，快速改善的医学院，以及医院和诊所的扩张——这又制造了新的信息，使得医学变得越来越广泛而有效了"。

美国医学会

　　为了利用其日益发展的职业地位，美国医生必须采取的另一个步骤是把医生们组织成一个专业上可识别的群体。随着1847年美国医学会在费城的建立，医生们开启了医学的一个新时代。该学会会费是每年3美元，大约有426位医生加入。美国医学会在一开始的时候很弱小且效率低下，但它逐渐扩展了自己的权威，变成了美国在医学的组织和实施方面影响最大的一个团体。

　　在这一过程中，组织内部的两个措施产生了最深远的影响。首先，在1883年，出版了《美国医学会杂志》（Journal of the American Medical Association，JAMA）。这一杂志不仅仅传播最新的医学知识并对学会的声望有所贡献，而且还在美国医学会成员中发展了对医学专业的忠诚。其次，在1902年，美国医学会进行了一次重要的重组，划出了各级分会，如地方层面（区县的医学会）、会员分会（各州和各大区的医学会）、一个全国性的代表团（House of Dele-gates）、一个信托委员会（Board of Trustees）以及国家级官员。

　　作为这次重组的结果，美国医学会的基础单位变成了地方学会。最重要的是，它们自身具有确立成员资格的权力。从理论上说，所有"受人尊敬的和有道德的"注册医师都有加入学会的资格，不过会员资格的最后确定有赖于地方学会的仲裁裁定。由于美国医学会的组织结构没有（给予全国组织）最后的听证权力，它也没有权力听取对地方学会的申诉，地方学会的权力被进一步加强了。因此，地方学会拒绝给予成员资格和被地方学会开除的威胁，代表了一种有力的制裁，因为没有其他的医学会可供选择，而且美国医学会的成员资格对一个医生的职业生涯有着重大意义。这一会员资格常常影响对患者的介绍、咨询、专业评价以及其他对成功行医至关重要的专业和社会关系。

　　2007年，美国医学会的成员包括24万医学生、 231 住院医生、研究员和医生。在有资格的医生中，可能只有不到30%的人是会员。非成员包括那些退休的和受政府、军队、研究所和大学雇用的医生，或者不需要成员资格所带来的好处的医生。还有一些医生不入会，因为成员资格对他们来说不重要，或者他们因为某种原因不被接受，或者不同意美国医学会的政策，或者感到会费相对于提供的好处太贵。大约只有五分之一的女医生属于美国医学会，这表示该组织对女性执业者缺乏吸引力。女医生拥有她们自己的专业组织——美国女医师协会（American Medical Women's Association）——该协会处理她们感兴趣的事务。

　　在关于其全国性目标的问题上，美国医学会内部没有争议。正像艾略特·弗雷德森（Eliot Freidson，1970a）和其他人所指出的那样，美国医学会内部对权力的行使集中在相对少数几个医生会员身上。很多成员或者对学会内部的政治不感兴趣，或者因为行医或做研究过于忙碌，将时间都倾注在专业问题上。大多数人通常认可，美国医学会代表医学专业面对国会和政府机构。相应地，医学会则时刻保持其会员对重要的医学和健康方面的立法——在州和国家两个层面上——的知情。

　　而且，在美国医学会内部，并没有不同见解进行交流的论坛，因为公开的争论是不允许的——为了在医学会与外部机构的互动中呈现一个团结的专业形象。美国医学会中有不同见解的事务必须在地方分会中获得主要支持，否则它们不会得到进一步考虑。美国医学会内部的反对派发现，由于全国官员的间接选举制度的存在，获得权力是很困难的。只有代表团——每一个州都在其中拥有代表——能够选举国家级官员和信托委员会的成员，而国家级官员和信托委员会对学会进行日常控制。对美国医学会中的委员会的任命和对委员的重要任命直接由信托委员会做出，而不是由一般的会员进行投票，也不是由代表团进行投票。多诺德·赖特（Donald Light，2004：6）宣称："这一天才的设计把美国医学会转变成了一个权力和控制的金字塔。"

美国医学会最重要的指导原则是它把医生看做独立的执业者，远离公众的控制，他们在"花钱看病"原则的基础上私人行医。自 20 世纪 20 年代以来，美国医学会投入大量精力来保持这一状况。其产生的一个主要结果是，美国医学会的公众形象变成了一个保护性的贸易组织，力求保证医生作为医疗服务的私人企业家的地位不被削弱。不过，美国医学会宣称为大多数医生代言是一种误导的说法，因为只有不到 1/3 的医生是其会员。1963 年，79％ 的具备行医资格医生隶属于美国医学会。2007 年，这一数据则不到 30％，这是一个显著的下降。

232　　　美国医学会作为华盛顿的强力游说团体的名声现在看来可能是虚假的。大卫·麦肯尼克（David Mechanic，1972：28）认为美国医学会已经衰落，他解释说，一个特定的政治团体能够主导健康政策的想法，与卫生服务的社会立法这一历史并不一致。虽然

美国医学会既反对医疗保健计划又反对其他的联邦医疗计划，但这些计划仍然变成了法律。1994 年，在克林顿政府进行卫生改革计划之时，美国医学会被排除在直接参与之外。时任总统比尔·克林顿提到美国医学会时说它是另一个"特殊利益集团"（Hafferty and Light，1995：138）。弗里德里克·哈弗提和多诺德·赖特（Frederic Hafferty and Donald Light，1995：138）声称："长时间习惯于坐在政策决策席上，美国医学会和其他主要的医生组织发现他们被没有征兆地、有意识地、指定地排除在对特别工作组（task force）的直接参与之外。"副总统埃尔·戈尔还警告美国医学会说："它不能再主导卫生改革了。"

凭借其组织、财力和自称具备的专业性，在起草政策建议和在公共事务中指导医学职业方面，美国医学会仍然很重要，因此不能说美国医学会不再对卫生立法产生影响。不过，它的传统角色——无论是否和公共利益一致，它都维护（有利于）医生的政策和经济收入——这似乎已经在立法者和公众眼中大大地削弱了其可信度（Light，2004；Pescosolido，Tuch，and Martin，2001；Potter and McKinley，2005）。当美国医学会貌似站在公众的利益上说话时，公众倾向于表示怀疑。因此，正像哈弗提和赖特总结的那样："在一个日渐拥挤的政策环境中，美国医学会行使其影响的能力看起来被大大地削弱了。"

233

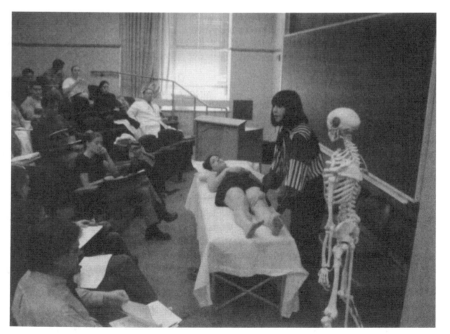

医疗行业是一个服务型的职业，建立在对专门知识进行长期训练的基础之上。该行业自行决定其教育和训练的标准。

对医学教育的控制

没有对医学教育标准的控制，医学的职业化是不可能的（Ludmerer，1985，1999；Stevens，1971）。在19世纪初，美国涌现出了大量商业化的医学院。由于缺乏任何教育控制，这些学院从一开始是作为一个营利项目（profit-making venture）来提供医学学位。据估计，17世纪美国大约有400所商业性的医学院。一般说来，它们的教学水平很低，设施很差，并且接受任何能够支付学费的学生。由于商业性学院之间互相竞争，也和附属于大学的学院竞争，它们试图让自己的教育计划尽量吸引人。例如，有一个学院，为任何连续三年按时以现金支付学费的学生提供一次毕业时免费游历欧洲的机会（Stevens，1971）。任何具有财力的人都可以获得医学学位并行医，特别是在发展中的美国西部。

1904年，美国医学会建立了医学教育委员会，它提出改善教育的建议，并成为医学会实施教育改革的机构。这一委员会逐渐变成了一个重要的规范机构，它为医学院建立了高标准，并且强化了美国医学会对医学教育的影响。这一努力的成功是在医学教育史上一桩重要事件——弗莱克纳报告的刺激下促成的。

为了改善教学质量，受卡耐基基金会的资助，亚伯拉罕·弗莱克纳访问了全美所有的医学院，并发表了一份著名的报告。因为希望从卡耐基基金会获得资金，在与弗莱克纳合作评估它们的特殊情况时，大多数医学院很愿意讨论它们的问题和短处。弗莱克纳的报告出炉了，它成为一项对美国的医学教育质量低下的毁灭性指控。只有三个医学院——哈佛大学医学院、西储大学医学院和约翰·霍普金斯大学医学院——获得了全面的肯定。其他很多医学院被弗莱克纳称为"瘟疫之地"（plague spot）、"破败不堪"（utterly wretched）、"彻底的商业公司"、"完全不合格"，诸如此类（Stevens，1971：67）。

弗莱克纳强烈建议医学院应该有全职的教师队伍，而且实验室和医院设施应该对医学生开放。他还强烈呼吁设立医学院的学生入学标准以及进一步提高医学院的教师资格。他还相信，医学教育应该建立在研究生水平上并由大学来进行，以及将教育和研究功能整合进提供教育的机构中去。模范医学院的例子是约翰·霍普金斯大学，它的医学教育系统包括了一个医学院、一个护理学院和一个大学医院。约翰·霍普金斯大学要求入学者具有学士学位，并学习过预备医学院水平的特定课程。罗伊·波特（Roy Porter，1997：530-531）认为：

弗莱克纳坚信，医学进步和医学教育的关键是科学。对法国体系（过于临床化）和英国体系（过于分散和太关注临床）以及当时现存的美国学院（主要是商业学院）持批评态度，弗莱克纳希望医学院成为大学的一部分，希望医学生能够拥有坚实的自然科学基础。未来的医学院应该有自己的生物医学科室来鼓励研究，它应该有一个教学医院，应该有严格的入学要求并且以博士学位毕业。由于他发现现有的实验室"破败不堪"，弗莱克纳坚持认为，新的医学院必须拥有科研设施。

虽然受影响的医学院提出了广泛的抗议，弗莱克纳报告仍然在医学教育中引发了可观的改进。较好的学院改进了它们的课程，较差的学院逐渐被关闭——因为其糟糕的公共形象、财务困难，以及不能满足州认证委员会的要求。很多州拒绝为低劣的医学院毕业生提供认证，而各种基金会的资金通常会流向具有良好声誉的医学院。女子医学院被关闭了，因为错误地认为妇女会被重组后的主流医学院录取，6所传统上为非裔美国人开设的医学院也被关闭了（Light，2004）。由于对医学院进行评定的唯一资源由美国医学会的医学教育委员会掌握，医学职业能够对教育规范保持有效的垄断。

赖特（Light，2004：8）解释说，在弗莱克纳、卡耐基基金会和洛克菲勒基金会的帮助下，医学教育委员会的成就是："重新定义专业教育，进而关闭小规模的、边缘化的和营利性的医学院，只有下列医学院能够生存下来：它们紧跟形势，并且得到基金会的慈善资金——这些资金被特别用于实施委员会关于专业主义的新主张。"在1911年到1938年间，卡耐基基金会和洛克菲勒基金会捐献了1.54亿美元的资金——这在当时是一笔巨资——这些资金流向了少数医学院，这些医学院同意实施弗莱克纳所建议的新型的且耗资不菲的课程计划。据赖特说，其他工业家也提供了6亿美元的资金。

总之，到20世纪20年代中期的时候，医学职业巩固了它的专业化地位，以至于它显然成了专业主义的模范，也成为一个有权势的职业。依据古德对职业特征的分析，医学职业已经满足了下述基本标准：由对专业知识的长期训练而确立的一个服务型行业。而且，它能够决定自己的教育和训练标准，它成功地获得了高素质的学生，它的认证委员会和

234

入学委员会由自己人组成，它能够为了自己的利益影响立法工作，它建立了一个严厉的职业制裁机制，它成为一个终身职业，它可以免于外行的评价和控制。虽然受到了在卫生服务领域提倡改革的社会立法的威胁，在美国，医生仍然构成了提供医疗服务的主导职业群体。

医生的社会化

要理解医生们作为一个职业群体的前景，考虑医生是怎样选出来和怎样作为医学专业人员受训是很重要的。2006 年，18 442 名学生从 39 108 个候选人中被选出，开始在美国的 126 所有资格的医学院中接受训练。医学院的申请人数从 1981 年的 36 727 人降低到了 1988 年的 26 721 人。不过后来医学院的申请人数又有了显著的增加，1994 年有 34 355 人申请，2000 年稍有降低，为 35 000 人，在最近的 2006 年又上升到了 29 000 人。2006—2007 年，大约 51% 的一年级学生是男性，剩下的 49% 是女性。少数种族学生的比例也升高了。从 1969 年以来，一年级班级里的少数种族学生从 3% 上升到了 2006—2007 年的 37%。

在通常情况下，一年级医学生的年龄在 21～23 岁之间。他们拥有学士学位，进入医学院之前的平均分数至少是 3.6 分（满分是 4.0 分）或者更高。他们在本科学院时最可能的专业是生物学、化学、动物学、医学预科或者心理学。由于这些学生雄心勃勃，而且对一个明晰的终身职业目标作出了承诺，他们一旦被接受，就有很大的可能成功地完成学业——入学的大多数学生都会获得博士学位。

既往对美国医学生出身的研究表明，大多数学生来自上层阶级和上层中产阶级家庭。虽然越来越多的下层中产阶级和底层阶级的学生进入医学院，大多数医学生仍然在阶级归属方面具有同质性。在 20 世纪 50 年代晚期，霍华德·贝克尔和他的合作者（Howard Becker et al.，1961）运用参与观察方法对堪萨斯大学医学院的学生进行了研究，这项研究已经成为医学社会学的一项经典研究。他们发现，底层阶级的医学生，由于其本科教育以及对成为成功医生的承诺，吸收了中产阶级的规范和价值观。

几十年前，奥斯瓦尔德·霍尔（Oswald Hall，1948）指出，学医的决定在很大程度上是社会性的。也就是说，它源自一个能够产生并培养医学梦想的社会群体。在鼓励和强化未来从事医学职业的雄心

方面，家庭影响是一个特别重要的变量。在促进一个人成为医生的愿望方面，父母一方、亲戚或者家庭朋友中有人是医生，也是一个显著的优势。

很多医学生给出的选择医学作为职业的一般理 由是想"帮助他人"。例如，贝克尔和他的合作者发现，在为什么选择医学作为职业方面，一年级的医学生怀有理想化的长远图景。这些图景被总结如下（Becker，Greer，Hughes，and Strauss，1961：72）：

> 1. 医学是所有职业中最好的。
> 2. 当我们开始行医的时候，我们想帮助他人，拥有令人心旷神怡的、让人满足的工作，与此同时保持医学理想。我们想挣足够的钱，享受舒适的生活，不过这不是我们主要关心的。

有些医学生可能为了挣钱或者为了医学博士的声望而进入医学院，或者两者都有。根据约翰·格伦波托斯（John Columbotos，1969）的说法，与来自高层阶级的医生相比，来自底层阶级社会背景的医生更可能强调成功的价值——作为学医的理由。然而一旦开始行医，社会阶级背景就变得不重要了。那些最初是成功导向的医生，在开始行医后变得不再是那样；而那些成功导向较低的医生则发生了相反的转变。格伦波托斯提示，这一倾向是同事的社会化的结果。成功导向的医生被鼓励不要雄心外露，而成功导向较低的医生则被鼓励为职业群体的地位水平而努力。贝克尔和他的合作者注意到，进入医学院的学生想当然地认为他们会得到优厚的报酬。因此，挣钱显然比帮助患者等而下之。很多人憎恨他们仅为挣钱而奔忙的说法。有证据表明，很多执业医生确实拥有人道主义倾向，并且坚信为病人服务的理念（Chirayath，2006）。

一旦医学生开始其训练，他或她就被期望在基础医学方面打下知识基础，这些技术会在实际行医过程中得到应用。这一过程还包括伦理道德原则的内化，这些原则非常关键——如果一个医生想得到患者、同事和社区的信任，并保持他或她的职业地位的话。大多数的学习课程持续 32～45 个月，而且教育经历通常被分为两个阶段：基础医学的学习和临床学习。基础医学的学习包括解剖学、生物化学、生理学、病理学、药理学、微生物学、物理诊断学、临床检验学等课程以及行为科学。临床课程包括学习运用基本的医学科学来解决临床问题，以及学习在教师的指导下同患者进行合作。学生们还要在各种不同的专业之间轮换见习，如内科、外科、儿科、妇产科、精神科及其他专业。

大多数关于医学教育的社会学研究都重点关注上述经验的结果，而不是对医学知识的掌握。在这些主要研究中，瑞尼·福克斯（Renée Fox，1957）发现，康奈尔大学的医学生对患者在情感上是疏离的，并且承受着不确定性的困扰。福克斯的工作是对实习医生的大规模研究的一部分（Merton，Reader，and Kendall，1957）。他注意到，医学生经历了三种类型的不确定性。不确定性的第一个来源是，他们意识到他们不可能学到关于医学的所有知识。第二，他们意识到现存知识和技术的有限性。前两种不确定性会导致第三种不确定性，即医学生在区分个人知识不足和知识的有限性时面临问题。不过，福克斯注意到，随着学生对医学知识的获得和经验的增多，伴以个人对医学的效能感的增强，他或她学会了怎样应对不确定性，客观地评价相互矛盾的证据，并做出诊断。这一过程也受益于下列认识：其他的医学生也面临同样的问题，而且教师们也会在他们的日常工作中经历不确定性。

为了降低学生对医学知识的应用中的不确定性，医学院采取了一个方法并强调一种被称为"循证医学"（evidence-based medicine，EBM）的技术。循证医学运用医学临床指南，为医疗服务提供高度详细的逐步指导，学生可以在临床情况下求助于这些指导。这些指导建立在"证实了的"（拥有研究和临床试验支持的）诊断和治疗程序的基础之上。在布兰德斯大学医学院，斯蒂芬·提莫尔曼斯和埃里森·安吉尔（Stefan Timmermans and Alison Angell，2001）调查了循证医学在接受住院医师训练的儿科医生中的应用情况。他们发现，虽然循证医学在降低不确定性方面改进良多，不确定性在医学实践的很多方面仍然挥之不去。提莫尔曼斯和安吉尔提示，一个医生的临床判断能力建立在以下基础上：他或她怎样更好地面对在医学知识中顽固存在的不确定性。

在堪萨斯医科大学，贝克尔和他的同事们（Becker et al.，1961）认定，学生们发展出了一种对临床经验的强烈认同（在病人身旁开展实际工作而不是通过阅读了解疾病和进行实验室研究），他们还获得了对患者的责任感。他们还学会把疾病和死亡看做医学问题，而不是情感事务。他们的医学院学习经历的重点是顺利毕业。由于他们不能掌握行医所需要知道的全部知识，因而他们把自己的努力导向于发现最经济的学习方法。一般说来，他们试图猜测教师希望他们学什么，然后他们就为了考试而学习那些材料。即使如此，他们仍然发现自己每天8小时都在课堂和实验室中疲于奔命。他们还要在晚上学习4～5小时，周末还要继续学习。

在对医学生进行的数个研究中，关于医学训练的一个发现是，经验会促进他们和患者产生情感疏离（Baker，Yoels，and Clair，1996；Hafferty，1991，2000；Parsons et al.，2001）。例如，罗伯特·库姆斯（Robert Coombs，1978）发现，在加利福尼亚医学院，在怎样管理病人方面，除了作为情感控制的示范和公事公办的举止，教师并没有给予多少指导。在加拿大，杰克·汉斯和威廉·沙弗尔（Jack Haas and William Shaffir，1977）发现，学生在开始的时候会对教师和其他医院员工对待患者的方式感到震惊。一个学生报告说：

> 在第二阶段，我确实记住了一件事情。当我进入一个癌症诊室的时候，那里的情况让我吃惊……我看见他们把那些要实施子宫切除术或患有癌症的女士们赶进来，我看见医生们走进去的样子，他们甚至不介绍我们是学生，他们径直揭开她们的衣服进行观察并且说一大堆令人费解的行话。那些女士们会问"怎么样?"，"我好转了还是恶化了?"他们以一种假惺惺的安慰口气说："是的，你很好。"然后把我们带到走廊上，说那个病人的情况是多么糟糕。
>
> 他们很少和患者谈话。在病人等待了3个月或者6个月之后，这就像是一次例行检查。医生冲进来给他们做3分钟的快速检查，然后就走了。我们进到那里，他手持窥器，我们都看一遍，然后我们就冲出去到另一个诊室，然后再冲出去。我认为这种非人道的做法太糟糕了。（Haas and Shaffir，1977：82）

为了应对这种情况，医学生开始意识到，除了处理患者的医学状况之外，巨大的接诊量使医生无法关注其他方面。病人太多，没有时间做到和蔼可亲。实际上，学生们发现，他们采取非人性化地对待患者，以便专注于学习更重要的医学知识。一个学生这样描述这种情况：

> 我想你必须意识到，这里存在着结构性的问题，总有过多的要求等着你，你必须强迫自己通过某种方式行动以完成任务。不过在实习阶段，我发现，如果老师带着我查看6个有心脏杂音的病人，而我在每个病人身上只有5分钟时间，我并不关心我是否和病人相处很好，因为我要学的是诊断心脏杂音。（Haas and Shaffir，1977：71）

没有时间和病人在一起并不仅仅是学生的问题，刚刚毕业的、正在为获得行医资格而工作的住院医师也面临同样的问题。对一个教学医院的住院医师的研究发现，他们几乎不花时间询问病人的疾病对他们的生活的影响，不就病人的健康行为进行询问。不向患者解释他们所接受的检查，也不解释其诊断的意义（Jagsi and Surender, 2004）。很多人感到，他们无力为他们的患者提供心理支持。一个住院医生说：

> 我急急忙忙地跑进来，打算听听他们的心肺，他们试图对我说点什么，或者他们很悲伤，正在哭泣。我却是这个样子的："我只能给你5分钟时间，现在5分钟已经过去了，我必须走了。"（Jagsi and Surender, 2004：2184）

另一项研究引用了一个医学生的说法，他提到一个对病人特别好的住院医生。即使是这样的医生，偶尔也会对病人说些不理智的话。这个学生说："我猜测是在压力之下发生了什么事。"（Parsons et al., 2001：549）另一个学生说道，一个临床服务人员提到他的病人时说那是"为癞蛤蟆服务"。这个学生说：

> 他们告诉我说，一个月以前有人给起了这个外号，因为这些病人都是老人，他们身体挛缩（弯曲、四肢瘦弱），看起来像是癞蛤蟆。这真是太恶心了。它让我感到震惊。是医生谈论他人的方式本身让人震惊。不过，经历过一个月的疲劳和睡眠不足，以及熬夜干一些愚蠢的事情之后，我知道了挫折感的来源。我仍然不认为那是对的，但我多少能够理解一些了。现在，人们那样谈论他们的病人及其家人，对我来说已经不那么不可思议了。

此前，贝克尔的研究曾经试图评价上述态度的一般影响——通过考察下述指控：作为医学教育的结果，医学生们变得玩世不恭。作为对这一指控的回应，贝克尔和他的同事们注意到，确实，医学生们在进入医学院时看起来是理想主义的，但是一旦进入医学院，他们的理想主义就被对"通过"的关注代替了。贝克尔观察到，医学生们在学院里真是变得玩世不恭了，但他也指出，这样的态度常常是情境性的。因此，当毕业临近的时候，随着把完成学习计划这一眼前问题放到一边，理想主义似乎又回来了。真实的情况是，医学生们被隔离在一个制度化的环境中，并被迫接受这一环境的要求。可是一旦医学生准备好重回社会主流，他会再次关注服务人类的目标。在早期的一篇文章中，贝克尔和布莱赫·克里尔（Becker and Blanche Greer, 1958）争辩说，医学生们的犬儒主义代表了现实主义愿景的增长。看起来似乎有害的态度变化其实是功能性学习过程的一部分——这一过程适宜于医生保持一种对健康和疾病采取客观看法的角色。① 与此类似，库姆斯（Coombs, 1978）的研究发现，医学生们的犬儒主义并没有发展为一种普遍性的人格特点。在这一研究中，学生们学会了怎样在对病人的情感态度和理智之间保持平衡。

对某些医生来说，这样的可能性是存在的，即医学训练使他们把注意力更多地集中在技术规程上，而不是把病人作为人来对待。赖特（Light, 1979）指出，在强调临床判断力和技术的时候，医生面临这样的危险，即在面对诊断、治疗和与病人的关系的复杂性时变得麻木不仁。这样做的结果可能是医疗事故和渎职诉讼。赖特（Light, 1979：320）解释说："他们对技术的强调是他们对顾客作为顾客的需求视而不见，可正是顾客的信任，才使得专业人员能够解决复杂的问题，这种信任为专业权力提供了基础。"

虽然大多数关于医学院里社会化的研究文献都发现了学生非人性化地对待患者的倾向，但另一些关于医学训练的文献却显示了不同的情况。艾伦·勒纳·罗斯曼（Ellen Lerner Rothman, 1999）报道了她作为哈佛医学院学生的经历，她发现在很多情况下，她和她的同学以及医生员工对他们的患者表现出了严肃的个人关切，并且通过努力工作来帮助他们。她提到了自

---

① 有些医生不需要在病人身上花很多时间。例如，让我们看一下威廉·诺伦（William Nolen, 1970：191-192）的报告——他正在纽约长岛的一家医院作为外科住院医师接受训练：

> 作为一个诊断者，斯蒂尔从来不拖拖拉拉。他是这样的一个外科医生，他能够运用他的六个感官来观察症状，他在5分钟里从患者那里获知的事情，比大多数医生1小时获知的还要多。我带他去看一个少见的病例，一个因疑似阑尾炎而入院的8岁男孩。斯蒂尔在他身上花了2分钟后，我们来到了走廊里。
> "你注意到他膝盖弯曲的样子了吗？你看到他在呼吸时腹部不动了吗？你看到他的舌头有多干吗？这孩子得了腹膜炎。把他排到手术计划里。"
> "可是他的白细胞数只有2 000，体温也正常。"
> "诺伦，我告诉你，"斯蒂尔说，"努力观察病人，而不是观察体温表，体温表不会得病。"
> 那个男孩最后确诊为阑尾破裂，并发腹膜炎。

己的一个同学，她开始时对一个 65 岁老翁感到厌烦，他在没有疼痛病因证据的情况下不断地抱怨腹痛。可是，经过检查，这位老人被确定为癌症转移。这个同学感觉糟透了，她还感到自己的医生小组对此负有责任。那个同学说："我的意思是，他来的时候是一个健康人，要是我们不仔细检查的话，我们根本就不可能第一时间发现癌症。"(Rothman, 1999：155) 这个同学决定竭尽全力帮助这位老人。罗斯曼讲述，当他们的创伤小组在手术台上挽救了一个男人的性命时，她感觉十分快乐和兴奋。罗斯曼说："我第一次理解了为住院病人服务是什么感觉，并且把情感投入到了对他们的服务中。"

医学教育进入 21 世纪后，出现了意义深远的变化。1975 年以来，男性申请者的数量几乎下降了 50%，而且医学院的班级也不再是由清一色的白人男性构成。女性学生和少数种族的学生占据了他们的位置，这提示，医学职业已经由白人男性的形象变成了具有丰富多样性的形象。入学标准也被拓宽了，包括了各种各样的学生，不仅仅是女性和少数种族，还包括了这样的学生：他们的背景和本科教育表明，他们彬彬有礼，并且更可能在对待病人时采取人道主义的方式。

240

医学行话和它的功能

有一些研究考察了在医生之间作为非正式沟通工具的医学行话（人们在特定情况下使用的特殊词汇）(Coombs, Chopra, Schenk, and Yutan, 2001; Parsons et al., 2001)。男女医生使用行话的倾向是类似的。使用行话从医学院的第三年开始——此时学生们正在各个临床专业之间轮转，在他们担任住院医师的时候达到高峰。正是在这个时候，学生们体会到了医院生活中最直接的压力情境：死亡、临终疾病、麻烦的患者和严格的导师。根据罗伯特·库姆斯（Robert Coombs et al., 2001）的见解，医学行话服务于几个目的：(1) 创造归属感，(2) 建立特殊的身份，(3) 提供私人交流手段，(4) 创造幽默和展示智慧的机会，(5) 缓解悲痛，释放情感。库姆斯等人认定了一些常用的行话，列举如下。

说法	意思
盒子里的医生	不必预约的诊所
死亡之星	医院转运直升机
笼子	手术室
石头花园	慢性病人病房
昏暗坟墓	有昏迷病人的病房
菜地	昏迷康复中心
鲨鱼	无缘无故攻击医学生的主治医师
肝脏巡游	外出喝酒
后门上将	肛肠科医生
刀片	外科医生
骨头香肠	整形外科医生
水果圈	精神病人
追星族	没有急症却经常光顾急诊室的病人
癞蛤蟆	讨厌的、总提要求的病人
火车残骸	有多种疾病的病人
大写 A	艾滋病
大写 C	癌症
"你好"式查房	站在门外向病人挥挥手就离去的医生
昆虫果汁	抗生素
维生素 V	安定
深海捕鱼	单纯手术探查
剪切粘贴	打开病人身体，发现没有希望然后缝合
拉撒路①	濒临死亡但后来康复的病人

---

① 《圣经》中一个得病死去四天后又被耶稣救活的男子。——译者注

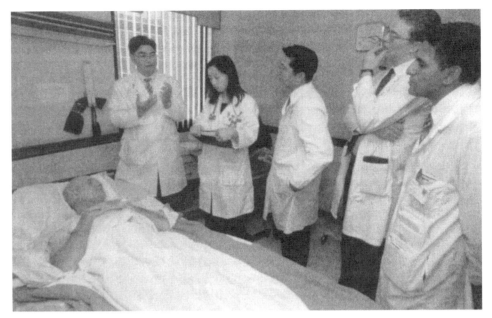

医学生特别赞赏通过与患者合作而获得临床经验，而不是通过阅读、实验室或报告厅而获得关于疾病的知识。

再者，正如赖特（Light，1988）和其他人（Gallagher and Searle，1989；Hafferty，2000）所提示的那样，医学教育必须适应医学实践的新现实。赖特指出，这些现实包括美国卫生服务体系的下列转变：（1）从由医生经营的一个体系转变为由购买者型塑的一个体系，一个为利润而竞争的体系；（2）公众对医生的信任在下降，质疑甚至不信任医生；（3）由对专业化和亚专业化的强调到对初级保健和预防的强调；（4）入院服务减少，门诊服务增多——在病人家里和医生诊室里；（5）由医生的决定所引发的费用在减少，转向固定的预付费，并要求了解治疗决策的细节及其有效性。虽然医学专业和医学院具有长期的保守传统，但医学教育也正在适应医学实践的现实，以便使医学生为面对21世纪变化的环境做好准备。这些环境包括在管理式医疗体系中，医生不过是雇员而已（Hafferty，2000；Ludmerer，1999）。

美国医学界的权力结构

和其他职业一样，医学也有其权力结构。最早但仍有现实意义的关于医学职业的权力结构的研究之一，是由奥斯瓦尔德·霍尔（Oswald Hall，1946，1948）在美国东部的一个城市完成的。霍尔确认了在医学职业中建立声望的三个因素：（1）医院归属，

（2）顾客群，（3）内部情谊。

医院

依据霍尔的观点，在城市里，医学生涯获得成功的一个重要因素是就职于一家有声望的医院，因为通常的情况是，医院的地位越重要，和它联系在一起的医疗实践的经济回报就越大。因此，在一家有声望的医院里获得一个职位，代表了城市里一个医生职业发展的关键时刻。特别重要的是首先被任命为住院医师这一决定，霍尔解释说，这是因为一个医生所服务的住院医师职位"是一个独一无二的徽章，是评价他或她的职业地位最持久的标尺"。在哈佛医学中心对波士顿城市医院进行的一项研究中，斯蒂芬·米勒（Stephen Miller，1970）发现，"最好的"住院医师职位并不必然由教育的质量、患者的类型，或者住院医师被允许承担的责任范围决定，虽然这些因素都很重要。"最好的"指的是医疗项目的声誉及其地理位置。

对那些希望成为全科医生的人来说，实习的最佳场所是社区，他们希望在那里开展自己的生意。即使只在地方层面上，第一次接到的医院任命也是重要的，因为它会促进朋友关系和职业关系的形成——这些关系有助于提升职业前景。在通常情况下，住院医师职位的地理位置决定了医疗机构的系统归属，也决定了新医生在未来将要发生联系的医生群体。

顾客群

霍尔所描述的下一个步骤是获得一个顾客群，保持并发展它。霍尔把这一过程比喻为一个商业发展过程，因为医生需要扮演促销者的角色。换言之，这要求医生与患者进行互动，以获得他们对其提供的服务的认可。弗雷德森（Freidson，1960）曾经指出，外行咨询系统不仅仅把患者导向特定的医生，还帮助患者决定是否再来。弗雷德森注意到，对医生的第一次拜访往往是尝试性的，特别是当一个社区大到足以拥有多名医生的时候。弗雷德森（Freidson，1960：378）声称："医生的医嘱是否被遵守，患者是否再来，至少部分地取决于他或她对专业咨询的回忆性评价。"因此，患者不仅仅是通过外行咨询系统来到医生面前，而且也通过和家人与朋友对医生的举止、诊断和处方的讨论，重新回到医生面前。在一个社区里，人们更多地选择某一个医生，因为他拥有好名声，并且表现得合乎潮流或者招人喜欢。如果他们期望患者再来，大多数医生必须意识到外行的期待，并且认真地对待这些期待。

在霍尔的研究中，最好的医疗实践来源于专业领域，因为他相信专家被医学职业中的其他人赋予了较高的地位。各种专业中间也有地位等级，神经外科、胸外科和心外科最高，而儿科、皮肤科和精神科最低（Album and Westin，2008）。专家实践的基础是拥有一个为专家介绍病人的同行群体，并且要求能够使用医院的设施。医院里的关系本身就能促进医生之间相互介绍关系的发展。当然，对许多医生来说，病人介绍体系也在发生改变。在以前，医生会在一个开放系统中把他或她的病人介绍给任何一个他中意的医生，但管理式医疗实践中的合同安排却要求初级保健的提供者把病人介绍给一个封闭名单中的医生。这个名单只包括与管理式医疗组织相关的医生，或者该组织雇用的医生。因此，对许多医生来说，患者介绍网络显著地变小了。

内部情谊

霍尔的研究展示了医学界内部情谊机制的存在。这一体系招募新成员，在各种医疗机构中向新成员分配职位，并且帮助他们通过介绍获得病人。霍尔相信，城市中的医学职业的权力结构由四个群体的医生组成。第一个群体是"内部核心"，被他描述为控制了医院主要职位的专家们。处于这一内部核心之外并紧邻它的，是正处于其职业生涯各个阶段的

新晋医生，他们在未来的某个时间可能继承内部核心的职位。再往外是全科医生，他们通过病人介绍体系与内部核心相联系。女医生往往落在第二个群体"友好的外人"中，也就是说，她们并不是内部核心的成员（Lorber，1993）。不过随着女医生人数的增加，随着妇女在未来逐渐开始占据领导者位置并进入内部核心，这样的情况也会改变。在这两个群体之外是那些边缘性的医生，他们处在系统的边缘上。

从理解医学职业的权力结构的角度说，霍尔的分析的贡献是，人们意识到，医生的职业生涯在与同行的正式和非正式关系中进行。正式关系是医生在特定社区里担任主导医疗机构中的职位的结果。在这些机构里对主导职位的控制是一个关键变量，这一变量可以区别有影响的医生和没有影响的医生。

例如，在大学医学院设立的大型区域性的医疗中心里，最有权势的人物是作为医学院主要科室主任的教授们，他们也是教学医院里内科、外科、精神科、妇产科、儿科和其他科室的首席医师（Starr，1982）。他们还是控制决策委员会和决定住院医师职业命运的人。一个医院管理者这样说："大学不会企图执行一个与医学院的科室主任的愿望相悖的政策，那是不可思议的；医院也不会执行一个与首席医师们的愿望相悖的政策，因为那是极其困难的。"（Duff and Hollingshead，1968：46）斯塔尔所观察到的这一情况，实际上就是教科书对权力的定义。

随着时间的推移，非正式的关系也建立起来——医生之间频繁互动，并且就相互之间的工作质量和个人特征达成共识。因此，对职位、地位和权力的追求在职业内部获得了承认，并被固化，而且为内部核心招募成员的机制以正式和非正式两种方式建立起来。内部核心分为两个主要群体：知识精英（医生—研究者）和管理精英（医生—管理者）。依据弗雷德森（Freidson，1989）的观点，知识精英通过其研究能力（research productivity）对医疗工作发挥影响力。他们不关注个别的诊断和治疗，他们把大部分注意力转移到了临床试验上，转移到了对整体卫生服务体系的评价上（Hafferty and Light，1995）。与知识精英不同，管理精英们在一个长期以来形成的基础上占据了医疗中心的官职，如医学院院长、科室主任，或者诊所和医院的院长。他们在预算和员工任命方面大权在握。

哈弗提和赖特（Hafferty and Light，1995）预测，随着医生—研究者和医生—管理者建立起权力

和影响，他们会离普通医生的关注重点越来越远。他们会更加关心重要的研究课题和机构事务。不仅仅是内部核心之外的医生和内部核心之间的职业距离越来越远，随着他们为了追求各自的特定利益而分道扬镳，两个精英群体之间的距离也会越来越大。哈弗提和赖特（Hafferty and Light，1995：141）声称："这些新的精英不仅无法和普通医生相互认同，也无法和一般意义上的职业价值相认同。他们会向两个方向演化，管理精英会成为两者中更具主导力量的一个，因为在他们与集体利益和官僚结构之间，发展出了越来越相近的工作关系和意识形态关系。"

对美国医学职业的权力结构的分析中涌现出来的最重要变量是机构职位。医学职业建立在一系列机构如医院、医疗中心、医学院、美国医学会等的基础之上。这些机构的政策和实践由其中占据了决策职位的人们决定。医生中间的权力和影响力（和其他职业一样）来自对某个职位的占据——这一职位能够指导或者至少分享最高组织层面的决策过程。

小　结

医学职业最初的服务导向和专业化知识的发展确立了它在美国社会中的权力和地位。通过彰显上述过程，本章考察了医生的职业发展。这一演化过程的关键是美国医学会这一组织，它扩大和保护了医生的权利和特权。不过，近年来，美国医学会常常被看做医生的贸易保护组织，而没有把公共福利作为其中心利益。虽然它仍具有影响，但美国医学会正在丧失权力。越来越多的迹象表明，很多医生对其职业地位的态度改变了，这意味着眼下的重点是对社会需要的更多关注。本章还从医院、顾客群和"内部情谊"的角度讨论了美国医学的权力结构。最有权势的职位是城市地区的大学医疗中心里的职位，而这些职位与声名显赫的学术机构的任命有关。

推荐阅读

LUDMERER, KENNETH M. (1999) *Time to heal：American medical education from the turn of the century to the era of managed care*. Oxford，UK：Oxford University Press.
对美国医学教育进行的出色分析。

246 相关网站

1. 美国医学会（主页）。
http：//www. ama－assn. org
2. 美国医学会、医学院及其地址。
http：//www. ama－assn. org/ama/pub/category/21851. html
3. 美国医学生协会。
http：//www. amsa. org
美国最大的全国性独立医学生组织的主页。
4. 美国医学院协会。
http：//www. aamc. org
关于医学院及医学教育的各个方面信息的优质链接。
5. 雅虎健康：医学。
http：//dir. yahoo. com/Health/Medicine/Education/Medical _ Schools/
主要医学院相关信息的全面链接。

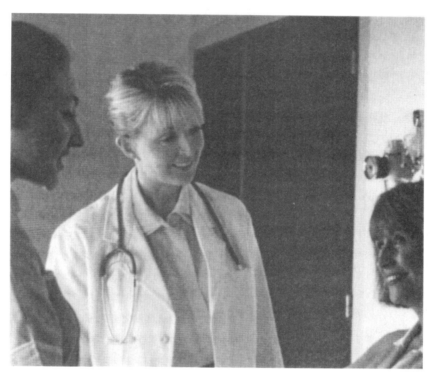

第十二章	变化的社会中的医生

247 公众对医学职业的态度已经发生转变，从 20 世纪中叶对医生权威不加质疑的接受，变成了对医生持更多质疑和批评的看法（Light，2004；Mechanic，2004；Pescosolido，Tuch，and Martin，2001；Potter and McKinley，2005）。在一项全国性的研究中，波尼斯·派斯克索利多和她的同事们（Pescosolido et al.，2001：13）发现，虽然美国人仍然对作为社会制度的医学怀有高度敬意，但是"公共舆论却在向减少对医生权威的信任的方向发展"。

美国公众对医学职业及其所提供的卫生服务的不满意，大体上可以被认为是由经济和社会因素导致的。经常被提及的特定事项是，服务的经济成本的上升和无法为所有美国人提供高质量的服务——虽然医学职业认为自己很出色，并声称拥有技术成就。医学实践的组织是围绕着"自由市场体系中的利润观念"进行的，上述两个事项都建立在这个基础之上。这一体系的支持者声称，利润动机导致了高效率的服务，激励了研究和发展，并提高了对患者的应对性（responsiveness）。而反对者则咄咄逼人地反驳说，现存体系应该改变，因为利润动机导致了对没有支付能力的人的歧视，促成了对不必要服务的重复使用（进而提高了成本），并且向其本意为缓解人类痛苦的服务中注入了一种非人道的意蕴。无论如何，经济方面的考虑已经成为医生、医院和商业保险公司的主要动机（Potter and McKinley，2005；Waitzkin，2000，2001）。相应地，利润动机已经在消费者中间激起了日益增长的怨恨，他们要求降低医生的职业权力。

这种情况可以部分归咎于医学作为一个职业的发展。医学职业所遵循的专业主义模式建立在 20 世纪早期的医学实践形象的基础之上，当时大多数的医生作为独立的、"花钱看病"（fee-for- *248* service）的私人执业者工作。到 21 世纪初，随着很多医生在各种管理式医疗机构中工作，这一情况发生了剧烈的变化。而且，那个僵化的促使医生和非医生医务人员之间的鸿沟越来越大的分层系统已经被严重削弱。目前，护士、药剂师、营养师、理疗师和其他人员在他们自己的领域里也拥有了博士学位，因此医学博士仅仅是卫生服务团队里众多博士中的一员。虽然医生仍然掌权，但是，当其他成员在自己的专业里比医生掌握更多的知识时，那种"超级医生"（super-physician）可以居高临下地对待卫生服务团队的其他成员的观念已经变得不现实了。当其他成员也拥有博士学位的时候，情况就更是如此。

医学的目标？

英国社会史家罗伊·波特（Roy Porter，1997：717）提出了一个问题：在做了那么多好事之后，医学的目的是否变得模糊不清了？他问道："它的目的是什么？"它的主要责任是让人们活着，不管后果如何？它的目的是让人们健康地活着吗？或者，它是一个满足人们的任何幻想——如身体设计，绝经后的妇女希望生小孩等——的服务产业吗？应该由谁来决定？这些问题有待回答。与此同时，波特发现，西方社会的人们越健康，就渴望越多的医疗服务，公众要求最大限度地利用它的倾向就越强烈。相应地，面对更健康的大众，医学扩展了它的管辖权（jurisdiction）——包括将正常事件如绝经进行医学化的管辖权。波特说，问题的根源是结构性的，因为公众要求更多的医疗服务，而医学界感到了回应的压力——即使这种回应意味着过度医疗、不必要的实验室检查、更加全方位和昂贵的治疗，以及微不足道的病痛也要进行治疗。波特总结说，从某种意义上说，医学已经成为自己的成功的囚徒，它需要定义自己的限度。

不过，彼得·康拉德（Peter Conrad，2007）说，医学化——把通常认为是正常的人体状况定义为医学疾病的过程——并不是医学帝国主义（medical imperialism）的一个例子。也就是说，情况并不是医学驱动了自己管辖权的扩大并控制了更多的人类问题。康拉德指出，真实的情况是，医学化是一种集体行为。康拉德说："虽然历史上医生和医学职业是医学化的核心，但是医生们并不是简单地对新的问题领域进行殖民统治，并给无病的患者贴上疾病标签。在对他们的问题进行医学化的过程中，病人和其他外行人也是积极的合作者，并且对医学化趋之若鹜。"实际上，社会运动已经演化到了这样的地步，即主张更多的医学干预，这可以在艾滋病、战争老兵的创伤后应激和妇女的更年期综合征等例子中看到。因此，在外部群体寻求医学的扩张时，医学总是对自己做出界定就不太可能。

对行医的社会控制

对行医的社会控制在传统上给美国社会带来了特殊的问题。有人争辩说，由于医生建立了自己的医疗标准，而这一标准又被政府的规范机构所强化，又由于外行人一般无法判断医生的技术表现（technical performance），发达社会里最常见的两种社会控制形式——官方监督和服务对象的评判——是不充分的（Rueschmeyer，1972）。不过，这一争辩的下文是，控制有组织的医疗活动的问题已经被每个医生强有力的自我控制解决了，这一道德立场又被同行群体正式和非正式的制裁所强化。因此，社会有正当理由允许医生的职业自治，因为他或她是一个实行自我控制的集体的成员——这一集体承担了为社会保护大众的健康的重要职能。这一争辩包含了三个重大漏洞。

首先，必须注意到，外行人确实会对技术表现进行自己的评判，无论他们是否有能力这样做。艾略特·弗雷德森（Eliot Freidson，1960，1989）对外行咨询系统的讨论说得很清楚，外行人的影响渠道和权威在医生之外独立存在，并且引导患者接受或者拒绝某个医生的服务。上述活动不仅仅决定医生能否成功地吸引患者，也会影响医生的行医模式。弗雷德森曾经宣称："虽然相对来说是自主的，但医学职业不应该错误地认为自己完全独立于患者的控制之外。"顾客的选择也是对专业人员进行控制的一种形式，它能够对一个职业群体的存亡和特定专业人士的职业成功起到缓冲作用（Goode，1957：198）。

很多研究显示，患者确实可以终止他和医生的关系，主动寻找能够满足其期待的其他医生（Hayes-Bautista 1976b；Kasteler，Kane，Olsen，and Thetford，1976）。除了对医生的技术表现缺乏信任之外，通常被认定的影响患者更换医生的因素还有医生是否愿意花时间和他们交谈、服务的费用高低、特定医生的办公时间和地点是否方便、对医生性格的负面评价等。高信任度、满意度、能够参与决策过程是患者与其医生之间良好关系的重要特征（Stepanikova et al.，2006）。

上述争辩的第二个主要漏洞——认为医学职业的自主性是正当的——和医生们实行同侪规范（peer regulation）的努力有关。在一项有关集体行医的研究中，弗雷德森（Freidson，1975，1989）发现，定义"可接受的行为"的现有原则和标准与群体息息相关。可是，规范同行关系的规则中最重要的是礼貌原则，它限制了对工作的评价，也压制了批评意见的表达。与负责任相比，礼貌原则更重要，为了保持群体的和谐，它对差错视而不见，进而削弱了进行批评性判断和控制的企图。即使是在私下里，与同行的对立也被认为是不体面的，而公开的对立则是不可思议的。在这样的行医环境中，礼貌原则不仅严重限制了职业控制的实施，也压缩了依据同行意愿进行再评价的程序范围。

在三所大学附属医院里进行的研究中，玛希亚·米尔曼（Marcia Millman，1977a，1977b）观察到了类似的情况。在她的研究中，很多医生愿意在小组讨论中批评自己同事的错误，但要背着"那些人"。但是，因为米尔曼所说的"害怕报复"和"对公共利益的认同"，他们非常不情愿在任何正式会议上批评其他医生的错误。米尔曼对评价死亡率和患病率的医学会议进行了考察，在这样的会议上，作为医院的常规程序，会对死亡病例进行再审核。这种会议特别体现了对错误的集体合理化。这些会议的气氛很像是婚礼或者葬礼等社交场合，参加者被期待显得圆滑老练和自我克制，以便维持友好的关系。这些会议仅限医院员工参加，目的是教育性的而不是惩罚性的。只有一些特定的病例（引人注目的是，由于严重医疗失误而导致的死亡病例并不在其中）被选出来进行再审核，这是因为，正

像一位医学主管所说的那样，"这会是一件和和气气的事情"。米尔曼（Millman，1977a：17）对这种会议描述如下：

在湖畔医院，医学主管站在台上，像仪式主持人一样主持会议。随着员工一个个作证说，他或她怎样作出了类似的误诊，差错的责任被有意识地分散了。作为一个圆满的侦探故事，病例被重构，以显示这样的证据——根据此证据推断出的结果将与真实情况大相径庭。通过显示病例的不寻常特征或者误导人的特征，或者通过显示患者因为其不合作行为或神经质行为而难辞其咎，差错的责任被中和了。而且，通过对病例的细节进行重审，医生恢复了他细致、熟练的实践者的形象，这进而中和了被差错所凸显的马虎和粗心大意。

米尔曼声称，在医院的医生中间，存在着一个"君子协定"，以便对彼此的错误视而不见。在对一个大学医疗中心实行的外科医生训练计划的研究中，查尔斯·博斯克（Charles Bosk，1979）发现了一个共识，即所有的医生都会犯诚实差错（honest error）。和道德性差错相比，技术性差错——如果是因为"良好的信念"而做出——不是严重的问题。道德性差错则是犯了如下错误：不可靠、不合作、对患者缺乏责任感，以及拒绝服从上级。另一方面，技术性差错是可原谅的，这导致了如下后果：使医生不再努力工作，不再花更多时间诊治病人，不再对程序进行复核，不再从错误中吸取教训。通过接受错误和对错误进行弥补，医生仍然是一个好同事。与此相反，对那些寻找新工作的人来说，道德性差错会导致推荐信中的不良评价，它还会导致医生在医院被人孤立。

在大多数行医环境中，弗雷德森和米尔曼所描述的同侪控制的缺乏以及博斯克研究中的微弱控制均为典型状态。如果说渎职诉讼可以被看做一项有效指标，情况似乎是，医疗差错，或者至少是日益增长的公众对医疗差错的意识，已经是司空见惯。渎职诉讼从20世纪50年代的每年数百例急剧增加到20世纪80年代的每年1万例以上，这一情况一直持续到1988年，然后开始减少。有证据表明，医生们采取了改进的标准来降低对患者的伤害，他们还和患者建立更融洽的关系，分享决策权，并且劝说患者为自己的健康承担更多的

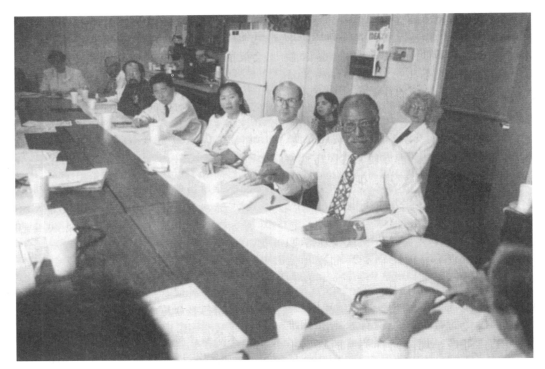

医院职工正在参加一个会议，对程序进行重估，并找出问题的原因。

责任（Annandale，1989；Lowenstein，1997）。随着各州为渎职诉讼所判的金额设限，医疗差错的保险费率下降了，而医生们在应对患者时变得更加谨慎。

这不是说就没有不称职的或不诚实的医生了。1989年，一个全国性的数据库被建立起来，以认定那些不称职的医生、牙医和其他注册的卫生执业者。入库的数据包括吊销行医执照和其他严重的违纪行为，以及渎职案件的和解和判决记录。这一数据库的建立，是联邦政府为约束医生而采取的最重要举措之一。如果不报告其纪律行为，医院可能被罚款，也可能被起诉，而其他信息来自法院裁定、保险公司和医疗协会等。除了渎职诉讼之外，对行医缺乏有力控制的另一个标志，是由于医生腐败而导致的医疗保健计划和医疗救助计划的高成本。虽然诈骗案件很少见，但仍有一些医生被捕和入狱，因为他们为医疗保健计划和医疗救助计划病人所提供的服务与他们所说的相去甚远。

医源性的疾病和死亡病例也时有发生。在这些病例中，医务人员的行为使病人患病，或者由于不安全的程序、粗心大意、或者不经意间引发的患者间传染而致使患者死亡。例如，在2007—2008年，在亚拉巴马州的一个社区里，数位患者因为服用了

止痛药和安眠药而死亡，这些药来自一个当地医生慷慨的处方。大约同一时间，在纽约市，著名影星希斯·莱杰由于同样的原因死亡。其他例子包括病人在用药或进行疫苗接种后发病或者原有病情加重，手术后将纱布或者手术器械留在患者体内，切除了不该切除的腿或乳房，等等。2007年，罗得岛州一家医院的外科医生在三个不同病人错误的一侧进行了颅脑手术，其中一个病人死亡。2008年，演员丹尼斯·奎德夫妇的一对双胞胎新生儿身陷险境，在洛杉矶的一家医院里，他们两次被注射了超过成人剂量的肝素。在所有这些病例中，人为错误都逾越了安全程序。在美国历史上，最大规模的健康公告发生于2008年，当时，在拉斯维加斯的一家外科中心及其附属诊所接受治疗的4万名患者被告知，他们需要进行HIV、乙型肝炎和丙型肝炎检验。在这些医疗机构接受治疗的患者中，至少发现了6例急性丙型肝炎。人们发现这些诊所重复使用药瓶和注射器，这可能导致病毒从感染者传播到非感染者。

上述讨论并不是要传递这样的印象：医生基本上不可信，或者敷衍塞责。应该指出，医生也可能成为诽谤性渎职诉讼的受害者。弗雷德森（Freidson，1975）声称，应当假定医生对患者是负责的。

在对自己在纽约一家医院的住院医师经历进行回顾时，珊迪普·约哈（Sandeep Jauhar，2008）注意到，不经意的错误不时发生，医生有时冷漠地对待患者，他们尽量减少花在有体臭和不善言谈的患者身上的时间。不过他发现，大多数医生是好人，他们每天都在行善。另外，医疗协会确实也在和州政府的颁证机关合作，吊销那些明显不称职的医生的执照，从而避免他们非法行医。还有，1970年，职业标准复核组织（professional standards review organizations，PSRO）与医疗救助计划和医疗保健计划同时成立，它对有资格人士所接受的服务进行复核和评价。职业标准复核组织由执业医师和正骨师组成，他们决定所提供的服务在医学上是否必需，是否满足职业质量标准，是否提供了尽可能有效的服务。虽然在所有诊断类别中都存在着对标准解释的自由裁量权，弗雷德森（Freidson，1975：251）还是指出，之所以存在这样的共识，是因为它能够排除"对共享知识和实践作出一目了然的、严重的和显著的偏离"。

253

不过，医学标准和实践仍旧由执业者自己来规范，因此，发现一个医生公开批评另一个医生是困难的，发现一个医生公开作证反对另一个医生也是困难的。有时，通过忽视和否认，医学实践中的错误和差错被辩解为"见解的不同"。米尔曼（Millman，1977a）认为，所有的医生都可能在他们职业生涯的某个时间犯错误，而且他们意识到自己有可能再犯。因此，对于同侪规范，他们倾向于遵循黄金准则："己所不欲，勿施于人。"

关于职业自主的争辩的第三个主要漏洞源自这样一个事实，即给医学职业以自主性是有条件的，它建立在下述假设的基础之上：医疗行业会依据公众的利益来解决重大问题。不过，美国医学会对成本控制——这种控制威胁到了"花钱看病"的模式——的传统抵制被作为例子来引述，即较之公共福利，对自身利益的职业关注更多（Stevens，1971）。这一情况对医学的公众信任造成的削弱比任何其他某个事件都要严重，因为医生作为一个职业，经常被人认为把利益动机置于帮助他人的愿望之上（Light，2000）。1984年，美国医学会因为联邦政府对医疗保健计划采取的成本限制措施而对其提起诉讼，声称政府没有权力对医生的收费进行限制，还声称这种行动干涉了因服务而签订契约的权利。这一法律挑战并不成功，但在这场失败的斗争中它强调了美国医学会对成本控制的反对。

反制力量

在20世纪中叶，美国的医学职业达到了其职业权力和声望的顶峰，享受着高度的公众信任。这是一个如约翰·麦金利所说的"医学的黄金时代"。艾略特·弗雷德森（Eliot Freidson，1970b）提出了他的"职业主导"理论，用以解释医生对卫生服务系统前所未有的职业控制，这种控制现在已经荡然无存。那也是一个价格飞涨的年代，过度收费处于前所未闻的年代。还有不必要的检查、入院、处方和手术的日益泛滥，卖方的保险为几乎所有的差错买单，对技术和医疗设施投入不足，以及在"自主性"的名义下对穷人的忽视（Light，2000：202）。唐纳德·赖特（Donald Light，2004：15）把所谓的"医学的黄金时代"称为医学职业的"金钱时代"。

波特（Porter，1997：658）观察到，在美国，卫生事业已经成为快速发展的产业之一。它包含了制药工业，高价且复杂的诊断仪器、实验室仪器和治疗仪器制造业的发展。还有大量的医务人员、医院，各类律师、会计师和保险人。波特还补充说，1966年，卫生费用已经接近GDP的15%。这样的花费基本上没有受到限制，因为保险人把它提升到了市场能够承受的最高水平，医生的收入甚至是全美平均水平的7倍，而且，医院添加的那些昂贵的技术设备经常被临近的医疗机构重复购置。

254

"职业主导"假说的问题是，它并没有为衰落留下余地。相反，这一主导引发了更强的主导，从而使一个职业更加强大（Light，2000）。不过，到21世纪初时，我们看到了一个正在衰落的职业，而"职业主导"已经不再是一个合适的理论（McKinlay，1999）。赖特、哈弗提（Light and Hafferty，1993）与赖特（Light，2000）使用"反制的力量"这一术语来揭示，为什么说医学职业仅仅是社会上操纵卫生服务以实现其利益的诸多强力群体之一，这些群体包括国家、为其雇员购买保险的雇主、消费卫生服务的患者，以及为利润而生产产品和服务的医学—工业联合体。医疗保险公司也是卫生服务体系的一股主要力量，因为它们决定谁获得保险覆盖，以及什么样的健康状况能被覆盖（Light，1992，1994）。随着时间的推移，随着这些反制的力量也建立起了自己的权力基础，医学职业对市场的控制开始动摇，职业垄断终结了。赖特（Light，

2000：204）说："主导渐渐地造成了不平衡、过量和忽视，这冒犯和威胁了其他的反制力量，并疏远了广大公众。"这样的过程恰恰真的发生了。

从内部看，医学职业被医生的过剩、零散化削弱了，削弱它的还有其工会——美国医学会——对政府控制的无效抵抗（McKinlay，1999）。不过对医学职业的自主性影响最大的力量还是来自外部，并且主要来自四个源头的反制力量：（1）政府的规范措施，（2）管理式卫生服务体系，（3）卫生产业中的公司，（4）传统医患关系的改变。麦金利（McKinlay，1999：1）指出，未来的医学职业社会学将无法再忽视宏观结构对服务提供者无所不在的影响。正像沙林·波特和麦金利（Sharyn Potter and McKinley，2005）所描述的，实际情况就是这样。波特和麦金利描述了第三方付费者（政府和商业保险公司）如何插手医患关系，以便通过限制医生的特权来控制成本。

政府的规范措施

卫生服务费用的提高导致了公众对政府干预的要求的提高（Hollingsworth，1981）。政府对这种要求的反应是，支持改进卫生服务体系——该服务体系服务于所有的人口类型，对医生施加有限度的控制，并且启动了对卫生服务体系的改革。在20世纪60年代，虽然有美国医学会的反对，关于建立医疗保健计划和医疗救助计划——其目的是满足老人和穷人的医疗需求——的立法还是通过了。

255

20世纪70年代，其他的立法（最初也遭到了美国医学会的反对）紧随其后。前文曾经讨论过的职业标准复核组织成立，以便对为医疗保健计划和医疗救助计划病人所提供的服务进行评价。虽然职业标准复核组织受控于医生，但它所发挥的作用传递了一个信号，即政府希望保证服务质量的高标准。有计划的基金和贷款担保也提供了支持，以便鼓励健康促进组织（health maintenance organization，HMO）——强调预防保健和预付费的一种群体实践方式——的建立。专门用于健康促进组织的基金中的一半都分配给了缺乏医疗服务的领域。虽然医生和医院仍然控制着职业标准复核组织的运作，但其规范性努力的总量远远超过了医生和医院所要求的。计划的目的不再是扩张，而是收缩，并且第一次与规范措施正式地联系在了一起。

20世纪80年代，进一步的规范措施出台，联邦政府建立了诊断相似病小组（diagnostic related group，DRG）。诊断相似病小组制定了一些程序，为（医疗）费用确定最高标准，以决定政府为医疗保健计划患者所享受的特定服务——医院和医生提供这些服务——支付多少费用。这一行动是政府努力的继续，以满足公众对卫生保健服务进行控制的要求，即使这一行动受到了医院和美国医学会的强烈抵制。

显然，医学职业正在丧失来自政府的偏袒性支持。麦金利（McKinlay，1999）解释说，国家（地方政府、州政府和联邦政府）曾经扮演过的一个重要角色是医学专业主义的资助者。通过规范他们的竞争对手和允许他们在健康立法中获得有利的结果，医生受到了国家特别的帮助。这种情况现在已经改变。麦金利观察到，在20世纪的最后十年，政府把其忠诚从专业利益移向了民间利益（private interest），特别是那些改善公众健康和限制成本的利益诉求。通过美国医学会，医学职业曾经是政府走廊里一股制度性的主导力量，不过目前的情况已不再如此，因为有组织的医学界已经丧失了决定健康政策的权力。这种情况的关键因素是丧失了公众的信任，这种丧失开始于20世纪中叶那个"花钱看病"、卫生服务的利润飞速提高的黄金时代。

管理式服务

卫生服务体系最重大的改变之一——其目的是降低医生的权威——是管理式服务（managed care）的引入。1994年，克林顿政府失败的健康计划的一个特征，就是把美国的卫生服务体系重组为管理式服务体系，不过，为了应对市场状况和将来的政府控制，这一体系最终还是由私人部门（private sector）中脱胎而来。所谓管理式服务，就是卫生服务组织——包括健康促进组织和受青睐的卫生服务提供组织——"管理"和控制卫生服务的成本，这种管理和控制通过监控医生怎样治疗特定的疾病、怎样向专家推荐病人、怎样请求住院许可以及其他事项来体现。作为管理式服务计划中的服务提供者，医生必须依照各种规定和费用体系工作，这些规定和费用体系是按照雇佣医生的各种项目制定的。

256

在最好的情况下，管理式服务组织在稳定、可靠和低成本的情况下安排和改善卫生服务，并且把患者教育和疾病预防结合起来。在最坏的情况下，这样的组织干扰医患关系，从医生和医院的收费中拿走巨大的分成，并且在没有促成优良的管理式临床服务的情况下获得高额利润（Light，2000；Wholey and Burns，2000）。在管理式服务体系中，依据人均水平，患者每月缴纳一笔固定的费用，作为回报，患者有权要求他需要的任何卫生服务。作为该体系的成员，初级保健医生的职责是"双重代理人"（double agent）和"守门人"（Waitzkin，2000，2001）。说他们是"双重代理人"是因为他们既要保证患者的利益，又要保证管理式服务组织的利益，在提供治疗服务的时候，初级保健医生必须同时考虑双方的利益。患者必须首先咨询他们，因为他们还是更加昂贵的医疗程序和专家服务的"守门人"。人们依赖这些初级保健的执业者关好收费的"大门"，必要的情况除外。霍华德·魏茨金（Howard Waitzkin，2000：272）说："医生和他的老板就是这样攫取患者的人头费并对半分赃，或者医生拿到的还更多一点。"管理式服务体系中的医生被期望为组织创造达到某一水平的收入，如果做不到，他们就可能被解雇。

而且，初级保健医生被迫花时间做"患者的辩护人"（patient advocate），说服各种官僚更专业的和更昂贵的服务是需要的，因为他们必须获得允许，以提供患者需要的服务。这一过程耗费时间和精力，并且经常让人很有挫折感（Waitzkin，2000）。赖特（Light，2000）抱怨说，大多数管理式服务公司在管理合同方面的工作，以及通过折扣来管理成本的工作，做得远比管理复杂的患者保健工作要好。在账面上，管理式服务的概念降低了成本，而且一些管理式服务公司在控制医疗服务系统方面的僵化程度也在降低。可是，对医生来说，管理式服务意味着，他们在推荐患者和选择治疗模式方面的权威大大下降了。

初级保健医生的守门人角色也影响到了患者的体验，因为他或她受到了结构性的限制，因而无法直接向专家求助，也无法直接被介绍给专家。在有些情况下，患者无法接受较昂贵的治疗，或者在他们健康恶化的时候治疗被延误，还有少数病人因此而死亡。无疑，很多患者对管理式服务表达了强烈的不满。患者的强烈抵制以中产阶级为首，他们强烈反对对服务进行指标性的分配。这种抵制和医生的抱怨结合起来成功地削弱了管理式服务中固有的一些成本控制措施（Mechanic，2004）。这包括取消对患者越过初级保健医生直接向专家求助的限制。相应地，管理式服务的理念也正处于转型之中，其

未来形式仍然不确定（Casalino，2004）。

公司时代的到来

"公司时代的到来"是保罗·斯塔尔颇有影响的著作《美国医学的社会转型》（1982）中的一章的题目。斯塔尔描述了通过大型卫生服务联合企业的干预，美国的卫生服务体系正在经历怎样的变迁。斯塔尔（Starr，1982：428）声称：

> 虽然很具讽刺意味，从医疗保健计划和医疗救助计划（法案）的通过开始，这种转型一直在进行——从医学界以前的视角来看，它是如此不平凡，但在其他产业看来，它却是司空见惯的。通过使卫生服务对其提供者来说变得有利可图，公共财政使之对投资者具有特别大的吸引力，并且启动了大型公司的形成进程。疗养院和医院具有长期的私人所有传统，不过几乎全部是小型的、由个人所有和经营的企业。公司形成中的第一个进展是，新的连锁企业对上述机构的收购。从某种意义上说，这是营利性公司在卫生服务体系内的桥头堡。

下一步就是真正的公司合并、兼并和卫生服务公司多样化经营的浪潮，其中，被兼并的不仅仅是医院和疗养院，还有急救中心、医院供应公司、医院餐厅、医疗办公楼、酒精和药物依赖中心、保健组织、保健会所、精神病医院、居家卫生服务以及医院管理系统。在美国的历史上，卫生服务第一次被认为是一个主要的经营领域。通过业务扩张，营利性公司或是进入服务发展不充分的领域，或是进入可以成功地和非营利机构进行竞争的领域。例如，营利性的连锁医院会提供装修舒适的房间、美食、态度友好的员工以及更高效的服务。显然，由于医疗保险会支付大部分住院费用，有些患者宁可选择营利性医院所提供的环境和较昂贵的服务。在公司化的卫生服务情境中，医生成为雇员，而不再是独立的执业者。医生受到了公司规则和规定的限制，操纵这些规则和规定的——极有可能——是受商业训练的人，而不是受医学训练的人。

目前，大约有14%的美国医院是由营利性组织所有的。吸引公司进入卫生服务领域的是其潜在的盈利能力。从20世纪60年代以来，通过医疗保健计划和医疗救助计划，联邦政府向卫生服务领域注入了数十亿美元的资金。这些钱大多数用来支付医

第十二章　变化的社会中的医生　　**175**

生和医院的服务。不过，公司对公共资金的兴趣不如对商业性医疗保险公司的兴趣大。通过其商业覆盖，商业性保险公司降低了患者不支付保险费的风险。近年来，医疗保健和医疗救助计划出现了财政紧张，政府为特定卫生服务的付费金额设定了限制。因此，卫生服务公司的目标是吸引那些购买了商业保险的患者，他们所购买的保险会为营利性医院相对较高的费用买单。

258　　　另一个新进展是独立的急救中心的扩张，它们抢走了医院的生意。它们有时被称做"车厢里的医生"（Docs-in-a-Box）或者"7—11 医院"①（7-Eleven Medicine）。这些急救中心（它们不附属于任何一家医院）通常每周营业 7 天，每天营业 18～24 小时，并且努力让它们的患者等待的时间最短。它们治疗切割伤、骨折、擦伤和小毛病，这些病原本是在医生诊室和医院的急诊室里接受治疗的。有时，这些机构被设在购物中心里和其他方便的地点。它们营业时间长、容易找到、收费合理，而且能提供快捷的服务。

在成本控制时代，物有所值的创新，如独立急救中心和多医院公司系统（multihospital corporate system），可能在吸引购买了商业保险的患者方面有其长处。它们提供快捷和高效的服务。而且，大型的多医院公司系统可以共享它们的资源，不需要重复设置系统中其他地方已有的服务，进而节省金钱。非营利医院发现，它们在与上升的费用和公共医疗保险的报销限制进行竞争时，感到越来越困难。因此，斯塔尔认为，将非营利医院卖给拥有充足资源的公司，这样做的压力会越来越大。当然，也存在着对扩张的限制。斯塔尔提示，大型的营利性连锁医院避免在萧条地区设立医院，而这里有大量依靠医疗救助计划的病人，他们也不指望有自己的教学医院。人们认为，这些连锁医院的市场主要是有吸引力的邻里社区，那里的医院为较富裕的病人服务。这意味着，穷人一般不能从中受益，因为营利性医院——由于其收费较高——试图吸引那些付得起服务费用的人。斯塔尔（Starr，1982：436）注意到，"营利性连锁医院并不掩饰它对商业保险病人的偏爱"。

医生们并没有强烈反对被公司雇用，也不反对把他们的病人介绍到营利性医院。这一进展有两个主要原因。其一，这些工作不乏求职的医生。其二，卫生服务公司提供工作机会、办公室、同事、设备、

医院声望，甚至可能还有薪水保证。斯塔尔指出，由于公司依赖医生，它们在向医生提供回报的时候慷慨大方，这包括，与大多数公司雇员相比，医生的自主性更高。也许还有更多非全日制的职位和临时性的职位，特别是针对女医生，因为她们希望花时间和孩子在一起。斯塔尔评论说：

> ……这一行业已经不再顽固地反对公司医疗的发展。医生们对独立执业的承诺已经被削弱，年轻的医学院毕业生表达了对集体行医的偏爱。更长时间的住院医师训练可能会培养更多群体指向的（group-oriented）态度。相对于工作中的自由，年轻医生可能对逃避工作更感兴趣，而组织能够提供更规律的工作时间，这可以排除对个人生活的打扰，而这种打扰与独立执业如影随形。

无论如何，从事公司工作的医生还是会丧失一些自主性。斯塔尔解释说，医生们不再能够控制一些基本事务，如退休时间，对工作常规和工作节奏 259 的规定也会更多。工作表现也必须依照一定的标准，依据这些标准，对医生的评价和薪水支付将建立在其创收数量和小时门诊病人数量的基础上。没有达到公司标准的医生将面临失业的危险。而且，既为了保证高质量的医疗服务，也为了避免公司对渎职承担法律责任，对医疗差错的审查也会更加严格。根据统计学家运用"质量服务"计划所提供的数据，在处理粗心大意或者不称职的医生时，公司管理一般不会特别在意"职业礼貌规则"。控制权会处于直接的卫生服务机构之外，落入管理系统的手中，而这一管理系统主要是商业指向的。在公司内部，医生一般不会主导决策过程、医院预算、资产投资、人员任命、薪酬和升职。

卫生服务公司将在多大程度上施展它们对医疗市场的控制尚未可知。不过，在公司里行医的医生似乎显然会构成一个群体，和以往的美国医生相比，这一群体对其行医条件的控制降低了。通过成功地避免政府对他们的工作的规范，医生们可能营造了一个环境，该环境使公司进入并主导了一个缺乏规范的经济领域。医生数量的过剩大大促成了这一过程，这些医生渴望由公司行医所带来的好处和工作日程。斯塔尔（Starr，1982：445）解释说："具有讽刺意味的是，医生和医院反对对公共项目的公共控制，这种反

---

① 7—11 是一家著名的连锁便利店，这里是想说明这些急救中心的便利性。——译者注

对却成为公司力量的动因，而这股力量将剥夺私人医生和私立医院传统的自主性。"未来对医生的研究将不得不在业主医生、管理医生、雇佣医生和独立医生之间做出区分。与作为公司机构管理者的医生和作为公司雇用的执业者的医生相比，拥有医院和诊所的医生，或者独立开业的医生，其享有的自主性要大得多。

变化中的医患关系

列奥·里德尔（Leo G. Reeder，1972）是最早揭示医患关系变化的人之一。他认定了当代社会三个重要的潮流。其一是，医学从对急性病的治疗转向预防性服务，这种服务旨在对抗慢性病的后果。因为对急性病的控制在很大程度上已经完成，它不再是现代医疗实践最重要的任务。里德尔（Reeder，1972：407）解释说：

> 在以治疗性服务和急诊服务为主导的体系中，市场是"卖方市场"。顾客是怀疑的对象，顾客和专业人员之间的关系特征倾向于符合传统的互动模式，文献对这种模式进行了很好的描述。另一方面，当疾病预防受到强调的时候，必须说服顾客他需要医疗服务，如常规性的体检，必须鼓励一个人去医生诊室接受医疗服务。在这种情况下，"买方市场"的因素发挥作用了，此时，更强的倾向是，"顾客总是对的"。

里德尔注意到社会变迁的另外两个特征是，公众对官僚主义的态度越来越世故以及消费者主义的发展。里德尔声称，大型官僚化工业系统的日益发展保证了当代社会里社会经验与社会态度的日益接近，这会使现代医疗的官僚特征"均等化"（level），或者使它们彼此更加相像。消费者主义也是一个极为重要的进展。里德尔说，在 20 世纪 60 年代，作为"消费者"的人而不是作为"患者"的人的概念确立起来。医生被认为是"卫生服务提供者"，因此服务者—消费者的新关系出现了，它与旧的医患关系——这种关系强调患者的依赖性——直接对立。在卫生服务中与医生进行互动时，新观念把消费者置于更平等的基础之上。卫生立法、其他事务如"卫生服务消费者利益团体"、"消费者参与"观念背后的依据也是由它①所供的。

---

① 即上文所说的"新观念"。——译者注

在消费者主义时代，医生的社会角色和整个医患关系不可避免地被修正了。一般说来，这一修正采取了这样的形式，即医患双方在更平等的基础上进行互动——在做决策方面和在结果的责任认定方面。有证据表明，在教育水平较高和具有中产阶级及上层阶级背景的患者中，医患关系已经更接近一种"服务者—消费者"的关系（Cockerham，2000a；McKinlay，1999）。在较富裕和条件较好的人士中，为自己生命负责的倾向日益增强，包括为健康负责。

医生的去专业化

患者日益增强的消费者主义，以及政府和公司对医学实践日益增强的控制，导致医生的专业地位下降。也就是说，医生们对医学事务的绝对权威降低了。随着很多患者要求拥有更加平等的医患关系，以及雇佣医生的卫生服务公司寻求对成本和最大利润的控制，并提供市场所要求的高效服务，医生们被夹在了中间。

乔治·瑞泽尔和大卫·瓦尔扎克（George Ritzer and David Walczak，1988）提出，医生们正在经历一个去专业化（deprofessionalization）过程。瑞泽尔和瓦尔扎克（Ritzer and Walczak，1988：6）把去

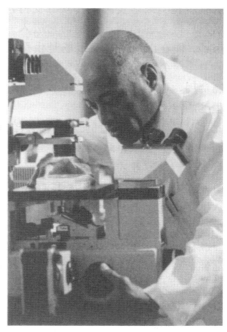

医生正在调试一架电子显微镜。有人预测说，在不久的将来，绝大多数医生都会成为雇员，而不再是自我雇佣的从业者。

专业化定义为"一种权力的衰落，这种衰落导致一个专业的一系列标志特征水平的降低，而这些特征是一个专业所有的，或者认为自己所有的"。去专业化在本质上意味着专业自主性的下降和对顾客的控制能力的下降。对医生来说，他们仍然保留了对医学事务的最高权威，不过这种权威不再是绝对的，而且医疗工作受到患者、卫生服务组织和政府机构更严格的审查。唐纳德·赖特（Light，1989：470）注意到，卫生服务的购买者"希望知道他们付出金钱后能得到什么"，而且"用不了多长时间，他们就会对下列问题要求详细的说明：花了多少钱？提供了什么服务？"这种情况导致了更有力的控制和监督体系，通过这个体系，政府试图控制成本，企业试图限制其雇员的卫生服务费用，而保险公司和营利性卫生服务公司则期待收入的最大化。

瑞泽尔和瓦尔扎克声称，政府实行的政策强调对卫生服务更多的控制，医疗事业中利润取向的兴起明确了一种趋势，即从医学实践的实质理性（强调服务患者的理想）转向创造更多利润的形式理性（强调高效性）。马克斯·韦伯（1978）对形式理性的定义是，为了达到某种目标而对最有效手段进行的目的性算计，而实质理性则被定义为对理想价值的强调。瑞泽尔和瓦尔扎克与其他学者（Ritchey，1981）一同宣称，形式理性已经成为医学实践的主导力量。实质性因素的衰弱表明医学丧失了公众的支持，也提示了对反制力量进入的邀请——邀请它进入一个缺乏规范的市场，而在以前，这一市场是由医学职业把持着的。卫生服务公司要求分享医疗市场，公众则要求控制费用，这导致了商业公司和政府对医生工作更大程度的控制。

因此，对医生自下而上的压力（来自消费者）和自上而下的压力（来自政府和卫生领域的商业公司）导致了他们的专业主导地位的衰落。医生仍然在卫生事务上大权在握，不过其程度已经不能与20世纪五六十年代同日而语，人们称那个时代是医学权力和声望的"黄金时代"（Hafferty and Light，1995）。政府的政策、市场力量和消费者主义要求更高的可靠性，对专业权力的运用施加了越来越多的限制。弗里德里克·哈弗提和唐纳德·赖特（Frederic Hafferty and Donald Light，1995：138）注意到："专业主义的基本推动力，不再是继续和加强医学界对自身工作的控制力，而是趋向于失去这种控制力。"历史学家查尔斯·罗森伯格（Charles Rosenberg，2007：1）认为：

这是医学实践的艰难时代。对美国医生来说，既有最好的时光，也有最糟的时光。……医生们从来没有像现在这样如此有效地干预人体，他们也从来没有像现在这样受到官僚主义的指挥和侵入性行政监督的限制。日益提高的技术能力似乎与日益减少的自主性结合在一起，这实在是一种奇怪的情况。

行医组织的演化

所有这些因素——政府的规范、公司式医疗、当代医患关系和去专业化——预示着美国卫生服务的组织形式和交付形式将会发生变化。菲利普·克莱克、大卫·伊蒙斯和科特·吉利斯（Phillip Kletke，David Emmons，and Kurt Gillis，1996）考察了行医组织的发展趋势，并预测说，未来大多数的医生将会成为雇员。克莱克和他的同事们发现，这一趋势实际上在临床医生群体的每一个类别中都表现得十分明显，特别是在年轻医生中间。不过，作为雇员行医并不仅限于年轻医生，在医生职业生涯的每一个阶段都很明显。这一趋势在所有医生中都出现了，无论其性别、专业和地域是什么。因此，美国医学实践的主导模式是医生逐渐成为雇员。

根据克莱克和他的合作者的看法，促使（医生）远离自我雇佣的力量，是卫生服务趋向于大型化和复杂化。自主性的丧失、政府对保险行业的规范、成本控制、管理式服务的增长、医疗市场的竞争、有规律的工作时间和薪水的保证，以及与独立行医相比在卫生服务系统之外产生更高收入的可能性，都在这一进展中发挥了重要作用。虽然人们认为独立行医的医生更早拥有临床自主性，克莱克和他的合作者们却注意到，这种自主性对于所有的医生而言都降低了——不仅仅是那些作为雇员的医生。相应地，临床服务中行使自主性的机会并不完全存在于自我雇佣的阵营里。

多种来源的证据显示，医学职业的主导性已经式微。数项医学社会学研究发现，对于自己的工作内容和工作环境，医学已经不能行使排他性的控制（Casalino，2004；Freidson，1993；Hafferty and Light，1995；Hafferty and McKinlay，1993；Light，1993，2000；McKinlay，1999）。因此，和以前的医生相比，目前和未来的医生的临床自主性和职业控制力很可能更低。克莱克和他的同事们宣称："很多医生会被原来称之为'新医学—工业联合体'的机构雇用，他们的行医会受制于日益提高的官僚主义的合理化。"这种情况代表了美国卫生服务组织的一个主要转变，因为独立的、自我雇佣的、"花钱看病"式的医生曾经是美国医学执业者的传统。

小　结

显示出来自医学之外的影响的迹象越来越多，这些迹象表明，医生的职业主导力正在减弱。这些变化来自四个方面。首先，有迹象表明，政府的管理正在加强。其次，管理式服务正在削弱医生的权威。再次，公司正在占领越来越多的市场，并雇佣医生提供医疗服务。在这种情况下，决策权落入了公司管理层而不是执业医生的手中。在提供卫生服务的公司体系中，医生会扮演什么类型的角色，这一问题仍不确定。不过，可能的情况是，医生会丧失一部分自主性。最后，更富有和受教育程度更高的人士对卫生服务的消费者取向越来越强。当他们这样做时，他们对医生的依赖越来越弱，并且正在把传统的医患关系转变为服务者—消费者的关系。如果目前的趋势持续下去的话，在不远的未来，大多数医生将会成为雇员，而不是自我雇佣的执业者。

推荐阅读

ROSENBERG，CHARLES E.（2007）*Our present complaint*：*American medicine then and now*. Baltimore：Johns Hopkins University Press.
对"美国医学向何处去"这一问题的历史回顾。

相关网站

1. 美国医学会（主页）。
http：//www. ama—assn. org
2. 美国医学会伦理研究所。
http：//www. ama-assn. org/ama/pub/category/2558. html
提供下列信息：生物医学领域和职业伦理学领域里的经验研究和学术研究。
3. 美国医学会伦理资料中心。
http：//www. ama-assn. org/ama/pub/category/2732. html
一个资料中心，为美国医学会和医学行业提供内容咨询和学术帮助。
4. 美国医学会伦理和法律事务委员会。
http：//www. ama-assn. org/ama/pub/category/4325. html
为美国医学会确立道德标准的组织。本网站提供与美国医学会的《道德与医患关系基本要素守则》的链接。

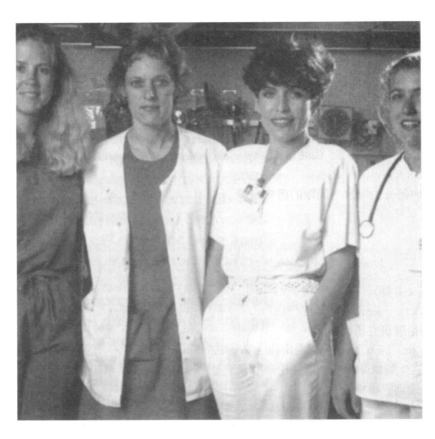

第十三章　护士、医师助理、药剂师和助产士

265　　　虽然在传统意义上的卫生服务关系中，社会互动的主导形式是医患之间一对一的接触，但技术的复杂性和当代卫生服务范围的演化已经超越了这一排他性的二人社会体系。现代医疗已经涉及各种类型的人员，他们的专业领域包括治疗、用药、实验室检查、理疗、康复和管理。在美国，目前从事卫生保健事务的非医生人员超过 400 万。

　　除了少数咨询职业如临床心理学，对临床服务职业的组织管理都围绕着医生的工作进行，而且通常在医生的直接控制之下。艾略特·弗雷德森（Eliot Freidson, 1970a：49）声称，这些职业——如护士、药剂师、实验室技师以及理疗师——反映了四种特征，这些特征可以解释他们在医学实践中的服

从地位。弗雷德森注意到，第一，卫生职业中涉及的技术知识的进步需要由医生来完成。第二，这些人通常协助医生的工作而不能代替他们诊断和治疗，尽管护理工作者和医师助理正在进入那些与轻微的健康问题相关的领域。第三，这些人之所以服从医生，是因为他们的工作只有应"医生的要求"才会进行，也就是说，"医嘱"对他们提出工作要求。第四，在卫生领域的各种职业角色中，医生拥有最高的声望。

　　不过，正像医患关系正在向患者更少地依赖医生和患者拥有更多平等权的方向发展一样，类似的趋势也在医护关系中体现了出来。这一进展可能采取的形式是，注册护士的工作角色将拥有更多的自

主性，以及与医生的关系更像是同侪关系（Porter，1992）。这种可能性会发展到何种程度并不确定，这是因为，正像罗伯特·布兰农指出的那样，医生继续控制下列决策权力：接收病人和让病人出院、诊断病人的疾病，以及制订整体治疗计划。注册护士并不决定需要处理的医学问题，也不决定其手段。布兰农（Brannon，1994b：170）说："注册护士不断地出现在病房里，他们谨慎地进行观察，这对实现医生的目标非常关键，可是，他们更多的是襄助医疗服务的进行，而不是决定应该怎样做。"在与其他卫生人员的关系中，虽然注册护士的责任扩张已经开始出现，但医生仍然保留了其主导角色。不过改变已经存在，在有些州，护理人员和医师助理已经能够独立于医生之外做出治疗决定并能够开处方。因此，对医生所把持的排他性权威的侵蚀正在一步步地进行之中。

护理：过去与现在

在美国，护理人员是卫生人员中最大的一个群体。2005 年，有 237 万人作为注册护士被雇用。同年，还有 710 020 人被雇用为有执照的护理员（practical nurse[①]）。在美国，大约有 75% 的注册护士和护理员在医院和养老院里工作，剩下的人受雇于医生的诊所、公共卫生机构、学校、工厂、护理教育机构或者充任私人护士。

注册护士对患者所接受的一切护理服务的品质和质量负责，并执行医生关于患者的医嘱。他们还负责指导护理员和其他为患者提供服务的卫生人员。有执照的护理员的主要工作是患者的床边护理。他们还协助指导那些辅助护理人员，如获得资格认证的护士助理、护工（orderly）和服务员（attendant）等。这些辅助性的护理人员全美国有大约 30 万人，他们协助注册护士和护理员做一些技术含量较低的卫生服务工作，提供许多旨在提高员工舒适度和改善患者福利的服务。

虽然注册护士、护理员和护士助理基本为女性，但护工和服务员却通常是男性，他们受雇照料男病人，从事护理工作中的重体力活。护理工作是在社会关系体系中进行的，这一体系一直以来依据性别进行分层。在所有的护理工作者中，注册护士接受过最完善的训练，并拥有专业资质。注册护士通常

是女性，她配合医生工作。医生的角色是主导性的，而医生过去大多为男性。注册护士指导训练不足的女性（护理员和护士助理）和训练不足的男性（护理员和服务员）。于是，传统的刻板印象就出现了：医生像是父亲，护士像是母亲。不过，这一刻板印象正在发生变化，特别是对于医生来说，因为女医生越来越多了。但对于护士来说，这一刻板印象仍然顽固地存在着。

护理作为一个职业的早期发展

虽然男人也从事护理工作，但护士的社会角色却与传统的女性功能相认同（identification），并且受到了这种认同的深刻影响（Davies，2003；Freidson，1970a，1970b；Porter，1992）。例如，在很多欧洲语言中，"姐妹"一词不仅指称修女，通常也指称护士（Mauksch，1972）。在英语中，"护理"一词有母子关系的寓意。因此，在西方社会，护士的公共形象是"代理母亲"（mother-surrogate），护理被等同于母亲的职能。只不过这里的职能是帮助病人康复。

伴随着基督教在西方世界的兴起，作为正式职业的护理实践受到了下述事实的重大影响：从事护理服务的人中有大量的修女，她们在罗马天主教会的资助下工作。19 世纪后期以前，医院通常被定义为穷人和底层阶级光顾的地方，比廉价旅馆好不了多少。能支付得起费用的人往往在家里接受服务。医院里的护理工作被视为慈善活动，因为它通常在艰苦和恶劣的环境中进行，护士所服务的病人不仅患病、肮脏，而且通常是文盲。这种情况下的护理，被教堂认为是提供服务的人获得精神拯救的手段，因为他们帮助了不幸的人。因此，最初的护理观念并不是一个正式的职业——一个职业应该拥有自己的知识体系和专业化的训练程序。相反，它的主要关注点是宗教活动，充满精神意味。修女并不在医生的权威之下工作，如果她们认为对自己和对病人不合适，会拒绝任何命令。据报道，修女曾经拒绝接待特定类型的病人，如未婚母亲和患有性传播疾病的人（Freidson，1970a）。

除了修女，在公共医院里工作的还有世俗的护士。不过，这些妇女被认为具有"街头妇女"（women off the streets）的特征，或者"品行不良"。人们认为，她们比其服务的底层阶级患者好不了多少。纵观整个 19

---

① 没有学历但有经验的护士。——译者注

世纪，护理工作被描述为女性的活动，她们缺乏卫生服务训练，承担辅助性的工作角色，而且没有被官方纳入正式的医疗服务结构。还有，作为一个职业，公众并没有给予护理工作很高的尊重。

弗洛伦斯·南丁格尔

通过弗洛伦斯·南丁格尔的洞见和努力，西方社会里护理工作的功能在 19 世纪中叶发生了变化。作为一个出身于中产阶级家庭的英国新教教徒，她在 1837 年经历了一次幻象后，相信上帝召唤她来为基督教服务。南丁格尔曾经很迷惘，不知道她应该奉献的具体服务是什么。作为一个新教徒，她不能选择成为一个天主教修女。她通过成为一个护士从而解决了这一两难选择。虽然遭到了家人的强烈反对并且被延误了数年，她最终还是在一个德国牧师那里接受了护理训练。

1853 年回到英国后，南丁格尔为"逆境中的患病淑女"创立了一所医院，员工都是来自体面家庭的受过训练的护士。她坚持认为，护理必须成为一个光荣的、受人尊敬的职业，她试图通过正式的训练计划来实现这一目的，参加训练计划的学员来自上层阶级和中产阶级。虽然有良好的意愿，南丁格尔的医院并不算很成功，因为在护士的职责与盛行的"淑女"行为的标准之间存在着角色冲突。例如，有些护士不愿意面对裸体，或者在体检时拒绝在场（Freidson，1970a）。

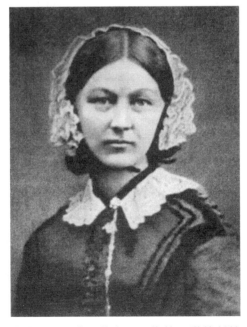

弗洛伦斯·南丁格尔，现代护理学的创始人。1860 年，她在英国伦敦的圣托马斯医院开创了第一家护理学校。

1854 年，克里米亚战争给了南丁格尔一个绝佳的机会，使她把护理确立为一个正式的职业。她组织了一个护士队，在公众捐款的支持下，乘船来到了克里米亚。在这里，英国、法国和土耳其卷入了与俄国的战争之中。一到那里，南丁格尔就向英国军事当局提出，她的女伴们会为患病和受伤的士兵提供护理服务。

最初，军事当局拒绝雇用她的护士们，对此她以拒绝任何护士出于个人意愿为病人提供服务回应。只有当医生特别邀请护士协助时，她们才开展工作。这样的要求最终被接受了，而且南丁格尔的护士们获得了广泛的宣传，媒体称她们为"仁慈的天使"。实际上，南丁格尔的护士抓住了英国公众的想象力，战争结束后，当南丁格尔回到英国的时候，她受到了女英雄般的欢迎。利用她的声望和人们的爱戴，她发起了一次成功的筹款计划，这一计划筹集了足够的钱，使她在伦敦的圣托马斯医院里建立了一所护理学校。其他学校也建立起来，数年之内，"南丁格尔体系"就成为护理教育的范本。

南丁格尔的护理训练策略强调行为规范，这些规范背后的理想护士形象是：负责任、整洁、有自我奉献精神、头脑冷静、工作勤奋、服从医生，以及拥有母亲般的温柔性格。护士的这一理想形象，与"自律的天使"形象并无二致（Strauss，1966）。实际上，南丁格尔把母亲和管家的特质融入了她的护士理想。这一形象无助于形成具有领导者特质和独立特质的护士形象，但这样的形象才是职业地位真正所必需的。虽然南丁格尔把护理确立为一个独特而光荣的职业，她的理念使得护士的传统社会角色被固化了：接受男医生指导和控制的女护士。也许，在她的时代，在男性主导的医学领域，没有通向正式社会地位的其他途径。不过，对医生指令的服从造成的结果是，总体上它削弱了实现护理工作专业化的努力。

护理教育

弗洛伦斯·南丁格尔的思想成为美国第一批官方认可的护理学校的基础。这些学校成立于 1873 年，一所是位于纽约市的贝尔维尤医院，一所是纽黑文的康涅狄格培训学校，还有一所是波士顿训练学校。虽然最初的意愿是独立管理，但这些新成立的护理学校都附属于医院，由医院为其提供财政支持，作为回报，医院要求其学生承担医院病房的护理服务。在 19 世纪后期和 20 世纪初期，医院和医院内护理学校的数量快速增多。同时，国外移民和城乡移民使得越来越多的妇女进入劳动力市场。对很多妇女来说，护理是一个吸引人的职业，因为它为妇女提供了一个谋生的机会，而且还使其在社区里拥有受人尊敬的社会地位。

270　　　不过这些早期护理学校的很多学生并没有受到南丁格尔体系所要求的训练。由于只有少数几个受过训练的护士，也由于常常缺乏经费，很多医院管理者和医生——可能是因为没有意识到南丁格尔的护士训练技术——把护理学生当成了廉价劳动力和剥削对象。因此，在20世纪的第一个十年里，护理教育者们都致力于减少护理学生在医院的服务，并增加她们的学校教育。他们还追求以大学为基础的护理学校，第一所这样的学校于1909年创建于明尼苏达大学。

虽然护理教育者们能够改进他们的学生教育标准，但他们没能对教育计划进行集中控制。和医学院不同——它们遵循大体相似的既定教学计划，并且最终会授予医学博士学位——护理教育的特点是教学计划的种类繁多，而且完成这些教学计划的学生都能获得注册护士资格。例如，培养注册护士的教学计划目前有三种：（1）大专或者社区学院提供的两年制肄业学历（associate degree）；（2）以医院为基础的护理学校所提供的学历，它要求两年半到三年的学习；（3）四年或者五年的大学学士学位教育（baccalaureate programs）。

最有声望的护理教育项目是大学，其宗旨是不仅提供护理技能和理论的训练，也提供成为护理教育者和领导者的知识背景。传统上，美国护士的主要来源是以医院为基础的专科学校（diploma school）。不过，以学院为基础的教育项目，由于结合了职业训练和通识教育，越来越受护理学生的欢迎。1961年，专科学校培养了80%的护理毕业生，不过到1970年，这一比例下降到了52.3%。从1970年到2002年，这一比例更是急剧下降到了3.1%。专科学校毕业生的下降的主要受益者是肄业学历项目。1961年，肄业学历项目毕业的人只占护理毕业生总数的3%，而在1995—1996年，这种项目培养的人占护理毕业生总数的59.8%，然后稍有下降，2002年是55%。不过，大学学士学位教育培养的人数稳定上升，从1961年占护理毕业生总数的13.4%，升高到2002年的41.9%。目前，全美总共有674所大学提供护理学士学位教育。

肄业学历项目相对便宜，只要两年的训练，即可将其毕业生送上与专科学校和大学学士学位教育相同的职业轨道。它最初被认为中等水平的护理教育，介于满足简单和辅助性的护理要求与复杂的工作要求之间，但肄业学历项目毕业生的工作角色已经扩展到了指导和管理方面。围绕着这一趋势出现了一些争论，因为它要求肄业学历的护士承担超过其训练水平的责任。虽然有关工作角色的问题仍然存在，但肄业学历项目已经成为美国护士的最大来源。

271　　　虽然肄业学历项目获得了巨大的增长，它们的护理毕业生也获得了越来越多的认可，但当护理学声明自己的专业地位时，它的形象仍然产生了特殊的问题。这一问题之所以出现，是因为肄业学历项目本质上是职业的（vocational）而不是专业的（professional）。避免这一情况的策略，是把肄业学历护士指定为"技术护士"，而把有学士学位的护士指定为"专业护士"，与此同时，主张所有的护士都应该在未来的某个时间从学院项目中毕业。虽然这成为美国护士协会（American Nurses' Association）的官方立场，但它并没有被其大多数成员接受，因为这些人毕业于专科学校。这些护士回应说，对他们来说，辞掉工作回到学校学习是艰难的，他们还指出，通识教育并不能帮助护士更好地实施护理程序（Olesen and Whittaker, 1968）。最终的结果是，在注册护士中，有大学学士学位的护士被认为是最专业的护士——组织护理工作的领导者，不过，肄业学历护士和专科学校护士也认为自己是专业人士。

20世纪80年代后期，由于美国医院里护士的严重缺乏，护理工作的地位和收入大大提升了。护理学校的毕业生曾经显著下降，由于工作长时间、压力大和低收入降低了护理作为一个工作领域的吸引力。不过，随着薪水的提高，护理学校的入学人数急剧升高。虽然护士的短缺情况仍未缓解，但护理作为一个职业的形象被提升了。

护理学生

2002年，有1 459所护士学校提供成为注册护士的教学项目。传统上，护理学生的特点是，出身于下层中产阶级和工人阶级，通常来自小镇或者乡村地区，他们被护理学吸引，是因为它是向上流动的一条途径。虽然这一模式目前仍然存在，但随着来自上层中产阶级家庭和来自城区的学生越来越多地进入护理学校，像教育专业一样，护理已经确定无疑地被社会学家列为中产阶级职业。

有一些针对护理学生的研究，讨论了他们之所以接受护士训练的原因。茂克斯（Mauksch，1972）总结了这些有些过时的研究，这些研究表明，大多数护理学生的目标是被人需要和介入帮助他人的个人关系。可是，一些研究表明，在护理新生中，下述两方面之间经常发生激烈的冲突：一是对护士作为"母亲替代者"（学生往往带着这种形象进入学校）的关注，二是全体护理教师拒绝对这一形象进行强化（Davis，1972）。护理教师们倾向于坚持学生客观地看待其病人，这一倾向对不支持密切的护患关系产生了影响。占主导地位的奖励系统也特别强调把护士从对病人的护理上分离开来，并把她置于对辅助护理人员进行指导的位置上。

在西海岸进行的关于护理学生的重要研究中，弗雷德·戴维斯（Fred Davis，1972）观察到了七个不同阶段的社会化过程。首先是"最初的纯真阶段"（stage of initial innocence），在这一阶段，护理学生希望在世俗化的基督教—人道主义的服务伦理中为患者做一些友好的事情，这与外行对护理的印象（母亲替代者）相一致。不过，这一阶段的特征是不称职的感觉、担忧和受挫折感，因为护理老师不支持外行对护士的印象。相反，学生接受的指导似乎是指向对患者无足轻重的服务，如整理床铺和帮助洗澡。这种挫折感通常出现在训练的第一学期，它导致了第二阶段的产生，该阶段被戴维斯称做"对不一致的标签化认可"（labeled recognition of incongruity）。在这一阶段，学生们开始集体地表达他们的观点，有一些学生退学了，原因是他们不能适应外行期待和实际训练之间的不一致。

对那些留下来的学生而言，第三阶段是"心理伪装"（psyching out）。在这一阶段，像霍华德·贝克尔和他的合作者所进行的研究中的那些医学生一样，护理学生试图预知他们的教师希望他们知道的东西，并且极力满足这种要求。虽然有些学生在一开始就试图对教师实施"心理伪装"，但现在它已经变成了一种群体现象，整个班集体共同期待这一过程。第四个阶段被称做"角色模仿"，它的特点是，学生通过表现自己以引导教师的赞同反应。被认可的行为模式是，对临床服务表现出客观的和"专业的"（超然的）态度，这包括对护理技术背后的原则的理解以及对这些技术的掌握。很多学生感到，他们在"像一个护士那样表演"，并且质疑自己对这一角色的信念。不过戴维斯指出，他们在说服他人

"自己的表演是真诚的"方面越成功，他们对自己成为一名护士的信心就越强。这一阶段往往在第一学年的末尾到来。他们最后两年课程的特征是第五阶段的"暂时内化"和第六阶段的"稳定内化"。在最后两个阶段，护理学生临时性地把自己认同为"专业"护士——教师们就是这样定义他们的——在最后毕业的时候，他们把自己置于稳定和一致的自我认同上。

戴维斯（Davis，1972）的研究与弗吉尼亚·奥尔森和埃尔维·惠特泰克（Virginia Olesen and Elvi Whittaker，1968）的研究，是关于护理学生最著名的两项社会学研究。不过，他们的有些发现可能无法反映今天的情况。戴维斯发现，不同于医学生——他们希望接受医学教育以作为终身职业——并不是所有的甚至不是大多数的护理学生，把护理作为其主要的生活目标。戴维斯和奥尔森（Davis，1972；Davis and Olesen，1963）都发现，有几个护理学生，不论是在入学的时候还是在毕业的时候，都没有向护理职业做出完全的承诺（commitment）。她们主要的生活目标是婚姻和家庭。即使有妇女运动的影响，即使护理教师们鼓励她们把护理作为终生职业，她们仍然持这种观点。戴维斯（Davis，1972：46）发现，大多数学生把护理训练作为"一种生活保险"来追求——一旦不能拥有婚姻和家庭，或者婚姻不尽如人意并导致"无子女、过早孀居、经济负担过重，或者厌倦了家庭生活"。

因此，偶然到来的婚姻就成为决定其他一切决定的基本因素。戴维斯注意到，一个学生宣布订婚是一个重要时刻——不仅对这个学生而言，对她的同学也是如此。对这个订婚的学生而言，它不仅表明了她以一种良好的方式解决了一个重大问题，还提醒那些没有订婚的学生她们正处于不佳状态。戴维斯发现，在最后一年，会出现"名副其实的婚姻大奖"，这时，宣布订婚具有"最后的拯救"这一言外之意。

上述研究所投射出的护理专业的整体形象是这样的：一个被少数年长的、有着职业取向的注册护士所主导的职业，这些注册护士是一个庞大的、临时的年轻护士群体的领导者、决策者和教育者，而这些年轻护士的职业梦想却经常受到外在因素如婚姻的影响（Freidson，1970b）。

萨姆·波特（Sam Porter，1992）在北爱尔兰的研究却提出了不同的观点。萨姆作为一个护士工作，在贝尔法斯特的一个大型城区医院对其护理员工进行了一项参与观察研究。他发现，与以前研究的结论相

反，很多护士把他们目前的工作看成事业。波特（Porter，1992：523）评论说："很多护士明确地宣称，虽然渴望结婚，但她们仍然把其工作视为事业，并且期望在其职业生涯中继续追随它。"波特总结说，随着人们越来越把护理工作本身视为事业，护士们把寻找配偶作为首要目标的说法已经过时了。

性别和医护游戏

波特（Porter，1992）观察到，在解释护士角色的时候，性别因素特别重要。传统上，护理工作是世界上主要的妇女职业之一。不过和其他由妇女主导的职业——如小学教师、图书馆员、秘书不同，与护理工作相搭配的，是一个强有力的男性主导的职业。社会学家早就认识到，由于一直以来作为一个从属的职业，护理工作的发展受到了医学专业的限制（Freidson，1970b）。不过，有迹象表明，在医护关系中，性别不平等正在丧失其威力。这一变化似乎是三个进展的结果：（1）护士越来越自信；（2）男护士数量的增多，（3）女医生数量的增多。

医疗环境中存在的正式权力界线的运作，在行使治疗判断方面把护士置于弱势地位。不过，有时候护士确实也会自行其是，行使他们与医生的指令相对立的判断。我们可以在斯蒂文·兰克和卡戴尔·雅各布森（Steven Rank and Cardell Jacobson，1977）在中西部一个大城市的两家医院里进行的实验中看到，一个研究助理在获得了对医院中一个外科医生姓名的使用许可之后，以这个不太知名的医生的名义，给值班的18个护士打电话，让她们在一个有适应征的病人身上使用过量却不致命的安定。电话中使用的是自信的口吻和医学术语，并且听起来很熟悉医院常规。没有一个护士对这一电话医嘱提出质疑，除了一个疑心的护士之外，所有护士都把这个医嘱登记在了治疗单上。一个研究人员扮成在病房里安装新设备的中标承包商，在打电话的时候出现在病房里。他的职责是中止实验——如果护士真的用药的话——可以通过拒绝服从，也可以通过把行动延迟15分钟，还可以通过把那个"医生"叫来。作为进一步的保险措施，主管护士值守在每个患者的病房里，以阻止医嘱的执行。18个护士中的16个拒绝对病人使用安定。一个护士说，"什么？30毫克！他（医生）不是想让她（病人）镇静，他是想打昏她。"（Rank and Jacobson，1977：191）12个护士试图再次和医生联系，只有两个护士准备服从指令。兰克和雅各布森认为，高比例不服从的原因是，在

目前的医疗实践中，医院员工挑战医生指令的意愿提高了（在1966年的一项研究中，22个护士中有21个愿意给病人过量的药物）。还有两个原因，一是护士的自尊心提高了，二是害怕渎职诉讼。

不过，护士并不是直接挑战医生的命令，因为这将给护士带来不愉快的后果（如挨骂、被解雇等）。大多数护士在和医生互动时，创造了一种极为有效的非正式互动风格。列奥纳多·斯坦因把这种互动风格称为"医护游戏"（doctor-nurse game），因为这种互动拥有游戏比赛的所有特点：目标、规则和得分。这项游戏的目标是，护士应该勇敢，显示主动性，并向医生提出重要的建议——提出建议的方式看起来应该是被动的，并全力支持那个"超级医生"（super-physician）。这种游戏的中心规则是，在游戏者之间避免公开的分歧。这要求护士在提建议的时候，看起来并不像是在提建议；而医生在寻求建议的时候，必须看起来不像是在请求。斯坦因注意到，建议的重要性越高，传递它时的微妙程度就越高。参与双方必须意识到彼此言语和非言语的沟通风格。

斯坦因用一个例子展示了这种"医护游戏"：一个护士打电话叫醒了一个值班的医生，报告了一个医生不知道的女病人的情况。护士告诉医生，那个病人无法入睡，而且刚刚获知其父亲去世的消息。护士真正想告诉医生的是，那个病人心烦意乱，为了睡眠需要镇静剂。由于医生对那个病人不熟悉，医生问护士，以前什么样的催眠药对病人有帮助。医生其实是在请求护士提供一个建议。不过，医生的表达方式更像是一个问题，而不是对建议的请求。护士回答说，100毫克的苯巴比妥曾经对这个病人有效，斯坦因把这个回答诠释为一个伪装的建议。医生因而嘱咐护士对病人用100毫克苯巴比妥，护士感谢医生的医嘱，并结束了互动。护士成功地提出了建议，但在表面上看并没有那样做，医生请求并得到了建议，但表面上看也并不是那样。

对于不熟悉医护关系的人来说，这看起来似乎很可笑，但是它确实展示了一种重要的社会机制，通过这个机制，医生能够把护士看做咨询者，而护士能够从工作中获得自尊和职业满足。成功的游戏能够创造医护联盟，并允许医生取得高比分——通过得到护理员工的尊敬和钦佩。当医生说"这个护士真他妈好"（a damn good nurse）的时候，护士也获得了比分。如果医生不能很好地进行这个游戏，医护之间愉快的工作关系就会面临困难，在医生进行工作的时候，他将会面对琐碎且烦人的问题。不能很好地进行这个游戏

（在提出建议的时候直言不讳）的护士，如果不聪明，将会被解职；如果聪明，将会被容忍，但不会招医生喜欢。据斯坦因的观察，在医院的社会生活中，不能很好地进行这一游戏的护士，会被人批评为"迟钝"，并被一降到底。医护游戏的要点是，医护双方达成一致，但医生的地位更高，而且必须维持这一等级结构。当然，护士们还会提出建议，只要这些建议看起来是医生首倡的，并且要避免分歧。

数年以后，斯坦因、瓦茨和霍维尔（Stein, Watts, and Howell，1990）对"医护游戏"理论进行了再审视，他们认定，不同的情况已经出现。斯坦因和他的同事，还有其他学者（Allen，1997；Davies，2003；Porter，1992；Svensson，1996；Weiss and Lonnquist，2003）发现，护士已经不再愿意被医生作为下属对待。对这一变化有多个解释。第一，公众对医生的尊敬降低了，因为他们对其牟利动机产生了广泛质疑，还因为人们越来越多地认识到，医生也会犯错误。第二，女医生数量增加。第三，护士的短缺使医生更强烈地认识到训练有素的称职护士的价值。第四，现在，大多数护士的教育也是在学术环境中获得的。护士们承认，学术资格——相对于工作实践中的训练——意味着高技能和高地位。第五，妇女运动可能鼓励了护士，在对自己的角色定义中注入更多的自主性。护士们并没有试图使整个护理职业专业化，她们转而试图把"临床护理"确立为一个独立于一般护理的专业。"临床护理"强调特殊的护理程序和对拥有基本技能的护士的管理，并且认为护士的中心角色是对患者集体承担责任。

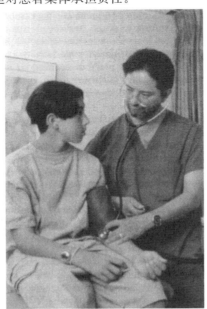

近年来，男护士的比例上升了。

除了女护士们更加自信，近年来，随着薪水的提高，护理工作还吸引了大量男性。多年以来，男人只占注册护士总数的 4％～6％。不过，到 2000 年的时候，大约 12.5％的护理学生是男性，吸引他们的不仅仅是高工资，还因为工作好找。大量的男护士打乱了护士传统的"服从式"性别角色，因为男护士不太可能进行那种"医护游戏"。利连尼·弗劳格和德布拉·米利尔（Liliane Floge and Deborah Merrill，1986）发现，女护士感到在向医生提出建议时应该显得被动，男护士的情况似乎不是这样。弗劳格和米利尔（Floge and Merrill，1986：939）写道：

> 我们发现，和女护士相比，男护士更可能说出他们的观点，更可能使他们的观点让医生接受。典型的例子是，一个男护士对医生说："你会发现，这件事情……"人们经常听到医生向男护士请教。还有，一个男护士回忆说，当一个女护士指出一个男医生的错误时，她被骂做"婊子"，后来，当这个男护士指出了同样的错误时，那个医生却向他表示感谢并嘱咐他更改治疗方案。

男医生倾向于认为男护士比女护士更有能力，并相应地待他们更好。可是弗劳格和米利尔（Floge and Merrill，1986）发现，女医生却不太可能进行"医护游戏"——无论是和男护士还是女护士。不过，和男医生相比，女医生的行动也更有可能受到护士的质疑。相应地，当涉及医护关系时，在对互动性质的影响上，性别仍然起着重要的作用。

人们可能会猜想，性别问题曾经加剧了医患之间的不良关系，然而现在的情况却并非如此。深入的调查显示，两个群体的满意度都很高，而且他们之间的工作关系基本上是积极的（Prescott and Bowen，1985）。护士们珍视医生的信任和尊重，他们被认为是临床服务中聪明的参与者。另一方面，医生们欣赏那些有能力、帮得上忙并具有良好沟通技巧的护士。

护理：未来趋势

通过自身的高标准和对工作角色的职业取向，也通过超越临床服务的业务扩展，护士获得了自己的社会地位。通常，低职位的工作者如护士助理在注册护士的指导下提供主要的临床服务。而注册护士，特别是那些拥有大学学士学位的注册护士，把他们的服务扩展到了医院管理、初级保健治疗、麻醉护理、心脏病专业护理和其他的专业护理领域。护理专家，如在艾滋病病房工作的护士，和非专家相比，则提高了他们的地位和自主性。琳达·艾肯和道格拉斯·斯劳恩（Linda Aiken and Douglas Sloane，1997：218）研究了为艾滋病病人提供服务的护士们所做出的专业化努力。他们说："护士的专业化允许护士们发展和展示他们在特定临床服务领域的优势，并且向医生展现他们的优势。"艾肯和斯劳恩还发现，对这些患有受谴责、致命和传染病的病人，艾滋病病房里的护士愿意承担责任，这一点提高了他们在医院里的社会地位。

医院管理

护士角色的一个重要转变是从注册护士向管理角色的演化。有能力的护士无法被提升到医学职业的高阶位置。为了晋升到医学职业结构的高端，护士不得不离开护理工作而成为医生。由于这样做通常不现实，很多护士就试图在医院管理中谋职。在医院管理者看来，在管理和指导职位上使用护士更为经济实用，因为报酬更低的临床服务人员很容易找到。

奇怪的是，这一进展使护士在获取专业地位方面得到了——在某种程度上——更多的权利，却使护士减少或丧失了与病人的接触——可是护理工作本来就是围绕着它（接触病人）组织起来的。不过，患者通常不能区分护士的类型，他们也不常明确地要求情感支持。相反，患者通常要求的是简单的事务，如止痛治疗、使用便盆或者帮其变换舒适的体位，而这些服务可以由资质较低的护士助理完成。萨姆·斯楚曼（Sam Schulman，1972：236）指出，在医院里"很少遇到母亲替代式服务：在很大程度上，患者不要求，护士也不提供"。斯楚曼以一种委婉的方式总结说，患者支持把专业护士从他们床边请走，因为他们希望这些最专业的人员管理（in charge of）为他们所提供的服务而不是亲自来做。患者是否赞成最有资质的护士离开他们的病床仍然是一个值得争论的问题，但这种情况确实正在发生。

执业护士

护理工作的最新变化是另一种护士的出现：执业护士或护理医生。这一变化并不是意在创造一种新的卫生工作者，而是充分利用训练有素的护士的

技术和能力。执业护士的职业目标是获得类似于医师助理的职业角色。执业护士是注册护士的一种，他们接受的训练是，对需要医学关注的常见病进行诊断和管理。他们也提供一些（原本由）医生提供的服务。执业护士的工作使医生的高级专家地位更加名副其实。它把医生从日常事务中解放出来，使他们更能够集中全部精力解决复杂的医学问题——这正是他们所受训练的初衷。2008年，美国有12.5万执业护士，他们的平均年薪是9.2万美元。

虽然执业护士的角色尚未在培训、资质和职业责任方面完全地概念化（conceptualized），但现有研究发现，执业护士已经在那些接受他们服务的病人中间获得了高度认可。而且，通过准医学人员的参与，为患者服务的效率确实提高了。

因此，护士同时进行医疗活动和护理活动这一正式角色正在为患者服务的情境中逐渐成熟。将来执业护士可能会为患者提供大多数的初级保健服务。虽然这一进展不会改变护士从属性的工作角色，但它会带给护士更高水平的决策权。对于这个"扩展角色"的推测的主要担忧是，执业护士可能作为"准医生"（lesser doctor）被医学职业吸收，或者被交予那些医生委派的、稍微复杂一点的工作。不过，目前的趋势显示，通过进行更多的决策和对其决策直接负责，美国的执业护士正在医学领域扮演一个扩展了的角色。美国全部50个州都允许执业护士开处方，46个州允许他们为管制药物开处方。

最近的发展更拉近了护士和医生的职业地位，这就是新的临床护理博士（Doctor of Nursing Practice）学位的出现。这一项目尚在襁褓之中，拥有硕士学位的高级护士——如执业护士和作为麻醉师、助产士、教师和管理人员的其他护士——可以通过它获得博士文凭。这些博士生会接受下列教育：高等临床技能、与其他卫生人员合作以解决复杂的临床问题、领导能力和其他课程。该项目的目的是，训练护士在最高的职业等级上开展工作。随着护士持有临床博士学位，以及药剂师和理疗师持有博士学位，医生在卫生服务领域中的权力和权威将会受到进一步的削弱。它还意味着卫生服务团队的专业化水平会更高，而医生有可能第一次以同侪身份出现，因为团队的其他成员在自己的领域里也拥有博士学位。

医师助理

如果说执业护士的概念是来自对传统职业的扩展的话，医师助理（physician assistant，PA）的概念则代表了另一种形式的准医学工作者。医师助理通常拥有学士学位，在卫生服务领域具有护士或者医疗辅助人员的工作经验，在完成大约 26 个月的训练项目后获得资格。美国目前有 130 多个官方承认的医师助理（培训）项目。医师助理的执照允许他们在医生的指导下行医，他们所受的训练是处理常见病。关于医师助理工作的一般描述是，他们提供初级保健服务，这种初级保健服务和执业护士所提供的服务类似，或者稍高。詹姆斯·考利（James Cawley，1985：79）解释说：

> 医师助理出现后带来的一个关键结果是这样的，即这些提供服务的人会给医学实践带来新的属性。其成因除了医生短缺的压力外，还有一个问题，即医生对很多患者的常见病往往不太关心。病人对一些重要事情粗心大意，如咨询、患者教育和预防服务。人们表达了对新式卫生服务提供者日益增长的需求，使人想起"老全科医生"的旧时光。这些与医生一起工作的服务提供者，不仅能在诊断和管理领域奉献他们的技能，也能在照顾和预防实践中做出贡献。

到 2008 年，美国有 6.8 万医师助理，几乎半数是妇女。某段时间里，医师助理的平均年薪是 8.6 万美元。他们的训练既可以在初级保健领域中进行，也可以在专业领域中进行，特别是眼科学和矫形学。通常，他们直接为医生工作，或在私立医疗机构、医院里提供住院服务。他们花在提供直接临床服务上的时间是最多的，直接接受医生指导和不直接接受医生指导的工作大致各半。花在技术工作和实验室工作上的时间很少，在其他卫生工作者指导下的工作也很少。医师助理作为一个医学职业已经形成（Cawley，1985；Hooker，1991）。哥伦比亚特区和所有的州都在法律上承认了医师助理的行医资格。48 个州和哥伦比亚特区授予医师助理开处方的权力，只有印第安纳州和俄亥俄州例外。在患者服务中最重要的是，医师助理携手执业护士，也许能解决下述重要问题：为美国的卫生服务体系提供更多的初级保健工作者。看起来，对执业护士和医师助理的使用会增加，只要他们对医生职能的扩展没有医生的权威和自主性挑战，也没有和他们产生竞争（Ferraro and Southerland，1989）。

药剂师

在 20 世纪的后半叶，药学是另一个角色开始扩充的卫生服务领域。药剂师不再仅仅准备和分发药物，他们也提供建议、信息和药物的使用说明（Pilnick，1999）。实际上，药剂师是所有卫生服务人员中最常见的人物，因为他们执业地点广泛，包括社区药房、医院、诊所，也提供邮寄服务和电话服务。虽然在没有医生和其他法定执业者授权的情况下，药剂师不能发放处方药，但他们可以向病人——有时也向行医的人——解释处方药的功效和剂量，以及提供使用说明。他们也向顾客推荐和解释治疗常见病的非处方药。最重要的是，对公众来说，他们是药物信息的重要来源。虽然和顾客或者病人相比，药剂师关于药物的知识要专业得多，但通过使用外行人能够理解的术语，他们拉近了双方的社会距离（Pilnick，1998）。

2006 年，美国有 229 740 个药剂师和 81 所药学院。教学要求已经发生了变化，因为药学院只向高中毕业后进行了 6 年学习的人授予药学博士学位（Pharm. D）。以前曾有学制 5 年的药物科学学士学位（B. S. Pharmacy），现在为了满足更高的职业要求，它已经被淘汰了。这一进展强化了药剂师的下述地位：药剂师在药物及其应用方面是学识最渊博的卫生专家。尽管药剂师的角色正在扩展，以承担更重的患者咨询职责，但他们只是补充了医生和其他卫生服务工作者为患者服务的职责，而不是挑战了它。

阿拉伯人建立了第一批药店。实际上,单词"drug"就源自阿拉伯语,还有"alcohol"、"sugar"和"syrup"① 等单词也源自阿拉伯语。阿拉伯人引入了很多药物,包括樟脑、鸦片镇痛剂以及药酒。罗伊·波特(Roy Porter,1997:102)指出,从伟大的阿拉伯炼金术士贾比尔·伊本·哈杨(Jabir ibn Hayyan)的时候开始,即公元 10 世纪时,阿拉伯人就发明了药物制造中的结晶、过滤和蒸馏等技术,并研究药物的性质。波特发现,阿拉伯人对医学的贡献的价值不是药物的创新,而是他们对其知识进行了全面的编目和保存。阿拉伯文献的拉丁文翻译,帮助西方医学在中世纪以后实现复兴,并且促进了西方药房的建立。

助产士

281

助产士是在分娩期间帮助母亲的妇女。有两种类型的助产士,一是护士助产士,她们在医生的指导下帮助分娩,二是民间助产士(lay midwife),她们独立接生。接生是妇女所能接受到的最早形式的服务。在露丝·魏茨和德布拉·苏里万(Rose Weitz and Deborah Sullivan,1986)所描述的接生史中,在殖民地时期的美国,实际上所有的接生工作都由助产士完成。事实上,晚至 18 世纪,人们仍然认为,让男医生照顾怀孕的妇女和为婴儿接生是不体面的。这一职责被认为是"女人的工作"。改变这种状况的是公众对科学进步日益增强的信任,以及产科学发展成为一门新的医学专业。由助产士接生的情况急剧减少,因为医生接管了接生婴儿的责任。与此同时,医学职业开始强烈反对助产士接生,他们坚称,医院产房拥有的外科技术、药物知识和卫生条件,远远优于助产士提供的任何服务。魏茨和苏里万发现,到 1900 年,美国只有大约半数的分娩是由助产士负责的。到 1960 年的时候,除了一些偏远的地区,助产士已经绝迹。

不过,尽管医学行业反对,但美国社会的助产士服务正缓慢回潮。助产士在一些地方出现了,那里的妇女希望进行自然分娩,其特征是在使用镇痛药的情况下,运用呼吸和放松技术以及情感支持。对选择自然分娩的妇女,很多医生也实施一些与助产士相同的技术。民间助产士依然存在,因为她们在家里接生,而医生有时拒绝这样做,而且,她们服务的对象中,少数种族/民族妇女和乡村妇女比例较高(Hartley 1999,2002)。助产

282

士也服务于那些其宗教信仰禁止接受医生服务的妇女。虽然医学行业对助产士服务的反对依然如故,但现在大概有 16 个州为助产士发放执照或者给予注册。1999 年,美国有 700 个执业的民间助产士。

魏茨和苏里万(Weitz and Sullivan,1986)研究了助产士服务在亚利桑那州的发展。他们发现,要想成为一个助产士,一个妇女必须具备下列证明:受过正式的接生训练、观察过活婴的出生以及在他人指导下接生的经验。她还必须通过口试、笔试和临床检查考试,考试内容由另一个助产士在咨询医生后制定。在出现了对发放执照的法定条件的争议以后,亚利桑那州于 20 世纪 70 年代制定了这些规则。最初的要求并不严格,不过当该州的助产士人数增多并开始为中产阶级顾客服务以后,医生们开始反对原有的执照发放条件。魏茨和苏里万指出,新的规则给了卫生当局极大的权力以控制执照发放过程,不过助产士总算可以执业了。魏茨和苏里万认为,助产士和医生之间的冲突,具有妇女争取权利的性质,他们注意到,医生是否接受助产士这一问题依然存在。

助产护士是接受过接生训练的注册护士,通常没有医生的直接指导(不过要求必须有一个医生随时待命)。在所有的 50 个州和哥伦比亚特区,助产护士都有法定的工作授权。2005 年,美国执业的注册助产护士大约有 7 000 个。希泽·哈特雷(Heather Hartley,1999,2002)认为,在城市的管理式医疗体系中,对助产士的使用在增加,以满足顾客自然生产的愿望,并降低费用。哈特雷提示,随着受过大学教育的人口日益倾向于较低技术取向的生产(less technology-oriented birth),助产护士的数量还会增加。

---

① 三个英文单词分别为"酒精"、"糖"和"糖浆"。——译者注

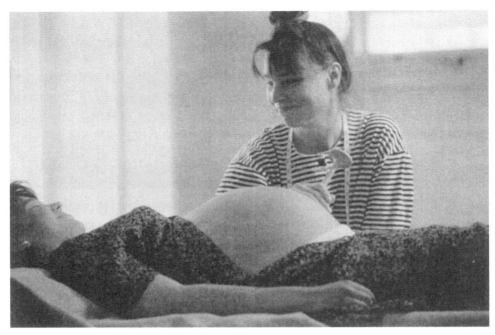

助产士正在为一位孕妇诊治。虽然医学行业强烈反对，但美国的助产士行业正缓慢回潮。在美国所有的州，注册助产护士都在合法的授权下工作。

小　结

作为一个职业的护理工作从一种非正式的行善（女性博爱，sisterhood）演化而来，最终发展成了一种服从于医生权威和控制的职业角色。很多因素利于这一状况的维持，特别是"母亲替代者"这一刻板印象。人们还注意到，在有些情况下，护理训练并不总是被护理学生视为谋求职业的手段，而是一种"生活保险"——在她们的主要目标即婚姻家庭令人失望的时候。无论如何，护士们一直在为实现与医生之间的同侪关系而努力，而且他们得到了职业性的社会地位，特别是通过医院管理者和执业护士的角色。

执业护士的角色似乎特别有前途，因为它使护 士能够在"做什么"的问题上获得更多的自主性，并且能在有着专业化分工的医学知识体系中更充分地分享成果。执业护士和医师助理的角色都源自医生的专业化，这种专业化令病人在患小病和常见病时无处求医——这个问题毫无疑问需要关注。这些较新的职业角色证明，有些卫生工作者正在代替医生。药剂师并不和医生竞争，不过他们的角色也发生了扩展，开始更多地参与和外行人的交流——关于药物的使用及其效果。另一方面，助产士发现她们的服务受到了医生的限制，而且她们的职业被贬低为一种边缘性的医疗角色。

推荐阅读

GORDON，SUZANNA（2005）"Nursing against all odds：How health care cost cutting, media stereotypes，and medical hubris undermine nurses and patient care." *JAMA*，294：848 - 49.
对护士目前面临的问题进行了引人入胜的阐述。

相关网站

护士

1. 美国护士协会。

http：//www. nursingworld. org

全美最大的全方位护理职业组织之主页。

2. 卫生资源与服务部护理分部。

http：//bhpr. hrsa. gov/nursing/

一个重要的护理教育与实践的联邦计划的主页。

3. 美国卫生研究院护理研究所。

http：//www. nih. gov/ninr

美国护理研究所支持临床和基础研究，以便为护理各年龄段的人建立科学的基础。

4. 美国护士联盟。

http：//www. nln. org

美国护士联盟的主页。

医师助理

1. 美国医师助理研究会。

http：//www. aapa. org

美国代表所有专业和所有职业机构里的医师助理的全国性组织。

2. 美国医师助理认证委员会。

http：//www. nccpa. net

美国唯一的医师助理认证组织主页。

3. 雅虎健康—医学—医师助理—学校、专业科室和计划。

http：//www. dir. yahoo. com/Health/Medicine/Physician Assistant/ Schools _ Departments _ and _ Programs/

关于美国医师助理计划的许多链接。

药剂师

1. 美国药剂师。

http：//www. pharmacist. com

美国职业药剂师协会。

2. 美国药学院协会。

http：//www. aacp. org

上述两个网站都提供关于药剂师的信息以及药剂师相关网站的链接。

3. 美国卫生系统药剂师协会。

http：//www. ashp. org/

关于药物处方的信息。

4. 有关安全用药的问题，美国卫生系统药剂师协会赞助。

http：//www. safemedication. com

助产士

1. 美国助产护士学院。

http：//www．acnm．org

包括有关怎样找助产士，以及助产士的教育和认证的信息。

2. 北美助产士联盟。

http：//www．mana．org

北美助产士联盟的中心使命是将助产服务推广为北美家庭的一项高质保健服务。

<table>
<tr>
<td style="vertical-align:top; padding-right:20px; white-space:nowrap;">

第
十
四
章

</td>
<td>

社会中的医院

</td>
</tr>
</table>

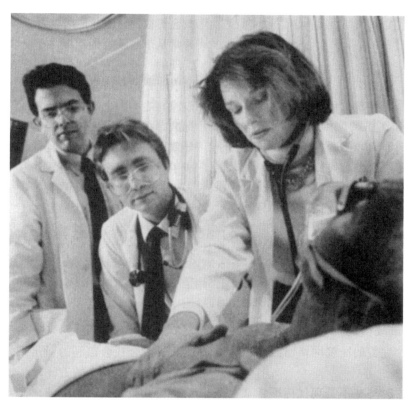

<table>
<tr>
<td style="width:2%; vertical-align:top;">

285

</td>
<td style="width:49%; vertical-align:top;">

由于很多健康问题要求一定水平的医学治疗和个人照料，而这些治疗和照料又超出了患者家庭和医生诊室所能提供的服务范围，现代社会发展出了一种正式的机构，以满足其成员更复杂的健康需求。医院是现代社会提供卫生服务的主要机构，对患者和社会来说，它都有很大的好处。[①] 从个人的角度来说，患病或者受伤的人可以在医院里利用集中起来的医学知识和大量的技术。从社会的角度来说，正像塔尔科特·帕森斯和瑞尼·福克斯（Talcott Parsons and Renée Fox，1952）所认为的那样，入院治疗具有两个作用。首先，它保护了家庭，使其避免

</td>
<td style="width:49%; vertical-align:top;">

了在家中照顾病人所带来的种种破坏性后果。其次，它引导病者和伤者进入一个受医学监管的机构，在那里，他们的问题对社会整体的破坏性降低了。

本章的目的是考察医院的社会角色。除了承担提供医学治疗的功能，我们还可以从另外一个视角来看待它，即功能性专业领域的视角。本章将按下列顺序来考察这个领域的组织性质：（1）作为社会机构的医院发展史；（2）美国的医院体系；（3）医院工作的社会组织，包括它对患者角色的影响；（4）日益升高的医院服务成本。

</td>
</tr>
</table>

---

① 医院的定义是，它是一个至少拥有 6 张病床、获得了国家颁发的执照，或者由联邦政府或州政府进行经营的机构。

作为社会机构的医院发展史

作为为公众提供医疗服务的机构，医院的发展和它所服务的社会的需求、信念、价值和态度的发展是一致的（Coe，1978；Porter，1997；Rosenberg，1987；Stevens，1989）。历史上，医院经历了四个截然不同的阶段：（1）作为宗教活动中心，（2）作为济贫院，（3）作为临终院，（4）作为医疗技术的中心。

作为宗教活动中心的医院

虽然是罗马人首先建立了被称为医院的独立医疗机构（因为经济和军事的原因），但现在我们知道，这类机构的源头通常和基督教的兴起联系在一起。基督教神学强调，人类有责任为病人和穷人提供帮助。这一信念又被下述观念所强化：任何提供这种服务的人都可以获得拯救。因此，罗马天主教会鼓励他们的神职人员创办医院，这些医院临近教堂，并且是基督教宗教成果的一个特征。而且，在十字军东征时期（1096—1291），在基督教军队所走过的通向圣地的路途上，很多医院被建立起来。世俗的施主，如国王、王后以及其他贵族、富商、工匠、匠人行会和市政当局都建立了医院。到 15 世纪末的时候，一个完善的医院网络已经在西欧建立了起来。

当然，中世纪的医院并不是现代标准意义上的医院。实际上，这些医院是为底层阶级病人提供服务的社区中心。卫生服务由神职人员和修女指导，在很大程度上也是由他们实施，主要提供初级形式的护理。中世纪医院的主要功能是进行宗教活动，并把慈善和福利服务延伸到穷人那里，其中既有健全人也有病人。因此，为了底层阶级的利益，这些早期的医院做了种类广泛的社会工作，特别是提供食物、住所、祈祷和护理。

在文艺复兴和宗教改革时期，随着越来越多的医院被置于世俗权威的管辖之下，医院的宗教特征开始消失。不过，罗德尼·科欧（Rodney Coe，1978）观察到，现代医院的三个基本特征源自教会的影响。首先，"旨在帮助他人的服务观念"已经成为一种行为指导原则，医院人员在从事自己的工作时应该遵循这一原则。其次，医院应该遵循"向所有人开放"（universalistic）的原则，也就是说，接受所有的病者和伤者。最后，下述实践促成了医院服务的留置性质（custodial nature）：把病人限制在一个单独的房间内。

作为济贫院的医院

对医院的世俗控制成为欧洲医院系统衰落时期来临的标志。虽然修士和修女继续在医院里工作，教会集权的祛除却把医院置于各种分立的管理部门，通常是市区政府的支配之下。由于缺乏适用于医院管理的一般规范，各个医院自由地追求他们所期望的事业。这种情况导致了对设施的滥用，特别是对设施弃之不顾、侵吞资金以及降低患者服务的通行标准。在 16 世纪中叶的英国，对修道院系统的压制导致了很多缺乏人员和经费的医院被迫关闭，这造成了英国医院系统的崩溃。因为虽然这一政策把穷人——既有病人也有健全人——放逐到了济贫院中和街道上，它却标志着新的意义上的医院的出现：医院是主动治疗病者和伤者，从而使他们能够重返社会的机构。

不过，到 16 世纪末，穷人的经济和社会条件大大恶化了。在欧洲所有国家，失业、高物价以及失去土地造成了严重的流浪问题。很多流浪者宣称自己有病或者残疾，他们聚集在一切设有医疗机构的地方。配合社会福利的新定义——社会福利是社区的责任而不是教会的责任，城市和全国政府最终为提供公共救助采取了措施。很多医院重新开放，不过它们很快就具有了救助站（boarding house）的性质，因为它们为穷人提供食物和住处，无论他们是否患病。那些住在医院里的有工作能力的人被要求为其食宿付费，而医院也从公共税收中接受了进一步的财政支持。医院比"社会仓库"（social warehouse）好不了多少——可以将残疾人、老人、孤儿和精神病患者送到那里，从而将他们逐出社会主流。即使在今天的美国，那些需要长期住院的慢性病病人——疯人、患顽疾者以及患高传染性疾病者——往往被送到公共机构，而私立医院则倾向于接收急性病病人。有些医院，如芝加哥的库克县医院、费城综合医院、纽约市的贝尔维尤医院和国王县医院、旧金山综合医院，则被作为为穷人服务的机构而建立。

精神病医院收治病人

　　作为济贫院的医院的遗存是精神病医院，而大多数的精神病医院都由州政府或县政府管理。精神病医院的入院者有自愿的也有非自愿的。当一个人同意被收入院的时候，就是自愿入院，精神病机构里大约70％的住院病人是自愿入院的（Cockerham 2006a）。当政府使用法律权威把一个人限制在精神病医院里的时候，就是非自愿入院。非自愿入院程序有两种类型：一是涉及犯罪行为时，疯人被宣布为被告；二是民事（非犯罪）类型。

　　在犯罪案件中，宣称患有精神病被用做一种辩护理由，这可以免除一个人对其罪行的刑事责任。在盎格鲁—美国法系中，该辩护理由的模型是"意外"①，它还给出了超越"归咎范围"（boundaries of blame）的那类人的定义。被告的立场是，他或她是有罪的，不过试图将其责任转移给精神疾病。因此，精神病就变成了罪魁祸首，因为在这种情况下，它使这个人不能以理智的方式来行动。在作为专家的精神病学家作证的基础上，法官或者陪审团对精神病案情的评判是一个主观的问题，因为并不存在确定精神疾病的客观标准。对精神病的法律认定对被告是有利的，但并不总是能使当事人马上被释放回社会，而是强行将此人送入精神病医院，其期限由医院工作人员和法庭决定。

　　非自愿性的民事羁押（involuntary civil commitment）适用于这样的精神疾病诊断：没有充足的理由将病人限制在精神病医院中。通常还有这样的情况：精神疾病达到了这样的程度，以至如果允许当事人自由活动，他可能会对自己、他人或者财产造成危害。法官通常在精神病学家——他们对一个人做出危险行为的可能性进行评估——的观点的基础上，依据案件的具体情况做出决定。从谋杀到使用假支票等被认定为危险行为的充足证据。在认定危险行为时，法庭会审查危害的严重程度、该行为发生的概率以及会引发危险行为预期的当事人的既往行为。

作为临终院的医院

　　文艺复兴和宗教改革之后，医院作为公共机构的外在特征似乎没有发生多少变化，而公共机构的目的是为底层阶级提供福利服务——为了它们置身于其中的社区的利益。不过，改变到底还是发生了，因为医生发现，医院汇集了大量的病人和伤者（而且他们往往无权无势），而医生可以研究他们的健康问题，而且可以在他们的身上试用各种治疗新技术。

　　医生们最初把自己和医院联系起来是在14世纪。最初，他们的影响力很小，因为他们不是医院的员工，纯粹是为医院提供志愿服务。不过，到17世纪的时候，医生们获得了对医学知识体系的真正垄断，这把他们推上了最初是建议者后来是指导者的位置——医院里所有的患者服务都在其建议和指导之下进行。随着医生们越来越有影响，非医学的医院事务渐渐地消失了。到20世纪早期，医院毫无疑问地承担了它目前所承担的角色：卫生服务机构、医学研究机构以及为医学生提供教育的机构。

　　虽然，在18世纪，医学治疗被认为是医院的主要功能，但低下的治疗水平却很少能够治愈疾病。运用他们的技术，受过训练的医生并不能实现期望的治疗效果，相应地，他们和医院都没有赢得公众太多的尊敬。因为只有少数病人在治疗后活了下来，虽然偶尔会有一些奇迹出现，但医院获得了这样的形象：穷人的死亡之地。

　　根据科欧（Coe，1978）的说法，医院里的高死亡率也和它们为病人所提供的骇人的生活条件有关。在通常情况下，医院的环境是肮脏的、通风不良的，并且人满为患。常见的情况是，不止一个病人被安置在一张单人床上，也不管病人得的是什么病，而治疗通常就在病房里公开进行。科欧指出，当时的外科医生从事的治疗仅限于进行截肢和接生，或者再加上用各种饮剂降温，用放血疗法放掉多余的血液，移除死尸，所有这些都在病人吃饭和睡觉的地方进行。进行治疗的医生连最基本的卫生标准都不能保证，一床接一床地治疗各种疾病，包括那些传染病，而且从不洗手和更换衣服。因此，大多数人把医院看做只有底层阶级才会去并且会死在那里的地方。

---

　　①　即把精神病人的行为所导致的结果看做一种意外事件。——译者注

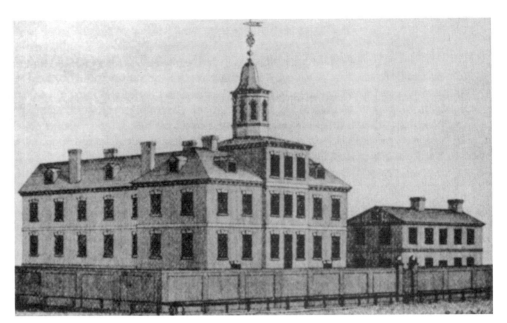

1751 年建立于费城的宾夕法尼亚医院是美国第一家综合医院。

作为医疗技术中心的医院

从 19 世纪末开始，作为一种机构的医院新形象逐渐形成，在这样的机构中，所有社会阶级的病人都希望发现高质量的卫生服务，并且可以期待他们的疾病被治愈。有三个因素促成了这一变化。第一，一个事实是，从两种意义上说，医学确实变成了一门科学。一是它运用科学手段寻求准确的医学知识；二是它发展出了成功的技术，这些技术能够以自洽的方式（consistent manner）得以应用。特别重要的是关于人类生理知识的增长和微生物科学的发展。乙醚麻醉技术的完善也很重要，它使外科手术可以以相对无痛的方式进行。由于新的医学技术需要数量巨大且昂贵的设备，这些设备被集中在医院里，从而使大多数医生都能够使用。医院最终变成了这样一个地方：医生也可以推荐他们的上层阶级和中产阶级病人到这里来，因为这里有最先进的医学技术。虽然穷人作为病人仍然保留了他们的慈善（受益者）身份，但出现了一种新的患者——自费患者——他们要求私密的住所，他们通常有一个私人医生，他们为医院的服务付费。

第二个重要因素——这一因素与医学技术的发展同步——是医院为了控制感染而采取无菌措施。不仅仅是对医院采取适当的清洁和通风措施，患传染病的病人也被隔离在医院特殊的区域里，而且要求医院的医务人员在接触这些病人后洗手和更换衣服。对口罩、橡胶手套和消毒手术器械的使用成为

普遍现象。这些程序不仅降低了医院中病人的死亡率，也缩短了患者的康复时间。

第三，医院员工的素质也显著提高。特别重要的是实验室技师的加入，他们的专业技术能够支持医生的主要角色：诊断者和治疗者。在对美国医院历史所进行的分析中，查尔斯·罗森伯格（Charles Rosenberg, 1987）指出，没有哪一个变化比训练有素的护士的加盟对医院日常工作的转型影响更大。20 世纪，医院变成了社会应对健康和疾病问题的主要机构来源。

美国的医院

美国的第一家医院建立于 250 年之前。一般说来，它们的发展和 18 世纪西欧的医院机构的发展是同步的。第一家这样的医院由威廉·潘恩建立于 1713 年，相对于它的主要目的——为穷人提供住处而言，照顾病人仅仅是偶尔为之。1737 年，出于同样的原因，天主教会在新奥尔良建立了慈善医院。在美国，第一家专门为治疗病人而建立的医院是宾夕法尼亚医院，于 1751 年由本杰明·富兰克林和一批热心市民共同建立。这些早期的医院并非政府事业，在很大程度上是建立在市民自发的基础上，这些市民希望把卫生服务的可及性（available）建立在非营利的基础上。它们倾向于为患有可治愈疾病的患者提供治疗。

实际上，联邦政府直到 1798 年才开始参与卫生服务事业，其标志是为商业水手提供的"美国公共卫生署医院计划（U. S. Public Health Service hospital program）"。州政府直到 19 世纪才进入卫生服务体系，而它们的努力主要限于建立州立精神病机构。到 1873 年时，美国总共有各类医院 178 所，2007 年时，这一数字是 5 747 所。

291
医院所有权

美国医院的所有权可以分成三种类型：非营利、营利、政府经营（地方、州或者联邦）。表 14—1 显示了从 1975 年到 2007 年的医院数量。数据显示，医院总数量从 1975 年的 7 156 家减少到了 2007 年的 5 747 家。其中 2007 年的数据显示，221 家（大约 4%）医院由联邦政府所有，5 526 家（95%）医院是非联邦医院。2007 年数据还显示，4 927 家或全部医院的 85% 是社区医院或者短居医院（short-stay hospital），那里的病人仅仅会住院数天或数周。在美国，最常见的医院类型是非联邦和非营利的社区医院。2007 年的数据表明，非营利医院的数量是 2 919 家，占美国全部医院的 51%。

表 14—1　　　　　　　　　1975—2007 年间美国的医院类型

所有权类型	数量			
	1975	**1980**	**1990**	**2007**
合计	7 156	6 965	6 649	5 747
联邦	382	359	337	221
非联邦	6 774	6 606	6 312	5 526
社区	5 875	5 830	5 384	4 927
非营利	3 339	3 322	3 191	2 919
营利	775	730	749	889
州或地方政府所有	1 761	1 778	1 444	1 119

非营利医院由一个董事会控制，它们被免于征收联邦所得税，以及其他形式的州一级和地方一级的税收。这些医院的一般特征是，强调为所有的社会阶级提供高质量的服务。非营利医院高度依赖社区医生，因为需要他们的加盟和他们所介绍的病人。不过，和较小的医院相比，大型的非营利医院对本地医生的依赖较低，因为他们的设备完善，而且员工中医生的比例较高。

表 14—1 显示，2007 年，有 889 家社区医院（占全部医院的 15%）被划入营利类型。过去，这些医院通常很小，并且高度依赖当地医生的加盟和他们所推荐的病人，不过这种情况已经改变。保罗·292斯塔尔（Paul Starr, 1982）的研究显示，营利医院目前的趋势是，加入由大公司所有的多医院连锁。在这种情况下，医院员工中的医生通常是公司的雇员，但医院之外的医生也被鼓励把自己的病人介绍到这些非营利医院里——通过提供下列好处：成为医院员工后拥有的特权、其病人得到医院员工的高质量服务。营利医院通常是自己创收，通过为患者提供服务来获利，特别是商业保险公司的付款。

表 14—1 显示，2007 年，州政府和地方政府所有的社区医院的数量是 1 119 所，占全部医院数量的 19%。和其他医院相比，政府医院的声望较低。它们是低收入人口主要的卫生服务来源，特别是在城市地区。政府医院强调公众对其设施的可及性。可是，政府医院和医学院的联系日益紧密，这预示着一种倾向，即对高质量服务和现代设施的强调。不过，美国的医院系统仍然是一个两极化的卫生服务系统：一个主要为相对富裕的人群服务，另一个主要为不富裕的人群服务——在州一级和地方一级的政府医院里。

非营利社区医院的组织过程

尽管并非所有的医院在服务的组织上都是相似的，不过非营利的社区医院——美国最常见的医院类型——还是体现了很多医院的组织特征。图 14—1 显示了一个大型非营利社区医院的组织结构图。图 14—1 中的组织结构是此类医院的基本架构形式。很多这类医院目前都拥有附属诊所、附属的合伙行医机构（affiliated group practice）、小型医院，以及为医生提供管理服务的管理组织。它们还雇用初级保健医生作为其医生网络的一部分（Rundall, Shortell, and Alexander, 2004）。这些医院被称为"多功能机构"，因为它们为社会承担多种多样的与健康相关的功能：（1）治疗病人，（2）为社区提供实验室和其

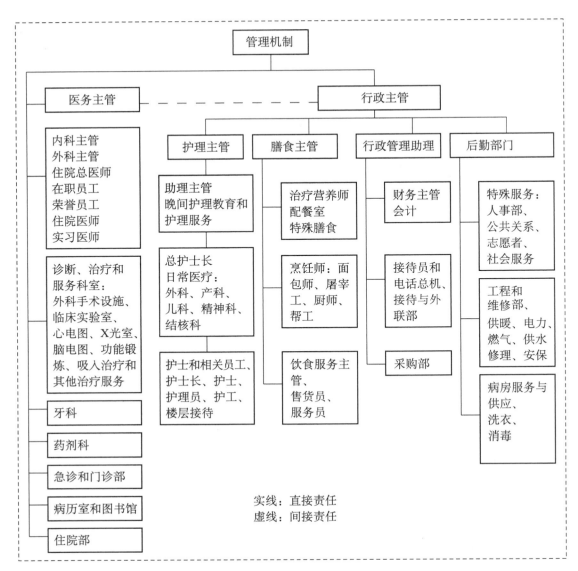

图 14—1　典型的大型非营利社区医院中的五个分支管理机构

资料来源：Technology and Manpower in the Health Service Industry, 1967。

他医学设施，（3）训练卫生从业者，（4）从事医学研究，（5）资助公众的健康教育和一些预防医学计划。医院曾经被描述为旅馆、学校、实验室以及治疗场所（Wilson, 1963）。当然，医院的主要目的是为患者提供医学治疗——在目前的医学知识、技术和医院现有资源的范围内。

为了实现其任务以及协调其各种活动，医院依赖于一个指定的权威等级（见表 14—1），这一权威等级通过正式的规则、规范和行政程序来实现运作。医院效率和整体有效性的关键是各个科室与个人之间的合作。它们①代表了一种复杂和高度专业化的劳动分工，这些分工彼此不可分离、相互依赖。

设想一下，当一个本院医生为一个病人开药时会发生什么。医生的用药医嘱被医生、护士或者楼层接待（floor clerk）书写在病人的治疗记录上，然后被送到药房。如果药物由药房来提供，给药的最有可能是护士。然后，记录被送到会计室，以便把药物的花费记录到病人的账单上。另一种书面通知会被送到药房（通过适当的行政渠道），以便药房重

---

① 指各个科室和各种人员。——译者注

新购买并替代用完的药物，以便未来其他病人使用。因此，医院员工中某个成员（这里是医生）的常规活动启动了一个事件链条，从而影响到了其他许多医院员工。

医院：双重权威

根据图 14—1，对综合医院的总体管理来自一个管理团体的支持。在大多数非联邦医院里，这一管理团体是一个董事会。图 14—1 还显示，虽然医务主管和医院的管理者通过一条直接的责任链条和管理团队相联系，但他们之间的相互责任却是间接的。这种安排表明，综合医院的权力体系在两个层面上运作。这一体系是医院里科层制（bureaucracy）和专业主义之间的组织冲突的产物。

人们曾经注意到，马克斯·韦伯的科层制概念并不完全适用于医院里的权威性规范（Hillier，1987）。韦伯把科层制描述为一种理性的、非个人化的劳动分工，它的特征是办公室里的"等级原则"和权力等级（低级官员由高级官员指导），以及"固定和法定的管辖范围"——这一范围由法律和行政规范规定。科层制和专业主义之间冲突的本质是，专业人员坚持使个人判断的自主权，而官僚们（在这里是医院的管理者）却试图遵循一种理性主义的管理方法，这一管理方法倾向于医院里各种活动之间的有效配合——通过正式的规则和非个人化的规定，而这些规则和规定适用于所有情况下的所有人。

通过对一家志愿性综合医院（voluntary general hospital）的研究，查尔斯·佩娄（Charles Perrow，1963）回顾了上述冲突的演化史。佩娄认为这家医院可以代表这一类型的其他医院。佩娄注意到，在 19 世纪后期和 20 世纪早期，这家医院被一个董事会主导，因为在这一时期，获得医院经费和社区认可是医院至关重要的目标。由于社区参与是一个关键因素，董事会里的各个成员通常是从社区里选出来的外行人。从法律上说，他们有责任保护社区利益，不过他们也试图把医院服务结合到社区生活的一般模式中去。佩娄相信，从根本上说，这一方法来源于 17 世纪把医院视为国家机构的态度——该机构依靠公共资金运转，也就是说，既是社区福利机构也是济贫院。

在 20 世纪 30 年代，董事会主导让位于业务主导。对这种变化，佩娄提出了三个重要原因：首先，随着医院服务逐渐指向能够付费的病人，对免费服务的强调严重式微；其次，用以支持复杂的医学技术体系的设备发展了起来，为患者提供的服务的质量提高了；最后，医院通过医学研究来追求声望，而这声望是由医生决定的。因此，业务主导和日益增长的医学知识并肩前进。不过，佩娄注意到，在这一时期，出现了滥用职权的情况，这种情况可以归结于医务主管和科室主任的个人权力过大。效率特别低下的是门诊服务——低收入人群能够享受得起的服务。另一个明显的情况是管理者对某个医生的偏爱，这体现在设备使用和人员晋升方面。佩娄（Perrow，1963：123）注意到：

> 没有什么东西可以避免这种职权滥用。医生是一个个体企业家，为获取利润而出售其服务。他的收入受到下列因素的影响：他在医院里掌握的设施、能否逃避监督以及他必须付出的代价——以义务回报的方式，如教学和社区工作。职业伦理乃至由教学和研究活动所营造的氛围本身都不足以保证无私的、非经济化的伦理观。它也不能避免由于巨大的权力集中向导致的职权滥用——这些权力集中于人事主管和科室主任手中，而正是这些人控制着医院。

佩娄认为，需要一个系统来限制这些权力，并为晋升建立一个客观的标准，以及为病人和组织的利益提供有效的表达渠道。随着医院管理者的重要性得以确立，这一系统在 20 世纪四五十年代开始出现。通过一个章程体系，管理部门得以对医院员工的权力限度进行规范，对医院行政程序进行标准化，以及为医院的医学服务建立质量等级。这些早期的管理者通常就是医生，他们本来可以为医务人员谋求更大的利益，但他们却限制了医务人员的权力。随着权威越来越向管理者的办公室集中，员工和董事会之间往往会出现沟通障碍。佩娄认为，这一时期的特征是复杂的权力斗争，这一权力斗争在 20 世纪 50 年代导致了一个多元领导体系的出现，这一领导体系目前在综合医院中最为常见——虽然有一些修正。这一修正是，医生降低了对医院工作的控制（开始于 20 世纪 80 年代），因为他们受制于医院的财务政策和成本控制措施、政府规范，以及公司程序（在公司所有的机构中就是如此，在那里医生仅仅是雇员）。

多元领导体制——至少对其医院版本来说——实际上是一种双重权威体制，一个是行政的，另一个是医学的。对住院病人进行双重收费——医院收一次，医生收一次——就体现了这一双重体制。佩娄注意到，这一体系非常容易在医院里得到发展，这是因为有着多元的目标（董事、行政部门、医疗员工通常具有不同的利益诉求），因而实现这些目标的标准是多样的，而每一个群体捍卫其利益的能力也是可观的。由于医生的职业规范可以为医院的行政当局设立特定限度，而且反过来也是如此，结果就是通过建立一个双重权威体制，在医生—专业人员和管理者—官僚之间达成妥协。

董事会仍然是综合医院名义上的权威中心。它通常定期举行会议，每周一次或者每月一次，针对某一个受关注的事项对医院的经营活动进行审议，并商讨未来大计（Alexander, Lee, Weiner, and Ye, 2006）。在通常情况下，董事会成员是周边社区中具有影响力的人物。不过，虽然他们的职位是医院权力的最终来源，但是董事会成员对医务人员的实际权力很有限，因为医务人员做出的是与健康相关的决策。董事会通常关注行政事务和公共关系事务，他们和医院的行政部门密切合作，而行政部门是行使权威的代理人，并指导医院的日常工作。

在医院里，受这一双重权威体制影响最大的职业群体是护士和护理辅助人员，他们在医院病房里从事卫生服务工作。护士在执行医嘱方面对医生负责，可是他们也向护理主管和医院的高层管理部门负责。虽然病房人员之间的沟通和忠诚（allegiance）主要以职业纽带来实现——通过"命令的行政通道"（administrative channel of command），医学权威却能够割断这一纽带，而且确实也是如此。虽然这一体系有时会导致紧张、不协调、责任重叠以及合作不足，但它也允许病房人员在不同的权威之间进行选择——如果某个权威看起来不合情理——并降低了组织的刚性（inflexibility）和权威性。由于医院系统的高度专业化和职业化，它的双重权威体制很可能是必需的。医院员工通过能力、奉献和努力工作，为患者提供高质量服务的目标共同努力，这些特质具有催生规范、价值观和互补性期待（complementary expectation）的效果。医院的规范体系是其行政结构的基础，而且，

> ……它使医院所获得的合作和整合水平，绝不可能通过下列途径获得：行政布告，等级性指导，精心编制和仔细制订的组织计划，非

人性化的规则、规范和程序。（Georgopoulos and Mann, 1972: 308）

在另一项对精神病医院进行的研究中，安塞姆·斯特劳斯及其合作者（Anselm Strauss, 1963）注意到了同样的过程。在那里，规范工作于其中的专业人员行动的医院规则远不是那么完善、清晰和约束明确。这些研究者认为，医院里的社会秩序并不是固定的或者自动维持的，而是管理机构、医务人员、医院其他雇员和病人之间进行持续谈判的结果。参与的个体都拥有一定程度的声望和权力，处于不同的职业生涯阶段，并且拥有自己独特的目标、参照群体（reference group）和职业理想。而且，规范医生行为的医院规则并没有被清晰地表达出来，既不完善，也缺乏约束力。医院的管理部门倾向于对这些制度性规则采取宽容的立场，他们相信，好的患者服务要求最低水平的"又严又快的"（hard and fast）规范和最大限度的"创新和即兴发挥"（innovation and improvisation）。因此，对医学规则而言，存在着持续的谈判：它们是什么和它们能否适用于特定的情境。将医院员工团结在一起的，是对共同目标的分享：在把病人交还给外部世界时，他们的状况要比入院的时候好一些。斯特劳斯和他的合作者（Strauss et al., 1963: 154）解释说：

> 这一目标好像是一种象征性的黏合剂，把组织整合起来：所有的员工能够频繁且理直气壮地指出这个象征，并且确信，至少在这件事情上所有人都能达成共识。虽然这一象征……掩盖了一定程度的分歧和目标差异，但它仍然代表了一种笼统的合法性，医院能够在此合法性之下运转——它是一面公共旗帜，所有人聚集于其下齐声合唱。

虽然，在斯特劳斯的研究看来，医院似乎处于混乱状态中，仅仅依靠一个单独的理想主义共识维系在一起，实际上人们观察到，谈判过程具有确定的模式。医生们在遵循他们特有的工作方针时，能够在自己与护士和其他医院员工之间创造相对稳定的相互理解。这一过程演化出了高效和标准化的行为模式，在紧急状态下，这一模式并不依赖于特殊的指导。相应地，谈判过程不仅仅创造意义，也强化了更具程式性的规范的重要性——通过不断进行的鉴定过程。与以前——斯特劳斯进行其研究的时候——相比，这一谈判过程似乎不会在目前出现，不过医院员工对高质量的患者服务这一整体倾向一

如从前。

总之，医院的组织包括了各种专业群体和加盟的卫生工作者，他们拥有不同的功能、训练背景和职业价值。为了使这一社会组织有效地运行，建构一个非中心性的权威系统是必需的，这一系统是围绕着一个普遍接受的服务目标组织起来的。虽然管理者指导和监督医院的政策，医疗员工维持着他们对医学决策的控制。当然，医院必须为在其辖区内发生的事情负责。因此，医院对服务患者负有责任，这种服务与其对医生的服务是分离的。

因此，如果医院必须为其专业的医疗决策负责，管理者就要对其辖区内的医学实践进行更强的控制。患者服务的法律责任导致了医院对医生施加更多的规则和规定，提高员工特权的资格标准，并普遍地降低医生的自由裁量权和自主权——传统上医生是拥有这些权力的。在公司所有的营利性医院里，情况正是如此。因此，医院管理者的控制不仅会影响职业的自由裁量权，也会影响专业效果，因为这为医院里的执业者提供了更好的合作服务和员工支持。通过由现代计算机技术支持的信息系统，医院管理者已经在提供改善了的合作和服务控制。未来，在任何情况下，不论是非营利医院还是营利医院的管理部门，都会提高对其员工的控制——信息的计算机化将是其决策的基础。

医院—病人角色

虽然医院的服务指向为患者的福利提供支持这一观念，但在一般情况下，医院的规则和规定却是依据医院员工的利益而制定出来的，以便在治疗大量的病人时更有效和更易操作。相应地，病者和伤者被分门别类地（如妇产科、神经科、整形科、泌尿科、儿科和精神科）组织起来，这反映了医疗员工对健康问题的定义，伤病员通常还受制于标准化的、由医院职工认可的治疗方法，以及行政程序。

虽然可以争辩说，标准化的患者服务的结果是组织有效性的提高——最终服务于患者的最佳利益——但医学社会学家仍然注意到，住院经历符合一种显著的模式，即非人格化。欧文·戈夫曼（Erving Goffman，1961）描述说，精神病医院住院病人的地位类似于"非人"，而科欧（Coe，1978）相信，病人的价值通常被医院员工贬低了，因为他们患病，而且依赖他人。杰克·盖格（H. Jack Geiger，1975：13）是一个医学博士，通过评论他自己作为病人的经历，他表达了在医院里遭受非人格化的感觉：

> 我必须住院，突然而且紧急，在我自己管

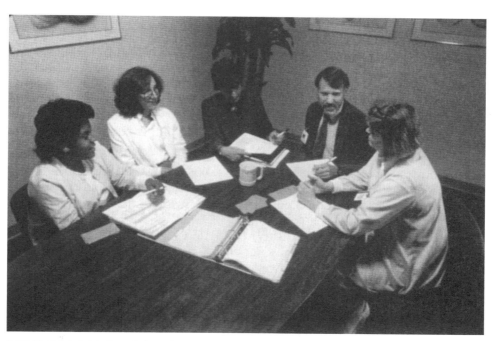

医院管理者正围坐在一张会议桌前开会。医院拥有一个双重的权力体系，一个是行政的，一个是医学的。

理的病房里。在一到两个小时的时间里，我从健康和舒适状态进入了疼痛、无能和恐惧状态，从员工变成了病人——就在同一个机构里。之前我是一个医生：精英、技术熟练、拥有权威、对他人行使权力，实际上是中立的。顷刻间我成了一个病人：依赖、焦虑，只有在合作的情况下才能获得行动许可。如果允许我强调一定程度的心理和社会束缚，我会说，属于我的只有被保护的依赖性和对有效的技术性帮助的许诺。

盖格随后被安置在病房里唯一的私人房间里，他认为这更多的是作为员工能得到的好处，而不是因为他本身的原因。他感到，假如他被安置在其他病人中间——这是用客观证据证明医生的"死亡率"——其他病人就会利用这一机会来削弱他们和员工之间的地位和角色藩篱。而且，盖格认识到，他现在所相信的东西，就是医生患病时就会变成"臭名昭著的病人"（notoriously terrible patient）的原因。并不是因为他们的技术知识导致他们更害怕其疾病的后果，或者对被对待的方式更挑剔。相反，据盖格猜测，是他们在医学情境中丧失了专业角色和权威，因而造成了上述结果，上述角色和权威是他们自我概念不可或缺的组成部分。

同样的情况也出现在克里斯托弗·麦克维特和麦凡威·摩根（Christopher McKevitt and Myfanwy Morgan，1997）的研究中，该研究的对象是英国最近患病的医生们。成为病人被他们描述为"艰难的"和"尴尬的"，他们中的很多人拒绝接受自己已经患病的想法。医生们倾向于低估他们自身的症状，也低估其他医生身上的症状。合伙行医的一个医生说，他很惊讶，因为他的同事没有注意到他出现的呼吸困难症状。他对一个医生说，当他进行深呼吸时就感到胸疼。那个医生回答说："那就不要深呼吸。"（McKevitt and Morgan，1997：649）患病，就像不能应对一个人的日常工作一样，被认为是一种应该不惜一切代价加以避免的事情，特别是可能导致住院的情况。一个女精神病医生——她因为精神疾患被收入院——写道：

> 我被吓坏了，纯粹被吓坏了。那一天我正在工作，我进了医院。我就像从在病房中工作一下变成了病房的一分子！我发现我很难和病人们融为一体，因为，你知道，他们是病人。说出"我是病人，我是这个群体中的一员"非常难。接受这一点就像是在向下堕落一样。

（McKevitt and Morgan，1997：650）

另一个例子来自一个妇女，她是加利福尼亚一家医院的非临床雇员，在赶去参加一个会议时摔断了膝盖骨。一些同事找到一辆轮椅并把她送到了员工医疗室。一位她相识数年的护士开始为她安排治疗——与为她推轮椅的人，而不是与她自己一起。这个受伤的妇女报告说：

> "简直是疯了，"她说，"我就在我自己的医院里受了伤，但完全有行为能力，而她（那个护士）却越过我和他人说话，好像我就是个孩子。我们曾经一起工作过。她认识我！"（Carey，2005：A12）

医院员工并不是有意要让病人感到非人格化，不过对医院工作的组织确实倾向于这样的规则和规定：降低病人的自主性，并鼓励病人接受医院常规。对病人来说，医院这一建筑可能是单调乏味的、让人迷失方向的，病房和诊室的位置则让人迷惑不已。不过，应该注意的是，非人格化的过程不仅仅是对大量病人的管理方式的结果，也不仅仅是工作条件的结果，它还和患病的主观经验有关。霍华德·列文塔尔（Howard Leventhal，1975）解释说，大多数非人格化的报告都经常引用这样的个人经验：自我成为一个物理客体，或者一个东西。第二个常见的经验是感到自己的心理自我与其他的心理自我（也就是他人）隔离开来。而且，列文塔尔认为，身体症状如疼痛可能会造成个体内部的分离感，即一个人的生理自我与其心理自我相分离。这种内在的疏离，加上与他人隔离的感觉，再加上怀疑、不确定和迷惑——这些感觉往往与患病感相伴随，将会产生病人没有能力控制其生活的感觉。

列文塔尔争辩说，这种"无行为能力"的态度受到了下述情况的强化：病人必须接受一个制度化的角色，如患病角色，在这样的角色中，他或她获得了正式的依赖者地位，并被排除在决策过程之外。非人格化的过程无疑被医生或护士接触患者身体的需要所加强。科欧（Coe，1978）指出，即使这一过程是合法的，暴露身体和把自己的身体交给一个陌生人仍然是令人感到屈辱和丢脸的经验，即使它的目的是治疗。

褫夺、资源控制和活动限制

科欧（Coe，1978）宣称，通过三种基本的医院处理机制，患者被疏离于他们的日常生活之外，并被贬低到非人的地位：（1）褫夺，（2）资源控制，

（3）限制活动。科欧解释说，当病人为了治疗来到一家医院时，他们携带着一个特定的社会身份，戈夫曼把这一身份称为"面具"（参见第五章）。这一身份代表了他们的态度、信仰、价值观、自我观念以及社会地位，所有这些构成了他们向世界展示自己的方式的基础。当医院系统性地从他们身上剥离这些过去的自我标志时，褫夺就发生了。病人自己的衣服被移除，代之以一套睡衣。无论这套睡衣属于病人还是属于医院，那都无足轻重。一个简单的事实是，这套睡衣其实就是制服，它认定一个人的患病身份，并把人的活动限制在医院特定的区域内——穿睡衣（病号服）的人被授权进入的区域。个人身上值钱的物品被拿走，被员工以安全的理由锁起来。探视规定不仅控制允许探视者进入的时间，也控制谁被允许探视（14 岁以下的儿童通常被排除在外）。而且，员工会监督病人的饮食，决定病人的睡觉和起床的时间，实际上是控制病人在医院里的一般社会生活行为。对所有患有相似或者同样疾病的人而言，医院日常生活都非常类似。

住院的另一个重要特点是员工对资源的控制。科欧认为，"资源控制"的对象不仅包括物品，如床单和手纸，还包括病人的医学状况信息。病人通常不知道他们的预后或者实验室和 X 光检查结果，除非医生决定通知他们。

科欧列出的非人格化的第三个方面是限制活动。在大多数医院，没有护士长的许可，病人是不允许离开病房的，而通常要求护士长时刻清楚所有病人所处的位置。当病人确实离开病房去医院其他地方的时候，他们通常由护士、助理护士或者护理员陪伴。当病人入院和出院的时候，在病房到医院大门之间，无论其步行能力如何，他们都被安排坐上轮椅，因为只要他们身处医院围墙之内，医院就要对他们"负责"。其结果是，病人即使散步也被监督和控制。

服从态度

有些病人的病情是如此严重，以至于根本不可能会产生非人格化的感觉。他们唯一的希望就是病情好转，而且，为了实现这一目标，他们很高兴做任何事情。也就是说，他们很愿意服从情况的安排。

不过，上述假设可能不完全正确。在一项对纽约市的住院病人进行的一项研究中，朱迪丝·劳勃尔（Judith Lorber，1975）发现，服从态度在癌症病人中很常见，但在因重大手术而住院的病人中却不

常见。劳勃尔认为，癌症病人可能被他们获得信息的不确定性吓坏了。例如，在切除肿瘤并发现该肿瘤是良性之后，一位妇女拒绝相信医生告诉了她真相。接受重大手术的病人对他们的病情知道得更多，可是与癌症病人相比，他们的行为却更为"越轨化"（deviantly）（令人讨厌、不合作、抱怨）。更长的住院时间并没有使他们完全接受医院员工给出的"好病人"模型。因此，病人病情的严重性并不是预测病人是否服从医院规定的好指标。

劳勃尔认为，最好的态度预测指标是年龄和受教育水平。病人越年轻，受教育水平越高，他越不可能表现出高度服从的态度。相反，病人越老，受教育水平越低，他就越不可能表现出越轨的态度。劳勃尔（Lorber，1975：220）还考察了医生和护士对病人的态度，她对员工的分析有一个重要的发现，"容易管理是好病人标签的标准，那些要求的时间和关注与他们的病情不符的病人被认定为问题病人"。"总之"，劳勃尔说，"病人占用医生的时间越短，对他或她的评价就越好。"那些具有抱怨倾向的病人，那些不合作或过于情绪化的病人通常仅仅被特定的员工——他因为某种原因需要和病人互动——看做是个问题。因此，医生和护士怎样定义病人的关键变量，是病人向他们要求的时间的多少。有趣的是，劳勃尔报告说，对有些员工来说，如果他们不太能记住某个病人，他们就把他说成是"好病人"。

尚存的问题是，医生和护士会采取什么行动应对那些惹麻烦的住院病人。有些研究显示，员工倾向于躲避那些他们不喜欢的病人和不合作的病人。有时候，特别令人讨厌的病人会遭到训斥或者责骂（Green and Platt，1997）。劳勃尔发现，在纽约市的一家医院里，应对难缠病人的惯常办法是使用止痛药或者镇静药。如果药物没有达成希望的合作目的，闹事的病人有时会被送回家，或者转移到一个康复中心里，那里有受过训练的精神病护士。劳勃尔的总体印象是，医院员工倾向于以宽容的方式对待那些短期的付费病人，并且忍受他们带来的问题。仍待观察的是，如果患者长期住院，并且是慈善医疗性质的病人时，员工是否还会容忍他们。

住院病人的患病角色

帕森斯的病人角色概念强调了患者的合作以及为病情好转而努力。我们可以在帕森斯的病人角色概念中加入住院病人角色，它显然应该包括不加抗

议地接受医院常规的义务。劳勃尔（Lorber，1975：214）注意到了帕森斯的病人角色和住院病人角色之间的相似性。两者都是普遍性的（universalistic）、情感中立的（affectively neutral）、功能特定的和集体取向的。不过，劳勃尔观察到，两者之间一个主要的区别是，志愿性合作、一对一的私密性以及有条件的宽容（在为了寻求医学建议和服务的情况下，临时性地被解除了正常社会生活的义务）主要适用于门诊病人和私人医生之间的关系。住院服务把住院病人置于另一种角色之中，而这一角色被加入了服从权威、强制性的合作和非人格地位等特征。

科欧（Coe，1978）曾经提出，默许（acquiescence）是病人适应医院常规的最常见方式，对短期病人来说，从他们和医院员工互动的治疗角度来说，默许也是最成功的方式。实际上，住院病人角色的所有态度都是下述必要性的结果：必须为医院员工建立成熟的工作常规。为了满足病人的医疗需求，医院要求它的病人放弃关于其个人行为的方向和性质的实质理性（substantial rationality），以便为组织化生活的功能理性（functional rationality）让路（Coser，1956）。从本质上说，这种观念要求患者服从医院程序的约束。

303 住院成本的上涨

如果不考虑住院成本，任何关于美国医院的讨论都是不完整的。近年来，住院成本的上升比其他任何医疗服务成本的上升都要快得多。为了进行比较，约翰·诺里斯（John Knowles，1973）提示，1925 年，在波士顿的马萨诸塞总医院住院一天的费用是 3 美元，账单完全由病人支付。可是，到 2005 年，住院一天的平均费用已经上升到了 1 522 美元，大多数费用由第三方支付，如商业保险公司"蓝十字"、"蓝盾"，或者是其他医院医疗计划（hospital-medical plan），如医疗保健计划和医疗救助计划，或者是州立福利机构。不仅仅是成本显著上升了，支付的方式也变了，因为全部医院服务费用的 90％ 由第三方支付。在有些情况下，第三方支付会导致住院率的上升，因为医生诊室里解决的卫生需求所产生的费用通常不能由保险业承担。因此，住院可以降低病人的直接卫生服务花费。不过，这并不意味着病人在逃避支付医院的账单。政府支出由税收来支付，而商业医疗保险的成本也必须有人承担，因为设立商业公司的目的就是获利。

2005 年，美国的全部卫生费用达到了 2 万亿美元，其中 6 169 亿美元花在了医院服务上。因此，美国投入卫生事业的费用的大约 31％ 花在了医院服务上。医院用这些收入都干了什么？诺里斯解释说，医院的费用被分成了两类：日常费用和辅助费用。日常费用是提供食宿的费用，包括病人食用的各种类型的一日三餐，非医疗物资和非医疗设备的成本，医院里所有非医务人员的工资，医疗技师、护士、辅助护理人员的工资，以及住院医师——他们 24 小时随叫随到，一周工作七天——的工资。辅助费用包括实验室、药房、手术室、X 光室以及其他医院专用设施的费用，还要加上所有医疗物资的费用。

即使病人并不会使用所有这些医院设施，甚至都难得一见，不管怎样，维持和运行这些设施——许多病人从来用不着它们——的成本仍会持续产生。

美国最昂贵的医院都位于新英格兰和太平洋沿岸，而最便宜的医院则位于南部和落基山脉周围的一些州里。可以想象的是，住院成本的地区差异与整体生活费用的地区差异有关。人们发现，决定医院费用的其他因素，还有人力费用和总体费用的比例（高成本医院的劳动力成本也高），以及床位使用率（低成本医院的床位使用率较高）。医院成本也会随着下列成本的升高而升高：劳动力成本、医疗设备和物资以及新的工程建设。

还有，办公费用也很惊人。数年前，史泰菲·乌尔汗德勒和他的合作者（Woolhandler, Himmelstein, and Lewontin, 1993）提出，如果它们的文书工作减少一些，并像加拿大那样，所有的医疗保险索赔都使 304 用一种表格，美国医院每年能够节省 500 亿美元。例如，加拿大的不列颠哥伦比亚省的一家医院只雇用了一名职员处理保险索赔。数英里以外，华盛顿州的一家美国医院却雇用了 45 个全职职员来处理保险索赔。加拿大拥有一个国立的医疗保险系统，因此使用单一的保险索赔表格。可是，美国既有政府资助的医疗保健保险项目和医疗救助保险项目，也有各种商业医疗保险公司——这些公司要求各种各样的折扣和共同付费，并提供不同水平的保险覆盖。因此，美国的理赔方式复杂，并且行政负担高。

技术创新也被认定为医院成本上升的一个重要原因。不过，技术创新并不总是意味着较高的医院成本。当新技术仅仅用于少数病人，并且需要培训和雇用更多的人员来实施新技术时，新技术会提高医院的成本。还有，医生往往依赖这些落户在医院里的新技术，医院则需要拥有这些新技术来维持和医生的关系。于是，公众的期待、医院服务的性质、医生和医院的关系结合在一起，共同鼓励医院拥有最新的技术，无论这些创新是否物有所值。

怎样做才能控制医院的成本？一个改进应该是使用单一的保险索赔表格，这能够降低文书工作的数量，进而减少大量处理索赔的职员。另一个改进应该是，医疗保险覆盖到每一个人。如果所有病人享有基本的保险，医院就会拥有稳定的收入来源，也不会因为治疗没有保险的患者而承担严重的经济损失。很多没有保险的美国人依赖医院的急诊室以获得初级保健服务。对昂贵的急诊服务的不合理使用促使卫生服务成本上升，特别是当这些成本不能被追偿（recovered）的时候。联邦法律规定，医院必须接收急诊室里的病人，禁止他们拒绝无力付费的急诊病人，直到他们病情稳定为止。这一规定强制医院的急诊室接受急症病人和伤员，不管其保险状况如何。这一规定还鼓励没有保险的人为了初级保健服务而使用急诊室，因为他们知道，在没有充足资金或保险覆盖的情况下，在私人医生的诊所里接受治疗是困难的，或者是不可能的。如果有了全民的保险覆盖，每一个人都可以去医生的诊所看病，或者在正常工作时间使用较为廉价的医院设施。

1983 年所实施的一个措施是一项联邦立法，它为每一个程序确立了固定的费率（依据这一程序确定诊断相似病簇属于哪一类），政府会为医疗保健计划的病人付费。在过去，只要治疗医疗保健计划的病人的花费是合理的，覆盖老人的医疗保健计划就会向医院付费。医院花得越多，政府支付得就越多。如果这种花费不受节制，医疗保健计划的医院保险基金在数年之内就会枯竭。有些州通过法律，旨在规范医院的费率，限制医院和疗养院的工程建设，并且鼓励医生降低他们的诊费。商业保险公司也采取措施确立固定的费率，防止公共保险病人的住院费用被转嫁给自己。

医院的反应是，用一种保证其生存的方式扩展服务和控制成本（Potter, 2001）。虽然有些医院在这件事情上做得更加成功，罗丝玛丽·斯蒂文斯（Rosemary Stevens，1989：324）指出："医院很自然地对诊断相似病簇做出反应，正像它们以前对其他政府计划的反应一样：时刻注意维持他们自己的收入、扩展而不是紧缩他们的全部服务、更换老旧的设备、维持并改进他们的实体产业——与此同时应对上升的劳动力和能源成本，并应对通货膨胀。"斯蒂文斯观察到，整个 20 世纪，非营利医院也成了一个利益最大化的企业，即使他们仍然把自己看做为社区服务的慈善事业，当然，从某种程度上说，它们确实仍然是慈善事业，因为他们为穷人提供收费折扣，或者免除他们的费用。当然，总的来说，美国医院在满足社会弱势群体的需求这件事情上的成果并不算好，斯蒂文斯解释说，当前，不同社会阶级所享受的服务的差别，是对美国医院服务理想的一个主要挑战。

每当商品和服务的总体价格上涨的时候，卫生服务和住院的成本自然会随之上涨。目前，与美国医院有关的主要社会政策事务，是以下述方式进行成本限制的：医院服务必须保持与总体经济的合理关系，所有美国人的住院需求必须得到满足。

小　结

本章回顾了医院作为社会机构的角色演进过程，这一社会机构的目的是为病者和伤者服务——作为承担社会责任的一种形式。在经历了宗教活动中心、济贫院、临终院等各个阶段后，医院最终变成了医学技术的中心，其目标是为所有社会成员处理健康问题，而不再仅仅为底层阶级服务。

在当代美国，医院可以依据所有权类型（志愿性医院或非营利医院、营利医院、政府所有的医院）和服务类型（综合—外科医院、专业医院）进行分类。美国数量最多的医院类型是志愿性医院和综合—外科医院。这些医院名义上受一个管理实体的监督，如董事会，不过实际上表现为一种双重权威体系：行政的和医学的。虽然医院本应该指向患者的福利，相当多的医学社会学文献还是提到了对下述事实的关注：对大量病人的治疗工作导致了一种组织程序的诞生，该程序对病人个体进行非人格化。本章的最后部分讨论了住院费用的上升，这已经成为一个主要的社会问题。

推荐阅读

SCOTT, RICHARD W., MARTIN RUEF, PETER J. MENDEL, AND CAROL A. CARONNA（2000）
Institutional change and healthcare organizations：From professional dominance to managed care. Chicago：University of Chicago Press.

　　对医院和其他卫生服务组织里的管理式服务的效果的审视。

相关网站

　　1. 美国医院协会。

http：//www. aha. org

一个全国性组织，代表所有类型的医院、卫生服务网络及其患者和社区。

　　2. 健康研究和教育托拉斯。

http：//www. hret. org

健康研究和教育托拉斯是一个非营利组织，涉及健康管理和政策事务的各种研究、教育和展示计划。

　　3. 卫生事务管理多样性研究所。

http：//www. di versityconnection. org

　　一个非营利组织，其宗旨是在教育者与卫生服务组织之间进行协调，以便使少数族群的青年意识到卫生服务管理是一个可选择的职业。

　　4. 美国医院指南。

http：//www. ahd. com

提供美国任何一家医院的免费信息，涉及其提供的服务、财务信息以及应用型服务。

　　5. 医院网。

http：//neuro—www. mgh. harvard. edu/hospitalweb. shtml

遍及世界各地的医院的链接。

　　6. "蓝十字"和"蓝盾"（主页）。

http：//www. blypcares. com

　　7. 终极保险链接。

http：//www. ultimateinsurancelinks. com

美国人寿保险公司全部链接列表。

S 第五编

卫生服务体系

第十五章 卫生服务的提供与美国的社会政策

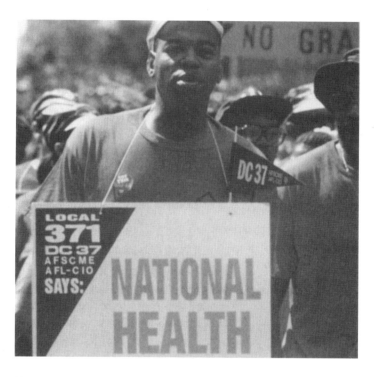

307 　　围绕美国卫生服务体系展开的公开辩论的主要议题包括：（1）成本，（2）平等，（3）服务的分配。近年来，没有任何一个关于医学的议题像下列问题那样吸引公众关注：一是卫生服务成本的上升，二是很多美国人获得充足卫生服务的能力的下降。大多数美国人享有优良的卫生服务，而另一些人则连最基本的卫生服务都享受不到，因为他们买不起医疗保险。

　　吉尔·夸达格诺（Jill Quadagno，2005）指出，享有卫生保健的权利被国际法所认可，许多国家的宪法对此给予保证。这就是所有的西方国家——美国除外——为它们所有的公民提供医疗保险覆盖的原因。虽然很多国家允许其公民购买商业医疗保险来对政府提供的收益进行补充和提高，但国家还是保证所有公民享有基本的卫生服务。可是，由于美国没有全国性的医疗保险，当卫生保健成本超过一般人自行支付的限度时，或者当承担这些费用的保险价格超过其支付能力时，这些人就会受到负面的影响。结果是，总人口中的一部分没有保险。1990年，年龄在 65 岁以下的人口中，大约 13.9％的人没有医疗保险，2005 年，这一数字是 16.4％。

　　没有医疗保险极大地削弱了人们获得卫生服务的能力，因为他们无力付费，而且可能遭到拒绝。例如，夸达格诺（Quadagno，2005）讲述了一个墨西哥油漆工的经历，他在得克萨斯州从梯子上摔下来并摔伤了手腕。他的雇主把他送回了家，以逃避支付医疗费。他的家人把他送到了一家医院的急诊室，那里的医生给他的手腕装上了一个夹板，并把他介绍给了一个当地医生。那个医生拒绝为他治疗，因为他没有保险。他受伤的手腕一直折磨着他，因此三个星期以后他去了一家公共诊所，结果发现他的手腕骨折了。虽然后果并不是很严重，这个故事仍然表明，没有医疗保险的人们在获得卫生服务时

第十五章　卫生服务的提供与美国的社会政策　**209**

将面临怎样的困难。

有时候，没有医疗保险可能导致患者的死亡。例如，一个真实的故事是，在 2008 年的总统大选期间，俄亥俄州的一个年轻妇女罹患妊娠并发症，因为是一名无保险患者，而且她已经为之前的治疗欠下了一笔大额费用，一家当地诊所拒绝为她服务。如果她每次支付 100 美元，那个诊所就同意为她治疗，但她无力承担。最终，在 30 英里以外的一家医院为她提供了服务——这和最初的报道相反——可是这服务来得太晚了，结果她和她的婴儿都死了。2006 年，报纸报道了另一个年轻妇女的遭遇，因为她没有医疗保险，她无力接受正规的狼疮治疗，她甚至拒绝到医院的急诊室求医。在一次惊厥之后，她被送到了一家医院，虽然这家医院尽了最大的努力挽救她的生命，她仍然于数月之后死去，因为病情已发展到了晚期。

上述案例和新闻媒体上出现的其他类似案例表明了一个事实，即没有医疗保险的人们无法享有为有医疗保险的人们所提供的服务。因此，他们的健康状况往往较差。这一点可以在一个全国性研究中得以验证。该研究发现，与拥有医疗保险的即将步入老年的人相比，没有保险的即将步入老年的人，特别是那些患有心血管疾病和糖尿病的人，健康状况较差，而且，当他们有资格享受医疗保健计划后，会更多地使用相应的服务（McWilliams, Meara, Zaslavsky, and Ayanian, 2007）。一旦在 65 岁时被政府资助的医疗保健计划覆盖，以前没有保险的人们的健康状况明显地改善了。到 70 岁的时候，以前没有保险的人和以前有保险的人的健康状况差距缩小了一半，这显示了医疗保险所提供的卫生服务的重要性。因此，下述情况是真实的：没有医疗保险的人们的健康问题更不可能得到治疗，或者他们在寻求治疗时犹豫不决，即使是在情况紧急的情况下——因为费用的原因。

成本上升

1980 年，美国的人均卫生服务费用是 1 072 美元，这在全世界是最高的。到 2006 年的时候，这一数字上升到了 7 026 美元——是有史以来最高的。2007 年初步得到的数字更高，人均卫生服务花费是 7 498 美元。据估计，到 2016 年，男性、女性和儿童的平均卫生花费将会是 12 782 美元。1980 年时，美国人满足健康需求的总花费是 2 473 亿美元，而 2006 年的花费是 2 万亿美元。对 2016 年的估计是，卫生花费将会达到 4.1 万亿美元，卫生服务费用的增长将会超过总体经济的增长。

花费的上升不仅仅是因为人口的老龄化和越来越多的老年人的卫生服务需求，还因为医院花费和医生、护士和其他专业卫生服务费用的提高。费用提高的原因还有医疗保险的收费也提高了，覆盖药物处方成本的保险范围更广了，医生开出的处方更多了，以及使用新药和贵药的趋势。广告也推高了药物的成本，因为每为处方药支付 4 美元，就有 1 美元用于支付药物的广告费用和药物的市场推广费用。有些药物会降低对医院服务的需求进而降低卫生花费，但并不是所有的药物都是如此。总体上说，药物花费从 2000 年的 1 218 亿美元上升到了 2006 年的 2 267 亿美元。

美国社会的卫生服务成本的上升和规模，可以通过对美国消费指数的审视看到。像大多数国家一样，美国的商品和服务成本的上升是持续的。表 15—1 显示，从 1982—1984 年到 2006 年，卫生服务的成本上升得比任何其他类别的个人花费都要多（336.2%）。

表 15—1　　　　　　　　　　1950—2006 年间某些年份的消费者价格指数

年份	所有项目	医疗服务	食物	服装	住房	能源
1950	24.1	15.1	25.4	40.3	—	—
1955	26.8	18.2	27.8	42.9	—	—
1960	29.6	22.3	30.0	45.7	—	22.4
1965	31.5	25.2	32.2	47.8	—	22.9
1970	38.8	34.0	39.2	59.2	36.4	25.5
1975	53.8	47.5	59.8	72.5	50.7	42.1
1980	82.4	74.9	86.8	90.9	81.1	86.0
1985	107.6	113.5	105.6	105.0	107.7	101.6

年份	所有项目	医疗服务	食物	服装	住房	能源
1990	130.7	162.8	132.4	124.1	128.5	102.1
1995	152.4	220.5	148.4	132.0	148.5	105.2
2000	172.2	260.8	167.8	129.6	169.6	124.6
2001	177.1	272.8	173.1	129.3	176.4	129.3
2002	179.9	285.6	176.2	124.0	180.3	121.7
2003	184.0	297.1	180.0	120.9	184.8	136.5
2004	188.9	310.1	186.2	120.4	189.5	151.4
2005	195.3	323.2	190.7	119.5	195.7	177.1
2006	201.6	336.2	195.2	119.5	203.2	196.9

注：以 1982—1984 年的指数为 100。

资料来源：美国劳工部，引自 National Center for Health Statistics，2007。

在卫生服务总类之中，表 15—2 显示了各个亚类别项目的成本上升。从 1982—1984 年以来，上涨最多的单一项目是医院服务和相关费用（468.1%）。其次是处方药费用的上升（363.9%）。医生服务的费用上升了 291.9%。

310 表 15—2 　　　　　1950—2006 年间美国特定年份的消费者物价指数及其卫生服务因素

项目和医疗服务因素	消费者价格指数										
	1950	1960	1965	1970	1975	1980	1985	1990	1995	2000	2006
CPI，所有项目	24.1	29.6	31.5	33.8	53.8	82.4	107.6	130.7	152.4	172.2	201.6
扣除医疗因素后	—	30.2	32.0	39.2	54.3	82.8	107.2	128.8	148.6	167.3	194.7
CPI，所有医疗项目	16.9	24.1	26.6	35.0	48.0	77.9	109.9	139.2	168.7	195.3	238.9
所有医疗产品和服务	15.1	22.3	25.2	34.0	47.5	74.9	113.5	162.8	220.5	260.8	336.2
医疗服务	12.8	19.5	22.7	32.3	46.6	74.8	113.2	162.7	224.2	266.0	350.6
专业医疗服务	—	—	—	37.0	50.8	77.9	113.5	156.1	201.0	237.7	289.3
医生服务	15.7	21.9	25.1	34.5	48.1	76.5	113.3	160.8	208.8	244.7	291.9
牙科服务	21.0	27.0	30.3	39.2	53.2	78.9	114.2	155.8	206.8	258.5	340.9
眼科服务*	—	—	—	—	—	—	117.3	137.0	149.7	168.1	
其他医疗专业人员的服务*	—	—	—	—	—	—	120.2	143.9	161.9	192.2	
医院和相关服务	—	—	—	—	69.2	116.1	178.0	257.8	317.3	468.1	
病房	4.9	9.3	12.3	23.6	38.3	68.0	115.4	175.4	251.2	—	—
住院服务**	—	—	—	—	—	—	—	—	117.0	172.1	
门诊服务*	—	—	—	—	—	—	138.7	204.6	263.8	395.0	
医疗商品	39.7	46.9	45.0	46.5	53.3	75.4	115.2	163.4	204.5	238.1	285.9
处方药	43.4	54.0	47.8	47.4	51.2	72.5	120.1	181.7	235.0	285.4	363.9
非处方药和医疗物资*	—	—	—	—	—	—	120.6	140.5	149.5	154.6	
内科和呼吸系统非处方药	—	—	39.0	42.3	51.8	74.9	112.2	145.9	167.0	176.9	183.4
非处方医疗设备和物资	—	—	—	—	—	79.2	109.6	138.0	166.3	178.1	183.2

注：除特别注明外，以 1982—1984 年的 CPI 为 100。

* 以 1986 年的 CPI 为 100。

** 以 1996 年的 CPI 为 100。

资料来源：美国劳工部，引自 National Center for Health Statistics，2007。

在 20 世纪 80 年代和 90 年代，卫生服务体系产生的最大创新是在费用控制领域，但在公平和服务分配的问题上成就不大。在公共部门，联邦政府针对医疗保健计划病人建立了成本控制制度——通过为诊断相似病簇确立固定的收费标准。诊断相似病簇列举了一系列医疗程序，并规定在患者接受这些程序的时候政府怎样付费。政府已经不再愿意接受卫生服务提供者的报价，而是建立了自己的支付系统。在私营部门，保险公司也接受诊断相似病簇，以便为他们如何付费设定限度。商业公司越来越多地转向健康维护组织（health maintenance organiza-tions，HMOs）和优先服务组织（preferred provider organizations，PPOs）来为其职工提供卫生服务。有些公司要求，在制订手术计划之前征求其他医生的第二建议，还有些公司要求承保公司提供信息，以便评估那些为其职工提供服务的医生和医院。很多公司还提高了雇员对卫生服务的个人支付额度。

311

支持和反对卫生改革的争论

医学社会学家大卫·麦肯尼克（David Mechanic，2006：ix）说过，有时候他会开玩笑说，如果我们把这个国家最有才华的健康专家聚集在一起，请他们设计一个卫生服务体系——这一体系将尽其所能地不看重金钱的价值，他们不可能设计出一个比目前的体系更好的体系。不过，他补充说，美国的卫生服务可不是一个玩笑。相反，在没有任何刻意的设计和邪恶的企图，它还是演变成了这样的一个结构：很多人的需求不能得到满足。"我们不能逃避现实，"麦肯尼克（Mechanic，2006：ix）说，"在世界上最富裕的国家最富裕的卫生服务体系中，有 4 600 万人没有保险，这是不可接受的、令人感到羞愧的。"

他指出，有些美国人把卫生服务看做一种商品，在管理最少的情况下通过竞争性的市场实现最好的改进。虽然关注没有医疗保险的人们，但也关注帮助他们的支持性计划，他们感觉卫生服务不是一种"权利"。相反，他们更偏爱就业机会，因为就业机会使没有保险的人们有能力购买自己的保险。麦肯尼克（Mechanic，2006：22）认为："他们更愿意强调个人责任、'花钱看病'的医疗以及患者分担成本，这些都是鼓励人们在使用卫生服务时做出审慎决策的方法。"

对立的观点是，卫生服务和其他类型的商品和服务不同，它是一种公共责任和个人权利，不应该是一个不加规范的市场里旨在牟利的服务项目。这个群体中的美国人支持全国性的医疗保险，认为联邦政府应该在融资和管理卫生服务方面扮演重要角色。麦肯尼克总结说："考虑到它们在全国和国会里具有相对均衡的政治影响，这些意识形态差异造成了不可跨越的鸿沟，这一鸿沟会拖延和误导（sidetrack）总体改革的努力。"

312

管理式服务

因此，在 20 世纪 90 年代早期，美国的私营卫生服务经历了一个剧烈的再组织过程——管理式服务（managed care）计划。由一个在很大程度上立足于诊所的"花钱看病"体系变成一个立足于群体或者组织的"管理式服务体系"，美国的医疗实践采取了一种完全不同的结构（Pescosolido and Boyer，2005；Pescosolido，Tuch，and Martin，2001）。有些重构行为是对期待中的克林顿政府的卫生改革的反应，有些是因为商业公司和保险公司发起的"购买者的反抗"（buyer's revolt），这些公司试图通过控制医疗工作来控制卫生服务成本（Budrys，2001，2003；Stevens，2005）。医疗市场承受了很大的控制成本的压力，而管理式服务被认为是实现这一目的最有效的方法。2006 年，有医疗保险的全部美国人的大约 53%（约 1.59 亿人口）加入了管理式服务计划。而 1988 年，只有 29% 的保险人口是这一计划的

成员。第十二章提到，管理式服务涉及一些卫生组织，如健康维护组织和优先服务组织。通过监督医生和医院的工作，通过限制去看特定的管理式服务网络中的专家和网络外专家，以及通过要求在住院前获得授权，这些组织"管理"或者控制了卫生服务的成本。

通过在决策过程中引入一个第三方——案例管理人，管理式服务改变了医患关系。这个案例管理人代表付费一方，它通常是一个保险公司，它保证提供的服务既有效，又物有所值。案例管理人还对住院进行授权。管理式服务的另一个特征是，它依赖于"人均财务管理"（capitation financing）。人均财务管理就是为受益人和他的雇主设定一个每月固定的付款额，这一款项能保证受益人和受益人的近亲得到服务，却只有很少的额外成本，或者没有额外成本。相应地，提供卫生服务的人必须提供必需的服务，但不能提供额外的服务。这一措施防止了低效和不必要的治疗。

只有经过初级保健医生——他们提供日常服务——的筛选之后，病人才能够去专家那里看病。由于专家服务通常更昂贵，初级保健医生扮演了专家服务的守门人角色。如果能把转诊降到最低，他们通常会得到奖励。最后，病人被要求接受管理式服务网络中的医生提供的服务——除非受益人或他的家人在该计划的地理范围之外发生紧急状况。

美国目前为控制卫生服务成本所做出的努力，起源于联邦政府的另一项努力：通过引入诊断相似病簇，控制向医疗保健计划服务提供者所支付的费用。相应地，医院试图把部分成本从政府付款转向私营的付款者，主要是医疗保险公司。保险公司的反应是，通过管理式服务，在服务的组织、管理和使用方面扮演更重要的角色。在医生主导的医疗体系中，卫生服务的公司购买者和政府购买者面临过度支出的危机，所以，管理式服务组织出现了，而且，需要新观念来控制成本（Light，2004）。在全国卫生服务体系中，卫生服务的购买者变成了股票持有者。唐纳德·赖特观察到，作为股票持有者，"他们企图限制过度花费，用可靠的行为标准代替专业自主性，并且重新组织卫生服务中心——把其功能从立足于医院的急症干预变成立足于社区的预防和初级保健"。赖特发现，一个巨大的第二产业在为管理式服务提供支持这一过程中成长起来。这些公司进行营利设计、选择服务提供者、设定效果，并且建立质量和行为的测量体系。由于管理式服务的模式成为大公司的产品，于是它们从医生手中夺走了管理式服务的控制权（Mechanic，2004）。吸引商业公司的是通过提高效率来降低成本；无论如何，这种办法建立了通向卫生服务市场的巨大盈利渠道。管理式服务以前曾经是卫生服务系统的替代品，但现在不是了，相反，它变成了主导的模式（Pescosolido and Boyer，2005）。

有些医学社会学家指出，专业医学和美国社会之间就卫生服务所签订的第一份"社会合同"——这份合同的特征是"花钱看病"式的报销制度、医生主导和有限的政府干预——已经被第二份合同所代替（Hafferty and Light，1995；Light，2004；Pescosolido and Boyer，2005；Pescosolido，McLeod，and Alegría，2000）。第二份社会合同涉及第三方报销制度、更多地使用非医生服务提供者以及政府直接介入融资和管理。博尼斯·帕斯科索里多和卡罗尔·鲍耶尔（Bernice Pescosolido and Carol Boyer，2005：186）指出："第二份社会合同的性质极大地改变了

医生的权势，将他们置于那些为其服务提供资金的人所制定的限制之下，也使他们受制于那些购买管理式服务计划的雇主。"这种情况使他们在美国私营医疗市场里的影响力急剧下降（Caronna，2004；Casalino，2004；Light，2004）。

管理式服务控制成本了吗？对此问题的回答是，最初，在1993年和1997年之间，这一体系控制了成本的上升，卫生服务费用占GDP的比例在13.5%上下浮动。美国商务部事先估计，1995年的全国卫生费用将超过GDP的15%。不过，那一年花在卫生事业上的费用只有13.4%，这是数年之中最低的。到1997年，卫生费用占GDP的比重下降至13.1%。不过，到2005年，卫生费用占GDP的比重升到了16.0%，其总费用飙升到了1.97万亿美元。而且，本章曾经提到，2006年，美国的卫生费用达到了2.1万亿美元。虽然从2005年到2006年，费用的增长幅度不大（6.7%），但显然，卫生费用仍在上升。如果卫生费用继续上升，该费用占GDP的比重必然随之上升。而且，来自病人、医生和雇主的，要求病人在获得服务时享有更多选择权的压力，终结了管理式服务计划中的下述规定：在看专家之前必须获得初级保健医生的同意。还有，管理式服务计划的成本升高导致了更高的保险费率和更高的共同付费。

根据大卫·麦肯尼克的说法，有些人认为，随着成本控制的弱化，管理式服务模型已经"死亡"，或者转型为"微弱的管理式服务"。麦肯尼克发现，管理式服务式微的核心原因是中产阶级抛弃了服务配给制度。他指出，在使用卫生服务的时候，美国人习惯于拥有选择权和自主性。中产阶级尤其对限制措施做出了负面的反应。医生、媒体和政治家——出于对患者要求的回应——对管理式服务所施加的压力也对减弱成本控制措施的效果产生了影响。提供管理式服务保险的雇主和服务计划让步了，他们开始容忍成本限制措施的松动。相应地，通过设计新的条款和实施规则，管理式服务计划适应了发生了变化的环境。麦肯尼克（Mechanic，2004：81）解释说："进入新世纪，卫生服务提供者在巩固和加强他们的议价能力方面越来越成功，这使得卫生计划对低保效率的要求更加困难。"结果是卫生服务成本的螺旋式上升，这些成本最终被转嫁到了患者身上——通过更高的自负费用和更高的保险费率。对于管理式服务模型，麦肯尼克预测说，它会通过抛弃守门人和选择限制而坚持下来，但会通过其他

的制度途径来迫使患者在选择时更加审慎，并且重新引入配给制度。

卫生服务中的平等

涉及卫生服务的平等问题不仅现在是，将来也会是美国社会的严重问题。在一个缺乏全国性医疗保险的自由市场体系中，那些经济上的弱势人群，在获得高质量卫生服务时，同样也是医疗弱势人群。第七章谈到，美国拥有一个双轨制的卫生服务体系，即分为私营部门和公共部门。公共部门是一个医学福利体系，由公共医疗保险支持，特别是医疗救助计划（为穷人服务）和医疗保健计划（为老人服务）。

公共医疗保险为穷人提供了利用美国卫生服务体系的机会，不过它所提供的服务的性质——福利医疗——并没有很大的变化。传统上，城市里的穷人依赖于公共医院和诊所——而不是私立诊所和执业者——为他们提供卫生服务。对很多穷人和准穷人来说，目前的情况依然如此，因为医生、药剂师和医院与银行、超市和百货商场联手把穷人逐出市中心，那里曾经是他们聚集的地方。这些地方有当地社区出资的"免费"诊所，这些诊所为那些常规卫生服务体系之外的患者提供服务（Weiss，2006）。在通常情况下，穷人以及越来越多的准穷人并没有与医生建立长期联系，他们接受当班医生的治疗，这个医生可能不认识他们，他也不是他们上次就诊时为其看病的医生。

与上述情况相似，乡村里的穷人也面临卫生保健的可及性问题，因为当地很可能没有医学设施和卫生执业者。而且，乡村穷人（以及其他生活在乡村地区的人口）更可能由毕业于外国医学院的医生为他们治疗。这种情况源于这些地区医生的短缺，其原因是，很多在美国受训的医生不愿意在小社区工作。深受平等问题影响的另一社会阶层，即那些没有医疗保险的人们数量庞大——占总人口的16%。2006年，在他们中间数量最多的一群人（大约占70%）的家庭收入不超过5万美元。相对于医疗保健计划的申请资格，没有医疗保险的个人和家庭挣的钱超额了，但他们仍然在为经济问题而挣扎。他们中的很多人为小公司工作，这些公司无力为其雇员提供医疗保险。没有医疗保险不仅仅会在刚刚出现健康问题时阻碍或推迟获得卫生服务，而且，长

时间没有医疗保险还会对人的健康造成积累性的负面影响（McWilliams et al.，2007；Quesnel-Vallée，2004）。

没有保险或者现金，人们可能被医院拒之门外，并被送到其他地方。最终，他们会被送到"作为最后手段"的医院，它们往往是市、县或联邦政府管辖之下的公立医院。正是这些医院接收了其他医院拒绝治疗的病人——因为他们无力支付服务费用。

服务的分配

除了成本上升和平等的问题之外，美国的卫生服务体系也没有在地理上实现公平分配，初级保健或者家庭执业者在医生中所占的比例很小。对有些人来说，影响获得充足医学服务的主要因素是，在乡村地区和城市贫民窟中，为患者服务的医生数量短缺。医生们通常青睐于在城市环境中行医，在那里，他们接近各种文化、教育和娱乐设施。在城市行医的另一个长处是临近完善的技术资源，这些资源的形式包括设备良好的医院、诊所，配有训练有素的人员的实验室。与同事的关系也很重要，它会提升一个人的职业生涯。这些关系在城市地区更加触手可及，在城市里获得专业认可的机会也更多。最后，必须承认的是，在大城市里行医的经济回报也更高。

美国医生的不均衡分布可以从下列两类地区的对比中看出来：城市为主的州和乡村为主的州。各州内部的差异更大。美国每20个县里有一个县没有医生，超过半数的县没有儿科医生。即使小社区经常发布广告，积极招聘医生，大多数医生仍然被城市生活所吸引。

当然，医生短缺不仅仅限于乡村地区，它也蔓延到了特定的城区。在以拥有大量穷人和非白人为特征的社区，很难找到私人开业的医生。在居民的教育水平和收入较低的地区，私人开业医生的比例也较低。所以，与阿拉斯加和得克萨斯州的乡村地区一样，纽约市也存在医生短缺现象。

不过有一些迹象表明，医生分布问题正在改善。出现这一进展的部分原因是市场状况。有些区域的医生过剩，这鼓励其他人另寻宝地以开展其业务。而且，乡村地区的一些城镇发布广告，积极通过特殊奖励吸引医生流动到那里行医。有些州开展了吸引毕业医学生在乡村地区行医的计划——通过颁发

奖学金和返还学费的办法。

导致医生不均衡分布的另一个因素是过度专业化,这减少了从事全科医疗和家庭执业的医生的数量。全科执业者和家庭执业者的数量,从 1949 年的 95 980 人下降到了 1980 年的 60 049 人,但到 2005 年,这一数字又上升到了 91 858 人。

专业化趋势的一个主要原因与现代医学的复杂性有关。数年之前,帕特里西亚·肯戴尔和汉娜·赛尔文(Patricia Kendall and Hanan Selvin,1957)注意到,随着医学生在医学院里学习的深入,越来越多的人表达了接受专业训练的愿望。肯戴尔和赛尔文发现,专业化倾向的理由是,学生希望将自己限制在一个特定的知识领域里,他们可以在这个领域里更加熟练,而不是试图面对大量不可征服的知识。还有,一个专业化的和易于管理的医学领域可能对个人时间的要求较低,且享有更高声望,并提供更高的收入。对许多年轻的医生来说,一个特别重要的因素是享有可掌控的生活方式和家庭时间。这意味着远离工作的时间更多,并且不需要在日常工作时间之外应对病人。相应地,近年来,医学专业如皮肤科、放射科、麻醉科,甚至急诊医学都日益红火。例如,2007 年,每周工作 45 小时的皮肤科专家的平均年收入是 390 274 美元。而内科医生的平均年工资是 191 525 美元,儿科医生是 188 496 美元。比较而言,每周工作 60 小时的普通外科医生的年工资是 330 215 美元,而相同工作时间的整形外科医生的年收入是 486 781 美元,

美国医学会有超过 30 个下属专业委员会,它们对在多达 80 个医学专业内行医的医生进行审核,如内科、儿科、麻醉科、家庭医疗、产科、妇科、精神科、普通外科、整形外科、泌尿科、眼科和神经科。虽然医学的专业化创造了一些好处,如使医生集中精力治疗身体的特定部位,但它也产生了一些负面作用,因为它使人们很难找到一个为病人"整体"持续负责的医生。

初级保健执业者的数量过少和难觅其踪妨碍了患者对美国卫生服务体系的利用。由于缺乏全科医生,医生不愿意入户出诊,以及市中心私人医生的短缺,医院的急诊室因而成为初级保健的中心。还有一个事实也与此有关:医院的急诊室人人能进,病人进入的行政障碍最低,并且有整个医院的资源作后盾。倾向于使用急诊室获得初级保健的人们是一群没有特权的人,他们的社会关系极少,并且没有

长久的卫生服务资源。那些没有真正急症的病人常常会在接受治疗以前等候很长时间,并且被施以高收费。

卫生服务体系纵览

美国现有的卫生服务体系是卫生执业者、卫生机构和组织的联合体,所有这些主体或多或少都在自主运行。所有患者服务中最大的一部分,大约占 80%,由医生的诊室和诊所提供,他们以"花钱看病"的方式销售他们的服务。大约 2/3 的医师活动涉及直接的患者服务,这些服务立足于诊室或诊所的行医活动,剩下的人大多是正在接受训练的住院医生,或者医院的全职员工。

重要性排第二位的卫生服务形式是医院所提供的服务。除了那些由税收支持的政府医疗机构,和医生类似,医院也依据"花钱看病"的制度向病人收费。非营利性医院向病人收取服务费用的立足点是,收回服务的全部成本和满足医院的整体花费。控股医院(proprietary hospital)不仅仅算计服务的成本,而且通过经营从这些服务中盈利。非营利医院和营利医院严重依赖第三方资源——或者是私营的医疗保险或者是政府机构——来为大多数或者所有病人买单。

除了立足于诊室的行医和医院之外,为美国公众提供卫生服务的还有其他类型的组织,如政府机构、志愿机构、健康维护组织、优先服务组织以及商业领域中加盟卫生事业的公司。

政府机构　由税收支持的公共组织,如美国卫生部、疾病预防和控制中心、美国公共卫生署(U. S. Public Health Service)、食品和药品管理局(Food and Drug Administration),这些部门的任务是支持和进行研究、编纂教育材料、维护国民健康,以及为减少公共卫生问题提供服务。政府机构还有责任对特定人口所需要的医学保健和卫生服务进行指导,如保留区内的印第安人、精神病人、麻风病人、结核病人以及其他人群。

志愿性机构　一些慈善组织,如多发性硬化症协会(Multiple Sclerosis Society)、美国癌症协会(American Cancer Society)、一角钱募捐基金会等,他们从公众中间募集资金,并使用这些资金支持医

学研究和为患者提供服务。

318 **健康维护组织** 提前付费的管理式服务组织。在这种组织中，一个人按月付费，以获得全面的卫生保健服务。健康维护组织的意图是提供预防服务和流动服务，旨在降低住院次数。在这样的安排之下，健康维护组织通过保持其客户的健康，使其不必为住院付费来获得收入，如果大量客户入院的话，他们的收入就会减少。有证据表明，与传统的"花钱看病"式的自由市场模式相比，健康维护组织和其他的管理式服务组织降低了医院使用率和整体的医疗成本（Wholey and Burns，2000）。大多数费用节省来自住院率的降低，不过健康维护组织的顾客群的手术率和其他费用也比较低。加入健康维护组织的医生可能根据"花钱看病"的模式获得报酬，不过他们中的很多人根据人均收费（为每一个病人设定一个固定费用）模式获得薪水。健康维护组织的参加者有权获得医生的服务、住院、实验室检查、X光检查，还可能以很少的额外成本（或者零额外成本）获得处方药或者满足其他卫生需求。此外还有个体行医协会（individual practice associations，IPA），它由独立执业者或者合伙经营的医生组成，这些医生与健康维护组织签订独立的合同，为那些在其计划中注册的患者服务。

健康维护组织也有缺点，即为患者（特别是在晚上和周末）提供治疗的医生可能是任何一个当班医生，而不是他们"自己"的医生。还有，患者可能需要其初级保健医生的推荐才能到专家那里看病。因为其控制成本的潜力和对预防保健的强调，健康维护组织吸引了相当多的关注。近几年，健康维护组织的数量和注册人数迅速上升。1970年，有37个健康维护组织为300万人服务。2006年，539个健康维护组织有7 800万注册用户，占美国人口的26％。

优先服务组织 一种相对新型的管理式服务组织，通过这种组织，以价格折扣为回报，雇主为其雇员购买一项集体的医疗保险，以便把他们送到特定医院或医生那里。优先服务组织的好处是，利用现有的医院和医生网络，而不必建设诊所，或者把医生变成雇员。与优先服务组织合作的医生和医院应当为优先服务组织的参加者提供日常服务，不过为参加者的集体医疗保险设定较低的收费标准。卫生服务的提供者因此获得更多的病人，作为回报，对集体保险的购买者降低收费。2006年，优先服务

组织为8 100万人服务，占总人口的27％。

加盟卫生事业的公司（allied health enterprise）一些制药公司和医疗物资及设备制造商，它们在研究和发展、分配医疗商品方面扮演着重要角色。

大多数美国人通过工作单位来获得医疗保险收益，由雇主和雇员共同出资购买。1984年，大约有96％的有保险的劳动者参加了传统的健康计划，这种计划允许他们选择自己的医生，并且报销其医生费用和医院费用的大部分——通过不加管理的"花钱看病"模式。不过，由于卫生服务成本的飙升和对保险收益施加的各种限制，这种情况发生了重大变化。到1998年的时候，只有15％的有保险的劳动者享受不加管理的"花钱看病"式的健康计划，其他人享受管理式的"花钱看病"式的健康计划，这种计划的使用受到监督，对有些收益而言还必须有事先许可，如住院。看起来，在医生和患者之间自行决定需要什么服务并且不用考虑成本的时代结束了，因为财务关切正对"患者接受怎样的服务"产生越来越大的影响。319

美国卫生服务体系的一些特征仍保持原状。玛莎·戈尔德（Marsha Gold，1999）指出，这一体系仍旧是多元的。也就是说，其特征是拥有不止一个主要客户：一是私营部门，二是享有政府资助的医疗保健的老人和穷人，三是大量没有保险的人。不过，范围广泛的变化也出现了：政府和私营公司主导了卫生政策，它们成为卫生服务的主要购买者，管理式服务成为卫生服务的主要形式。这种变化意味着更多拥有商业医疗保险的人在使用卫生服务的时候，被限制在特定的管理式服务网络里，如健康维护组织或优先服务组织。而且，戈尔德解释说："医生行医从其最初状态的自我雇佣转向了一种受雇的安排，这种安排是一种很好的调整，以满足当前对卫生服务提供者的各种要求——这些要求来自向管理式服务的转型，也来自医学技术的发展。"与过去相比，医生收入增长的速度放慢了，其职业自主性也降低了。

考虑到上述变化的程度——把医疗实践重组为管理式服务，再加上对收入和自主性的限制——戈尔德（Gold，1999：14）提出下述观点就毫不奇怪了：医生们对他们的工作状况的满意度下降了。不过，玛丽·沃伦和她的合作者（Warren，Weitz，and Kulis，1998：364）解释说，"20年前的医生很可能对管理式服务的前景感到恐惧，今天的医生已经接

受了这一游戏规则——至少是在属于该计划的患者比例较高的地区——并且承认，拒绝遵守这些规则的结果就是破产。"因此，很多医生必须做出调整以适应管理式服务，特别是对人均收费，因为这种做法所提供的收入在医生总收入中所占的比例越来越高。

传统上，医生和医院通过"花钱看病"的模式获得收入，这种支付方式与市场公开原则一致。在公开的市场中，卫生服务的消费者，像其他产品的消费者一样，自由选择那些自己负担得起、提供最好服务的服务提供者。高质量的服务和支付得起的价格被认为是服务提供者之间竞争的结果。从理论上说，没有竞争力的医生和索要过多费用的医生，以及提供低质量服务的医院，将会被有竞争力的、合理收费的和更有效的医生和医院逐出市场。人们认为，消除或者限制自由选择会削弱医生和医院满足患者需求的动力。

320 　　"花钱看病"的制度对医生来说是一种诱人的情境。它允许医生决定自己的服务应该收多少钱、看多少病人、每周工作多长时间，以及在哪里行医。人们认为，市场、职业伦理和对病人的责任感会阻止贪得无厌的欲望。

不过，"花钱看病"的卫生服务体系并非竞争性市场的一个好例子。市场的基本规律是供应和需求。当产品供应超过产品需求时，价格应该下降。可是，这一规律并不适用于医疗行业，因为医生定义患者的需求，并且以他们自己、他们的雇主和联邦政府所确定的价格提供服务。因此，医生和医院创造出了自己的需求。传统上，因为"花钱看病"的制度所带来的职业好处，有组织的医学行业反对改变这一制度。可是，"花钱看病"的制度歧视那些无力付费的人，使他们依赖福利或慈善事业获得卫生服务。为了获得和维持收入，各种服务提供者和医院实行高收费，提供不必要的技术和重复服务（duplication of technology and services），这导致了成本的上升。由于成本的上升，以及人们无法普遍享有高质量的服务，最终迫使变革发生。这一变革从 20 世纪 60 年代的医疗保健计划和医疗救助计划，一直持续到现在占主导地位的管理式服务体系，后一体系每月向患者收取固定的人均费用。

不过，正像前文所说，管理式服务体系的约束力已经被削弱，导致雇主和雇员为医疗保险支付得越来越多，还造成了卫生服务本身的高成本。毫不奇怪的是，没有医疗保险的人的数量持续上升。赖

特（Light，2004）在描绘美国的卫生服务体系时说它是工业化世界里成本最高、效率最低、最不平等的卫生服务体系。麦肯尼克（Mechanic，2004）说它是混乱的和非理性的。麦肯尼克（Mechanic，2004：83）宣称："分析的结果是，错误在于美国没有能够引入一个全民享受卫生服务的、理性的体系。"

卫生领域的社会立法

美国的医学行业曾一度抵制试图降低医生的权威、声望和收入的社会立法（Light，2004；Mechanic，2004；Quadagno，2004，2005；Smith，2002；Starr，1982）。除了少数医生之外，作为一个群体，医学行业抵制过工人补偿议案，抵制过最初阶段的社会保障和自愿健康保险，抵制过医疗保健计划和医疗救助计划，也抵制过职业标准复核组织的创立——该组织旨在审核参与了联邦资助的各种计划的医生的工作。它也反对健康维护组织的扩张，强烈抵制建立全国医疗保险体系的建议。恩斯特·萨瓦德（Ernest Saward，1973：129）宣称："总之，对于社会事务，有组织的医学行业一次又一次地站在消极立场上，而普通公众则站在支持的一方。"

医疗保健计划和医疗救助计划：立法的通过及其各种项目

321 　　在超过 40 年的时间里，美国医学会成功地阻止了任何关于卫生服务的联邦立法的通过——这些立法危及"花钱看病"的医疗制度，或者主张建立全国性的医疗保险体系。到 20 世纪 60 年代的时候，社会各个阶层都清楚地意识到，商业医疗保险没有满足老人和穷人的卫生需求（Budrys，2001，2003；Light，2004；Starr，1982）。例如，在 20 世纪五六十年代，大量医学社会学的文献记录了美国社会的老人和穷人在获得充足卫生服务方面所处的弱势地位。许多社会和政治因素结合起来影响了为老人提供医疗保险的法律的起草工作：约翰·肯尼迪和林登·约翰逊总统的承诺；以前缺乏有效的卫生服务立法；持续上升的医疗服务成本；可能还有美国医学会公信度的下降——它宣称，"医生将会为老年人服务"和"医生比任何人都清楚老人的健康需求"，以及联邦医疗保险与"优质医学"不相容。

即使有医学行业的抵制，国会还是于 1965 年通

过了对《社会保障法》（Social Security Act）的医疗保健和医疗救助修正案。虽然这一修正案是理想目标和政治可行性之间的一个妥协，但它的通过还是标志着美国医疗政策史上的一个分水岭，因为国会在卫生服务体系的事务上第一次发出了主导性的声音，而且第一次表明对医学实践的指导不再是有组织的医学行业的唯一特权。还有，医学行业对医疗保健计划的抵制让公众和立法者明白了：不能任由医学行业总是把其职业利益置于公众利益之上。

医疗保健计划　医疗保健计划是一个联邦管理的项目，它为下列人士提供医院保险（hospital insurance，第一部分）和医疗保险（第二部分）：年满65岁的人士，不论其经济状况如何；从社会保障项目或铁路退休项目（railroad retirement program）中领取现金收益的未满65岁的人士；特定的慢性肾病患者。2006年，医疗保健计划也开始报销处方药费用。医疗保健计划有两个项目：基本医疗保健计划（Original Medicare Plan）和医疗保健受益及其他健康计划（Medicare Advantage and other Medicare Health Plans）。2008年，基本医疗保健计划（第一部分）下的医院保险收益有：（1）150天的住院治疗；（2）住院3天之后，在一个训练有素的护理机构（养老院）里接受不超过200天的服务；（3）住院之后的家庭服务；（4）疗养院（hospice）服务。医疗保健计划（第二部分）的保险收益包括：（1）医生服务，特定的非常规的足病医生服务，有限度的脊柱推拿师服务，独立行医的理疗师的服务；（2）特定的医疗和保健服务，如诊断服务、X光诊断检查、实验室检查以及其他服务，包括救护车服务、某些医疗物资、工具和设备；（3）门诊服务；（4）每年不超过100次的家庭保健服务（没有事先住院的要求）；（5）经过许可的治疗师在门诊进行的物理治疗和谈话治疗（speech therapy）服务。

受益人必须承担一定的免赔金额[①]和保险共担金额（deductible and coinsurance amounts）。2009年，在医院保险（第一部分）名下的免赔金额是，在住院的1～60天为1 068美元，在住院第61～90天，每天67[②]美元，在住院第91～150天，每天534美元。住院150天之后，所有的住院费用都由病人承担。住养老院的前20天不用付费，从第21～100

天，每天的费用共担标准是193.50美元。家庭卫生服务由保险费用支付，但疗养院的服务有各种比例的费用共担标准。医疗保险（第二部分）的免赔金额是135美元，大多数第二部分的医疗保险要求20%的保险费用共担。在受益人为第二部分的医疗保险服务支付了135美元之后，医疗保健计划支付其许可的费用的80%，但支付全部的实验室检查费用。医院保险主要是通过社会保障的付款折扣（payroll deduction）来融资，而医疗保险计划却是一个自愿参加的项目，它的融资主要来自参加者的付费和联邦基金。2009年，医疗保险的保险费从每月96.40美元到每月308.30美元，因缴费者年收入的不同而不同。

医疗保健收益计划和其他的医疗保健计划，把基本医疗保健收益与管理式服务计划如健康维护组织和优先服务组织或"花钱看病"式的计划联系起来。参加者在基本计划的项目下享受所有的医疗保健计划收益，不过也会获得额外的收益，如处方药费报销和额外的住院天数。当然，还会有额外的保险月费，更高和更频繁的费用共担，以及为需要的服务种类额外付费。

2006年，医疗保健计划的每一个参加者都可以报销处方药费。基本医疗保健计划的病人通过商业保险公司和其他医疗保健计划认可的商业公司获得药费收益。医疗保健收益计划的病人和其他医疗保健计划的病人通过健康维护组织或者其他服务计划获得保险覆盖。选择的范围非常广泛。依据个人所选择的各种计划——从其所在州的现有项目中选择——的不同要求，月费的金额也有所不同，不过实际上所有的药费计划都提供一个最低的报销标准。每一项计划都必须支付月费。生活在联邦贫困线以下或者稍稍超过贫困线的人不需要支付月费，其他的低收入人群依据一个累进标准付费。每一个州都拥有数十个处方药费计划，在费用、费用共担、免赔标准和收益上提供多种多样的选择。在刚刚实行的时候，多种多样的选择也会使人迷惑。目前，联邦政府和州政府都提供免费电话和网站，以帮助人们对计划进行选择。

医疗保健计划在卫生和人力服务部秘书处（Secretary of Health and Human Services）的总体指导下运作，也接受社会保障局（Social Security Ad-

---

①　免赔金额即保险公司免于赔付的金额，也就是说，这一部分金额由被保险人自己承担。——译者注
②　此处数据疑有误，原书如此。——译者注

ministration，SSA）的医疗保险署（Bureau of Health Insurance）的监督。医疗保健计划的大多数日常运作由商业保险公司、"蓝十字"／"蓝盾"计划执行，它们审核索赔申请并给予支付。支付申请由服务提供者提交。报销额度建立在合理收费的基础上，这由给付费用的私营保险公司决定。2006年，医疗保健计划支付了4 083亿美元，覆盖4 320万老人和残疾人。医疗保健计划覆盖了14.3%的美国人口。

医疗救助计划 严格地来说，医疗救助计划是一个福利项目。通过这一项目，联邦政府与州立福利机构分担向卫生服务提供者支付的费用，用于为穷人提供卫生服务。医疗救助计划向各州提供50%～80%的配套费用，其比例取决于各州的人均收入。每一个州都必须为贫困人士提供现金帮助。符合条件的服务项目包括住院和门诊服务、实验室检查服务和X光检查服务以及医生服务，再加上各州自行选择的、其他形式的卫生服务。例如，它允许各州不仅可以把需要经济帮助的人纳入进来，还可以把医学上需要帮助的人纳入进来，如老人、盲人、贫穷的残疾人以及依赖上述人为生的儿童和家人。1986年，国会通过立法，把医疗救助计划扩展到5岁以下的儿童和低于贫困线的怀孕妇女身上，2006年的贫困线是四口之家年收入为20 614美元。

2006年，4 540万人或美国人口的15.1%通过医疗救助计划而获益。2004年，这些权益花费了联邦政府和州政府2 577亿美元。医疗救助计划最初是

为了覆盖依赖社会福利的人口，但其受益者已经扩展到了低收入家庭的儿童和怀孕妇女，他们也可能不依赖社会福利。这表明，这种保险也被用于覆盖那些没有其他医疗保险的人士的医疗费用。不过，由于医疗救助计划由各州而不是由联邦政府管理，其收益在各地有所不同。

医疗保健计划和医疗救助计划：评价

医疗保健计划和医疗救助计划的意图并不是要改变美国卫生服务的结构。这些计划并没有把医生置于联邦政府的领导之下，也不试图控制医学实践的分布和质量。相反，这些计划立足于现有的保险覆盖模式，吸收私营医疗保险公司参与进来，并且允许医生们像往常一样行医，并设立其收费标准。

实际上，对有组织的医疗行业和医院来说，医疗保健计划和医疗救助计划是一个财政上的恩赐，因为它们将数十亿美元投入到卫生服务领域中。当然人们还可以说，医疗保健计划和医疗救助计划导致了卫生服务价格的上升，因为他们提供了这样的机会：把针对病人的过度支付需求转移到了保险公司身上。近年来，由于巨大的利润空间，医疗保健计划还导致了新的专科医院的增加，如专门进行心脏病服务的医院。当然，公众并没有避开高收费，因为这些项目的成本必须收回——通过从工资扣除和税收。

不过，美国卫生服务体系的问题不仅仅是管理不善以及医生和管理式服务公司的高收入。实际上，

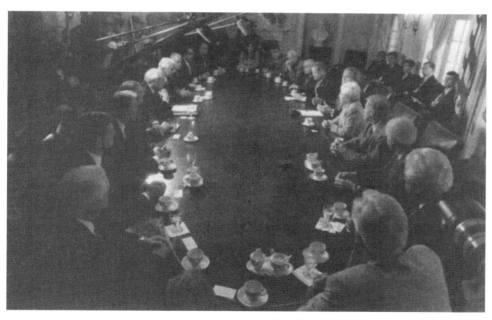

乔治·布什总统正与国会议员们会面，讨论医疗改革。处方药的报销政策于2006年出台。

问题出在医学实践的核心上：其目的是为全体人民提供高质量的医疗服务。在全国水平上，医疗保健计划和医疗救助计划实现了两个重要成就：首先，虽然这些项目的代价高昂，而且并没有满足老人和穷人的所有需求——这原本是其初衷——但它们为老人和穷人提供了他们需要的卫生服务，而这些服务在以前是不存在的。

其次，医疗保健计划和医疗救助计划为联邦政府涉足卫生服务方面的管理创造了先例，而且这种涉足是未来卫生服务计划和重组的关键。在美国，从开始对"联邦政府是否应该涉足卫生事务"这一问题进行讨论到现在，已经过去了很长时间。目前，联邦政府对卫生服务的参与已经是一个重要和确定的事实，无论未来美国卫生服务的组织和范围发生什么变化，这种变化都取决于上述决策。

一个影响深远的措施是1983年试图控制医疗保健费用的联邦立法，该法案为其名下提供的服务设定了一个固定的收费标准。作为旨在保证社会保障项目的财政状况的计划的一部分，未经多少辩论，医疗保健计划的支付系统就在国会获得通过。如果医院将其成本控制在医疗保健计划的支付范围之内，它们就能盈利；如果其成本超过上述标准，它们就会亏损。依据法律，医院不能从医疗保健计划的病人身上收取额外的费用，即使它们发现联邦经费不足以支付所有账单。这种情况要求医院在治疗被医疗保健计划覆盖的病人时，既要具有成本意识，又要提高效率。

对医疗保健计划的收费标准所进行的一次重大修订（1989年通过的《医生付费改革法案》）也为医生设定了固定的收费标准。联邦法律降低了付给专业服务的费用（降低了20%），如外科医生和放射科医生的服务费用，却提高了全科执业者和家庭执业者的服务费用，也提高了提供预防服务的内科医生的服务费用（提高了40%）。2006年，医生收费又降低了5%。一个主要的目标是把医疗保健计划的关注点，从对现有疾病的治疗转向预防和健康维护，特别是降低对涉及昂贵医疗程序的治疗支付的费用。医生收取病人费用超过政府所提供金额的行为也受到限制。大多数医生所接受的全部费用就是医疗保健计划支付的金额。

以前，政府花在医疗保健计划上的费用上升缓慢，不过现在上升速度加快了。20世纪90年代，费用每年增加128亿美元或上升10%，其中1998年增加了31亿美元，达到2 136亿美元。1999年，医疗

保健计划的费用有史以来第一次下降，为2 120亿美元。国会授权的削减费用、控制低通胀率以及消除欺诈的努力是导致这次下降的主要原因。不过，老年人口比例的持续升高正在扩大有资格参加医疗保健计划的人群，这种扩大将会提高未来的成本，因为服务本身的成本也在提高。2006年，医疗保健计划的费用达到了4 083亿美元。

卫生改革

20世纪90年代，美国发现，自己成了唯一一个没有全民医疗保险的发达国家。所有前任总统建立这种保险系统的努力都失败了。亨利·杜鲁门总统于1945年提出为所有美国人建立全民医疗保险计划，当时，卫生服务成本仅占GNP的4%。不过，由于美国医学会的反对，也担心这种计划成为某种形式的社会主义，杜鲁门的计划在国会里夭折了。1974年，理查德·尼克松开始推动一项与健康维护组织概念密切相关的全民卫生保险计划，这一计划却因"水门事件"而受挫，总统也因该丑闻辞职。吉米·卡特在其第一个任期提出建立全民医疗保险，但是1980年在第二次竞选中失败。只有林登·约翰逊获得了有限的成功：于1965年建立了医疗保健计划和医疗救助计划。

为全国人民提供卫生保险的最近一次尝试是比尔·克林顿总统于1994年做出的一次失败的努力。成本上升和无保险人口数量的增多问题，把公众对保险覆盖全民的要求推到了国家政治纲领的顶点。那时，由于其广受欢迎，这一计划或者它的修订版似乎就要变成现实。然而，1993年10月，当该计划被提交到国会时，各种利益群体游说立法者加入有利于自己的条款，或者完全反对它（Quadagno，2004，2005）。向国会的各种委员会提交卫生改革议案的延宕，给了各种利益群体进行动员的时间。小企业游说团体在反对这一计划上特别有影响，因为该计划要求仅有几个雇员的小企业为其工人支付医疗保险的大部分成本（80%）。美国医学会反对政府对卫生服务体系的控制，也抵制医生的收入损失；医院、制药公司和保险公司反对价格控制；工会和老人抵制他们已有的健康保险收益的损失和最高限额；有些消费者群体也对该计划的许多方面不满。克林顿总统从来没能向美国人民成功地解释他的计划，而且他的对手对该计划百般诋毁（Skocpol，

1996)。

反对保险的这些游说努力，民主党人和共和党人——正是他们承担了起草法律的责任——之间缺乏共识，以及日益加深的公众的犹豫不定，导致了国会的不作为。1994 年 9 月，白宫承认，已经没有机会在这一年通过全民医疗保险立法，不过发誓在 1995 年使其成为现实。但它没有兑现诺言，因为共和党在参众两院都获得了多数席位。克林顿总统的权威被性丑闻削弱——这引发了一桩不成功的弹劾案——随着其任期在 2001 年年初结束，他再也没有能力推进对全民医疗保险的立法工作。

不管怎样，克林顿的计划产生了两个主要效果。首先，它激发了对美国的卫生服务体系进行重大重组的运动，该运动要把卫生服务体系重组为一个执行体系，在这一体系中，管理式服务已经在私营部门成为主导模式。其次，它把卫生事务推向了国内政治的前台，国会里的民主党人和共和党人都承认，变革必须进行。这种情况的直接后果就是 1996 年《医疗保健改革法案》的通过，它的主要条款保证了在雇主资助的卫生计划中，工人在失去工作后仍能保留其医疗保险。它还阻止了保险公司的下述行为：拒绝为那些入保前患病的人进行理赔。不过，更广泛的全国性卫生改革最终看到了曙光，因为大量人口无保险的问题仍未解决。2008 年，巴拉克·奥巴马当选总统，他在竞选纲领中许诺进行卫生改革。这一进展以及同年民主党人在参众两院选举中的胜利，预示着某种类型的联邦改革即将到来。

与此同时，有些州开始率先为未参保人口建立自己的卫生报销覆盖体系。1974 年，夏威夷成为第一个为其居民设立医疗保险计划的州，该计划要求，雇主必须出资为其雇员购买保险，并且政府为小企业提供财政支持以对冲保险成本。该州的这个计划，加上医疗保健计划、医疗救助计划和商业保险，最终使几乎 90％ 的夏威夷人拥有了医疗保险。[①] 1994 年，田纳西州承诺，把自己变成第一个为所有未参保人口提供医疗保险的州——通过把它的医疗救助计划变成管理式服务的"田纳西保健计划"。不幸的是，2004 年，因为其高成本，田纳西保健计划陷入了危机。目前，它又变成了一个较为常规的医疗救助计划。俄勒冈州一直是卫生改革的领先者，它也

327

试图为所有未参保的人提供保险，不过因为预算削减而无法实施。它自己的医疗救助计划被称为"俄勒冈健康计划"，通过抽签来选择受益人，这些人没有商业医疗保险，也没有资格参加医疗保健计划和医疗救助计划。

而佛蒙特州为该州的部分穷人提供了医疗保险，参保者仅需支付一笔象征性的费用，但可以保证他们享受免费的医疗服务和口腔服务，这一政策适用于年龄 18 岁以下、家庭年收入少于 5 万美元的居民。2005 年，伊利诺伊州通过法律向所有未参保儿童提供医疗保险，家庭年收入不少于 4 万美元的家庭需要缴纳保险费，每个儿童依据一个累进标准每月缴纳 40 美元到 300 美元不等。2007 年，华盛顿州为年收入少于 6 万美元的家庭的儿童建立了医疗保险。还有一些州采取措施降低药物成本——通过强迫制药公司药价打折，或者从加拿大供应商那里购买更便宜的药品。9 个州（佛蒙特、缅因、马萨诸塞、夏威夷、新罕布什尔、纽约、康涅狄格、罗得岛和宾夕法尼亚）以及哥伦比亚特区建立了非营利组织来管理处方药的采购和分配——这些药用于医疗救助计划的病人和政府雇员——以降低药物成本。

马萨诸塞州从 2007 年起实施了一项法律，规定其居民必须参加医疗保险。居民如果不参保，他们就要交付惩罚性的州所得税，州政府资助并帮助有工作的穷人购买商业医疗保险，如果雇用 10 人以上的企业不为其雇员提供医疗保险，将会受到州政府的罚款，最高可达每年每个工人 295 美元。由于法律发挥了作用，据估计，马萨诸塞州以前未参保的 60 万人中间，有 34 万人已经被医疗保险覆盖。大量新入保的病人极大地增加了初级保健医生的工作量，该州的卫生服务体系正在应付如潮水般涌入的病人，不堪重负。无论如何，马萨诸塞州是唯一一个为其公民获得医疗保险提供物质手段的州。2008 年，在加利福尼亚州，类似的立法也在酝酿之中。

卫生服务：权利还是物权

根据布莱恩·特纳（Bryan Turner, 1988）的说法，理解现代民主政治的一个途径是从冲突理论的

---

① 2003 年，90％以上人口拥有某种类型的医疗保险的州有明尼苏达、罗得岛、威斯康星、新罕布什尔、佛蒙特、马萨诸塞。保险人口比例最低的州有得克萨斯、新墨西哥、佛罗里达、俄克拉何马。

视角看待各种问题。冲突理论的立场是社会不平等导致冲突，而冲突导致变革。社会学中的冲突论源自卡尔·马克思和马克斯·韦伯的著作。目前，它不仅仅关注阶级冲突，也关注利益群体之间的竞争，因为他们为了各种好处而操纵民主政治体系。特纳认为，现代社会的一个特点是，在民主原则（它强调平等和普适权利）和经济服务的组织之间存在冲突，后者涉及商品和服务的生产、交换和消费（其特征是不平等）。换句话说，进步的民主意识形态倡导平等，可是资本主义经济体系的现实却制造不平等。特纳宣称，当民主政治试图解决这一矛盾，并把平等注入天然不平等的经济体系时，冲突和紧张就会出现。因此，特纳（Turner，1988：52）总结说，不可能"从利益不同的集团和社区之间相互斗争——为其需求和利益获得承认而斗争——的角度来理解现代政治"。

而这正是目前的卫生改革所采取的措施。在冲突理论这一传统中工作的社会科学家争辩说，为美国人服务的最好办法，是建立一个与欧洲类似的全民医疗保险体系（Waitzkin，1991，2001）。这一辩白的逻辑基础是，传统上医疗服务在美国扮演了商品的角色。也就是说，它是作为服务被购买和销售的。麦肯尼克（Mechanic，2006：ix）指出，大多数医疗行为的动机是好的，并由美好愿望来支撑，但他补充说，"大钱"（big money）已经在卫生服务事务上占据了主导地位。对利润的追求服务于经济、

政治和职业利益，而不是服务于病人及其家人。未来的卫生改革尝试必须对这一影响采取现实主义的态度。保罗·斯塔尔（Paul Starr，1994）解释说，控制成本的努力之所以遭遇强烈抵抗，是因为在目前的制度下，卫生领域中的利益群体获益最多，因为卫生服务的成本和卫生服务的收入相抵。斯塔尔（Starr，1994：xxxvi-xxxvii）如是说：

> 成本上升意味着收入上升，控制成本意味着控制收入。卫生服务产业占据了美国经济的1/7，而该产业中的股票持有者——不仅仅是医生，还有医院、医学设备和药品制造商、投机资本家和保险公司——不会坐失这场战役，这场战役对他们的利益影响如此之大，有时还关乎生死存亡。

最后要分析，卫生改革真正的核心问题是，医疗服务是所有美国人的权利，还是一项物权。作为一种商品，医疗服务是一项物权。有一种观点辩称，这种服务确实是一项物权，而不是权利，如果人们需要医疗服务，就应该为它付费。成为一个医生所需要的艰苦训练和宝贵的技能，以及为提供服务而付出的时间和努力，应该为医生赢得高收入。卫生领域中的其他人也应该因其服务得到适当的补偿。这种辩白不应该被理解为穷人不配获得医疗服务。其背后是对福利国家的概括性反对，因为人们感到，帮助穷人的最好办法是为他们提供工作机会，从而

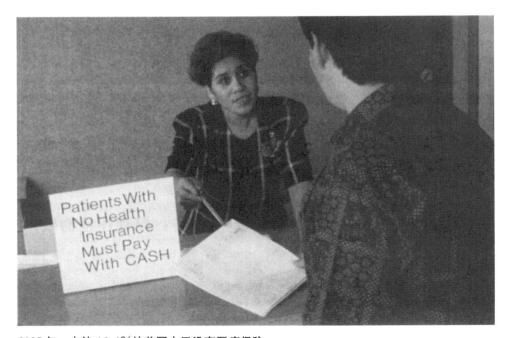

2005 年，大约 16.4％的美国人口没有医疗保险。

使他们能像其他人一样购买医疗服务。在没有改善他们生活于其中的贫穷状况之前，给予穷人高质量的医疗服务被认为是在做无用功。

不过，更具社会责任的辩白是，医疗服务确实是情况特殊。就其性质来说，医疗服务更多地是一个机会而不是一个商品，全体美国人都应该享有高质量的医疗服务，不论其生活条件和经济状况如何。即使人们有能力选择生活方式，也有能力采取影响其健康状况的预防措施，很多健康问题却在其控制能力之外。例如，一个人的健康可能受到下列因素的负面影响：基因、环境、事故概率、暴露于疾病之下，以及会导致高风险的不利的阶级状况。虽然看起来，为知情选择的行为和自愿选择的行为所导致的健康后果负责，对个人来说是合情合理的，但是，人们对其行为的后果并不是完全知情，确实会出现人们自己无法控制的健康问题。

一个社会对卫生服务的承诺反映了一些最基本的价值观：成为人类社会的一个成员意味着什么。因此，可以争辩说，社会具有保证卫生服务平等可及的责任——通过把它变成一项社会权利。这是因为卫生服务对社会十分重要：救苦纾难、预防早逝，以及恢复生活于其中的人们的（生理和社会）功能。个人有权享受卫生服务的观念和社会有责任提供卫生服务的观念，已经被那些为其人民提供全民医疗保险的国家所接受。

在美国这样的资本主义经济中，把医疗服务作为权利进行把握并把其确定为权利的运动，是和与福利国家相联系的其他措施一致的。马歇尔（T. H. Marshall，1964）解释说，西方世界里福利国家的出现是一个开始于 18 世纪的进程的顶点。马歇 *330* 尔指出，福利国家的建立是西方公民权利进化的最后阶段。在公民权利（在 18 世纪获得）如言论自由和法律面前人人平等、政治权利（在 18 世纪末和 19 世纪获得）如投票权和参与政府治理的权利之外，又加上了社会权利（在 19 世纪末和 20 世纪获得），即保护经济安全的权利和拥有最低水平的经济福利的权利。

马歇尔宣称，诸如此类的公民权——它们都倡导平等——的出现是一个悖论，因为它们和资本主义兴起的时代同时出现，而资本主义在本质上是一个不平等的制度。资本主义制度中的不平等源自这样一个事实：它建立在财产私有权的基础之上，也立足于安排各种经济活动以便从市场中盈利。在其拥有和取得的财产数量上，在其与商品生产和服务生产有关的市场地位上，在其从工作中获得（或丧失）的利润数量上，个人都是不平等的。正像约翰·梅里斯（John Myles，1984：30）所评论的那样："保护性的国家（protective state）和资本主义经济之间的婚姻是对立者之间的结合，它需要在两种对立的分配逻辑之间进行调停——其中一个把权利加诸对财产的所有，另一个则把权利加诸有公民资格的个人。"

在马歇尔（Marshall，1964）看来，从本质上说，这里发生的是资本主义社会阶级制度和公民权利之间的冲突，而公民权利被公众认为是民主社会的内在本质。在现代福利国家，公民的个人权利，而不是对财产的所有权和控制权，成为政治代议制和社会计划合法性的基础。目前的卫生改革努力是美国公民权利向卫生服务领域的延伸。加拿大和欧盟国家已经把卫生服务变成了一项社会权利。

小结和结论

本章考察了与下列事务有关的重要社会辩论：卫生服务、平等问题以及美国卫生服务的不平等分配。这些事务是关注医学和社会互动的人们所注意的中心。虽然有组织的医疗行业一致反对这样的社会立法——它可能影响"花钱看病"的医疗实践体系，也可能影响医生的生意人（entrepreneurial）角色——但是《医疗保健计划法案》和《医疗救助计划法案》的通过仍然标志着下列公共意识的出现：医学行业的利益并不总是和公众利益相一致的。卫生改革的努力代表了卫生服务体系中一种潜力巨大的变化已经开始，即保证所有美国人都享有卫生服务，并把它确立为一种社会权利。不过，虽然看起来这一变革总有一天会实现，但其阻力仍然巨大。麦肯尼克（Mechanic，2004：83）解释说："除非大多数人都受到威胁并感到不满，否则根本性的变革就不会发生。"

推荐阅读

MECHANIC, DAVID（2006）*The truth about health care：Why reform is not working in America*. New Brunswick，NJ：Rutgers University Press.

讨论了与美国卫生体系改革有关的问题。

QUADAGNO, JILL（2005）*One nation，uninsured：Why the U. S. has no national health insurance*. New York：Oxford University Press.

对美国为什么没有全国性的医疗保险作了社会学分析。

相关网站

1. 医疗保险和医疗救助服务中心（CMS）。

http：//www. cms. hhs. gov

管理医疗保险计划和医疗救助计划的联邦机构。

2. 医疗保险：提供关于医疗保险的信息的美国政府官方网站。

http：//www. medicare. gov

3. 医疗保险和医疗救助服务中心—医疗保险。

http ：//www. cms. hhs. gov/home/medicare . asp

包括关于执行机构目录、出版物、资格以及报名信息的链接。

4. 医疗保险和医疗救助服务中心—医疗救助。

http：//www. cms. hhs . gov/home/medicaid. asp

包括与医疗救助所有方面信息有关的链接。

5. 医疗保险和医疗救助服务中心，要闻：2004 年国家卫生经费。

http：//www. cms. hhs . gov/statistics/NationalHealthExpendData/

按卫生服务类型和这些服务的资金来源进行分类，统计了美国卫生服务的花费。

6. 国家医疗医师后援团。

http：//pnhp. org

一个由超过了 7 000 名医师和其他卫生服务人员构成的网络，这一网络为所有人提供卫生服务。

第十六章　全世界的卫生服务

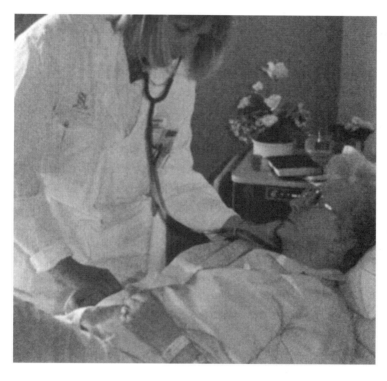

332　　　世界上所有的国家都面临着公众要求高质量卫生服务的压力，也都面临着提供服务的成本越来越高的问题。解决这些问题的不同策略引发了对卫生服务体系进行比较研究或跨国研究的新兴趣，以便学习其他国家的经验（Cockerham，1999；Gallagher，Stewart，and Stratton，2000；Gallagher and Subedi，1995；Lassey，Lassey，and Jinks，1997；Stevens，2005；Subedi and Gallagher，1996）。本章的关注重点是，常见于加拿大、英国、瑞典等国的社会化形式的卫生服务；然后是对日本、德国和墨西哥等国去中心化的（decentralized）国家卫生计划的考察，以及对俄罗斯以前和中国的社会主义医疗体系的考察。

　　研究不同国家卫生服务体系的价值在于，它能帮助我们理解这些国家的规范、价值观、文化和国家观念，也能让我们从它们的经验中有所斩获。唐纳德·

赖特（Donald Light，1986）指出，医疗保健和卫生服务是政治哲学的行动体现。因此，为做出的选择、建立的制度和提供的资金水平提供支撑的是社会和政治价值观。相应地，一个国家的卫生服务策略建立在下列因素的基础之上：历史经验、文化、经济制度、政治意识形态、社会组织、教育水平和生活水平、经济资源，以及对福利和国家功能的态度。

　　在 19 世纪后半叶的欧洲，关于卫生服务的条款已经是政府政策的重要组成部分。这一进展的背后，是欧洲各类政府对健康人口的渴望，因为人口的生产能力可以被看做经济和军事力量。在有些国家，提供全民医疗保险也是消除政治不满和工人阶级革命的手段。强制性的医疗保险通常是更大的社会保障的一部分，这种社会保障旨在保护工人在患病、残疾、失业和年老时的收入。最初，这种保护仅仅 333 提供给低于特定收入水平的工薪阶层，然后慢慢扩展到全部人口。德国于 1883 年建立起了第一个全民保险计划，奥地利于 1888 年紧随其后，其他欧洲国家类似制度的建立则贯穿了整个 20 世纪。

立足于公民资格的赋权（entitlement）的目的是为人民提供福利和卫生权益，无论其阶级地位如何。在这一点上，欧洲的社会保障体系要比美国的先进。很多欧洲人享有充分的医疗保险，享受患病、受伤和失业时的收入保护，享受补助家庭开销和养育儿童的津贴，如服装津贴和儿童午餐津贴。这些收益被提供给所有公民，对富人和穷人一视同仁。

直到 1965 年医疗保健计划和医疗救助计划通过后，美国才为部分美国人——老人和穷人——提供卫生服务权益。当欧洲国家的各个政府引入社会保障计划的时候，美国政府并没有过深地介入对经济或卫生服务的干预，美国也没有来自不满的工人的社会革命的威胁。虽然情况可能正在改变，但美国人一贯以来并不热心于政府福利计划，他们更愿意利用私营公司来应对经济和社会问题。除了老人，美国人至今认为加入福利体系是不正常的，那些享受福利的美国人有被污名化的倾向，并且社会地位低下。在欧洲，为普通大众——不仅仅是穷人和老人——提供福利和社会保障是政府角色的正常内涵。这种情况表明了美国和欧洲之间社会价值方面所存在的根本差异，美国人强调个人主义，而欧洲人更多地从父权主义的角度看待政府。

结果是，欧洲政府通常为卫生服务及其融资负责。例如，欧盟 80％ 的卫生服务成本的融资来自公共资源，或者是通过全民医疗保险，或者是由国家直接支付。美国通过公共财政获得了至少 60％ 的卫生费用，大多数是以患者服务、税收补贴和对政府雇员的保险覆盖的形式（Woolhandler and Himmelstein，2002）。剩下的 40％ 的资金来自保险公司和患者的个人付款。没有一个国家像美国一样拥有如此高的医疗保险私人融资水平。大卫·麦肯尼克（David Mechanic，2004：83）观察到，虽然政府花费巨大，但较高水平的私人融资使美国"保留了一个私营卫生服务体系的假象，并为此付出高昂代价"。

美国不仅仅是私人融资水平高，它也是世界上卫生费用最高的国家。表 16—1 显示了从 1960 年到 2004 年，部分国家的卫生总费用占其国内生产总值（GDP）的比值。1960 年，美国的卫生费用仅次于加拿大，但自 1970 年被困于第一的位置上直到今天——只有 1980 年例外，那一年，瑞典的卫生费用占其 GDP 的比值最高。表 16—1 还显示，2004 年，美国在卫生经费上花掉了其 GDP 的 15.2％，其次是瑞士，11.6％，德国是 10.6％。在表 16—1 所列的国家中，卫生费用占 GDP 比值最低的国家是墨西哥，为 6.3％。

334 表 16—1　　　　　　　1960—2004 年间一些国家特定年份的卫生费用占其国内生产总值的比例

国家	1960	1970	1975	1980	1985	1990	1995	2000	2004
澳大利亚	4.3	5.4	5.7	7.0	7.5	7.9	8.2	8.8	9.6
奥地利	4.3	5.3	7.3	7.6	6.6	7.1	8.5	9.4	9.6
比利时	3.4	4.0	5.8	6.4	7.2	7.4	8.7	8.6	—
加拿大	5.4	7.0	7.3	7.1	8.3	9.0	9.3	8.9	9.9
捷克共和国	—	—	—	—	4.5	5.0	7.3	6.7	7.3
丹麦	3.6	6.1	6.5	9.1	8.7	8.5	8.2	8.5	8.9
芬兰	3.9	5.6	6.3	6.4	7.2	7.9	7.5	6.7	7.5
法国	4.1	5.7	6.8	7.4	8.3	8.6	9.6	9.2	10.5
德国	4.7	6.3	7.8	8.8	9.3	8.7	10.2	10.3	10.6
希腊	3.1	5.6	—	6.5		8.9	9.9	10.0
匈牙利	—	—	—	—	—		7.5	7.1	8.0
冰岛	3.3	4.9	5.9	6.1	7.2	7.9	8.2	9.2	10.2
爱尔兰	3.6	5.1	7.7	8.4	7.6	6.7	7.3	6.3	7.1
意大利	3.6	5.1	5.8	7.0	7.0	8.1	7.9	8.1	8.7
日本	3.0	4.6	5.5	6.5	6.7	6.1	7.2	7.6	—
墨西哥	—	—	—	—	—	4.4	5.6	5.6	6.3
荷兰	3.9	6.0	7.7	8.0	7.8	8.5	8.9	7.9	9.2
新西兰	4.3	5.2	6.4	6.0	5.3	7.0	7.3	7.7	8.4
挪威	—	—	—	—		8.0	8.0	8.5	9.7
波兰	—	—	—	—		5.3	6.0	5.7	6.5

续前表

国家	1960	1970	1975	1980	1985	1990	1995	2000	2004
葡萄牙	—	—	6.4	5.6	6.1	6.2	7.6	9.4	10.1
西班牙	1.5	3.6	5.1	5.4	5.4	6.6	7.0	7.2	8.1
瑞典	4.5	6.9	8.0	9.1	8.7	8.5	8.1	8.4	9.1
瑞士	4.8	5.4	7.0	7.3	7.7	8.3	9.6	10.4	11.6
英国	3.9	4.5	5.5	5.6	5.9	6.0	6.9	7.3	8.1
美国	5.1	7.0	8.4	8.8	10.1	12.0	13.4	13.3	15.2

资料来源：National Center for Statistics，2007。

卫生费用的另一个衡量尺度是人均卫生花费。表16—2显示，从1960年到2004年，美国的人均卫生花费比任何其他国家都多。表16—2显示，2004年，美国的人均卫生花费是6 102美元。墨西哥的人均花费最少，是662美元。2005年的新数据——没有显示在表16—2上——显示，美国的卫生费用占其GDP的15.3%，人均6 700美元——该数据延续了美国在卫生费用上的领先地位。

335 表16—2 一些国家1960—2004年间的人均卫生费用（美元）

国家	1960	1970	1975	1980	1985	1990	1995	2000	2004
澳大利亚	89	212	443	663	998	1 318	1 792	2 398	3 120
奥地利	64	159	377	663	816	1 205	1 834	2 667	3 124
比利时	53	130	310	578	884	1 247	1 906	2 227	—
加拿大	109	260	434	710	1 193	1 678	2 128	2 503	3 165
捷克共和国	—	—	—	—	—	576	901	980	1 361
丹麦	—	—	—	819	1 177	1 453	1 882	2 380	2 881
芬兰	54	163	312	510	849	1 292	1 421	1 716	2 235
法国	72	206	393	701	1 082	1 520	1 991	2 450	3 159
德国	77	224	462	824	1 242	1 602	2 178	2 632	3 043
希腊	21	100	104	345	—	707	1 139	1 616	2 162
匈牙利	—	—	—	—	—	—	678	856	1 276
冰岛	50	137	294	576	947	1 376	1 823	2 623	3 331
爱尔兰	35	98	233	455	592	796	796	1 809	2 596
意大利	49	154	286	579	831	1 327	1 589	2 083	2 467
日本	26	130	260	523	818	1 082	1 632	1 967	—
墨西哥	—	—	—	—	—	260	388	506	662
荷兰	—	207	414	715	961	1 403	2 714	2 257	3 041
新西兰	90	—	359	456	587	937	1 244	1 605	2 083
挪威	46	131	311	632	915	1 363	1 864	3 080	3 996
波兰	—	—	—	—	—	258	420	590	805
葡萄牙	—	45	154	260	381	614	1 050	1 624	1 824
西班牙	14	82	190	325	454	815	1 068	1 520	2 094
瑞典	89	270	477	850	1 172	1 492	1 622	2 271	2 825
瑞士	132	279	522	854	1 251	1 782	2 477	3 179	4 077
英国	74	144	277	444	669	968	1 301	1 858	2 508
美国	141	341	582	1 052	1 735	2 688	3 637	3 637	6 102

资料来源：National Center for Statistics，2007。

迄今为止，美国拥有世界上最昂贵的卫生服务体系。不过，在测量一个国家的总体健康水平时最常见的两个指标——婴儿死亡率和预期寿命方面，美国的排名并不是特别高。表16—3显示，新加坡的婴儿死亡率是全世界最低的，为每1 000活产2.0人。日本的婴儿死亡率第二低，为每1 000活产2.8人。美国与波兰和斯洛伐克并列，在表16—3中的36个国家中排名第28位，其婴儿死亡率是每1 000活产6.8人。

表16—3　　　　　1990年和2004年一些国家和地区的婴儿死亡率（每1 000活产的婴儿死亡人数）

国家（地区）	婴儿死亡率	
	1990	**2004**
新加坡	6.7	2.0
日本	4.6	2.8
瑞典	6.0	3.1
挪威	6.9	3.2
芬兰	5.6	3.3
西班牙	7.6	3.5
捷克共和国	10.8	3.7
法国	7.3	3.9
葡萄牙	11.0	4.0
德国	7.0	4.1
希腊	9.7	4.1
意大利	8.2	4.1
荷兰	7.1	4.1
瑞士	6.8	4.2
比利时	8.0	4.3
丹麦	7.5	4.4
奥地利	6.5	4.5
以色列	9.9	4.5
澳大利亚	8.2	4.7
爱尔兰	8.2	4.9
苏格兰	7.7	4.9
英格兰和威尔士	7.9	5.0
加拿大	6.8	5.3
北爱尔兰	7.5	5.5
新西兰	8.4	5.7
古巴	10.7	5.8
匈牙利	14.8	6.6
波兰	19.4	6.8
斯洛伐克	12.0	6.8
美国	9.2	6.8
波多黎各	13.4	8.1
智利	16.0	8.4
哥斯达黎加	15.3	9.0
俄罗斯	26.9	11.5
保加利亚	14.8	11.7
罗马尼亚	26.9	16.8

资料来源：U. S. National Center for Statistics，2007。

　　预期寿命可能是评价一个国家总体健康水平的最好指标。表16—4显示，2003年，日本男性的预期寿命是世界上最高的，为78.4岁。然后是瑞士、瑞典和澳大利亚。美国的男性预期寿命排在第25

位，为 74.8 岁。表 16—4 显示，哥斯达黎加男性的平均寿命也比美国的男性长。表 16—4 显示，日本女性的预期寿命最高，2003 年是 85.3 岁。西班牙第二，是 83.6 岁，然后是瑞士和法国。表 16—4 显示，美国女性的预期寿命是 80.1 岁，排名 25 位，在葡萄牙之后，丹麦之前。

表 16—4　　2003 年一些国家和地区分性别的出生时预期寿命

男性		女性	
国家（地区）	预期寿命（岁）	国家	预期寿命（岁）
日本	78.4	日本	85.3
瑞士	78.0	西班牙	83.6
瑞典	77.9	瑞士	83.1
澳大利亚	77.8	法国	82.9
以色列	77.5	澳大利亚	82.8
新加坡	77.4	意大利	82.5
加拿大	77.4	瑞典	82.5
挪威	77.1	加拿大	82.4
新西兰	77.0	挪威	82.0
西班牙	76.9	芬兰	81.8
意大利	76.8	新加坡	81.8
丹麦	76.5	比利时	81.7
英格兰和威尔士	76.5	以色列	81.7
希腊	76.5	奥地利	81.6
哥斯达黎加	76.2	德国	81.4
荷兰	76.2	希腊	81.3
奥地利	75.9	新西兰	81.3
比利时	75.9	哥斯达黎加	81.0
法国	75.9	英格兰和威尔士	80.9
爱尔兰	75.8	荷兰	80.9
北爱尔兰	75.8	爱尔兰	80.7
德国	75.7	北爱尔兰	80.6
古巴	75.4	波多黎各	80.6
芬兰	75.1	葡萄牙	80.5
美国	74.8	美国	80.1
葡萄牙	74.2	丹麦	79.9
苏格兰	73.8	古巴	79.8
智利	72.9	苏格兰	79.1
捷克共和国	72.1	智利	79.0
波多黎各	71.8	波兰	78.8
波兰	70.5	捷克共和国	78.3
斯洛伐克	69.9	斯洛伐克	77.8
保加利亚	68.9	匈牙利	76.7
匈牙利	68.4	保加利亚	75.9
罗马尼亚	67.7	罗马尼亚	75.1
俄罗斯	58.6	俄罗斯	71.8

资料来源：U. S. National Center for Statistics，2007。

社会化医疗体系：加拿大、英国和瑞典

对"花钱看病"模式、社会化医疗体系、去中心化的国家卫生服务体系和社会主义医疗体系的关键特征的总结可见表16—5（Field, 1989）。第十五章曾经考察了美国的"花钱看病"模式，本节将会讨论社会化医疗模式。社会化医疗模式指的是这样一种卫生服务模式：它所提供的卫生服务采取"国家支持的消费者服务"（state-supported consumer

service）的形式。也就是说，购买卫生服务的买家是政府，它使消费者能够以很少的费用——或零费用——得到医疗服务。社会化医疗有各种各样的形式，这里将考察加拿大、英国和瑞典等国的类型。虽然各个国家间存在差异，但所有的社会化医疗都有一些共同特征。如表16—5所示，这些共同点是：（1）在资本主义经济中，政府直接控制卫生服务的融资和管理；（2）政府向卫生服务的提供者付费；（3）政府拥有服务设施（加拿大除外）；（4）政府向公众保证获得卫生服务的机会平等；（5）政府允许私营服务的存在，以便为愿意负责自己费用的患者服务。

表 16—5 政府角色和卫生服务体系的类型

政府角色	服务体系类型			
	"花钱看病"模式	社会化医疗体系	去中心化的国家卫生服务体系	社会主义医疗体系
管理	有限	直接管理	不直接管理	直接管理
支付服务提供者	有限	直接管理	不直接管理	直接管理
医疗设施所有情况	私有和公有	私有和公有	私有和公有	公有
公众可及性	不保证	保证	保证	保证
私营服务	主导	有限	有限	无

加拿大

美国人会对加拿大的卫生服务体系特别感兴趣，因为人们最经常地把它作为美国卫生体系的未来加以讨论。像美国一样，加拿大的医生通常是私人开业的、自我雇用的、遵循"花钱看病"模式的执业者。和美国不一样的是，加拿大医生的费用由政府资助的国家医疗保险支付——依据一个收费标准，此标准由省政府或领地①政府与医学会之间的谈判产生。大多数医院依据一份预算来运作，这份预算由医院和省或者领地的政府官员之间的谈判产生。因此，加拿大并没有一个单一的卫生服务体系，而是有10个省级体系和3个领地体系。不过，联邦政府通过财政和预算机制影响卫生政策和服务的实施，因此加拿大的制度不像德国或者法国的那样去中心化，那里的中央政府只对卫生事务实施很少的控制。就本质而言，加拿大拥有一个私营的卫生服务体系，不过费用全部由公共资金支付。

公共融资的卫生服务体系由税款和各级政府——包括联邦政府、省政府和领地政府——收取

的保险费支持。提供卫生服务的责任由省或者领地承担，辅以联邦政府的资金。实际上每一个加拿大人都得到了充分的保险覆盖，以支付其医院费用和医生费用。花在牙科服务、65岁以下人士的处方药、救护车服务、私立医院病房和配眼镜上的费用不在其列。

加拿大引入社会化医疗体系的时间较晚。直到1961年，普惠性的医院保险并不存在，医生费用的报销规定于1971年通过——在克服了医生的反对之后。在此之前，加拿大人通过各种方式支付医疗和住院账单：患者直接付费、商业保险以及地方政府付费。从婴儿死亡率和预期寿命来看，加拿大人的健康状况要好于美国人。表16—3显示，2004年，加拿大的婴儿死亡低于美国（前者为每1000活产5.3人，后者为6.8人）。表16—4显示，加拿大男性的预期寿命是77.4岁，而美国男性的预期寿命是74.8岁。加拿大女性的预期寿命是82.4岁，而美国女性的预期寿命是80.1岁。和美国及其他国家相似，加拿大在健康和预期寿命上也存在一个梯度：与在阶级结构中位于顶层的加拿大人相比，在阶级

---

① 加拿大与省平级但不具备省的法律地位的行政区。——译者注

结构中位于底层的加拿大人的健康状况更差，活得更短（Kosteniuk and Dickinson，2003；McDonough，Walters，and Strohschein，2002）。

加拿大在卫生服务上面临的主要问题与大多数大国相同，即成本上升。20世纪70年代，加拿大的卫生费用稳定在GDP的7%左右，不过到20世纪80年代早期上升到了GDP的8%。联邦政府意识到，它们以前没有对费用进行控制，因此于1977年实施了C—37法案，它限制了联邦政府对全国医疗保险的支出，使其主要依赖省一级的卫生经费。联邦收入和公司税收也被降低，从而给各省以更大的税收上升空间，这样做既平衡了支出，也没有提高总体税率。联邦税收下降了，但省级税收提高了，而总体税负保持在原有水平。以前，联邦政府支付卫生服务费用的24%，省/领地政府支付44%，个人支付30%，地方政府支付1%，对工人的赔偿费用支付1%。不过，支出结构于2004年发生了改变，因为联邦政府同意在以后的6年时间里，向各省和领地给付140亿美元的额外联邦经费，用于卫生服务，并保证每年增加6%，直到2015年。这份提高联邦经费的协议将使各级政府的预算分配更加平等，联邦一级和省/领地一级的费用水平将更加接近。这些新经费对于解决卫生领域日益恶化的问题是必要的。这些问题包括：医生和护士短缺越来越严重、癌症治疗和外科治疗前的漫长等待，以及日益老化的人口的用药成本越来越高。

随着同时接受公共医疗保险和商业医疗保险的私营诊所的出现，加拿大卫生服务的私营市场也在成长之中。加拿大的商业医疗保险通常由雇主提供，辅以公共资金，这些公共资金覆盖了私营或半私营医院的住院费用、处方药费、牙科和眼科服务，以及其他服务。1984年，《加拿大卫生法案》通过，重申卫生服务普遍可及的观点，并且授权对允许医生超过政府标准收费的省份处以罚款。到1987年，所有的省份都禁止了医生的额外收费。虽然，从病人从来不用看账单的角度来说，加拿大的卫生服务确实是免费的，但它对纳税人却不是免费的。和美国人相比，加拿大人多交15%～20%的所得税，结果是有些富人要上交其收入一半以上的税款。例如，魁北克的所得税最高，有些在最高纳税区间（tax bracket）的人的税负是其收入的51.7%。加拿大人要缴纳的消费税（value added tax，增值税）是其购买物价值的15%左右。

加拿大的医生们，与其美国同行类似，也是一

个权力式微的职业群体（Dickinson and Bolaria，2005）。1986年，安大略省的医生们进行了一次大规模的罢工，抗议联邦政府限制其向病人进行额外收费的决定。争议的问题是医生是否应该设定自己的收费金额。安大略省的医学职业群体坚持，《加拿大卫生法案》改变了他们的地位——从私营执业者变成了"公共雇员"，因为政府决定医生能够因其服务收取多少费用（Williams et al.，1995）。虽然有很多医生支持这场罢工，但其他医生并不支持，抗议最终被瓦解了，也没有改变政府的立场。从20世纪80年代中期以来，政府和医学行业之间的冲突显著减少。大多数加拿大医生似乎接受了政府的支付体系（Williams et al.，1995）。实际上所有加拿大医生都参与了省一级的卫生服务计划，对大多数治疗程序（medical procedure）来说，没有其他重要的付款来源。

加拿大人似乎更偏爱他们自己的卫生服务体系，特别是在与美国模式的对照中。加拿大人对其卫生服务体系较满意的主要原因是它的平等性和低成本。加拿大人实际上不用向医生和医院支付任何费用。相反，省政府是这个国家卫生服务的购买者，为其患者服务向医生支付一笔固定费用，并为了医院的成本运作向其提供一笔固定的预算资金。和美国医院不同，加拿大医院不能因提供额外服务而赚取更多的钱。罗伯特·伊文思（Robert Evans，1986）解释说，美国和加拿大之间卫生费用的本质区别是，加拿大的体系把对全体人口的充分覆盖和成本控制结合在了一起。伊文思（Evans，1986：597）指出："全民覆盖是政府介入双边谈判的必要条件——政府通过这种谈判获得控制成本上升的手段。"由于从本质上说，政府购买所有的服务，因此它有能力控制服务的成本。加拿大体系的最大缺点是，接受某些诊疗程序前需要等待很长时间，如特定类型的手术、癌症的放射治疗，以及一些诊断检查。例如，在诊断明确之后接受癌症的放射治疗，最长可能要等待16个星期。对某些病人来说，这种等待的后果是严重的。他们有时会自行跨越边境去美国接受私人服务，或者政府会允许他们这样做——由政府付费（Brooke，2000）。

最近，加拿大的卫生服务体系发生了最重要的新变化：最高法院裁定魁北克省对商业医疗保险的禁令违反宪法。法院认为，当公共卫生体系不能提供合适的服务时，对商业保险公司的禁令就是违宪的。现在，魁北克省已经允许，当病人在6个月之

内不能从公共体系获得治疗时，他们可以在私营医院接受治疗。而阿尔伯塔、不列颠哥伦比亚和其他各省则鼓励私营卫生机构和商业医疗保险的扩张。不过问题仍然存在。加拿大的人口正在老化，支持卫生服务体系的工作和纳税人口会变得更少。与此同时，对卫生服务体系的要求会增加，因为老人需要更多的服务。在21世纪，为保持其卫生服务的质量，加拿大将会面临重大挑战。

英国

1911—1913年之间，英国建立了一个全国性的医疗保险项目，但是仅提供有限的收益，仅覆盖体力工人。1948年，英国政府通过国有化接管了为国民提供卫生服务的责任，进一步构建了"国家卫生服务计划"（National Health Service, NHS）。在这种情况下，政府成为卫生工作者的雇主。政府利用主要由税收募集的资金维护医疗设施，购买物资和新设备。使用卫生服务的人免费享受卫生服务。目前，国家卫生服务计划是英国最大的雇主，2005年拥有的员工超过100万人。

虽然建立国家医疗保险的第一个国家是德国，但英国却是西方社会里第一个建立起全民免费的卫生服务体系的国家。1948年之前，一个英国人享受的医疗服务的质量显然取决于他的财力，而穷人因其确定无疑的恶劣状况而受苦。第二次世界大战后上台的工党采取行动，保证每一个人都能够免费接受医疗服务。为了实现这一目的，政府必须接管私有的医疗设施。1948年通过的《国家卫生服务法案》将卫生服务系统重组为三个分支：（1）管理委员会（Executive Council），负责该系统的行政管理；（2）地方卫生服务管理机构（Local Health Authority Services Branch），负责公共卫生、门诊服务、家庭护理、精神病人的社区服务以及养老院；（3）医院和专家服务机构（Hospital and Specialist Services Branch），负责所有医院（除了几所私立的专科医院）和医疗专家的管理，这些专家构成了英国医院的医务人员。

英国卫生服务体系的第一序列仍然是全科医生，他们在诊室或诊所里工作，独立执业或者合伙执业。全科医生们的收入来自年人均诊费，即患者名单上的患者每人缴纳的一份费用，这是与国家卫生服务计划达成的合同协议的一部分。一个全科医生的平均病人数量大约是2 000人。如果是独立执业者，在特别许可之下，一个全科医生的病人数量可以多达3 500名。合伙执业者的患者数量可以更多，这取决于参与医生的数量。按规定全科医生必须免费提供服务。病人（16岁以上）有权选择其医生，而医生也有权接受或者拒绝任何人成为其全时患者（full-time patient）。不过如果一个病人被某个医生拒绝，在该病人还没有加入其他医生的名单之前，或者他的医生不在，这个医生还必须为他提供治疗。65岁以上病人的人均诊费较高，政府还会为下列情况提供额外费用：基本办公费用、参加合伙执业、继续教育、年长的医生，以及在医生缺乏的地方行医。

除非是紧急情况，如欲得到专家（在英国的体系中被称为"咨询家"）的治疗或者住院，必须由全科医生向专家进行推荐。一般说来，专家是唯一在医院里为患者治病的医生，政府为他们支付年薪。支持国家卫生服务计划的全部资金的大约11％来自工资扣款和雇主的贡献，因此大多数收入来自公共税收。每个劳动者为全国医疗保险支付其大约9％的收入，雇主支付同样的金额。

因为国家卫生服务计划在最初执行的时候遭到了医生们的强烈反对，医生们被允许治疗私人患者（private patient），一定数量的医院病床（"付费"病床）被保留下来为此类患者服务。私人患者有责任自行支付其账单，他们中的大多数人拥有商业保险公司的保险。成为私人患者的好处是，花在候诊和预约上的时间较少，当然也有更多的私密性。除了国家卫生服务计划提供的医疗服务，英国还有患病救济基金（sickness benefit fund），用以补助患者或者伤者的收入、向丧偶者（survivor）支付死亡抚恤金，以及支付生育津贴（maternity benefit）。

英国医学会（British Medical Association, BMA）最初反对1911—1913年的全国医疗保险和第二次世界大战后国家卫生服务计划的构建。不过，这两个计划都成为了法律，因为政府下定决心要实现这些计划，而且，政府为削弱反对的力量，向医生们提供了足够的物质刺激。面对政府的强大决心和当时的首相（1912年的劳合·乔治和1946年的安奈林·贝文）的政治手腕，英国医学会表现得效率低下。两任首相都设法瓦解了英国医学会的团结。例如，贝文拒绝和英国医学会进行冗长的谈判，但向教学医院和咨询家（专家）做出让步，允许他们在国立医院里治疗私人患者，以此赢取医疗机构里多数人的支持。医学行业越来越清楚地意识到，政府将把这些措施变成法律，无论英国医学会支持与否。最终，英国医学会成为政府将这些变革制度化的合作者。

最初，国家卫生服务计划充满争议，也受到了相当多的批评。针对全科医生的人均诊费支付模式意味着，医生看的病人越多，他挣的钱就越多。因此，大家特别担忧——有一些证据也表明的确如此——医疗服务量有余而质不足。对此采取了一个措施，即如果医生诊治的病人过多，他的报酬标准就会下降。不过随着人口的增加，医生所看病人的数量很难降低。而且，政府和医生之间就人均诊费标准发生了争议，医生们坚持认为诊费太低。全科医生和专家之间也发生了争论。专家们享有较高的声望和较高的收入，全科医生们认为国家卫生服务计划制度倾向于专家们——不仅仅在收入上，在附加福利上也是如此。全科医生们要求政治家们和政府官员更多考虑他们的需求。

相应地，卫生服务体系的冲突和问题大多发生于卫生服务提供者和政府之间。大众对此参与很少。国家承担了保护患者权利和利益的角色，只是在最近的几年里，公众才有了直接表达其关切的渠道。英国的国家卫生服务体系面临的核心问题是它缺少财政来源。虽然英国的生活水平相对较高，但仍有大量贫困现象。再者，国家卫生服务计划极力限制医疗成本，2004 年，仅有 8.1% 的英国 GDP 花在了卫生服务上。这低于 9% 的欧洲平均水平。虽然在控制费用上升方面比较成功，但这种政策也有其缺陷。英国的医生和护士的平均工资并不高。他们经常会进行罢工，要求更多报酬。很多医生，特别是咨询家，进行很多的私人行医活动，以便提高其收入。

英国患者对医生诊室外的长期等待越来越不满，也不满于看医生前漫长的预约期。择期手术的进行也被延误很长时间。人们还批评医院的员工短缺。为了改善这种情况，玛格丽特·撒切尔领导的英国政府于 1990 年开始改革，旨在在这个国家的卫生服务体系中创立一个"内部市场"（Annandale and Field，2005；Hughes and Griffiths，1999；Light，1997）。

最重要的措施是 1990 年国家卫生服务计划和《社区保健法案》的通过。这一法案的条款使国家卫生服务计划更能够满足病人的需求，它把更多的权力和责任委托给地方卫生区（local health district）和医院。医院可以作为国家卫生服务计划的信托医院（NHS hospital trust）进行自我管理，也可以通过下述方式进行融资：与地区卫生当局直接签订服务合同。地区卫生当局负责在其区域内为卫生服务

付费、管理服务的实施，并且依据地区和全国指南制订计划。地区卫生当局接受国家卫生服务计划大区管理办公室的管理，并从那里获得各种资源，而国家卫生服务计划大区管理办公室的资金则来自中央政府。而且，合伙行医的全科医生们，如果其患者数量不少于 5 000 人，可以申请一项预算，从而成为全科医生基金的持有者，并用这笔基金从医院为其患者购买服务。全科医生们还从人均诊费获得了更高的收入，并被鼓励为获得病人而开展竞争。相应地，允许患者更方便地选择和更换全科医生。最后，咨询家的工作必须接受常规的审计和复核，以决定其工作是否令人满意。

还有，允许为私人患者提供服务的医院从这些服务中获得一定利润，而不是为提供服务付出代价。还允许医院将其服务推向市场，使其对私人患者更具吸引力。医生可以将国家卫生服务计划的病人收入最好的医院——不一定在患者自己的地区内。政府旨在通过这些措施提高效率、缩短接受治疗的等待时间、帮助医生和医院通过吸引更多的病人来提高收入。虽然这些措施标志着把自由市场手段引入由国家出资的社会体系，但国家资助卫生服务的原则依然如故。除了对卫生服务市场的改革，《患者宪章》（Patient's Charter）赋予患者 10 项基本权利，包括享受服务的权利、如果需要被介绍给咨询家的权利、获得对治疗的清晰解释的权利、查阅病历的权利、病历被保密存放的权利、获得当地卫生服务的详细信息的权利、保证在确定的日期接受治疗的权利、对国家卫生服务计划的申诉被调查的权利。

虽然有这些改革，但严重的问题依然存在：很多需要翻新的老旧医院的状况仍在恶化；有些手术的等待时间超过一年；不同地区的服务标准不一样；医生、护士和其他卫生工作者对政府预算削减的不满越来越深。市场改革并没有消除政府因出资不足所导致的各种短缺。1997 年，在首相托尼·布莱尔的领导下，工党上台（在缺席了 18 年之后）。布莱尔建议对卫生服务体系实施重组，并废除由保守党人建立的国家卫生服务计划"内部市场"。不过，内部市场对初级保健、契约和国家卫生服务计划信托制度的强调大体上保持了原样。同时，在布莱尔的领导下也发生了一些变化：在对医院和咨询家服务的购买中，新的初级保健团体——由全科医生和社区保健护士构成的地方网络——正在取代持有或没有全科医生基金的全科医生；建立了三个新的医学院，以缓解医生短缺；一站式服务的（one-stop）、

无须预约的（drop-in）医学中心被授权建立起来；建立了一个由医生和护士值守的 24 小时热线，通过网络向医生和病人提供医学信息。从 2004 年开始，国家卫生服务计划允许等待超过 6 个月的病人在各类医院之间选择服务，包括私立医院和外国医院。

345　　虽然仍然需要改革，但国家卫生服务计划已经实现了它的初衷：为英国居民提供充分的免费医疗服务。其效果引人注目。英国的整体健康状况在世界上名列前茅。例如，表 16—3 和表 16—4 显示，英格兰和威尔士的婴儿死亡率比美国低，而男女两性的预期寿命都比美国高。总的来说，纵然还存在问题，但英国的卫生服务还是高质量的，并且在预防心脏病方面取得了特殊的成绩。不过，不同社会阶级之间的健康不平等依然显著存在（Borooah，1999；Chandola，2000；Lahelma et al.，2000，2002；Marmot，2004；Marmot and Wilkinson，1999；Reid，1998）。当然，英国底层阶级的不良健康状况更多地源于他们不健康的生活方式，以及与贫穷相关的生活环境，而不是源于在获得卫生服务方面的不平等（Jarvis and Wardle，1999；Reid，1998；Shaw，Dorling，and Smith，1999）。

瑞典

和英国一样，瑞典的情况显示，即使是在一个资本主义国家，社会化的卫生服务体系也可以是有效的——通过建立一个全国性的卫生服务体系。瑞典的国家卫生服务体系通过税收来融资。瑞典的税收曾经是世界上最高的。1991 年的税收改革将最高税率从 72％降低到了 51％，不过在 1995 年，最高税收区间的税率被临时性地提高到了 56％，并一直维持在该水平。在为大众提供福利收益方面，瑞典是世界上最平等的国家，而生活条件的不平等也已经被降低到了这样的水平：它比世界上大多数国家都更平等。普惠的医疗保健、养老金、失业保险和职位保留计划（job-retraining program）保护了受雇用的瑞典人及其家庭免受下述问题的严重困扰：健康不佳、被年老和失业推入贫困状态。瑞典也有社会阶级差异，底层阶级的健康状况比富裕的瑞典人要差一些，不过与其他大多数国家相比，差异程度不那么明显（Hemström，2005）。和其他北欧国家一样，瑞典的贫困人口比例在欧洲是最低的。

在几乎所有指标上，瑞典人都被认为是世界上整体最富裕的人民。表 16—3 显示，2004 年，瑞典拥有世界上第三低的婴儿死亡率（每 1 000 活产 3.1

人）。表 16—4 显示，瑞典拥有第三高的男性预期寿命（77.9 岁），和第七高的女性预期寿命（82.5 岁）。2004 年，瑞典将其 GDP 的 9.1％用于卫生事业花费。

瑞典国家卫生服务的责任由卫生和社会事务部（Ministry of Health and Social Affairs）承担。只有特别重要的卫生事务才由该部决定。大多数涉及卫生政策的决定都由国家卫生和福利委员会（National Board of Health and Welfare）做出，这个部门成立于 1968 年。该委员会计划、监督和规范卫生服务在县一级的执行。医生由县议会雇用，并依据其工作小时数获得报酬，而不是依据其治疗的病人数。每周工作一个确定的时数是医生们的义务，通常是40～42 小时。在通常情况下，医生自行决定他怎样　346在治疗病人、从事研究和教书之间分配其工作时间。医生的薪水是标准化的，依据其专业、工作地点和资历来确定。

瑞典的国家卫生服务的一个主要特点是，综合医院由县政府或地区政府拥有。地方政府为服务的提供和维持负责。国家仅仅付给综合医院较小的一笔费用，这笔费用来自医疗保险项目，剩下的缺口由地方税收支付。对全体人民来说，参加政府资助的医疗保险是强制性的。支持保险项目的大多数资金来自雇主的贡献和雇员的工资扣款。这种保险是一种国家医疗保险，它主要被用于支付医生和其他卫生工作者的薪水。瑞典也有私人行医的全科医生，他们的诊费由保险基金和对患者的象征性收费支付。不过，所有医生的收费都由政府确定，并依据他们的工作安排进行支付。

除了一般的免费医疗之外，瑞典的卫生服务体系还有其他额外的收益。看医生和去医院的额外旅行费用也由政府支付，还有一个患病现金基金（cash sickness fund），旨在补偿患者或伤者因病失业后造成的收入损失，保障其生活水平。依据这一计划，人们最高可以获得其原来工作时的收入的 80％。药物或者是免费的，或者很便宜。妇女每生一个孩子就会获得一笔补贴，拥有 16 岁以下儿童的家庭也会获得补贴，无论该家庭收入高低。

因此，把瑞典的卫生服务体系的融资模式视做国家医疗保险的例子，在某种程度上是一种误解，因为其大多数收入来自县议会。瑞典的总卫生费用的 71％由县级税收承担，16％由中央政府承担，10％由医疗保险体系和其他财源承担，3％由患者付费承担。20 世纪 90 年代早期，由于经济发展速度放缓、失业率上升和税收改革，政府预算的压力加大。伯纳德·琼斯（Bernard Jones，1996：104）解释说，在他的记忆里，（那是）第一次必须为财政问题担忧，并开始对福利国家的各种资源——以前是慷慨提供的——进行配额管理。县议会——大约75%的卫生服务预算分配给了它——削减了它的开支。病人住院的时间比以前缩短了，而且更经常地接受门诊治疗。1994年，县议会引入了一种新的财政支付体系，对医院的付款依据其实际治疗的病人数，而不是原来的固定年预算，医院间的竞争得到允许，旨在改进服务质量和降低成本。相应地，像英国一样，在其特有的政府经营的卫生服务体系之内，瑞典已经开始向"购买者—提供者"（purchaser-provider）的模式转变，即使20世纪90年代后期经济改善之后，这一模式仍然被保留了下来。

347

瑞典仍然固守下述承诺：人人享有平等可及的、由公共资金支付的卫生服务。在国家立法机构的指导下，县议会仍然承担着提供卫生服务的责任，不过把养老院的责任交给了城区（municipality），将养老院的部分预算转移给地方卫生区。这一措施允许卫生区从各种初级保健中心和医院购买服务，旨在促进服务提供者之间的竞争，并提高患者的选择自由度。瑞典卫生服务体系的这些变化并不是极端主义的，相反，它们只是试图在一个非常成功的制度中，加入有限的自由市场因素。

去中心化的国家卫生计划：日本、德国和墨西哥

去中心化的国家卫生计划与社会化的医疗制度不同，因为政府对卫生服务体系的控制和管理更加间接。政府主要是对系统进行规范，而不是运作。通常，政府扮演第三方的角色，在卫生服务的提供者和参与卫生服务融资的组织之间进行斡旋和协调。在去中心化的国家卫生计划中，政府的职责是：（1）在资本主义经济中，间接控制卫生服务的融资和管理；（2）规范服务提供者的收费；（3）拥有部分卫生设施；（4）保证卫生服务对大众平等的可及性；（5）允许进行一些为自愿自费的病人提供服务的私人行医。本节将讨论日本、德国和墨西哥的国家卫生服务体系。

日本

2003年，日本将其GDP的8.0%用于卫生服务（是美国的一半多），不过，在过去的50年里，日本获得了惊人的成就。例如，1955年，日本的人均预期寿命比美国的低4岁还多。到1967年，日本的预期寿命超过了美国。表16—4显示，2003年，日本男性（78.4岁）和女性（85.3岁）的预期寿命都是世界上最高的。日本的婴儿死亡率（参见表16—3）是世界第二低的（2004年，每1000个活产2.8人）。

日本拥有一个国家医疗保险计划，于1961年开始实施，不过按西方的标准看来，其收益相对较低。日本患者自己承担卫生服务费用的30%，剩下的由国家卫生计划支付。不过，病人在任何一个月里的花费超过6万日元（566美元），超出的部分可以报销。低收入患者每月花费超过3.36万日元，超出的部分可以报销。年过七旬的人的医疗费用全部由国家承担。病人可以选择自己的医生，并被鼓励常去拜访他们，这些政策毫无疑问提高了日本人的寿命，因为这样健康问题可以及早得到诊断。根据2008年生效的一部全国性法律，公司和地方政府应该在年度体检中，对其管辖范围内年龄40~74岁之间的人进行腰围测量。腰围超过日本政府标准（男人85厘米，女人90厘米）的人要接受减肥指导，并可享受减肥假期。不能实现减肥目标的公司和地方政府，必须向中央政府缴纳罚款。

348

大约1/3的日本医生是私人行医，以"花钱看病"的模式获得报酬。其他医生是医院的全职工薪雇员。病人住院以后，不是医院员工的医生不能再对他们进行治疗。因为政府设定了收费标准，医生诊室问诊和检查的费用很低。无论其资历和工作地域，对于同一项治疗方法，支付给所有私人行医的日本医生的费用都是相同的——依据政府统一的收费标准。费用修订由卫生和福利部（Ministry of Health and Welfare）的中央社会医疗服务委员会（Central Social Medical Care Council）商定。这个委员会的构成是8个服务提供者（医生、牙医、药剂师）、8个付费者（4个保险商，2个来自政府，2个来自管理层和劳动者）、4个代表公共利益的人士（3个经济学家和1个律师）。不过，任何费用的变动最终由财政部决定，因为政府资助必须被控制在总体预算之内。实际上，政府决定医生和医院的收费。医院的成本也会比较低，因为政府也拒绝在此领域

支付高昂的成本。

政府的收费目录是主要的成本约束机制。禁止卫生服务提供者超过目录允许的标准进行收费。日本医生确实能从他们开出的处方药上获得可观的额外收入（药价的25％或更多）。而且，日本人比任何其他地方的人使用的处方药都多（Ikegami and Campbell，1995；Powell and Anesaki，1990）。私人开业的医生比医院里的医生收入要高得多（大约4倍）。

日本的国家医疗保险计划并没有覆盖所有的日本人。相反，政府鼓励私营组织将政府对卫生服务的介入控制在最低水平——通过建立他们自己的福利计划。日本企业界的一个常规制度是公司负责照顾自己的职员。在日本，这一责任包括提供退休计划、帮助退休人员寻找退休后的工作、安排休假、提供低息住房贷款，以及提供医疗服务。相应地，大公司、中小型公司、公共和准公共机构各拥有独立的雇员卫生服务计划。有些大公司还雇用医生并拥有自己的医院。也有为那些没有被其他医疗计划覆盖的公民而设立的医疗保障项目。因此，日本所有人口都被某种类型的医疗保险计划覆盖，在卫生服务方面，和普通美国人相比，普通日本人所拥有的保障手段要多出许多。

主要建立在职业之上的、去中心化的卫生服务体系的概念受到了企业家的支持，他们所提供的收益通常比法律规定的还多。商业领袖们反对替政府承担沉重的福利负担，因为他们希望缴更少的税，并避免出现一个发号施令的政府机构——这对一个大规模的公共福利体系来说是必不可少的。福利国家如瑞典和英国的税收负担并不令人向往，美国建立在收入基础上的福利体系也是如此。还有一点也很重要，即日本公司愿意为其员工提供保障，以换取员工的忠诚和生产力。这一政策使日本的大型企业具有吸引员工的优势，因为它们能够提供更多的收益。因此，一些日本人的卫生服务收益好于其他人，虽然日本的整体卫生服务收益是高度平等的。

池上直己（Naoki Ikegami，1992）认为，需要讨论的是，日本人口的出色健康水平和较低的医疗费用是生活方式和经济状况的反应，而不是卫生服务体系的效果。池上说，上述观点可能是正确的，不过他仍然就下述事实引起了人们的注意：没有配额的全民（卫生服务）覆盖只是一个重大成就。虽然说没有任何一个卫生体系是完美的，因为需求很容易就超过资源供给，但是日本人已经建立了世界上最有效的卫生服务体系：成本较低、高效、平等。

不过问题仍然存在。80％的日本医院由医生私人所有，很多设施陈旧，床位缺乏。因为日本政府 限制其收费，日本医院收治越来越多的病人以弥补其支出。大多数医院因此人满为患。日本的平均住院时间也比西方国家长。医院管理者抱怨说，如果不提高对病人的收费，医院很难有升级设备的资金，也无钱雇用更多人员。

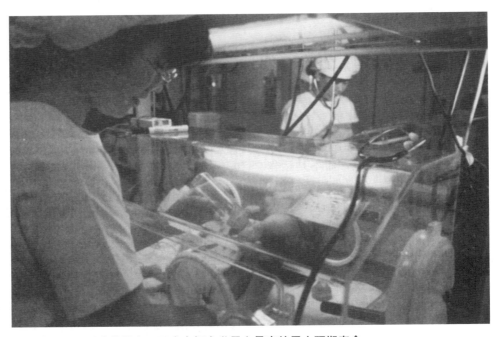

日本的新生儿重症监护室。日本人拥有世界上最高的男女预期寿命。

日本人就医通常在医生的诊室和诊所里都要等待很长时间，因为日本医生基本上不使用预约系统。基本上是谁先来谁先看，有些病人在医生诊室开门之前就开始排队了。再者，与美国相比，日本的医患关系更为非人格化。病人很少被告知关于其诊断、治疗和用药种类的信息。玛格丽特·鲍威尔和姊崎正平（Margaret Powell and Masahira Anesaki，1990：174）宣称："医生往往用安慰的话语把问题搪塞过去，并不真正提供关于实际病情的准确信息。"医患关系立足于信任和日本的传统文化价值：对权威的尊敬。一个病人直接要求知晓信息，会被看做对医生权威、判断力和知识的质疑。因此，医生告诉病人多少，他们就知道多少。日本的医学职业是高度自我规范的，并且反对公众的审查。

疾病类型也发生了变化。心脏病正在增多，目前已经是仅次于癌症的第二大死亡原因。传统上，和西方国家相比，日本的心脏病死亡率较低。这一趋势无疑会影响日本人较高的预期寿命，特别是男性。低脂肪、低蛋白、高碳水化合物，以鱼、大米和绿色蔬菜为主的日本传统膳食是造成这种情况（高预期寿命）的主要因素（Cockerham，Hattori，and Yamori，2000；Powell and Anesaki，1990）。而且，日本文化的压力消解特征可能发挥了重要作用：如强有力的群体团结，解决问题时的合作精神，以及日本男性下班后在酒吧或面馆里与亲密朋友进行的常规社交活动等。这些宴饮场所的设计旨在营造放松的氛围，使人们暂时逃避现代生活的紧张状态。在工业化的日本，在很多日本人的生活方式中，下班后同事之间的社交活动似乎已经成为常规。

不过，更加西方化的生活方式，动物脂肪和蛋白消费量的上升——西方膳食难辞其咎——加上生活在一个快速变化、努力工作和人口稠密的社会中所承受的压力，导致了更多心脏病的发生（Anesaki and Munakata，2005）。有人研究了日本城市公务员冠心病高危行为的社会经济差异。该研究显示，与拥有大学教育程度和较高地位的人相比，教育水平和工作地位低下的人吸烟的情况明显增多（Nishi，Makino，Fukuda，and Tatarra，2004）。不过，酒精消费广泛分布于从顶端到底端的所有社会梯级上。日本人向高脂肪膳食的转变造成了结肠癌和胰腺癌

的增多。日本男性大量吸烟也导致了肺癌死亡率的上升。日本人还拥有世界上最高的胃癌发病率。癌症和心脏病死亡率的升高，以及发达国家中最高的中风死亡率，表明日本人预期寿命的提高速度已经放缓，也许已经达到极限。

在未来，这些变化加上日本日益增加的老龄人口，将会给日本的卫生服务体系施加巨大的压力。日本社会老龄人口的比例比世界上任何国家都高，这种情况将会要求日本的卫生服务体系做出有效的反应。

德国

从1883年帝制德国的俾斯麦政府的制度化改革以来，德意志联邦共和国的卫生服务结构没有很大变化。当时建立的计划建立在三个主要部分之上：（1）强制保险，（2）免费卫生服务，（3）患病救济。雇员、自谋职业者、失业者、退休老人，以及照料婴儿和儿童的家务工作者中的特定类型，都必须参加德国某个公共医疗保险机构的保险。德国有1 300个公共医疗保险团体，而一个特定的保健计划的成员资格取决于各种因素，如职业或工作地点。例如，有为矿工、工匠、水手、农民提供服务的计划，有些大公司为其员工出资组建自己的保健计划。德国最大的公共医疗保险组织是联邦公众医疗保险协会（AOK），它为一半人口提供保险。AOK最初仅为蓝领工人提供保险，不过后来扩展了它的成员基础，以涵盖全部人口。

19世纪后期，俾斯麦的福利措施是对民主化做出的反应，也是压制民主化的一个尝试。也就是说，通过满足他们的社会权利，并将这些权利与国家而不是工会或社会主义政党联系在一起，俾斯麦希望消除组织化程度越来越高的左翼工人阶级对政治权利的要求。包括在俾斯麦计划中的，还有有史以来第一个全国医疗保险计划。大卫·柴尔兹和杰弗里·约翰逊（David Childs and Jeffrey Johnson，1981：99）总结了这一计划的效果："不论我们怎样看待俾斯麦引入这些计划的动机，毫无疑问，它在当时是最优秀的，而且不仅是后来的德国各届政府的楷模，也是外国政府的楷模。"

随着德国在第二次世界大战中战败，以及它的东部领土组成了一个分离的社会主义国家，联邦德

国于 1949 年成为一个多党制的共和国。联邦共和国的宪法《基本法》保证公民享受社会福利，并延续了俾斯麦所创建的完善社会福利体系。在 1990 年统一之后，这一体系目前已经将民主德国纳入其中。现有的计划包括医疗保险、老年退休金、补偿由伤病导致的收入损失的患病津贴、失业保险，以儿童津贴、房租津贴（特别针对老年人）形式发放的家庭救助，以及帮助低收入人士建房的公共基金。

大约 90％的德国人——自愿地或非自愿地——参加了国家公共医疗保险计划。剩下的人主要由公务员和高收入者构成，前者拥有自己的保险体系，后者购买商业保险或者由国家资助的保险。在国家保障计划中，卫生服务对个人来说是免费的——除了要承担小额的共同付费，并覆盖牙科治疗、各种药物和住院服务——如果需要的话。在患病的时候，雇主继续向雇员支付 6 周的全额工资，然后，医疗保险基金将会向他或她支付近似的税后工资，最长可达 78 周。如果疾病继续迁延，福利计划将会继续提供上述收益，除非一个人永久性地丧失行为能力，在这种情况下，他就会享受残疾抚恤金。一个工人每月毛收入的大约 13.2％被用来支付医疗保险，雇员和雇主各支付一半。

公共医疗保险计划由全国医疗保险联合会（National Federation of Health Insurance）负责协调。医疗保险计划定期向其成员及其受抚养人颁发医疗证照（medical certificate）。患者必须携带这个证照以接受医生的服务。然后医生向他或她的注册医师协会——每个医生都必须加入——呈递该证照。依据协会和公共医疗保险计划都同意的一个收费目录，医师协会向医生付费。住院费和其他医院费用也以同样的方式处理。

前面的讨论表明，德国政府并不在卫生服务的融资方面扮演主要角色。政府的主要功能是行政管理。联邦政府的劳动和社会事务部通过各州的部和地方卫生委员会对卫生服务体系进行一般管理。按照唐纳德·赖特（Light and Schuller, 1986）的说法，这种形式的服务组织是社团主义（corporatism）的一种形式，代表了德国对卫生服务提供形式的一个独特贡献。德国情境下的社团主义的构成是：（1）大众对国家卫生计划的强制性参加；（2）在政府和公民之间，存在拥有卫生管理权威的一系列机构，这些机构在政府的赞助下工作。

大约 50％的德国医生是全科医生，和美国相比比例较高。大多数德国医生在私立诊室或诊所里独立行医，少数人合伙行医，不过这种情况可能会发生变化，因为全国各地都正在建立门诊医疗中心。德国医生的收入可观，平均收入比美国医生高。1989 年的《卫生服务改革法案》提高了自愿加入公共医疗保险人群的个人付费，增设了对处方药的小额共同付费，针对大多数药品设立了最高限价，此外还有其他措施，这些都有助于控制成本。1993 年的《卫生结构法案》提高了病人的共同付费额，也对医院预算进行了限制。从 1997 年开始，德国人可以选择自己的公共医疗保险计划。2007 年的《强化合法医疗保险竞争法》（Strengthening of Competition in Legal Health Insurance Law）决定，全体德国人强制参加医疗保险性。该法还增加了保险的各种选项。

从 1995 年开始，德国大约将 GDP 的 10％花在了医疗费用上，成本控制也一直是政府政策的主要目标。德国人口也在老化，这预示着未来更高的花费。2006 年，大约 25％（或 1/4）的德国人达到或超过 60 岁。这种情况因为下述事实而变得更加复杂：德国拥有欧洲最低的出生率，2006 年是 8.2‰。从 1972 年开始，德国人的死亡率就超过了出生率，结果是其人口开始减少。仅 2006 年一年，即使有移民进入，人口仍然减少了 13 万，目前的居民数量是 8 240 万人。与老年人数量相对照，工作年龄的年轻人的减少意味着支持卫生服务和社会福利体系的潜在税源的减少。为了在不提高税收的情况下创造更多的收入，卫生法令提高了患者对处方药、住院、物理治疗和其他服务的共同付费。由于德国仍在继续为其公民和永久居民提供各种慷慨收益，未来卫生政策的改变是不可避免的。

德国人口的总体健康状况是良好的。表 16—3 显示，2004 年，德国的婴儿死亡率低于美国。美国的婴儿死亡率是每 1 000 活产 6.8 人，而德国是 4.1 人。表 16—4 显示，德国男性和女性的预期寿命都比美国高。2003 年，德国男性的预期寿命是 75.7 岁，美国男性是 74.8 岁。对女性来说，德国的数据是 80.4 岁，而美国是 80.1 岁。几乎半数的死亡原因是心脏病和循环系统疾病。德国东部人口的心脏病患病率高于德国西部，东部男性吸烟、高血压、胆固醇和肥胖的水平也更高（Knesebeck and Sie-grist, 2005; Nolte, Scholz, Shkolnikov, and McKee, 2002）。德国东部人口不良的心脏病状况，似乎源于不健康的生活方式，包括吸烟、酒精消费、膳食、（缺乏）锻炼，还可能包括压力（Cockerham, 1999）。国家的统一最终应该造成德国健康水平和生活方式的趋同。有迹象表明，德国东部卫生服务体系的改变和生活状况的改善已经促进预期寿命的提高（Nolte et al., 2002）。

墨西哥

墨西哥拥有一个去中心化的国家卫生体系，通过各种计划覆盖了全部人口中的大多数，这些计划可以分为三大类。第一是公共社会保障组织，它们既提供医疗保险，也提供老年人福利——向私营企业雇员和政府雇员中的特定群体。第二是通过政府的卫生和福利秘书处提供的卫生服务，这是大多数没有被社会保障组织覆盖的人的主要服务来源，特别是城市里的穷人。第三是商业医疗保险，由各种私营执业者、医院和诊所以及慈善组织构成。

墨西哥最大的卫生计划覆盖了私营部门的劳动者，由墨西哥社会保险局负责管理。社会保险局成立于1943年，当时是一个政府资助的、强制性的社会保障计划，为墨西哥市和周边地区的工薪阶层服务，资金来自工人、雇主和国家。这一计划在1943—1945年间被扩大到了其他大都市地区。1954年，工薪阶层中的农业工人加入其中，1973年实施的一项法律规定，把社会保险局的社会保障扩展到在私营部门工作的每一个人身上，包括那些无力缴费的人。这项被称做"社会保险局社会团结计划"（IMSS Social Solidarity Program）的卫生服务，对低收入的工人及其家庭是免费的，但需要在公共项目中工作10天作为回报。不过，低收入成员享受的收益水平并不完善，仅限于一般治疗和产科服务。而且，虽然有把社会保险局扩展到乡村地区的努力，超过90%的社会保险局成员还是在城市里。

在所有的社会保障计划中，有一项计划提供了最充分和最慷慨的收益。它建立于1960年，为政府工作者服务，由政府雇员社会保障局负责管理。迄今为止，社会保险局和政府雇员社会保障局是墨西哥最大的医疗保险计划。其他还有为军人提供医疗

保险的社会保障计划，以及为国营石油工业人员提供医疗保险的社会保障计划。墨西哥大约45%的人口被各种社会保障计划所覆盖。

卫生和福利秘书处创立于1943年，负责墨西哥的总体卫生政策，通过自己的医院和诊所直接为城市穷人提供医疗服务。几乎20%的人口依赖卫生和福利秘书处满足其卫生需求。另外15%的人口利用私营部门的服务。不过，私营医疗也不仅仅为富人服务。彼得·沃德（Peter Ward, 1985: 111）宣称："穷人也充分利用私营部门进行'轻量级'（light-weight）的咨询，而且他们还接受雇主付费的私人治疗——这是一种具有保护人（patronage）特征的现象，在墨西哥广为流行。"

从理论上说，墨西哥拥有一个国家卫生体系，不过事实上，并不是所有的人都能享受其服务（Castro, 2005; Lassey et al., 1997）。只有50%的人口拥有医疗保险（Barraza, Bertozz, Gonzalez-Pier, and Gutierrez, 2002）。虽然不知道准确的数字，但大约15%～20%的人口无法便利地享受卫生保健机构的服务。这类人中的大多数生活在乡村地区，包括这个国家里与世隔绝的地区。在没有医生和诊所的地区，人们转向各种各样的医疗资源，如修女和民间治疗师，或者依赖自我治疗（Nigenda, Lockett, Manca, and Mora, 2001）。

墨西哥医疗服务分布不均衡的问题也很严重。超过35%的医生在墨西哥城工作，这一地区的人口只占总人口的20%。相应地，墨西哥城的医生过剩，而其他地区医生短缺。虽然卫生所遍布整个国家，乡村地区更可能由护士提供服务。就整个国家而言，每10万人有80个医生，大约75%的医生受雇于某种类型的政府资助的卫生计划，虽然有些医生既从事公共服务，也私人行医。剩下的25%是"花钱看病"模式的私营执业者。在紧邻美国的边境地区，富裕的墨西哥人和被某种类型的美国医疗保险覆盖的一些人会看美国的医生。有些美国人反而寻求便宜的墨西哥医生的服务，也购买墨西哥药店的便宜药品。很多在美国需要处方的药物，包括抗生素和镇痛药，在墨西哥则可以开架购买。对有些人来说，跨越美墨边界——从这边或那边——获得卫生服务很常见。

贫穷的国家和中等收入国家的高血压更致命

高血压曾经被看做富人的问题，但实际上它是低收入国家和中等收入国家人民的沉重负担。卡尔内·路易斯、斯蒂芬·万德尔和安东尼·罗杰斯等（Carlene Lowes, Stephen Vander Horn, and Anthony Rodgers, 2008）从2001年开始研究全世界的心血管疾病数据。根据他们的看法，大多数的高血压疾病负担由贫穷的国家和中等收入国家承担。心血管疾病是一个全球健康问题，已经不仅仅限于经济发达国家，因为心脏病已经是世界上大多数国家的首位死亡因素。该研究确定，2001年，由高血压引起的中风和心脏病发作，要为全世界800万人的死亡负责。大约一半的死亡发生在45～70岁之间的人身上，而不是发生在老人身上——这种情况常见于发达国家。而且，这些人的血压水平正处于前高血压状态，也就是说，如果是在发达国家，死亡的那些人的血压并没有高到需要接受治疗的水平。这样的早逝现象在高收入国家已经显著降低了，因为人们服用预防性的小剂量阿司匹林、降胆固醇药和其他与心血管疾病相关的药品，而且对心脏病发作的治疗非常迅速。目前，与发达国家相比，发展中国家的心血管疾病发病年龄要低得多，并且导致了这些国家1/3的死亡病例。

墨西哥人口的总体健康水平正在改善。2005年的男性预期寿命是72岁，女性的预期寿命是77岁。2006年的婴儿死亡率是每1 000活产27人，而1965年的这一数据是80人。2004年，墨西哥大约6.5%的GDP用于卫生经费。墨西哥中心城市的卫生服务体系通常是高质量的，特别是墨西哥城的国家医疗机构。不过，在乡村地区，现代医疗的可及性是有限的，并且难以获得。从总体上说，墨西哥已经建立了一个有效的国家卫生服务体系，当然，作为发展中国家，而且经济上麻烦不断，对卫生服务的公共支出还是受到了影响。

不过，严重的问题仍然存在。像非洲一样，墨西哥的卫生服务指向治疗性的医学而不是预防性的医学。这里，通过公共卫生项目如改善营养、供水、下水道系统和健康培训来预防疾病的大规模努力根本不存在。而且，各种社会性的医疗保险计划在其提供的收益水平方面各不相同，而去中心化的卫生服务体系则导致了合作和计划的缺乏。在一个缺乏充分的中央财政措施的国家，去中心化也导致了资金控制的缺乏。最重要的是，前文已经提到，居住在乡村的很大一部分人口无法获得现代卫生服务。

不过，卫生服务至少已经覆盖到了大部分工作人口的身上，包括蓝领和白领劳动者。墨西哥的卫生政策强调大众健康的持续改善，并特别关注弱势

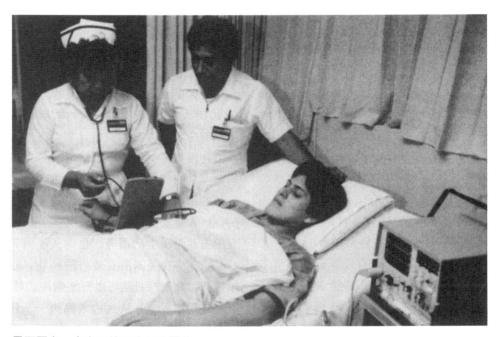

墨西哥有一半人口被医疗保险覆盖。

群体的需求满足。在卫生服务体系发展的目前阶段，城市穷人的卫生服务似乎是墨西哥的首要目标。墨西哥的医学社会学家罗伯特·卡斯特罗（Roberto Castro，2005）认为，在 20 世纪，墨西哥的卫生状况发生了巨大变化，不过，对于这个国家的不同社会阶级和地区来说，这一改变的意义不尽相同。

³⁵⁷ 社会主义医疗：俄罗斯和中国的选择

卫生服务体系的社会主义模式的特点是：全部卫生设施归中央政府所有，卫生工作者由中央政府雇用，以及由国家预算支付全民免费服务的费用。从 1989—1990 年以来，随着东欧和苏联的社会主义的解体，这一体系基本上消失了。古巴是一个例外，不过即使是在目前的社会主义国家如中国和越南，医疗保险计划也已经取代了以前的社会主义体系。本节将考察俄罗斯和中国经过修正的社会主义模式。

俄罗斯

1991 年苏联解体之后，新的俄罗斯联邦通过法律，建立了一个包括强制计划和自愿计划的医疗保险体系（Twigg，1999，2000，2002）。强制性医疗保险计划是由中央政府资助的，为退休者和失业者服务，雇主也为其雇员缴纳一定的费用（工人工资的 3.6%）。医疗保险对所有的雇员都是强制性的，提供没有选择的基本收益，由 89 个地方政府的医疗保险基金会管理，基金会则向参与计划的商业保险公司付费。个人或雇主能够选择保险公司，人们期望这些公司之间的竞争能够控制成本和保证服务质量。还有一个自愿参与的商业保险计划，任何人都能够自费参保，这种保险提供补充性的收益。这样做的意图是，脱离苏联的卫生服务支付模式——由中央政府预算直接支付，代之以一个为全体公民提供基本收益的医疗保险体系——通过向服务提供者付费的方式。对俄罗斯人民来说，这一进展标志着卫生服务体系的融资方式发生了重大变化。

解体之前，苏联和东欧的卫生服务体系受马克思列宁主义的计划思想指导，这一计划的目的是把资本主义重塑为社会主义，最终的目的是建立一个无阶级的社会，其标志是阶级剥削、私有权、工人异化（worker alienation）和经济匮乏的消失。不过，与卫生事业相关的马克思列宁主义的意识形态从来

就没有获得深入的发展。1917 年革命后建立起来的苏维埃新国家面临了严重的卫生问题，包括大规模的瘟疫和饥荒。更多地从现实需要而不是从理论出发，苏维埃政府命令卫生服务应该：（1）属于国家责任；（2）其使用者不用直接付费；（3）由中央权力控制；（4）首要的任务是为工人服务；（5）强调预防服务（Cassileth，Vlassov，and Chapman，1995）。由于对医生的迫切需要和由工业和军事需求导致的人员短缺，大量妇女，特别是具有工人阶级背景的护士被送到了医学院，她们在那里接受填鸭³⁵⁸式的教育并获得医师资格。威廉·克劳斯（William Knaus，1981：83）解释说：

> 很多人除了获得一份周薪外没有任何奢望。苏维埃政府的回应是，给予医学职业的工资级别和社会地位非常低下，对医生的尊敬并不比对工厂工人的尊敬多。职业精神不被鼓励，甚至受到打击。医学成为一份工作，妇女则被选中来从事这一工作。

俄罗斯的人均医生数量比任何主要大国的都高（大约为每 1 000 人 4.7 个医生），约 3/4 是妇女。不过，男性占据着医疗行业的学术职位和卫生部里的医学职位。1987 年，苏联解体前 4 年，卫生服务提供者的平均工资比这个国家所有工资种类的平均数还要低 30%。当然，著名医生拥有各种特权，包括住房、休假、孩子上学、到特供商店（restricted store）购物和其他好处。普通大众不能选择医生，因为医生依据住址分配。为了吸引医生更多的个人关注，也为了获得更好的服务，病人通常会向医生送礼或行贿，这演变成了一种存在于卫生服务体系之中的第二经济。马可·菲尔德（Mark Field，1993：167）把这一贿赂体系称为"苏维埃医疗的商业化"。他认为，这一体系的初衷是要消除医院关系中存在的经济刺激因素，但患者付费还是渗透其中，这真是自相矛盾。目前，俄罗斯医生的报酬结构建立在保险收入和患者付费——为其享受的服务——的基础之上。

在俄罗斯联邦，随着立足于保险的卫生服务架构的建成，苏联的卫生服务体系已经成为历史。不过，严重的问题依然存在，包括资金缺乏和预期寿命的降低。在 20 世纪 90 年代中期，俄罗斯联邦的卫生费用不到其 GDP 的 2%（Field，1995），2002 年，这一数字也仅有 6.2%。与其他的工业化国家相比，这是一个很低的比率，考虑到这个国家健康问题的严重程度，它比人们想象的还要低。

从第二次世界大战结束到 20 世纪 60 年代中期，苏联的健康状况的改善是快速和持久的。例如，表 16—6 显示，1938 年，俄罗斯（即苏联的俄罗斯联邦社会主义共和国）男性的预期寿命是 40.4 岁，1965 年达到了 64.0 岁，与此同时，女性的预期寿命从 46.7 岁上升到了 72.1 岁。不过，20 世纪 60 年代中期，预期寿命开始下滑，主要原因是，中年工人阶级男性的心脏病死亡率上升了。随着 1991 年苏联的解体和 20 世纪 90 年代俄罗斯生活水平的下降，男女两性预期寿命的下降速度都加快了。

359 表 16—6 　1896—2005 年间俄罗斯的出生预期寿命

年份	男性	女性
1896	30.9	33.0
1910	—	—
1926	39.3	44.8
1938	40.4	46.7
1958	61.9	69.2
1965	64.0	72.1
1970	63.0	73.4
1980	61.4	73.0
1984	61.7	73.0
1985	62.7	73.3
1986	64.8	74.3
1987	64.9	74.3
1988	64.8	74.4
1989	64.2	74.5
1990	63.8	74.3
1991	63.5	74.3
1992	62.0	73.8
1992	58.9	71.9
1994	57.6	71.2
1995	58.3	71.7
1996	59.8	72.5
1997	60.8	72.9
1998	61.8	72.8
1999	59.9	72.0
2000	59.0	72.3
2001	58.9	72.2
2002	58.7	71.9
2003	58.6	71.8
2004	58.9	72.3
2005	58.9	72.4

资料来源：俄罗斯联邦国家统计委员会，2007。

表 16—6 显示了这一情况，即俄罗斯 1896—2005 年间一些年份的预期寿命数据。表 16—6 显示，男性预期寿命从 1965 年的 64.0 岁下降到了 1980 年的 61.4 岁，不过 1987 年又上升到了 64.9 岁。俄罗斯人口学家将这一短暂上升归功于戈尔巴乔夫于 20 世纪 80 年代中期进行的反酗酒运动，这一运动明显地降低了酒精的生产和消费。例如，弗拉基米尔·什科尼科夫和亚历山大·涅姆索夫（Vladimir Shkolnikov and Alexander Nemtsov，1994）对当时的死亡率进行了计算。按性别和年龄分组后，他们计算了死亡率的观察值和期望值之间的差距。他们发现，在反酗酒运动期间，男性的寿命提高了 3.2 岁，女性的寿命提高了 1.3 岁，最大的进步出现在 1986 年。什科尼科夫和涅姆索夫（Shkolnikov and Nemtsov，1994：1）总结说："可以假设，1984—1987 年间死亡率的快速下降完全是酒精滥用减少的 360 效果，因为在这一短暂时期内，公共卫生状况没有发生其他显著变化。"但是，1987 年后期，因为不受欢迎，这一运动被中止了，酒精消费和男性死亡率随之上升。表 16—6 显示，到 1989 年，苏联男性的预期寿命下降到了 64.2 岁。

表 16—6 显示，随着 1991 年苏联的解体，俄罗斯男性的预期寿命从当时的 63.5 岁降低到了 1994 年的 57.6 岁。女性的预期寿命缓慢但持续地上升，从 1965 年的 72.1 岁到 1989 年的 74.5 岁。1991 年，新的俄罗斯联邦的女性平均活到 74.3 岁，不过到 1994 年，妇女的预期寿命又降到了 71.2 岁。相应地，俄罗斯男性和女性在 1994 年的预期寿命都比 1965 年低。不过，从 1995 年到 1998 年，俄罗斯男性和女性的预期寿命都小幅上升，原因是酒精相关死亡的减少（Shkolnikov，McKee，and Leon，2001）。最脆弱的人们都已经死去，因此，他们早逝后不再对后来的预期寿命产生影响。所以，这不是真正的寿命增长，因为正像表 16—6 所显示的那样，预期寿命的数据又重回下降趋势：男性预期寿命从 1998 年的 61.8 岁下降到 2005 年的 58.9 岁。和 1965 年相比，男性的预期寿命下降了 5.1 岁，而女性的预期寿命仅仅提高了 0.3 岁。由于死亡率的上升和出生率的下降，俄罗斯的人口从 1989 年的 1.47 亿下降到了 2007 年的 1.422 亿，这毫不令人感到奇怪。

俄罗斯和东欧集团其他国家的预期寿命的下降，是 20 世纪后期世界健康状况的一个重要变动。今天，在俄罗斯和曾属苏联的其他共和国（白俄罗斯、乌克兰和哈萨克斯坦），这一情况仍在继续。这种情况是史无前例的。没有任何其他工业化国家的健康状况恶化得如此严重，并且持续如此长的时间。具有讽刺意味的是，这些曾经的社会主义国家宣扬社会平等的意识形态，这种社会平等本来应该促进所有人的健康。可是，相反的情况却出现了，在20世纪60年代中期，预期寿命开始下滑，苏联的有些地区至今没有逆转。这令人震惊，如此的公共健康恶化完全出乎意料。

死亡率的上升在俄罗斯是最严重的，很晚才波及民主德国，不过实际上苏联的所有国家都受到了某种程度的影响。高死亡率的主要原因是心脏病的高发病率，其次是酒精滥用和与饮酒相关的意外事故。不健康的生活方式似乎是心脏病增多的主要原因，也是其他导致预期寿命缩短的健康问题增多的主要原因（Cockerham，1997b，1999，2000c，2006b，2007b；Cockerham，Snead，and DeWaal，2002；Medvedev，2000）。这种生活方式的特征是，极端严重的酒精和香烟消费、高脂肪膳食、没有或很少进行休闲锻炼，而且经常出现在中年的工人阶级男性身上，他们是早逝率升高的主要受害者。因此，性别（男性）、年龄（中年）和阶级（工人阶级）是这一健康危机的关键社会学变量。医学治疗并不能弥补不健康生活方式所造成的循环系统损害，它们（不良生活方式）所导致的病理学效果超过了传染病、环境污染对死亡率上升所造成的影响，也超过了医学上可避免的死亡对死亡率上升的影响。不能应对心脏病和心理压力上升的卫生政策也是一个重要的原因。苏联体系缺乏行政上和结构上的灵活性，无法适应慢性病问题，因为不能使用在控制传染病方面取得较大成功的措施来应对这些慢性病（Field，2000）。最终，人口中特定群体的不健康生活方式似乎成为预期寿命下降的主要社会决定因素。

例如，俄罗斯对征税酒的年人均消费量大约相当于7升纯酒精，不过，如果加上走私酒和家酿酒精饮料的消费，实际的数字似乎至少是13～15升（Nemtsov，2002；Treml，1997）。这是世界上最高的人均酒精消费量。如果注意到成年男性消费了全部酒精饮料的90%，却只占总人口的25%，男性的饮酒量显然远远超过人均消费量，这反映了饮酒量的高度集中。不仅仅是人均消费量高，酒精饮料的种类（伏特加）和饮酒方式（经常醉酒和狂饮）也更加有害——与适量饮用葡萄酒相比。俄罗斯的香烟消费量也比西方高，按照国际标准，肺癌导致的男性死亡率特别高（Lopez，1998；McKee et al.，

1998；Oglobin and Brock，2003）。大约53%的俄罗斯男性和20%的俄罗斯女性吸烟。在营养方面，20世纪60年代以来，俄罗斯的膳食发生了显著变化，从对谷物和土豆的消费转向更多地消费蔗糖和瘦肉。到1990年时，在俄罗斯，超过36%的热量由食物中的脂肪提供，这是世界上脂肪含量最高的饮食（Popkin et al.，1997）。而且，男人比女人多消费50%的脂肪（Shapiro，1995）。关于体育锻炼的数据很少，仅有的一些数据显示锻炼极少（Palosuo，2000；Palosuo，Uutela，Zhuravleva，and Lakomova，1998）。俄罗斯医学社会学家爱丽娜·德米特里耶娃（Elena Dmitrieva，2005）总结说，俄罗斯缺少一种自我保护（self-protective）健康的文化。

中国

中华人民共和国在政治上仍然是一个社会主义国家，不过其经济已经从社会主义转变为了市场驱动的经济，这种转变也带动了卫生服务体系的巨大变化。中国已经不再拥有一个社会主义的卫生服务体系——在这样的体系中，国家直接控制、组织、资助和分配卫生服务，这些服务对所有公民都是免费的。中国目前的卫生服务体系的资金主要来自患者、雇主和医疗保险公司的付费（Chen，2005；Hesketh and Zhu，1997b）。

1949年以前的革命使共产党掌握了权力，当时中国只有很少受过西方教育的医生，这些医生主要生活在城市里，他们的工作收费高昂。在农村，除了少量传教士医生，大多数中国人接受民间医生的医疗服务。疾病、不良的公共卫生状况和对健康事务的普遍无知夺去了大量的生命。1949年，中国的人均预期寿命只有35岁。

新中国成立后，改善健康状况成了中国社会主义政权的主要目标之一。最初采取的公共卫生措施之一就是"爱国卫生运动"。在这场运动中，成千上万的中国人灭蝇、清理垃圾，并努力改善公共卫生。其他两项措施也很重要。首先，中国传统医药开始复兴，它的特点是使用草药和其他技术如针灸——通过在身体的穴位上扎针以控制疼痛。虽然人们并不能完全理解中医的治疗效果，传统中医今天仍然在中国被广泛应用，而且对很多健康问题很有效。中国是世界上唯一一个平等对待传统医学和现代医学的国家，二者都合法存在，并且要求西医学习传统医学（Hesketh and Zhu，1997a）。

其次，所谓的"赤脚医生"运动开始了，180万

准医学人员接受了初级医学培训并被送到了乡村地区，提供基本的治疗，并协助进行疾病预防和公共卫生工作。通过这一运动，大多数人至少能够获得日常的基本卫生服务。

在 1966—1977 年的"文化大革命"期间，中国改善其卫生服务体系的企图遭受了重大挫折。"文化大革命"是一场群众运动，中国领导人希望通过它消除腐败和政府中的官僚主义。很多重要人物受到了严重的公开批判，甚至受到一些革命群体如"红卫兵"的迫害，这些革命群体的成员包括大量年轻学生。学校和大学被关闭，因为年轻人放弃学习去参加革命活动。运动中也出现了各种派别，这一段中国历史的特征是混乱，因为政府和共产党的等级结构内部发生了权力斗争。工作和教育受到了广泛的干扰。在至少四年的时间里，实际上没有任何医学研究，也没有培养任何医学生。成千上万的医生被迫离开他们的岗位来到乡村，与农业公社的农民一起劳动。1970 年，当医学教育恢复的时候，教育时间从原来的高中毕业后八年缩短到了三年，并且强调实践和应用医学。几乎任何人都可以被医学院录取，培训期间很少考试，或者根本就没有考试。中国医生的素质相应地降低了。旧的制度虽然被恢复，但医学教育和科研丧失了许多年的宝贵时间。

今天，中国拥有完善的卫生服务设施。城市里有社区诊所，患重病或重伤的人会被介绍到地方医院或地区医院。很多工厂拥有自己的诊所和医院。工厂工人的医疗服务由保险付费，这些保险是由国家所有或集体所有的工厂建立起来的——用从商品销售获得的资金（Chen，2005）。没有了集体农业的收入，农村卫生所瓦解了，很多赤脚医生完全离开了卫生行业，或者开始私人行医（Liu et al.，1995；Xueshan et al.，1995）。乡村地区的财政负担被转移到了每个家庭身上，他们必须自己花钱治病。那些付不起钱的人可能有病不治——虽然中国政府正努力寻找途径，以便为乡村地区提供公平有效的卫生服务（Bloom and Tang，1999）。卫生改革的一个计划已经被引入，以便为城市——然后是乡村——提供普惠的保险覆盖和充分的收益。这一保险体系的资金来自雇员、雇主和地方政府的贡献。

目前，中央政府只负担了全部卫生费用的 1％。卫生服务的责任被委托给了省和县一级的政府（Hesketh and Zhu，1997b）。现有的资金被用来支付卫生工作者的最低工资和新设施的建设投资，剩下的成本由病人的付费来承担。基本的卫生服务可能以低于成本的价格来提供，但可以从药物销售和技术应用中获得利润。医院和医疗中心必须从其为病人提供的服务中创造收入，不过它们控制利润来源的分配。这样做的结果是，中国普遍可及的免费卫生服务体系被"花钱看病"的模式取代。虽然在最近的几十年时间里中国人的收入普遍提高，但在获得卫生服务方面，城市里的穷人——尤其是乡村地区的穷人——是最弱势的群体（Hesketh and Zhu，1997b；Liu，Hsiao，and Eggleston，1999）。2003 年，大约有 54％的城市居民拥有医疗保险，而大多数乡村居民则没有医疗保险。

2005 年，中国男性的平均预期寿命是 71.0 岁，女性是 74.0 岁。2005 年，中国的婴儿死亡率是每 1 000 活产 27.0 人。急性传染病已经基本被控制或消灭，不过从中国开始的全球性非典疫情在香港和北京引发了严重的问题。心脏病和癌症是这个国家大多数地区主要的健康问题。在目前和未来，其日益严重的一个健康问题是肺癌。据估计，中国有 3.5 亿烟民，消费了世界烟草总消费量的 30％。中国成年男性人口的 70％吸烟，成年女性的吸烟率大约是 7％。肺癌发病率每年上升 4.5％，到 2025 年，吸烟相关的死亡人数每年将会达到 300 万人左右，大约是全世界因吸烟致死人数的 30％。每年因吸烟而导致的死亡人数已经达到 120 万人。政府发起了一场全国范围的反吸烟运动，不过这一努力有悖于实施广泛垄断的国有烟草企业的利益，这些企业是世界上最大的香烟生产商，源自烟草销售的税收是政府最大宗的一项收入来源。因此，中国政府面临一个重大的两难选择：如果吸烟减少了，最大宗的一项收入也会减少。

结　论

上文回顾了几个国家卫生服务的组织管理和有关卫生服务的社会政策。这一回顾表明，没有一个国家拥有应对卫生问题的完美体系。所有的国家都面临着对高质量卫生服务的要求——在资源有限的情况下，而服务的高成本又对实现理想的结果造成了特殊的困难。对不同国家卫生服务体系的有效性进行准确的比较是困难的，因为它们有不同的政治结构、技术发展水平、对国家卫生服务做出的社会承诺、膳食和文化，而文化会影响特定国家的总体卫生状况。

例如，从预期寿命和婴儿死亡率的水平来看，瑞典和日本提供卫生服务的策略似乎特别成功。可是，和大国如美国相比，这些国家人口较少，更加同质化（homogeneous），社会阶级差异也较小。瑞典人很容易重点关注卫生服务，并动员其财政资源来对待它。日本的卫生服务体系特别成功，它既是低成本的，公众也能够方便地享受到服务。日本男性和女性都拥有世界上最高的预期寿命。日本的经济状况和日本人的生活方式可能是这一进步的主要原因，不过卫生服务体系无疑作出了自己的贡献。日本的情况可能并不是其他资本主义国家必然想要的，这是因为大公司必须为提供自有的健康收益计划承担费用，70岁以下的人也要为自己享受的服务负责任——最高可达月支出的30％，日本人的处方药使用量也是世界上最高的。

本章的讨论清楚地表明，为了在控制成本的同时保持对全体国民卫生服务的高质量，世界各国的政府都面临越来越大的压力。西欧采取的一个策略——受到英国引入的"内部市场"措施的影响——是允许在政府管理的卫生服务体系内，在服务提供者之间，为争取服务购买者的服务合同开展有限度的竞争，这些购买者包括地区卫生机构。然后，这些机构在本地区的居民中间分配这些服务。在21世纪，改革的努力将会继续，这是因为老年人数量的增加对卫生服务体系提出了更高的要求，而在经济领域里，缴纳税款以支持上述体系的劳动者的数量却越来越少。

目前，一些普遍的趋势出现在各个发达国家的社会中，这些趋势可能对未来的卫生服务政策产生影响。这些趋势包括：（1）卫生服务成本受到了相当多的关注，对这些成本的控制措施是卫生政策的重要内容；（2）发展中国家越来越强调预防医学服务，人们更加努力地使健康的人保持健康；（3）对满足全民需求的卫生服务体系的要求越来越多，政府和决策者对此做出了越来越多的回应。虽然不同国家采取不同的策略来解决健康问题，但是所有国家似乎都在朝着一个方向前进：构建能够降低不平等并控制成本的卫生服务体系。

365

推荐阅读

COCKERHAM，WILLIAM C.（ed.）（2005）*The blackwell companion to medical sociology*. Oxford, UK：Blackwell.
有关世界各国的卫生服务情况的一本读物。

相关网站

加拿大

1. 加拿大卫生资讯研究所。
http：//www. cihi. ca
2. 健康加拿大——加拿大卫生部。
http：//www. hc－sc. gc. ca

英国

1. 英国医学会。
http：//www. bma. org. uk
2. 英国卫生状况。
http：//www/who. int/countries/gbr/en

瑞典

瑞典卫生和社会事务部。

http：//sweden . gov. se/sb/d/2061

日本

日本卫生、劳工和福利部。

http：//www. mhlw. go. jp/english/

德国

1. 德意志联邦卫生和社会保障部。

http：//www. bmgs，bund. de/cln

2. 德国的卫生状况。

http ：//www. who. int/countries/deu/en/

墨西哥

墨西哥卫生部（西班牙语）。

http：//www. slaud. gob. mx/

俄罗斯

俄罗斯联邦国家统计委员会。

http：//www. fsgs. ru/wps/portal/english

中国

中华医学会。

http：//www. chinamed. com. cn/chinamedorg

参考文献

ABEL, THOMAS, and WILLIAM C. COCKERHAM (1993) "Lifestyle or lebensführung? Critical remarks on the mistranslation of Weber's 'class, status, party.'" *Sociological Quarterly* 34: 551–56.

ABRUMS, MARY (2000) "Jesus will fix it after a while: Meanings and health." *Social Science and Medicine* 50: 89–105.

ADAMS, ANN, CHRISTOPHER D. BUCKINGHAM, ANTJE LINDENMEYER, JOHN B. MCKINLEY, CAROL LINK, LISA MARCEAU, and SARA ARBER (2008) "The influence of patient and doctor gender on diagnosing coronary heart disease." *Sociology of Health and Illness* 30: 1–18.

ADLER, NANCY E., THOMAS BOYCE, MARGARET A. CHESNEY, SHELDON COHEN, SUSAN FOLKMAN, ROBERT L. KAHN, and S. LEONARD SYME (1994) "Socioeconomic status and health: The challenge of the gradient." *American Psychologist* 10: 15–24.

ADONIS, ANDREW, and STEPHEN POLLARD (1997) *A class act: The myth of Britain's classless society.* London: Penguin.

AIKEN, LINDA H., and DOUGLAS M. SLOANE (1997) "Effects of specialization and client differentiation on the status of nurses: The case of AIDS." *Journal of Health and Social Behavior* 38: 203–22.

ALBUM, DAG, and STEINAR WESTIN (2008) "Do diseases have a prestige hierarchy? A survey among physicians and medical students." *Social Science and Medicine* 66: 182–88.

ALEXANDER, JEFFREY A., SHOOU-YIH LEE, BRYAN J. WEINER, and YINING YE (2006) "The effects of governing board configuration on profound organizational change in hospitals." *Journal of Health and Social Behavior* 47: 291–308.

ALI, JENNIFER, and WILLIAM R. AVISON (1997) "Employment transition and psychological distress: The contrasting experiences of single and married mothers." *Journal of Health and Social Behavior* 38: 345–62.

ALLEN, DAVINA (1997) "The nursing-medical boundary: A negotiated order?" *Sociology of Health and Illness* 19: 398–498.

ALLEN, GILLIAN, and ROY WALLIS (1976) "Pentecostalists as a medical minority," pp. 110–37 in *Marginal medicine*, R. Wallis, and P. Morley (eds). New York: The Free Press.

ANDERSEN, RONALD M. (1995) "Revisiting the behavioral model and access to medical care." *Journal of Health and Social Behavior* 36: 1–10.

ANDERSEN, RONALD, and ODIN W. ANDERSON (1979) "Trends in the use of health services," pp. 371–91 in *Handbook of medical sociology*, 3rd ed., H. Freeman, S. Levine, and L. Reeder (eds). Englewood Cliffs, NJ: Prentice Hall.

ANDERSEN, RONALD, and JOHN F. NEWMAN (1973) "Societal and individual determinants of medical care utilization in the United States." *Milbank Memorial Quarterly* 51: 95–124.

ANESAKI, MASAHIRA, and TSUNETSUGU MUNAKATA (2005) "Health, illness, and health policy in Japan," pp. 441–55 in *The Blackwell companion to medical sociology*, W. Cockerham (ed.). Oxford, UK: Blackwell.

ANGEL, RONALD, and JACQUELINE L. ANGEL (1996a) "The extent of private and public health insurance coverage among adult Hispanics." *Gerontologist* 36: 332–40.

—— (1996b) *Who will care for us? Aging and long-term care in multicultural America.* New York: New York University Press.

ANGEL, RONALD J., MICHELLE FRISCO, JACQUELIN L. ANGEL, and DAVID CHIRIBOGA (2003) "Financial strain and health among elderly Mexican-origin individuals." *Journal of Health and Social Behavior* 44: 536–51.

ANNANDALE, ELLEN C. (1989) "The malpractice crisis and the doctor–patient relationship." *Sociology of Health and Illness* 11: 1–23.

—— (1998) *The sociology of health and medicine.* Cambridge, UK: Polity Press.

ANNANDALE, ELLEN C., and DAVID FIELD (2005) "Medical sociology in Britain," pp. 180–98 in *The Blackwell companion to medical sociology*, W. Cockerham (ed.). Oxford, UK: Oxford University Press.

ANSPACH, RENEE R. (1993) *Deciding who lives: Fateful choices in the intensive-care nursery.* Berkeley: University of California Press.

ANTHONY, DENISE (2003) "Changing the nature of physician referral relationships in the US: The impact of managed care." *Social Science and Medicine* 56: 2033–44.

ANTONOVSKY, AARON (1979) *Health, stress, and coping.* San Francisco: Jossey-Bass.

ARBER, SARA, and HILARY THOMAS (2005) "From women's health to a gender analysis of health," pp. 94–113 in *The Blackwell companion to medical sociology*, W. Cockerham (ed.). Oxford, UK: Blackwell.

ARLUKE, ARNOLD, LOUANNE KENNEDY, and RONALD C. KESSLER (1979) "Reexamining the sick-role concept: An empirical assessment." *Journal of Health and Social Behavior* 20: 30–36.

ARMELAGOS, GEORGA J., PETER J. BROWN, and BETHANY TURNER (2005) "Evolutionary, historical and political economic perspectives on health and disease." *Social Science and Medicine* 61: 755–65.

ATKINSON, PAUL (1995) *Medical talk and medical work.* London: Sage.

AUERBACH, JUDITH, and ANNE FIGERT (1995) "Women's health research: Public policy and sociology." *Journal of Health and Social Behavior* 36(Extra issue): 115–31.

AVERY, CHARLENE (1991) "Native American medicine: Traditional healing." *Journal of the American Medical Association* 265: 2271, 2273.

AVISON, WILLIAM R., JENIFER ALI, and DAVID WALTERS (2007) "Family structure, stress, and psychological distress: A demonstration of the impact of differential exposure." *Journal of Health and Social Behavior* 48: 301–17.

BACKETT, KATHRYN C., and CHARLIE DAVISON (1995) "Lifecourse and lifestyle: The social and cultural location of health behaviours." *Social Science and Medicine* 40: 629–38.

BAER, HANS A. (2001) *Biomedicine and alternative healing systems in America: Issues of class, race, ethnicity, and gender.* Madison, WI: University of Wisconsin Press.

BAER, HANS A., CINDY JEN, LUCIA M. TANASSI, CHRISTOPHER TSIA, and HELEN WAHBEH (1998) "The drive for professionalization in acupuncture: A preliminary view from the San Francisco Bay Area." *Social Science and Medicine* 46: 537–53.

BAHR, PETER RILEY (2007) "Race and nutrition: An investigation of black-white differences in health-related nutritional behaviours." *Sociology of Health and Illness* 29: 831–56.

BAKER, PATRICIA S., WILLIAM C. YOELS, and JEFFREY M. CLAIR (1996) "Emotional processes during medical encounters: Social disease and the medical gaze," pp. 173–99 in *Health and the sociology of emotions*, V. James, and J. Gabe (eds). Oxford, UK: Blackwell.

BAKX, KEITH (1991) "The 'eclipse' of folk medicine in western society." *Sociology of Health and Illness* 13: 20–38.

BARBOZA, DAVID (2000) "Rampant obesity, a debilitating reality for the urban poor." *New York Times* (December 26): D5.

BARKER, KRISTIN K. (2008) "Electronic support groups, patient-consumers, and medicalization: The case of contested illness." *Journal of Health and Social Behavior* 49: 20–38.

BARON-EPEL, ORNA, and GIORA KAPLAN (2001) "General subjective status or age-related subjective health: Does it make a difference?" *Social Science and Medicine* 53: 1373–81.

BARRAZA, MARIANA, STEFANO BERTOZZ, EDUARDO GONZALEZ-PIER, JUAN PABLO GUTIERREZ (2002) "Addressing inequality in health and health care in Mexico." *Health Affairs* 21: 47–54.

BARTLEY, MEL (2004) *Health inequality.* Cambridge, UK: Polity.

BARTLEY, MEL, DAVID BLANE, and GEORGE DAVY SMITH (1998) "Introduction: Beyond the black report." *Sociology of Health and Illness* 20: 563–77.

BARTLEY, MEL, and IAN PLEWIS (1997) "Does health-selective mobility account for socioeconomic differences in health? Evidence from England and Wales, 1971–91." *Journal of Health and Social Behavior* 38: 313–429.

BECKER, HOWARD S. (1973) *Outsiders: Studies in the sociology of deviance*, 2nd ed. New York: The Free Press.

BECKER, HOWARD S., and BLANCHE GREER (1958) "The fate of idealism in medical school." *American Sociological Review* 23: 50–56.

BECKER, HOWARD S., BLANCHE GREER, EVERETT C. HUGHES, and ANSELM STRAUSS (1961) *Boys in white: Student culture in medical school.* Chicago: University of Chicago Press.

BECKER, MARSHALL H. (ed.) (1974) *The health belief model and personal health behavior.* San Francisco: Society for Public Health Education, Inc.

BECKER, MARSHALL H., LOIS A. MAIMAN, JOHN P. KIRSCHT, DON P. HAFENER, and ROBERT H. DRACHMAN (1977) "The health belief model and prediction of dietary compliance: A field experiment." *Journal of Health and Social Behavior* 18: 348–66.

BECKFIELD, JASON (2004) "Does income inequality harm health? New cross-national evidence." *Journal of Health and Social Behavior* 45: 231–48.

BELL, SUSAN E. (2000) "Experiencing illness in/and narrative," pp. 184–99 in *Handbook of medical sociology*, 5th ed., C. Bird, P. Conrad, and A. Fremont (eds). Upper Saddle River, NJ: Prentice Hall.

BENTSEN, CHERYL (1991) *Maasai days.* New York: Anchor.

BERGER, MAGDALENA, TODD H. WAGNER, and LAURENCE C. BAKER (2005) "Internet use and stigmatized illness." *Social Science and Medicine* 61: 1821–27.

BERGER, PETER L., and THOMAS LUCKMANN (1967) *The social construction of reality.* New York: Anchor.

BERKANOVIC, EMIL (1972) "Lay conceptions of the sick role." *Social Forces* 51: 53–63.

BERKMAN, LISA F., and LESTER BRESLOW (1983) *Health and ways of living: The Alameda County study.* Fairlawn, NJ: Oxford University Press.

BERNARD, PAUL, RANA CHARAFEDDINE, KATHERINE L. FROHLICH, MARK DANIEL, YAN KESTENS, and LOUISE POTVIN (2007) "Health inequalities and place: A theoretical conception of neighbourhood." *Social Science and Medicine* 65: 1839–52.

BIRD, CHLOE E. (1999) "Gender, household labor, and psychological distress: The impact of the amount and diversion of housework." *Journal of Health and Social Behavior* 40: 32–45.

BIRD, CHLOE E., and PATRICIA P. RIEKER (2008) *Gender and health: The effects of constrained choices and social policies.* Cambridge, UK: Cambridge University Press.

BIRD, CHLOE E., PETER CONRAD, and ALLEN M. FREMONT (2000) "Medical sociology at the millenium," pp. 1–10 in *Handbook of medical sociology*, 5th ed., C. Bird, P. Conrad, and A. Fremont (eds). Upper Saddle River, NJ: Prentice Hall.

BLACKWELL, ELIZABETH (1902) *Essays in medical sociology*. London: Bell.

BLAXTER, MILDRED (1990) *Health and lifestyles*. London: Tavistock.

———— (2004) *Health*. Cambridge, UK: Polity.

BLAXTER, MILDRED, and RICHARD CYSTER (1984) "Compliance and risk-taking: The case of alcohol liver disease." *Sociology of Health and Illness* 6: 290–310.

BLOOM, GERALD, and SHENGLAN TANG (1999) "Rural health prepayment schemes in China: Towards a more active role of government." *Social Science and Medicine* 48: 951–60.

BLOOM, SAMUEL W. (2000) "The institutionalization of medical sociology in the United States, 1920–1980," pp. 11–31 in *Handbook of medical sociology*, 5th ed., C. Bird, P. Conrad, and A. Fremont (eds). Upper Saddle River, NJ: Prentice Hall.

———— (2002) *The word as scalpel: A history of medical sociology*. New York: Oxford University Press.

BOARDMAN, JASON S., BRIAN KARL FINCH, CHRISTOPHER G. ELLISON, DAVID R. WILLIAMS, and JAMES S. JACKSON (2001) "Neighborhood disadvantage, stress, and drug use among adults." *Journal of Health and Social Behavior* 42: 151–65.

BOARDMAN, JASON D., JARRON M. SAINT ONGE, RICHARD G. ROGERS, and JUSTIN T. DENNEY (2005) "Race differentials in obesity: The impact of place." *Journal of Health and Social Behavior* 46: 229–43.

BOBAK, MARTIN, HYNER PIKHART, CLYDE HERTZMAN, RICHARD ROSE, and MICHAEL MARMOT (1998) "Socioeconomic factors, perceived control and self-reported health in Russia: A cross-sectional survey." *Social Science and Medicine* 47: 269–79.

BOROOAH, VANI K. (1999) "Occupational class and the probability of long-term limiting illness." *Social Science and Medicine* 49: 253–66.

BOSK, CHARLES L. (1979) *Forgive and remember: Managing medical failure*. Chicago: University of Chicago Press.

BOSMA, HANS, RICHARD PETER, JOHANNES SIEGRIST, and MICHAEL MARMOT (1998) "Two alternative job stress models and the risk of coronary heart disease." *American Journal of Public Health* 88: 68–74.

BOULTON, MARY, DAVID TUCKETT, CORAL OLSON, and ANTHONY WILLIAMS (1986) "Social class and the general practice consultation." *Sociology of Health and Illness* 8: 325–50.

BOURDIEU, PIERRE (1984) *Distinction: A social critique of the judgement of taste*, R. Nice (trans.). Cambridge, MA: Harvard University Press.

———— (1986) "Forms of capital," pp. 241–58 in *Handbook of theory and research in education*, J. Richardson (ed.). New York: Greenwood.

———— (1993) *Sociology in question*, R. Nice (trans.). London: Sage.

BOURNE, PETER (1970) *Men, stress, and Vietnam*. Boston: Little, Brown.

BRANNON, ROBERT L. (1994a) *Intensifying care: The hospital industry, professionalization, and the reorganization of the nursing labor process*. Amityville, NY: Baywood.

———— (1994b) "Professionalization and work intensification." *Work and Occupations* 21: 157–78.

BRAVEMAN, PAULA, and ELEUTHER TARIMO (2002) "Social inequalities in health within countries: Not only an issue for affluent nations." *Social Science and Medicine* 54: 1621–35.

BRENNER, M. HARVEY (1973) *Mental illness and the economy*. Cambridge, MA: Harvard University Press.

———— (1987a) "Economic change, alcohol consumption and disease mortality in nine industrialized countries." *Social Science and Medicine* 25: 119–32.

———— (1987b) "Relation of economic change to Swedish health and social well-being, 1950–1980." *Social Science and Medicine* 25: 183–96.

BROOKE, JAMES (2000) "Full hospitals make Canadians wait and look south." *New York Times* (January 16): 3.

BROWN, CAROLYN M., and RICHARD SEGAL (1996) "Ethnic differences in temporal orientation and its implications for hypertension management." *Journal of Health and Social Behavior* 37: 350–61.

BROWN, E. RICHARD (1979) *Rockefeller medicine men: Medicine and capitalism in America.* Berkeley: University of California Press.

BROWN, JULIA S., and MAY E. RAWLINSON (1977) "Sex differences in sick role rejection and in work performance following cardiac surgery." *Journal of Health and Social Behavior* 18: 276–92.

BROWN, PHIL (1995) "Naming and framing: The social construction of diagnosis and illness." *Journal of Health and Social Behavior* 36(Extra issue): 34–52.

———— (2000) "Environment and health," pp. 143–58 in *Handbook of medical sociology,* C. Bird, P. Conrad, and A. Fremont (eds). Upper Saddle River, NJ: Prentice Hall.

BROWN, TONY N. (2003) "Critical race theory speaks to the sociology of mental health: Mental health problems produced by racial stratification." *Journal of Health and Social Behavior* 44: 292–301.

BROWNING, CHRISTOPHER R., and KATHLEEN A. CAGNEY (2002) "Neighborhood structural disadvantage, collective efficacy, and self-rated health in a physical setting." *Journal of Health and Social Behavior* 43: 383–99.

———— (2003) "Moving beyond poverty: Neighborhood structure, social process, and health." *Journal of Health and Social Behavior* 44: 552–71.

BROWNING, CHRISTOPHER R., LORI A. BURRINGTON, and JEANNE BROOKS-GUNN (2008) "Neighborhood structural inequality, collective efficacy, and sexual risk behavior among urban youth." *Journal of Health and Social Behavior* 49: 269–85.

BUDRYS, GRACE (2001) *Our unsystematic health care system.* Lanham, MD: Rowman & Littlefield.

———— (2003) *Unequal health.* Lanham, MD: Rowman & Littlefield.

BURGARD, SARAH A., JENNIE E. BRAND, and JAMES S. HOUSE (2007) "Toward a better estimation of the effect of job loss on health." *Journal of Health and Social Behavior* 48: 369–84.

BURTON, RUSSELL P. D. (1998) "Global integrative meaning as a mediating factor in the relationship between social roles and psychological distress." *Journal of Health and Social Behavior* 39: 201–15.

BURY, MICHAEL (1991) "The sociology of chronic illness: A review of research and prospects." *Sociology of Health and Illness* 13: 451–68.

———— (1997) *Health and illness in a changing society.* London: Routledge.

———— (2000) "On chronic illness and disability," pp. 173–83 in *Handbook of medical sociology,* 5th ed., C. Bird, P. Conrad, and A. Fremont (eds). Upper Saddle River, NJ: Prentice Hall.

BUTLER, JAY C., MITCHELL L. COHEN, CINDY R. FRIEDMAN, ROBERT M. SCRIPP, and CRAIG G. WATZ (2002) "Collaboration between public health and law enforcement: New paradigms and partnerships for bioterrorism planning and response." *Emerging Infectious Diseases* 8: 1–9.

CALNAN, MICHAEL (1987) *Health & illness: The lay perspective.* London: Tavistock.

———— (1989) "Control over health and patterns of health-related behaviour." *Social Science and Medicine* 29: 131–36.

CALNAN, M., D. WAINRIGHT, C. O'NEILL, A. WINTERBOTTOM, and C. WATKINS (2007) "Illness action rediscovered: A case study of upper limb pain." *Sociology of Health and Illness* 29: 321–46.

CAMPBELL, JOHN D. (1978) "The child in the sick role: Contributions of age, sex, parental status, and parental values." *Journal of Health and Social Behavior* 19: 35–51.

CANNON, WALTER B. (1932) *The wisdom of the body*. New York: W. W. Norton.

CANTOR, NORMAN F. (2001) *In the wake of the plague: The black death and the world it made.* New York: Free Press.

CAREY, BENEDICT (2005) "In the hospital, a degrading shift from person to patient." *New York Times* (August 16): A1, A12.

CARONNA, CAROL (2004) "The mis-alignment of institutional 'pillars.' " *Journal of Health and Social Behavior* 45(Extra issue): 45–58.

CARPIANO, RICHARD M., BRUCE G. LINK, and JO C. PHELAN (2008) "Social inequality and health: Future directions for the fundamental cause explanation," pp. 232–63 in *Social class: How does it work?* A. Lareau, and D. Conley (eds). New York: Russell Sage Foundation.

CARR, DEBORAH and MICHAEL A. FRIEDMAN (2005) "Is obesity stigmatizing? Body weight, perceived discrimination, and psychological well-being." *Journal of Health and Social Behavior* 46: 244–59.

CASALINO, LARRY (2004) "Unfamiliar tasks, contested jurisdictions." *Journal of Health and Social Behavior* 45(Extra issue): 59–75.

CASSELL, ERIC J. (1985) *Talking with patients*, Vol. 2. Cambridge, MA: MIT Press.

———— (1986) "The changing concept of the ideal physician." *Daedalus* 115: 185–208.

CASSILETH, BARRIE R., VASILY V. VLASSOV, and CHRISTOPHER C. CHAPMAN (1995) "Health care, medical practice, and medical ethics in Russia today." *Journal of the American Medical Association* 273: 1569–622.

CASTRO, ROBERTO (2005) "Medical sociology in Mexico," pp. 214–32 in *The Blackwell companion to medical sociology*, W. Cockerham (ed.). Oxford, UK: Blackwell.

CAWLEY, JAMES F. (1985) "The physician assistant profession: Current status and future trends." *Journal of Public Health Policy* 6: 78–99.

CHALFANT, H. PAUL, and RICHARD KURTZ (1971) "Alcoholics and the sick role: Assessments by social workers." *Journal of Health and Social Behavior* 12: 66–72.

CHANDOLA, TARANI (2000) "Social class differences in mortality using the new UK National Statistics Socio-Economic Classification." *Social Science and Medicine* 50: 641–49.

CHAPMAN, ELIZABETH (2000) "Conceptualization of the body for people living with HIV: Issues of touch and contamination." *Sociology of Health and Illness* 22: 840–57.

CHARMAZ, KATHY (1983) "Loss of self: A fundamental form of suffering in the chronically ill." *Sociology of Health and Illness* 5: 168–95.

———— (1991) *Good days, bad days: The self in chronic illness and time*. New Brunswick, NJ: Rutgers University Press.

CHEN, MEEI-SHIA (2005) "The great reversal: Transformation of health care in the People's Republic of China," pp. 456–82 in *The Blackwell companion to medical sociology*, W. Cockerham (ed.). Oxford, UK: Blackwell.

CHILDS, DAVID, and JEFFREY JOHNSON (1981) *West Germany: Politics and society*. London: Croom Helm.

CHIRAYATH, HEDI TAYLOR (2006) "Who serves the underserved? Predictors of physician care to medically indigent patients." *Health* 10: 259–82.

CHUANG, YING-CHIH, SUSAN T. ENNETT, KARL E. BAUMAN, and VANGIE A. FOSHEE (2005) "Neighborhood influences on adolescent cigarette and alcohol use: Mediating effects through parent and peer behaviors." *Journal of Health and Social Behavior* 46: 187–204.

CIAMBRONE, DESIRÉE (2001) "Illness and other assaults on the self: The relative impact of HIV/AIDS on women's lives." *Sociology of Health and Illness* 23: 517–40.

CLAIR, JEFFREY MICHAEL (1993) "The application of social science to medical practice," pp. 12–28 in *Sociomedical perspectives on patient care*, J. Clair and R. Allman (eds). Lexington: University of Kentucky Press.

CLARKE, ADELE E., and VIRGINIA L. OLESEN (1999) *Revisioning women, health, and healing*. London: Routledge.

CLARKE, ADELE E., JANET K. SHIM, LAURA MAMO, JENNIFER RUTH FOSKET, and JENNIFER R. FISHMAN (2003) "Biomedicalization: Technoscientific transformation of health, illness, and U.S. biomedicine." *American Sociological Review* 68: 161–94.

COCKERHAM, WILLIAM C. (1997a) *This aging society*, 2nd ed. Upper Saddle River, NJ: Prentice Hall.

——— (1997b) "The social determinants of the decline of life expectancy in Russia and Eastern Europe: A lifestyle explanation." *Journal of Health and Social Behavior* 38: 117–30.

——— (1999) *Health and social change in Russia and Eastern Europe*. London: Routledge.

——— (2000a) "The sociology of health behavior and health lifestyles," pp. 159–72 in *Handbook of medical sociology*, 5th ed., C. Bird, P. Conrad, and A. Fremont (eds). Upper Saddle River, NJ: Prentice Hall.

——— (2000b) "Medical sociology at the millennium," pp. 420–41 in *The international handbook of sociology*, S. Quah and A. Sales (eds). London: Sage.

——— (2000c) "Health lifestyles in Russia." *Social Science and Medicine* 51: 1313–24.

——— (2001) "Medical sociology and sociological theory," pp. 3–22 in *The Blackwell companion to medical sociology*, W. Cockerham (ed.). Oxford, UK: Blackwell.

——— (2005) "Health lifestyle theory and the convergence of agency and structure." *Journal of Health and Social Behavior* 46: 51–67.

——— (2006a) *Sociology of mental disorder*, 7th ed. Upper Saddle River, NJ: Pearson Prentice Hall.

——— (2006b) "Class matters: Health lifestyles in Post-Soviet Russia." *Harvard International Review* (Spring): 42–45.

——— (2007a) *Social causes of health and disease*. Cambridge, UK: Polity.

——— (2007b) "Health lifestyles and the absence of the Russian middle class." *Sociology of Health and Illness* 29: 457–73.

COCKERHAM, WILLIAM C., THOMAS ABEL, and GUNTHER LÜSCHEN (1993) "Max Weber, formal rationality, and health lifestyles." *Sociological Quarterly* 34: 413–25.

COCKERHAM, WILLIAM C., MORTON C. CREDITOR, UNA K. CREDITOR, and PETER B. IMREY (1980) "Minor ailments and illness behavior among physicians." *Medical Care* 18: 164–73.

COCKERHAM, WILLIAM C., HIROYUKI HATTORI, and YUKIO YAMORI (2000) "The social gradient in life expectancy: The contrary case of Okinawa in Japan." *Social Science and Medicine* 51: 115–22.

COCKERHAM, WILLIAM C., GERHARD KUNZ, and GUENTHER LUESCHEN (1988a) "Social stratification and health lifestyles in two systems of health care delivery: A comparison of America and West Germany." *Journal of Health and Social Behavior* 29: 113–26.

——— (1988b) "Psychological distress, perceived health status, and physician utilization in America and West Germany." *Social Science and Medicine* 26: 829–38.

COCKERHAM, WILLIAM C., GUENTHER LUESCHEN, GERHARD KUNZ, and JOE L. SPAETH (1986a) "Social stratification and self-management of health." *Journal of Health and Social Behavior* 27: 1–14.

——— (1986b) "Symptoms, social stratification, and self-responsibility for health in the United States and West Germany." *Social Science and Medicine* 22: 1263–71.

COCKERHAM, WILLIAM C., and FERRIS J. RITCHEY (1997) *The dictionary of medical sociology*. Westport, CT: Greenwood.

COCKERHAM, WILLIAM C., ALFRED RÜTTEN, and THOMAS ABEL (1997) "Conceptualizing health lifestyles: Moving beyond Weber." *Sociological Quarterly* 38: 601–22.

COCKERHAM, WILLIAM C., M. CHRISTINE SNEAD, and DEREK F. DEWAAL (2002) "Health lifestyles in Russia and the socialist heritage." *Journal of Health and Social Behavior* 43: 42–55.

COE, RODNEY M. (1970) *Sociology of medicine*. New York: McGraw-Hill Inc.

——— (1978) *Sociology of medicine*, 2nd ed. New York: McGraw-Hill.

COLE, STEPHEN (1986) "Sex discrimination and admission to medical school, 1929–1984." *American Journal of Sociology* 92: 529–67.

COLE, STEPHEN, and ROBERT LeJEUNE (1972) "Illness and the legitimation of failure." *American Sociological Review* 37: 347–56.

COLUMBOTOS, JOHN (1969) "Social origins and ideology of physicians: A study of the effects of early socialization." *Journal of Health and Social Behavior* 10: 16–29.

CONGER, RAND D., FREDERICK O. LORENZ, GLEN H. ELDER, JR., RONALD L. SIMONS, and XIAOJIA GE (1993) "Husband and wife differences in response to undesirable life events." *Journal of Health and Social Behavior* 34: 71–88.

CONLEY, DALTON, KATE W. STRULLY, and NEIL G. BENNETT (2003) *The starting gate: Birth weight and life chances*. Berkeley: University of California Press.

CONRAD, PETER (1975) "The discovery of hyperkinesis: Note on the medicalization of deviant behavior." *Social Problems* 23: 12–21.

——— (1994) "Wellness as a virtue: Morality and the pursuit of health." *Culture, Medicine, and Society* 18: 385–401.

——— (1999) "A mirage of genes." *Sociology of Health and Illness* 21: 228–41.

——— (2000) "Medicalization, genetics, and human problems," pp. 322–34 in *Handbook of medical sociology*, 5th ed., C. Bird, P. Conrad, and A. Fremont (eds). Upper Saddle River, NJ: Prentice Hall.

——— (2005) "The shifting engines of medicalization." *Journal of Health and Social Behavior* 46: 3–14.

——— (2007) *The medicalization of society: On the transformation of human conditions into treatable disorders*. Baltimore: Johns Hopkins University Press.

CONRAD, PETER, and JONATHAN GABE (1999) "Introduction: Sociological perspectives on the new genetics: An overview." *Sociology of Health and Illness* 21: 505–16.

CONRAD, PETER, and VALERIE LEITER (2004) "Medicalization, markets and consumers." *Journal of Health and Social Behavior* 45(Extra issue): 158–76.

CONRAD, PETER, and JOSEPH W. SCHNEIDER (1980) *Deviance and medicalization: From badness to sickness*. St. Louis: Mosby.

COOLEY, CHARLES H. (1964) *Human nature and the social order*. New York: Schocken.

COOMBS, ROBERT H. (1978) *Mastering medicine: Professional socialization in medical school*. New York: The Free Press.

COOMBS, ROBERT H., SANGEETA CHOPRA, DEBRA R. SCHENK, and ELAINE YUTAN (2001) "Medical slang and its functions." *Social Science and Medicine* 36: 987–98.

COOPER-PATRICK, LISA, JOSEPH J. GALLO, J. J. GONZALES, HONG THI VU, NEIL R. POWE, CHRISTINE NELSON, and DANIEL E. FORD (1999) "Race, gender, and partnership in the patient–physician relation." *Journal of the American Medical Association* 282: 583–89.

CORNMAN, DEBORAH H., SARAH J. SCHMIEGE, ANGELA BRYAN, T. JOSEPH BENZIGER, and JEFFREY D. FISHER (2007) "An information-motivation-behavioral skills (IMB) model-based prevention intervention for truck drivers in India." *Social Science and Medicine* 64: 1572–84.

COSER, ROSE L. (1956) "A home away from home." *Social Problems* 4: 3–17.

COX, SUSAN M., and WILLIAM McKELLIN (1999) " 'There's this thing in our family': Predictive testing and the construction of risk for Huntington Disease." *Sociology of Health and Illness* 21: 622–46.

CRAWFORD, ROBERT (1984) "A cultural account of health: Control, release, and the social body," pp. 60–103 in *Issues in the politicial economy of health care*, J. McKinley (ed.). New York: Tavistock.

CROSSLEY, MICHELE (1998) " 'Sick role' or 'empowerment'? The ambiguities of life with an HIV positive diagnosis." *Sociology of Health and Illness* 20: 507–31.

CUNNINGHAM-BURLEY, SARAH, and ANNE KERR (1999) "Defining the 'social': Towards an understanding of scientific and medical discourses on the social aspects of the new genetics." *Sociology of Health and Illness* 21: 647–68.

DAHRENDORF, RALF (1979) *Life chances*. Chicago: University of Chicago Press.

DAVIES, KAREN (2003) "The body and doing gender: The relations between doctors and nurses in hospital work." *Sociology of Health and Illness* 25: 720–42.

DAVIS, FRED (1972) *Illness, interaction, and the self*. Belmont, CA: Wadsworth.

DAVIS, FRED, and VIRGINIA OLESEN (1963) "Initiation into a women's profession: Identity problems in the status transition of coed to student nurse." *Sociometry* 26: 89–101.

DENG, RUI, JIANGHONG LI, LUECHAI SRINGERNYUANG, and KAINING ZHANG (2007) "Drug abuse, HIV/AIDS and stigmatization in a Dai community in Yunnan, China." *Social Science and Medicine* 64: 1560–71.

DENTON, JOHN A. (1978) *Medical sociology*. Boston: Houghton Mifflin.

DESJARLAIS, ROBERT, LEON EISENBERG, BYRON GOOD, and ARTHUR KLEINMAN (1995) *World mental health: Problems and priorities in low-income countries*. New York: Oxford University Press.

DE VRIES, RAYMOND G. (1993) "A cross-national view of the status of midwives," pp. 131–46 in *Gender, work and medicine*, E. Riska, and K. Wegar (eds). London: Sage.

DE VRIES, RAYMOND, LEIGH TURNER, KRISTINA ORFALI, and CHARLES BOSK (2006) "Social science and bioethics: The way forward." *Sociology of Health and Illness* 28: 265–77.

D'HOUTAUD A., and MARK G. FIELD (1984) "The image of health: Variations in perception by social class in a French population." *Sociology of Health and Illness* 6: 30–59.

DICKINSON, HARLEY D., and B. SINGH BOLARIA (2005) "The evolution of health care in Canada: Toward community or corporate control?" pp. 199–213 in *The Blackwell companion to medical sociology*, W. Cockerham (ed.). Oxford, UK: Blackwell.

DIN-DZIETHAM, REBECCA, WENDY N. NEMBHARD, RAKALE COLLINS, and SHARON K. DAVIS (2004) "Perceived stress following race-based discrimination at work is associated with hypertension in African-Americans. The metro Atlanta heart disease study, 1999–2001." *Social Science and Medicine* 58: 449–61.

DINGWALL, ROBERT (2007) "Medical sociology and genetics," pp. 2937–41 in *The Blackwell encyclopedia of sociology*, G. Ritzer (ed.). Oxford, UK: Blackwell.

DMITRIEVA, ELENA (2005) "The Russian health care experiment: Transition of the health care system and rethinking the sociology of medicine," pp. 320–33 in *The Blackwell companion to medical sociology*, W. Cockerham (ed.). Oxford, UK: Blackwell.

DODOO, F. NII-AMOO, ELIYA M. ZULU, and ALEX C. EZEH (2007) "Urban-rural differences in the socioeconomic deprivation-sexual behavior link in Kenya." *Social Science and Medicine* 64: 1019–31.

DOHRENWEND, BRUCE P. (1975) "Sociocultural and social-psychological factors in the genesis of mental disorders." *Journal of Health and Social Behavior* 16: 365–92.

DOLAN, ALAN (2007) " 'Good luck to them if they get it': Exploring working class men's understandings and experiences of income inequality and material standards." *Sociology of Health and Illness* 29: 711–29.

DOWNEY, LIAM, and MARIEKE VAN WILLIGEN (2005) "Environmental stressors: The mental health impacts of living near industrial activity." *Journal of Health and Social Behavior* 46: 289–305.

DRENTEA, PATRICIA (2000) "Age, debt, and anxiety." *Journal of Health and Social Behavior* 41: 437–50.

DRENTEA, PATRICIA, and PAUL J. LAVRAKAS (2000) "Over the limit: The association among health, race, and debt." *Social Science and Medicine* 50: 517–29.

DRENTEA, PATRICIA, and JENNIFER L. MOREN-CROSS (2005) "Social capital and social support on the web: The case of an Internet mother site." *Sociology of Health and Illness* 27: 920–43.

DUBOS, RENÉ (1959) *Mirage of health*. New York: Harper & Row.

———— (1969) *Man, medicine, and environment*. New York: Mentor.

———— (1981) "Health and creative adaptation," pp. 6–13 in *The nation's health*, P. Lee, N. Brown, and I. Red (eds). San Francisco: Boyd & Fraser.

DUFF, RAYMOND S., and AUGUST B. HOLLINGSHEAD (1968) *Sickness and society*. New York: Harper & Row.

DUNN, ANDREA L., BESS H. MARCUS, JAMES B. KAMPERT, MELISSA E. GARCIA, HAROLD W. KOHL III, and STEVEN N. BLAIR (1999) "Comparison of lifestyle and structured interventions to increase physical activity and cardiorespiratory fitness." *Journal of the American Medical Association* 281: 327–34.

DUPRE, MATTHEW E. (2007) "Educational differences in age-related patterns of disease: Reconsidering the cumulative disadvantage and age-as-leveler hypotheses." *Journal of Health and Social Behavior* 48: 1–15.

DURKHEIM, EMILE (1950) *The rules of sociological method*. New York: The Free Press.

———— (1951) *Suicide*. New York: The Free Press.

———— (1956) *The division of labor in society*. New York: The Free Press.

DUTTON, DIANA B. (1978) "Explaining the low use of health services by the poor: Costs, attitudes, or delivery systems?" *American Sociological Review* 43: 348–68.

EITINGER, L. (1964) *Concentration camp survivors in Norway and Israel*. London: Allen & Unwin.

———— (1973) "A followup of the Norwegian concentration camp survivors." *Israel Annals of Psychiatry and Related Disciplines* 11: 199–209.

ELLIS, ROSEMARY (2003) "The Secondhand Smoking Gun." *New York Times* (October 15): A23.

ELSTON, MARY ANN (1993) "Women doctors in a changing profession: The case of Britain," pp. 27–61 in *Gender, work and medicine*, E. Riska, and K. Wegar (eds). London: Sage.

ENGELS, FRIEDRICH [1845] (1973) *The condition of the working class in England*. Moscow: Progress Publishers.

ENGLE, GEORGE L. (1971) "Sudden and rapid death during psychological stress: Folklore or folkwisdom?" *Annals of Internal Medicine* 74: 771–82.

———— (1977) "The need for a new medical model: A challenge for biomedicine." *Science* 196: 129–35.

EPSTEIN, HELEN (1998) "Life and death on the social ladder." *New York Review of Books* (July 16): 26–30.

ETTORRE, ELIZABETH (1999) "Experts as 'storytellers' in reproductive genetics: Exploring key issues." *Sociology of Health and Illness* 21: 539–59.

EVANS, ROBERT G. (1986) "Finding the levers, finding the courage: Lessons from cost containment in North America." *Journal of Health Politics, Policy and Law* 11: 585–616.

———— (1994) "Introduction," pp. 3–26 in *Why are some people healthy and others not? The determinants of the health of populations*, R. Evans, M. Barer, and T. Marmor (eds). New York: Aldine de Gruyter.

EVANS, ROBERT G., MORRIS L. BARER, and THEODORE R. MARMOR (eds) (1994) *Why are some people healthy and others not? The determinants of the health of populations*. New York: Aldine de Gruyter.

EVERETT, MARGARET (2003) "The social life of genes: Privacy, property and the new genetics." *Social Science and Medicine* 56: 53–65.

EZZATI, MAJID, ARI B. FRIEDMAN, SANDEEP C. KULKARNI, and CHRISTOPHER J. L. MURRAY (2008) "The reversal of fortunes: Trends in county mortality and cross-county mortality disparities in the United States." *PLoS Medicine* 5: e66/001-0011.

EZZY, DOUGLAS (2000) "Illness narratives: Time, hope and HIV." *Social Science and Medicine* 50: 605–17.

FARIS, ROBERT E., and H. WARREN DUNHAM (1939) *Mental disorders in urban areas*. Chicago: University of Chicago Press.

FARMER, MELISSA, and KENNETH F. FERRARO (2005) "Are racial disparities in health conditional on socioeconomic status?" *Social Science and Medicine* 60: 191–204.

FEATHERSTONE, MIKE (1987) "Lifestyle and consumer culture." *Theory, Culture and Society* 4: 5–70.

FERRARO, KENNETH F., and MELISSA M. FARMER (1999) "Utility of health data from social surveys: Is there a gold standard for measuring morbidity?" *American Sociological Review* 64: 303–15.

FERRARO, KENNETH F., MELISSA M. FARMER, and JOHN A. WYBRANIEC (1997) "Health trajectories: Long-term dynamics among black and white adults." *Journal of Health and Social Behavior* 38: 38–54.

FERRARO, KENNETH F., and TAMMY SOUTHERLAND (1989) "Domains of medical practice: Physicians' assessment of the role of physician extenders." *Journal of Health and Social Behavior* 30: 192–205.

FIELD, MARK G. (ed.) (1989) *Success and crisis in national health systems*. London: Routledge.

——— (1993) "The physician in the Commonwealth of Independent States: The difficult passage from bureaucrat to professional," pp. 162–83 in *The changing medical profession*, F. Hafferty, and J. McKinley (eds). New York: Oxford University Press.

——— (1995) "The health crisis in the former Soviet Union: A report from the 'post-war' zone." *Social Science and Medicine* 41: 1469–78.

——— (2000) "The health and demographic crisis in post-Soviet Russia: A two-phase development," pp. 11–42 in *Russia's torn safety nets: Health and social welfare during the transition*, M. Field, and J. Twigg (eds). New York: St. Martin's Press.

FIFE, BETSY L., and ERIC R. WRIGHT (2000) "The dimensionality of stigma: A comparison of its impact on the self of persons with HIV/AIDS and cancer." *Journal of Health and Social Behavior* 41: 50–67.

FIORENTINE, ROBERT (1987) "Men, women, and the premed persistence: A normative alternatives approach." *American Journal of Sociology* 92: 1118–39.

FISHER, JILL A. (2006) "Co-ordinating 'ethical' trials: The role of research coordinators in the contract research industry." *Sociology of Health and Illness* 28: 678–94.

FISHER, SUE (1984) "Doctor–patient communication: A social and micro-political performance." *Sociology of Health and Illness* 6: 1–27.

FITTON, FREDA, and H. W. K. ACHESON (1979) *The doctor/patient relationship: A study in general practice*. London: Department of Health and Social Security.

FLOGE, LILIANE, and DEBORAH M. MERRILL (1986) "Tokenism reconsidered: Male nurses and female physicians in a hospital setting." *Social Forces* 64: 925–47.

FOOTE-ARDAH, CARRIE E. (2003) "The meaning of complementary and alternative medicine practices among people with HIV in the United States: Strategies for managing everyday life." *Sociology of Health and Illness* 25: 481–500.

FOUCAULT, MICHEL (1973) *The birth of the clinic*. London: Tavistock.

FOX, RENÉE (1957) "Training for uncertainty," pp. 207–41 in *The student-physician*, R. K. Merton, G. Reader, and P. L. Kendall (eds). Cambridge, MA: Harvard University Press.

FRANK, ARTHUR W. (1991) *At the will of the body: Reflections on illness.* Boston: Houghton Mifflin.

FRASER, CAROLINE (1999) *God's perfect child: Living and dying in the Christian Science Church.* New York: Metropolitan Books/Henry Holt.

FRECH, ADRIANNE and KRISTI WILLIAMS (2007) "Depression and the psychological benefits of entering marriage." *Journal of Health and Social Behavior* 48: 149–63.

FREIDSON, ELIOT (1960) "Client control and medical practice." *American Journal of Sociology* 65: 374–82.

———— (1970a) *Profession of medicine.* New York: Dodd, Mead.

———— (1970b) *Professional dominance.* Chicago: Aldine.

———— (1975) *Doctoring together.* New York: Elsevier North-Holland.

———— (1989) *Medical work in America: Essays on health care.* New Haven, CT: Yale University Press.

———— (1993) "How dominant are the professions?" pp. 54–66 in *The changing medical profession: An international perspective,* F. Hafferty, and J. McKinley (eds). New York: Oxford University Press.

FREUND, PETER E. S., and MEREDITH B. McGUIRE (1999) *Health, illness, and the social body,* 3rd ed. Englewood Cliffs, NJ: Prentice Hall.

FROHLICH, KATHERINE L., ELLEN CORIN, and LOUISE POTVIN (2001) "A theoretical proposal for the relationship between context and disease." *Sociology of Health and Illness* 23: 776–97.

GALLAGHER, EUGENE B. (1976) "Lines of reconstruction and extension in the Parsonian sociology of illness." *Social Science and Medicine* 10: 207–18.

GALLAGHER, EUGENE B., and C. MAUREEN SEARLE (1989) "Content and context in health professional education," pp. 437–54 in *Handbook of medical sociology,* 4th ed., H. Freeman, and S. Levine (eds). Englewood Cliffs, NJ: Prentice-Hall.

GALLAGHER, EUGENE B. C., and KRISTINA SIONEAN (2004) "Where medicalization boulevard meets commercialization alley." *Journal of Policy Studies* 16: 53–62.

GALLAGHER, EUGENE B., THOMAS J. STEWART, and TERRY D. STRATTON (2000) "The sociology of health in developing countries," pp. 389–97 in *Handbook of medical sociology,* 5th ed., C. Bird, P. Conrad, and A. Fremont (eds). Upper Saddle River, NJ: Prentice Hall.

GALLAGHER, EUGENE B., and JANARDAN SUBEDI (eds) (1995) *Global perspectives on health care.* Upper Saddle River, NJ: Prentice Hall.

GARLAND, T. NEAL (1995) "Major orientations in Japanese health care," pp. 255–67 in *Global perspectives on health care,* E. Gallagher, and J. Subedi (eds). Englewood Cliffs, NJ: Prentice Hall.

GARRETT, LAURIE (1994) *The coming plague.* New York: Farrar, Straus Giroux.

GEERTSEN, REED, MELVILLE R. KLAUBER, MARK RINDFLESH, ROBERT L. KANE, and ROBERT GRAY (1975) "A re-examination of Suchman's views on social factors in health care utilization." *Journal of Health and Social Behavior* 16: 226–37.

GEIGER, H. JACK (1975) "The causes of dehumanization in health care and prospects for humanization," pp. 11–36 in *Humanizing health care,* J. Howard, and A. Strauss (eds). New York: Wiley-Interscience.

GEORGE, LINDA K., and SCOTT M. LYNCH (2003) "Race differences in depressive symptoms: A dynamic perspective on stress and vulnerability." *Journal of Health and Social Behavior* 44: 353–69.

GEORGOPOULOS, BASIL F., and FLOYD C. MANN (1972) "The hospital as an organization," pp. 304–11 in *Patients, physicians and illness,* 2nd ed., E. Jaco (ed.). New York: Macmillan.

GHAZIANI, AMIN (2004) "Anticipatory and actualized identities: A cultural analysis of the transition from AIDS disability to work." *Sociological Quarterly* 45: 273–301.

GIBBS, JACK (1971) "A critique of the labeling perspective," pp. 193–205 in *The study of social problems*, E. Rubington, and M. S. Weinberg (eds). New York: Oxford University Press.

GLIK, DEBORAH C. (1990) "The redefinition of the situation: The social construction of spiritual healing experiences." *Sociology of Health and Illness* 12: 151–68.

GOESLING, BRIAN (2007) "The rising significance of education for health?" *Social Forces* 85: 1621–44.

GOFFMAN, ERVING (1959) *The presentation of self in everyday life*. New York: Anchor.

———— (1961) *Asylums*. New York: Anchor.

———— (1963) *Stigma: Notes on the management of a spoiled identity*. Englewood Cliffs, NJ: Prentice-Hall.

GOLD, MARSHA R. (1999) "The changing US health care system: Challenges for responsible public policy." *Milbank Quarterly* 77: 3–37.

GOLDNER, MELINDA (2004) "The dynamic interplay between Western medicine and the complementary and alternative medicine movement: How activists perceive a range of responses from physicians and hospitals." *Sociology of Health and Illness* 26: 710–36.

GOLDSTEIN, MICHAEL S. (1992) *The health movement: Promoting fitness in America*. New York: Twayne.

———— (2000) "The growing acceptance of complementary and alternative medicine," pp. 284–97 in *Handbook of medical sociology*, 5th ed., C. Bird, P. Conrad, and A. Fremont (eds). Upper Saddle River, NJ: Prentice Hall.

GOODE, WILLIAM J. (1957) "Community within a community." *American Sociological Review* 22: 194–200.

———— (1960) "Encroachment, charlatanism, and the emerging profession: Psychology, sociology, and medicine." *American Sociological Review* 25: 902–14.

GORDON, GERALD (1966) *Role theory and illness*. New Haven, CT: College and University Press.

GORDON, HOWARD S., RICHARD L. STREET, JR., P. ADAM KELLY, JULIANNE SOUCHEK, and NELDA P. WRAY (2005) "Physician-patient communication following invasive procedures: An analysis of post-angiogram consultations." *Social Science and Medicine* 61: 1015–25.

GORE, SUSAN (1989) "Social networks and social supports in health care," pp. 306–31 in *Handbook of medical sociology*, 4th ed., H. Freeman, and S. Levine (eds). Englewood Cliffs, NJ: Prentice Hall.

GORE, SUSAN, and ROBERT H. ASELTINE, JR. (2003) "Race and ethnic differences in depressed mood following the transition from high school." *Journal of Health and Social Behavior* 44: 370–89.

GORMAN, BRIDGET K., and JEN'NAN GHAZAL READ (2006) "Gender disparities in adult health: An examination of three measures of morbidity." *Journal of Health and Social Behavior* 47: 95–110.

GOSKOMSTAT (2007) *The demographic yearbook of Russia*. Moscow: State Committee of the Russian Federation on Statistics.

GOULDNER, ALVIN (1970) *The coming crisis of western sociology*. New York: Basic Books.

GRAY, NICOLA J., JONATHAN D. KLEIN, PETER R. NOYCE, TRACY S. SESSELBERG, and JUDITH A. CANTRILL (2005) "Health information-seeking behaviour in adolescence: The place of the Internet." *Social Science and Medicine* 60: 1467–78.

GREEN, GILL, and STEPHEN PLATT (1997) "Fear and loathing in health care settings reported by people with HIV." *Sociology of Health and Illness* 19: 70–92.

GREENLAND, PHILIP, MARIA DELORIA KNOLL, JEREMIAH STAMLER, JAMES D. NEATON, ALAN R. DYER, DANIEL B. GARSIDE, and PETER W. WILSON (2003) "Major risk factors as antecedents of fatal and nonfatal coronary heart disease events." *JAMA* 290: 891–97.

GRZYWACZ, JOSEPH G., DAVID M. ALMEIDA, SHEVAUN D. NEUPERT, SUSAN L. ETTNER (2004) "Socioeconomic status and health: A micro-level analysis of exposure and vulnerability to daily stressors." *Journal of Health and Social Behavior* 45: 1–16.

GRZYWACZ, JOSEPH G., and NADINE F. MARKS (2001) "Social inequalities and exercise during adulthood: Toward an ecological perspective." *Journal of Health and Social Behavior* 42: 202–20.

GRZYWACZ, JOSEPH G., CYNTHIA K. SUERKEN, REBECCA H. NEIBERG, WEI LANG, RONNY A. BELL, SARA A. QUANDT, and THOMAS A. ARCURY (2007) *Journal of Health and Social Behavior* 48: 84–98.

HAAS, JACK, and WILLIAM SHAFFIR (1977) "The professionalization of medical students: Developing competence and a cloak of competence." *Symbolic Interaction* 1: 71–88.

HAAS, STEVEN A. (2006) "Health selection and the process of social stratification: The effect of childhood health on socioeconomic attainment." *Journal of Health and Social Behavior* 47: 339–54.

HAFFERTY, FREDERIC (1991) *Into the valley: Death and the socialization of medical students.* New Haven, CT: Yale University Press.

——— (2000) "Reconfiguring the sociology of medical education: Emerging topics and pressing issues," pp. 238–57 in *Handbook of medical sociology*, 5th ed., C. Bird, P. Conrad, and A. Fremont (eds). Upper Saddle River, NJ: Prentice Hall.

HAFFERTY, FREDERIC W., and DONALD W. LIGHT (1995) "Professional dynamics and the changing nature of medical work." *Journal of Health and Social Behavior* 36(Extra issue): 132–53.

HAFFERTY, FREDERIC, and JOHN B. MCKINLEY (1993) *The changing medical profession: An international perspective.* New York: Oxford University Press.

HAINES, VALERIE A., JEANNE S. HURLBERT, and JOHN J. BEGGS (1996) "Exploring the determinants of support provision: Provider characteristics, personal networks, community contexts, and support following life events." *Journal of Health and Social Behavior* 37: 252–64.

HALL, OSWALD (1946) "The informal organization of the medical profession." *Canadian Journal of Economics and Political Science* 12: 30–44.

——— (1948) "The stages of a medical career." *American Journal of Sociology* 53: 327–36.

HALLOWELL, NINA (1999) "Doing the right thing: Genetic risk and responsibility." *Sociology of Health and Illness* 21: 597–621.

HAMMOND, JUDITH (1980) "Biography building to insure the future: Women's negotiation of gender relevancy in medical school." *Symbolic Interaction* 3: 35–49.

HARDEY, MICHAEL (1998) *The social context of health.* Buckingham, UK: Open University Press.

——— (1999) "Doctor in the house: The Internet as a source of lay health knowledge and the challenge to expertise." *Sociology of Health and Illness* 21: 820–35.

HARPER, KRISTIN N., PAOLO S. OCAMPO, BRET M. STEINER, ROBERT W. GEORGE, MICHAEL S. SILVERMAN, SHELLY BOLOTIN, ALLAN PILLAY, NIGEL J. SAUNDERS, and GEORGE J. ARMELAGOS (2008) "On the origin of Treponematoses: A phylogenetic approach." *PLoS Neglected Tropical Diseases* 2(1): e148.

HARTLEY, HEATHER (1999) "The influence of managed care on supply of certified nurse-midwives: An evaluation of the physician dominance thesis." *Journal of Health and Social Behavior* 40: 87–101.

——— (2002) "The system of alignments challenging physician professional dominance: An elaborated theory of countervailing powers." *Sociology of Health and Illness* 24: 178–207.

HAUG, MARIE, and BEBE LAVIN (1981) "Practitioner or patient—Who's in charge?" *Journal of Health and Social Behavior* 22: 212–29.

——— (1983) *Consumerism in medicine.* Beverly Hills, CA: Sage.

HAYES-BAUTISTA, DAVID E. (1976a) "Modifying the treatment: Patient compliance, patient control, and medical care." *Social Science and Medicine* 10: 233–38.

———— (1976b) "Termination of the patient-practitioner relationship: Divorce, patient style." *Journal of Health and Social Behavior* 17: 12–21.

HAYWARD, MARK D., EILEEN M. CRIMMINS, TONI P. MILES, and YU YANG (2000) "The significance of socioeconomic status in explaining the racial gap in chronic health conditions." *American Sociological Review* 65: 910–30.

HEMSTRÖM, ÖRJAN (2005) "Society, health, and health care in Sweden," pp. 298–318 in *The Blackwell companion to medical sociology*, W. Cockerham (ed.). Oxford, UK: Blackwell.

HENDERSON, LAWRENCE J. (1935) "Physician and patient as a social system." *New England Journal of Medicine* 212: 819–23.

HENIG, ROBIN W. (1993) "Are women's hearts different?" *New York Times Magazine* 58 (October 3): 58–61.

HENRETTA, JOHN C. (2007) "Early childbearing, marital status, and women's health and mortality after age 50." *Journal of Health and Social Behavior* 48: 254–66.

HERD, PAMELA A., BRIAN GOESLING, and JAMES S. HOUSE (2007) "Socioeconomic position and health: The differential effects of education versus income on the onset versus progression of health problems." *Journal of Health and Social Behavior* 48: 223–38.

HERZLICH, CLAUDINE, and JANINE PIERRET (1987) *Illness and self in society*, E. Forster (trans.). Baltimore: Johns Hopkins University Press.

HESKETH, THERESE, and WEIXING ZHU (1997a) "Health in China: Traditional Chinese medicine: One country, two systems." *British Medical Journal* 314: 115–17.

———— (1997b) "Health in China: The healthcare market." *British Medical Journal* 314: 1616–18.

HILL, TERRENCE D., and RONALD J. ANGEL (2005) "Neighborhood disorder, psychological distress, and heavy drinking." *Social Science and Medicine* 61: 965–75.

HILL, TERRENCE D., CATHERINE E. ROSS, and RONALD J. ANGEL (2005) "Neighborhood disorder, psychophysiological distress, and health." *Journal of Health and Social Behavior* 46: 170–86.

HILLIER, SHEILA (1987) "Rationalism, bureaucracy, and the organization of the health services: Max Weber's contribution to understanding modern health care systems," pp. 194–220 in *Sociological theory and medical sociology*, G. Scambler (ed.). London: Tavistock.

HINZE, SUSAN W. (1999) "Gender and the body of medicine or at least some body parts: (Re)constructing the prestige hierarchy of medical specialties." *Sociological Quarterly* 40: 217–40.

HJERMANN, I., K. VELVE BYRE, I. HOLME, and P. LEREN (1981) "Effect of diet and smoking intervention on the incidence of coronary heart disease." *Lancet* 8259: 1303–10.

HOLLINGSHEAD, AUGUST B. (1973) "Medical sociology: A brief review." *Milbank Memorial Fund Quarterly* 51: 531–42.

HOLLINGSHEAD, AUGUST B., and FREDERICK C. REDLICH (1958) *Social class and mental illness: A community study*. New York: John Wiley.

HOLLINGSWORTH, J. ROGERS (1981) "Inequality in levels of health in England and Wales, 1891–1971." *Journal of Health and Social Behavior* 22: 268–83.

HOLMES, T. H., and R. H. RAHE (1967) "The social readjustment rating scale." *Journal of Psychosomatic Research* 11: 213–25.

HOOKER, RODERICK S. (1991) "The military physician assistant." *Military Medicine* 156: 657–60.

HOSEGOOD, VICTORIA, ELEANOR PRESTON-WHYTE, JOANNA BUSZA, SINDILE MOITSE, and IAN M. TIMAEUS (2007) "Revealing the full extent of households' experiences of HIV and AIDS in rural South Africa." *Social Science and Medicine* 65: 1249–59.

HOUSE, JAMES S. (1974) "Occupational stress and coronary heart disease." *Journal of Health and Social Behavior* 15: 12–27.

———— (2002) "Understanding social factors and inequalities in health: 20th century progress and 21st century prospects." *Journal of Health and Social Behavior* 43: 125–42.

HOWARD, JAN, and ANSELM STRAUSS (eds) (1975) *Humanizing health care*. New York: Wiley-Interscience.

HRABA, JOSEPH, FREDERICK O. LORENZ, ZDENKA PECHACOVA, and QIANG LIU (1998) "Education and health in the Czech Republic." *Journal of Health and Social Behavior* 39: 295–318.

HUGHES, DAVID, and LESLEY GRIFFITHS (1999) "On penalties and the Patient's Charter: Centralism v. de-centralised governance in the NHS." *Sociology of Health and Illness* 21: 71–94.

HUIE, STEPHANIE A. BOND, ROBERT A. HUMMER, and RICHARD G. ROGERS (2002) "Individual and contextual risks of death among race and ethnic groups in the United States." *Journal of Health and Social Behavior* 43: 350–81.

HUMPHRIES, KARIN H., and EDDY VAN DOORSLAER (2000) "Income-related health inequality in Canada." *Social Science and Medicine* 50: 663–71.

HUNTER, MARK (2007) "The changing political economy of sex in South Africa: The significance of unemployment and inequalities to the scale of the AIDS pandemic." *Social Science and Medicine* 64: 689–700.

IDLER, ELLEN L. (1987) "Religious involvement and the health of the elderly: Some hypotheses and an initial test." *Social Forces* 66: 226–38.

———— (1995) "Religion, health, and nonphysical senses of self." *Social Forces* 74: 683–704.

IDLER, ELLEN L., and YAEL BENYAMINI (1997) "Self-rated health and mortality: A review of twenty-seven community studies." *Journal of Health and Social Behavior* 38: 21–37.

IKEGAMI, NAOKI (1992) "The economics of health care in Japan." *Science* 258: 614–18.

IKEGAMI, NAOKI, and JOHN C. CAMPBELL (1995) "Medical care in Japan." *New England Journal of Medicine* 333: 1295–99.

ISSACS, STEPHEN L., and STEVEN A. SCHROEDER (2004). "Class—the ignored determinant of the nation's health." *New England Journal of Medicine* 351: 1137–42.

JACKSON, PAMELA BRABOY (1997) "Role occupancy and mental health." *Journal of Health and Social Behavior* 38: 237–55.

JACKSON, SUE, and GRAHAM SCAMBLER (2007) "Perceptions of evidence-based medicine: Traditional acupuncturists in the UK and resistance to biomedical modes of evaluation." *Sociology of Health and Illness* 29: 412–29.

JAGSI, RESHMA, and REBECCA SURENDER (2004) "Regulation of junior doctors' work hours: An analysis of British and American doctors' experiences and attitudes." *Social Science and Medicine* 58: 281–91.

JALLINOJA, PIIA (2001) "Genetic screening in maternity care: Preventive aims and voluntary choices." *Sociology of Health and Illness* 23: 286–307.

JARVIS, MARTIN J., and JANE WARDLE (1999) "Social patterning of individual health behaviours: The case of cigarette smoking," pp. 240–55 in *The social determinants of health*, M. Marmot, and R. Wilkinson (eds). Oxford, UK: Oxford University Press.

JAUHAR, SANDEEP (2008) *A doctor's initiation*. New York: Farrar, Straus & Giroux.

JEWKES, RACHEL K., JONATHAN B. LEVIN, and LOVEDAY A. PENN-KEKANA (2003) "Gender inequalities, intimate partner violence and HIV preventive practices: Findings of a South African cross-sectional study." *Social Science and Medicine* 56: 125–34.

JHA, ASHISH K., ELLITT S. FISHER, ZHONGHE LI, F. JOHN ORAY, and ARNOLD M. EPSTEIN (2005) "Racial trends in the use of major procedures among the elderly." *New England Journal of Medicine* 353: 683–91.

JOFFE, C. E., T. A. WEITZ, and C. L. STACEY (2004) "Uneasy allies: Pro-choices physicians, feminist health activists and the struggle for abortion rights." *Sociology of Health and Illness* 26: 775–96.

Johnson, Malcolm (1975) "Medical sociology and sociological theory." *Social Science and Medicine* 9: 227–32.

Jones, Bernard (1996) "Sweden," pp. 104–26 in *Health systems in liberal democracies*, A. Wall (ed.). London: Routledge.

Jylhä, Maria (1994) "Self-rated health revisited: Exploring survey interview episodes with elderly respondents." *Social Science and Medicine* 39: 983–90.

Kagawa-Singer, Marjorie (1993) "Redefining health: Living with cancer." *Social Science and Medicine* 37: 295–304.

Kahn, Joan R., and Leonard I. Pearlin (2006) "Financial strain over the life course and health among older adults." *Journal of Health and Social Behavior* 47: 17–31.

Karlsen, Saffron, and James Y. Nazroo (2002) "Agency and structure: The impact of ethnic identity and racism on the health of ethnic minority people." *Sociology of Health and Illness* 24: 1–20.

Karno, Marvin, and Grayson S. Norquist (1995) "Schizophrenia: Epidemiology," pp. 902–10 in *Comprehensive textbook of psychiatry*, Vol. 1, 6th ed., Baltimore: Williams & Wilkins.

Kasl, S., and S. Cobb (1966) "Health behavior, illness behavior, and sick role behavior." *Archives of Environmental Health* 12: 246–66.

Kasteler, Josephine, Robert L. Kane, Donna M. Olsen, and Constance Thetford (1976) "Issues underlying prevalence of 'doctor-shopping' behavior." *Journal of Health and Social Behavior* 17: 328–39.

Katz, Pearl (1999) *The scalpel's edge: The culture of surgeons.* Boston: Allyn and Bacon.

Kelly, Michael P., and David Field (1996) "Medical sociology, chronic illness and the body." *Sociology of Health and Illness* 18: 241–57.

Kelner, Merrijoy, Beverly Wellman, Bernice Pescosolido, and Mike Saks (2000) *Complementary and alternative medicine: Challenge and change.* Amsterdam: Harwood.

Kendall, Patricia L., and Hanan C. Selvin (1957) "Tendencies toward specialization in medical training," pp. 153–74 in *The student-physician*, R. Merton, G. Reader, and P. Kendall (eds). Cambridge, MA: Harvard University Press.

Kerr, Anne (2004) *Genetics and society: A sociology of disease.* London: Routledge.

Kessler, Ronald C., Katherine A. McGonagle, Shanyang Zhao, Christopher B. Nelson, Michael Hughes, Suzann Eshleman, Hans-Ulrich Wittchen, and Kenneth S. Kendler (1994) "Lifetime and 12-month prevalence of DSM-III-R psychiatric disorders in the United States." *Archives of General Psychiatry* 51: 8–19.

Kessler, Ronald C., J. Blake Turner, and James S. House (1989) "Unemployment, reemployment, and emotional functioning in a community sample." *American Sociological Review* 54: 648–57.

Khot, Umesh N., Monica B. Khot, Christopher T. Bajzer, Shelly K. Sapp, E. Magnus Ohman, Sorin J. Brener, Stephen G. Ellis, A. Michael Lincoff, and Eric J. Topol (2003) "Prevalence of conventional risk factors in patients with coronary heart disease." *JAMA* 290: 898–904.

Kiev, Ari (1968) *Curanderismo: Mexican-American folk psychiatry.* New York: The Free Press.

Kinnell, Ann Marie Kofmehl (2001) " 'So why are you here?' Assessing risk in HIV prevention and test decision counseling." *Sociology of Health and Illness* 23: 447–77.

Kirby, James B., and Toshiko Kaneda (2005) "Neighborhood socioeconomic disadvantage and access to health care." *Journal of Health and Social Behavior* 46: 15–31.

——— (2006) "Access to health care: Does neighborhood residential instability matter?" *Journal of Health and Social Behavior* 47: 142–55.

Kletke, Phillip R., David W. Emmons, and Kurt D. Gillis (1996) "Current trends in physicians' practice arrangements." *Journal of the American Medical Association* 276: 555–60.

KNAUS, WILLIAM A. (1981) *Inside Russian medicine*. Boston: Beacon Press.

KNESEBECK, OLAF VON DEM, and JOHANNES SIEGRIST (2005) "Medical sociology in Germany," pp. 287–97 in *The Blackwell companion to medical sociology*, W. Cockerham (ed.). Oxford, UK: Blackwell.

KNOWLES, JOHN H. (1973) "The hospital," pp. 91–102 in *Life and death and medicine*, San Francisco: W. H. Freeman & Company Publishers.

KNUDSEN, HANNAH K., PAUL M. ROMAN, J. AARON JOHNSON, and LORI J. DUCHARME (2005) "A changed America? The effects of September 11th on depressive symptoms and alcohol consumption." *Journal of Health and Social Behavior* 46: 260–73.

KOLKER, ALIZA, and B. MEREDITH BURKE (1998) *Prenatal testing: A sociological perspective*. Westport, CT: Bergin and Garvey.

KOLKER, EMILY S. (2004) "Framing as a cultural resource in health social movements: Funding activitism and the breast cancer movement in the US 1990–1993." *Sociology of Health and Illness* 26: 820–44.

KOOIKER, SJOERD, and TERKEL CHRISTIANSEN (1995) "Inequalities in health: The interaction of circumstances and health-related behaviour." *Sociology of Health and Illness* 17: 495–524.

KOOS, EARL (1954) *The health of Regionville*. New York: Columbia University Press.

KOSTENIUK, JULIE G., and HARLEY D. DICKINSON (2003) "Tracing the social gradient in the health of Canadians: Primary and secondary determinants." *Social Science and Medicine* 57: 263–76.

KOTARBA, JOSEPH A., and PAMELA BENTLEY (1988) "Workplace wellness participation and the becoming of self." *Social Science and Medicine* 26: 551–58.

KUGELMANN, ROBERT (1999) "Complaining about chronic pain." *Social Science and Medicine* 49: 1663–76.

LAHELMA, EERO (2005) "Health and social stratification," pp. 64–93 in *The Blackwell companion to medical sociology*, W. Cockerham (ed.). Oxford, UK: Blackwell.

LAHELMA, EERO, SARA ARBER, KATARINA KIVELA, and EVA ROOS (2002) "Multiple roles and health among British and Finnish women: The influence of socioeconomic circumstances." *Social Science and Medicine* 54: 727–40.

LAHELMA, EERO, SARA ARBER, OSSI RAHKONEN, and KARRI SILVENTOINEN (2000) "Widening or narrowing inequalities in health? Comparing Britain and Finland from the 1980s to the 1990s." *Sociology of Health and Illness* 22: 110–36.

LAKKA, T. A., J. M. VENALAINEN, R. RAURAMAA, R. SALONEN, R. TUOMILEHTO, and J. SALONEN (1994) "Relation of leisure-time physical activity and cardiorespiratory fitness to the risk of acute myocardial infarction in men." *New England Journal of Medicine* 330: 1549–54.

LANTZ, PAULA M., JAMES S. HOUSE, RICHARD P. MERO, and DAVID R. WILLIAMS (2005) "Stress, life events, and socioeconomic disparities in health: Results from the Americans' changing lives study." *Journal of Health and Social Behavior* 46: 274–88.

LASKER, J. N., B. P. EGOLF, and S. WOLF (1994) "Community, social change, and mortality." *Social Science and Medicine* 39: 53–62.

LASSEY, MARIE L., WILLIAM R. LASSEY, and MARTIN J. JINKS (eds) (1997) *Health care systems around the world*. Upper Saddle River, NJ: Prentice Hall.

LATKIN, CAROL A., and AARON D. CURRY (2003) "Stressful neighborhoods and depression: A prospective study of the impact of neighborhood disorder." *Journal of Health and Social Behavior* 44: 34–44.

LAU, RICHARD R., MARILYN JACOBS QUADREL, and KAREN A. HARTMAN (1990) "Development and change of young adults' preventive health beliefs and behavior: Influence from parents and peers." *Journal of Health and Social Behavior* 31: 240–59.

LAUER, ROBERT (1974) "Rate of change and stress." *Social Forces* 52: 510–16.

LAUMANN, EDWARD O., JOHN H. GAGNON, ROBERT T. MICHAEL, and STUART MICHAELS (1994) *The social organization of sexuality*. Chicago: University of Chicago Press.

LAUMANN, EDWARD O., and ROBERT T. MICHAEL (eds) (2001) *Sex, love, and health in America: Private choices and public policies*. Chicago: University of Chicago Press.

LAUMANN, EDWARD O., and YOOSIK YOUM (2001) "Racial/ethnic group differences in the prevalence of sexually-transmitted diseases in the United States: A network explanation," pp. 327–51 in *Sex, love, and health in America: Private choices and public policies*, E. Laumann, and R. Michael (eds). Chicago: University of Chicago Press.

LAVEIST, THOMAS A., and AMANI NURU-JETER (2002) "Is doctor-patient race concordance associated with greater satisfaction with care?" *Journal of Health and Social Behavior* 43: 296–306.

LECLERE, FELICIA B., RICHARD G. ROGERS, and KIMBERLY PETERS (1998) "Neighborhood social context and racial differences in women's heart disease mortality." *Journal of Health and Social Behavior* 39: 91–107.

LEE, I-MIN, CHUNG-CHENG HSIEH, and RALPH S. PAFFENBARGER (1995) "Exercise intensity and longevity in men." *Journal of the American Medical Association* 273: 1179–84.

LEE, SING (1996) "Reconsidering the status of anorexia nervosa as a Western culture-bound syndrome." *Social Science and Medicine* 42: 21–34.

LEFTON, MARK (1984) "Chronic disease and applied sociology: An essay in personalized sociology." *Sociological Inquiry* 54: 466–76.

LEISER, DAVID (2003) "Support for non-conventional medicine in Israel: Cognitive and sociological coherence." *Sociology of Health and Illness* 25: 457–80.

LENNON, MARY CLARE (1994) "Women, work, and well-being: The importance of work conditions." *Journal of Health and Social Behavior* 35: 235–47.

LESHO, EMIL P. (1999) "An overview of osteopathic medicine." *Archives of Family Medicine* 8: 477–84.

LEVENTHAL, HOWARD (1975) "The consequences of personalization during illness and treatment: An information-processing model," pp. 119–62 in *Humanizing health care*, J. Howard, and A. Strauss (eds). New York: Wiley-Interscience.

LEVY, JERROLD E. (1983) "Traditional Navajo health beliefs and practices," pp. 118–78 in *Disease change and the role of medicine: The Navajo experience*, J. Kunitz (ed.). Berkeley: University of California Press.

LIGHT, DONALD W. (1979) "Uncertainty and control in professional training." *Journal of Health and Social Behavior* 20: 310–22.

——— (1983) "Medical and nursing education: Surface behavior and deep structure," pp. 455–78 in *Handbook of health, health care, and the health professions*, D. Mechanic (ed.). New York: The Free Press.

——— (1986) "Comparing health care systems: Lessons from East and West Germany," pp. 429–43 in *The sociology of health and illness*, 2nd ed., P. Conrad, and R. Kern (eds). New York: St. Martin's Press.

——— (1988) "Toward a new sociology of medical education." *Journal of Health and Social Behavior* 29: 307–22.

——— (1989) "Social control and the American health care system," pp. 456–74 in *Handbook of medical sociology*, 4th ed., H. Freeman, and S. Levine (eds). Englewood Cliffs, NJ: Prentice Hall.

——— (1992) "The practice and ethics of risk-related health insurance." *Journal of the American Medical Association* 267: 2503–08.

——— (1993) "Countervailing power: The changing character of the medical profession in the United States," pp. 69–79 in *The changing medical profession: An international perspective*, F. Hafferty, and J. McKinley (eds). New York: Oxford University Press.

———— (1994) "Life, death, and the insurance companies." *New England Journal of Medicine* 330: 498–500.

———— (1997) "From managed competition to managed cooperation: Theory and lessons from the British experience." *Milbank Quarterly* 75: 297–341.

———— (2000) "The medical profession and organizational change: From professional dominance to contervailing power," pp. 201–16 in *Handbook of medical sociology*, 5th ed., C. Bird, P. Conrad, and A. Fremont (eds). Upper Saddle River, NJ: Prentice Hall.

———— (2004) "Introduction: Ironies of success—A new history of the American health care 'system.' " *Journal of Health and Social Behavior* 45(Extra issue): 1–24.

LIGHT, DONALD W., and FREDERIC W. HAFFERTY (eds) (1993) *The changing medical profession: An international perspective*. New York: Oxford University Press.

LIGHT, DONALD W., and ALEXANDER SCHULLER (eds) (1986) *Political values and health care: The German experience*. Cambridge, MA: MIT Press.

LIN, NAN (2001) *Social capital: A theory of social structure and action*. Cambridge, UK: Cambridge University Press.

LIN, NAN, XIAOLAN YE, and WALTER W. ENSEL (1999) "Social support and depressed mood: A structural analysis." *Journal of Health and Social Behavior* 40: 344–59.

LINK, BRUCE G., and JO PHELAN (1995) "Social conditions as fundamental causes of diseases." *Journal of Health and Social Behavior* 36(Extra issue): 80–94.

———— (2000) "Evaluating the fundamental cause explanation for social disparities in health," pp. 33–47 in *Handbook of medical sociology*, 5th ed., C. Bird, P. Conrad, and A. Fremont (eds). Upper Saddle River, NJ: Prentice Hall.

LINK, BRUCE G., JO C. PHELAN, RICHARD MIECH, and EMILY LECKMAN WESTIN (2008) "The resources that matter: Fundamental social causes of health disparities and the challenge of intelligence." *Journal of Health and Social Behavior* 49: 72–91.

LIPOWSKI, Z. J. (1970) "Physical illness, the individual and the coping process." *Psychiatry in Medicine* 1: 91–101.

LIU, YUANLI, WILLIAM C. HSIAO, and KAREN EGGLESTON (1999) "Equity in health and health care: The Chinese experience." *Social Science and Medicine* 49: 1349–56.

LIU, YUANLI, WILLIAM C. L. HSIAO, QUING LI, XINGZHU LIU, and MINGHUI REN (1995) "Transformation of China's rural health care financing." *Social Science and Medicine* 41: 1085–93.

LOCHNER, KIMBERLEY A., ICHIRO KAWACHI, ROBERT T. BRENNAN, and STEPHEN L. BUKA (2003) "Social capital and neighborhood mortality rates in Chicago." *Social Science and Medicine* 56: 1797–1805.

LOPEZ, ALAN D. (1998) "Mortality from tobacco in the new independent states," pp. 262–74 in *Premature mortality in the new independent states*, J. Bobadilla, C. Costello, and F. Mitchell (eds). Washington, DC: National Academy Press.

LOPEZ-GONZALEZ, LORENA, VERONICA C. ARAVENA, and ROBERT A. HUMMER (2005) "Immigrant acculturation, gender and health behavior: A research note." *Social Forces* 84: 581–93.

LORBER, JUDITH (1975) "Good patients and problem patients: Conformity and deviance in a general hospital." *Journal of Health and Social Behavior* 16: 213–25.

———— (1984) *Women physicians: Careers, status, and power*. New York: Tavistock.

———— (1993) "Why women physicians will never be true equals in the American medical profession," pp. 62–76 in *Gender, work, and medicine*, E. Riska, and K. Wegar (eds). London: Sage.

———— (1997) *Gender and the social construction of illness*. Thousand Oaks, CA: Sage.

LORENZ, FREDERICK O., K. A. S. WICKRAMA, RAND D. CONGER, and GLEN H. ELDER, JR. (2006) "The short-term and decade long-term effects of divorce on women's mid-life health." *Journal of Health and Social Behavior* 47: 111–25.

LOSTAO, LOURDES, ENRIQUE REGIDOR, PIERRE AÏACH, and VICENTE DOMÍNGUEZ (2001) "Social inequalities in ischaemic heart and cerebrovascular disease mortality in men: Spain and France, 1980–1982 and 1988–1990." *Social Science and Medicine* 52: 1879–87.

LOWENSTEIN, J. (1997) *The midnight meal and other essays about doctors, patients, and medicine.* London: Yale University Press.

LOWES, CARLENE, STEPHEN VANDER HORN, and ANTHONY RODGERS (2008) "Global burden of blood-pressure-related disease, 2001." *Lancet* 371: 1513–18.

LUDMERER, KENNETH (1985) *Learning to heal.* New York: Basic Books.

——— (1999) *Time to heal.* New York: Oxford University Press.

LUPTON, DEBORAH (1997) "Psychoanalytic sociology and the medical encounter: Parsons and beyond." *Sociology of Health and Illness* 19: 561–79.

LÜSCHEN, GÜNTHER, WILLIAM C. COCKERHAM, and GERHARD KUNZ (1987) "Deutsche und amerikan-siche Gesundheitskultur—oder what they say when you sneeze." ["German and American health culture—or what they say when you sneeze."] *Mensch Medizin Gesellschaft* 12: 59–69.

——— (1989) *Health and illness in Germany and America.* Munich: Oldenbourg.

LÜSCHEN, GÜNTHER, WILLIAM COCKERHAM, JOUKE VAN DER ZEE, FRED STEVENS, JOS DIEDERIKS, MANUAL GARCIA FERRANDO, ALPHONSE D'HOUTAUD, RUUD PEETERS, THOMAS ABEL, and STEFFEN NIEMANN (1995) *Health systems in the European Union: Diversity, convergence, and integration.* Munich: Oldenbourg.

LUTFEY, KAREN (2005) "On practices of 'good doctoring': Reconsidering the relationship between provider roles and patient adherence." *Sociology of Health and Illness* 4: 421–47.

LUTFEY, KAREN, and JEREMY FREESE (2005) "Toward some fundamentals of fundamental causality: Socioeconomic status and health in the routine clinic visit for diabetes." *American Journal of Sociology* 110: 1326–72.

LYNCH, SCOTT M. (2006) "Explaining life course and cohort variation in the relationship between education and health: The role of income." *Journal of Health and Social Behavior* 47: 324–38.

MACINTYRE, SALLY (1997) "The Black Report and beyond: What are the issues?" *Social Science and Medicine* 44: 723–45.

MACINTYRE, SALLY, ANNE ELLAWAY, and STEVEN CUMMINS (2002) "Place effects on health: How can we conceptualise, operationalise, and measure them?" *Social Science and Medicine* 60: 313–17.

MADSEN, WILLIAM (1973) *The Mexian-Americans of south Texas,* 2nd ed. New York: Holt, Rinehart & Winston.

MALAT, JENNIFER (2001) "Social distance and patients' rating of healthcare providers." *Journal of Health and Social Behavior* 42: 360–72.

MALAT, JENNIFER, and MARY ANN HAMILTON (2006) "Preference for same-race health care providers and perceptions of interpersonal discrimination in health care." *Journal of Health and Social Behavior* 47: 173–87.

MARANG–VAN DE MHEEN, PERLA, GEORGE DAVEY SMITH, and CAROLE L. HART (1999) "The health impact of smoking in manual and non-manual social class men and women: A test of the Blaxter hypothesis." *Social Science and Medicine* 48: 1851–56.

MARCHAND, ALAIN, ANDRÉE DEMERS, and PIERRE DURAND (2005) "Does work really cause distress? The contribution of occupational structure and work organization to the experience of psychological distress." *Social Science and Medicine* 61: 1–14.

MARMOT, MICHAEL (1996) "The social pattern of health and disease," pp. 42–70 in *Health and social organization,* D. Blane, E. Brunner, and R. Wilkinson (eds). London: Routledge.

——— (2004) *The status syndrome.* New York: Times Books.

MARMOT, MICHAEL, REBECCA FUHRER, SUSAN L. ETTNER, NADINE F. MARKS, LARRY L. BUMPASS, and CAROL D. RYER (1998) "Contribution of psychosocial factors to socioeconomic differences in health." *Milbank Quarterly* 76: 403–48.

MARMOT, M. G., M. J. SHIPLEY, and GEOFFREY ROSE (1984) "Inequalities in death—Specific explanations of a general pattern." *Lancet* 83: 1003–06.

MARMOT, M. G., GEORGE DAVEY SMITH, STEPHEN STANSFELD, CHANDRA PATEL, FIONA NORTH, JENNY HEAD, IAN WHITE, ERIC BRUNNER, and AMANDA FEENEY (1991) "Health inequalities among British civil servants: The Whitehall II study." *Lancet* 337: 1387–92.

MARMOT, MICHAEL, and RICHARD G. WILKINSON (eds) (1999) *Social determinants of health.* Oxford, UK: Oxford University Press.

MARSHALL, T. H. (1964) *Class, citizenship, and social development.* Chicago: University of Chicago Press.

MARTIN, PAUL 1999. "Genes as drugs: The social shaping of gene therapy and the reconstruction of genetic disease." *Sociology of Health and Illness* 21: 517–38.

MARTIN, STEVEN C., ROBERT M. ARNOLD, and RUTH M. PARKER (1988) "Gender and medical socialization." *Journal of Health and Social Behavior* 29: 333–43.

MASSOGLIA, MICHAEL (2008) "Incarceration as exposure: The prison, infectious disease, and other stress-related illnesses." *Journal of Health and Social Behavior* 49: 56–71.

MATTHEWS, SHARON, CLYDE HERTZMAN, ALECK OSTRY, and CHRIS POWER (1998) "Gender, work roles, and psychosocial work characteristics as determinants of health." *Social Science and Medicine* 46: 1417–24.

MAUKSCH, HANS (1972) "Nursing: Churning for a change?" pp. 206–30 in *Handbook of medical sociology,* 2nd ed., H. E. Freeman, S. Levine, and L. G. Reeder (eds). Englewood Cliffs, NJ: Prentice-Hall.

MAYES, RICK, and ALLAN HORWITZ (2005) "DSM-III and the revolution in the classification of mental illness." *Journal of the History of Behavioral Sciences* 41: 249–68.

MCDONOUGH, PEGGY, and PAT BERGLUND (2003) "Histories of poverty and self-rated health trajectories." *Journal of Health and Social Behavior* 44: 198–214.

MCDONOUGH, PEGGY, VIVIENNE WALTERS, and LISA STROHSCHEIN (2002) "Chronic stress and the social patterning of women's health in Canada." *Social Science and Medicine* 54: 767–82.

MCDONOUGH, PEGGY, DAVID R. WILLIAMS, JAMES S. HOUSE, and GREG J. DUNCAN (1999) "Gender and the socioeconomic gradient in mortality." *Journal of Health and Health Behavior* 40: 17–31.

MCFARLANE, ALLAN H., GEOFFREY R. NORMAN, DAVID L. STREINER, and RANJAN G. ROY (1983) "The process of social stress: Stable, reciprocal, and mediating relationships." *Journal of Health and Social Behavior* 24: 160–73.

MCINTOSH, WILLIAM ALEX, and JOHN K. THOMAS (2004) "Economic and other societal determinants of the prevalence of HIV: A test of competing hypotheses." *Sociological Quarterly* 45: 303–24.

MCKEE, MARTIN, MARTIN BOBAK, RICHARD ROSE, VLADIMIR SHKOLNIKOV, LAURENT CHENET, and DAVID LEON (1998) "Patterns of smoking in Russia." *Tobacco Control* 7: 22–6.

MCKEOWN, THOMAS (1979) *The role of medicine.* Oxford, UK: Blackwell.

MCKEVITT, CHRISTOPHER, and MYFANWY MORGAN (1997) "Anomalous patients: The experiences of doctors with an illness." *Sociology of Health and Illness* 19: 644–67.

MCKINLAY, JOHN B. (1996) "Some contributions from the social system to gender inequalities in heart disease." *Journal of Health and Social Behavior* 37: 1–26.

——— (1999) "The end of the golden age of doctoring." *New England Research Institutes Newsletter* (Summer): 1, 3.

McLeod, Jane D., and James M. Nonnemaker (2000) "Poverty and child emotional and behavioral problems: Racial/ethnic differences in processes and effects." *Journal of Health and Social Behavior* 41: 137–61.

McLeod, Jane D., James M. Nonnemaker, and Kathleen Theide Call (2004) "Income inequality, race, and child well-being: An aggregate analysis in the 50 United States." *Journal of Health and Social Behavior* 45: 249–64.

McWilliams, J. Michael, Ellen Meara, Alan M. Zaslavsky, and John Ayanian (2007) "Health of previously uninsured adults after acquiring Medicare coverage." *JAMA* 298: 2886–94.

Mead, George Herbert (1934) *Mind, self, and society.* Chicago: University of Chicago Press.

Mechanic, David (1962) *Students under stress: A study of the social psychology of adaptation.* New York: The Free Press.

——— (1972) *Public expectations and health care.* New York: Wiley-Interscience.

——— (1978) *Medical sociology,* 2nd ed. New York: The Free Press.

——— (1995) "Sociological dimensions of illness behavior." *Social Science and Medicine* 41: 1207–16.

——— (2004) "The rise and fall of managed care." *Journal of Health and Social Behavior* 45(Extra issue): 76–86.

——— (2006) *The truth about health care: Why reform is not working in America.* New Brunswick, NJ: Rutgers University Press.

Mechanic, David, and Edmund H. Volkart (1961) "Stress, illness behavior, and the sick role." *American Sociological Review* 25: 51–8.

Medvedev, Roy (2000) *Post-soviet Russia,* G. Shriver (trans. and ed.). New York: Columbia University Press.

Merton, Robert K., George G. Reader, and Patricia Kendall (1957) *The student-physician.* Cambridge, MA: Harvard University Press.

Mezentseva, Elena, and Natalia Rimachevskaya (1992) "The health profile of the population in the republics of the former Soviet Union." *International Journal of Health Sciences,* 3: 127–42.

Mielck, Andreas, Adrienne Cavelaars, Uwe Helmert, Karl Martin, Olaf Winkelhake, and Anton E. Kunst (2000) "Comparison of health inequalities between East and West Germany." *European Journal of Public Health* 10: 262–67.

Miller, Stephen J. (1970) *Prescription for leadership: Training for the medical elite.* Chicago: Aldine.

Millman, Marcia (1977a) "Masking doctors' errors." *Human Behavior* 6: 16–23.

——— (1977b) *The unkindest cut.* New York: Morrow.

Mirowsky, John (1999) "Subjective life expectancy in the U.S.: Correspondence to actuarial estimates by age, sex, and race." *Social Science and Medicine* 49: 967–79.

Mirowsky, John, and Catherine E. Ross (2003) *Education, social status, and health.* New York: Aldine de Gruyter.

——— (2004) *Social causes of psychological distress,* 2nd ed. New York: Aldine de Gruyter.

Mirowsky, John, Catherine E. Ross, and John Reynolds (2000) "Links between social status and health status," pp. 47–67 in *Handbook of medical sociology,* 5th ed., C. Bird, P. Conrad, and A. Fremont (eds). Upper Saddle River, NJ: Prentice Hall.

Morales, L. S., M. Lara, R. S. Kingston, R. O. Valdez, and J. J. Escarce (2002) "Socioeconomic, cultural, and behavioral, factors affecting Hispanic health outcomes." *Journal of Health Care for the Poor and Underserved* 13: 477–503.

Morenoff, Jeffrey D., James S. House, Ben B. Hansen, David R. Williams, George A. Kaplan, and Haslyn E. Hunte (2007) "Understanding social disparities in hypertension prevalence, awareness, treatment, and control: The role of neighborhood context." *Social Science and Medicine* 65: 1853–66.

MORRIS, J. N., D. G. CLAYTON, M. G. EVERITT, A. M. SENNENCE, and E. H. BURGESS (1990) "Exercise in leisure time: Coronary attack and death rates." *British Heart Journal* 63: 325–34.

MORSE, JANICE M., DAVID E. YOUNG, and LISE SWARTZ (1991) "Cree Indian healing practices and Western health care: A comparative analysis." *Social Science and Medicine* 32: 1361–66.

MOSKOS, CHARLES C., JR. (1970) *The American enlisted man*. New York: Russell Sage.

MOSS, GORDON E. (1973) *Illness, immunity, and social interaction*. New York: Wiley.

MOUNT, FERDINAND (2004) *Mind the gap: The new class divide in Britain*. London: Short Books.

MTIKA, MIKE MATHAMBO (2007) "Political economy, labor migration, and the AIDS epidemic in rural Malawi." *Social Science and Medicine* 64: 2454–63.

MULATU, MESFIN SAMUEL, and CARMI SCHOOLER (2002) "Causal connections between socioeconomic status and health: Reciprocal effects and mediating mechanisms." *Journal of Health and Social Behavior* 43: 22–41.

MUNAKATA, TSUNETSUGU, and KAZUO TAJIMA (1996) "Japanese risk behaviors and their HIV/AIDS-preventive behaviors." *AIDS Education and Prevention* 8: 115–33.

MUSICK, MARC A. (1996) "Religion and subjective health among black and white elders." *Journal of Health and Social Behavior* 37: 221–37.

MUSICK, MARC A., JAMES S. HOUSE, and DAVID R. WILLIAMS (2004) "Attendance at religious services and mortality in a national sample." *Journal of Health and Social Behavior* 45: 198–213.

MYLES, JOHN F. (1984) *Old age in the welfare state*. Boston: Little, Brown.

NATIONAL CENTER FOR HEALTH STATISTICS (2004) *Health, United States, 2004*. Washington, DC: U.S. Government Printing Office.

——— (2007) *Health United States, 2007*. Washington, DC: U.S. Government Printing office.

NEMTSOV, A. V. (2002) "Alcohol-related human losses in Russia in the 1980s and 1990s." *Addiction* 97: 1413–25.

NIGENDA, GUSTAVO, LEJEUNE LOCKETT, CRISTINA MANCA, and GERARDO MORA (2001) "Non-biomedical health care practices in the state of Morelos, Mexico: Analysis of an emergent phenomenon." *Sociology of Health and Illness* 23: 3–23.

NISHI, NOBUO, KAE MAKINO, HIDEBI FUKUDA, and KOZO TATARRA (2004) "Effects of socioeconomic indicators on coronary risk factors, self-rated health, and psychological well-being among urban Japanese civil servants." *Social Science and Medicine* 58: 1159–70.

NOLEN, WILLIAM A. (1970) *The making of a surgeon*. New York: Random House.

NOLTE, ELLEN, REMBRANDT SCHOLZ, VLADIMIR SHKOLNIKOV, and MARTIN MCKEE (2002) "The contribution of medical care to changing life expectancy in Germany and Poland." *Social Science and Medicine* 55: 1905–21.

OGLOBIN, CONSTATIN, and GREGORY BROCK (2003) "Smoking in Russia: The 'Marlboro man' rides without 'Virginia Slims' for now." *Comparative Economic Studies* 45: 87–103.

OLAFSDOTTIR, SIGRUN (2007) "Fundamental causes of health disparities: Stratification: The welfare state, and health in the United States and Iceland." *Journal of Health and Social Behavior* 48: 239–53.

OLESEN, VIRGINIA L., and ELVI W. WHITTAKER (1968) *The silent dialogue*. San Francisco: Jossey Press.

PADILLA, YOLANDA C., JASON D. BOARDMAN, ROBERT A. HUMMER, and MARILYN ESPITIA (2002) "Is the Mexican American 'Epidemiologic paradox' advantage at birth maintained through early childhood?" *Social Forces* 80: 1101–23.

PAFFENBARGER, RALPH S., JR., ROBERT T. HYDE, ALVIN L. WING, and CHUNG-CHENG HSIEH (1986) "Physical activity, all-cause mortality, and longevity of college alumni." *New England Journal of Medicine* 314: 605–13.

PAFFENBARGER, RALPH S., JR., ROBERT T. HYDE, ALVIN WING, I-MIN LEE, DEXTER L. JUNG, and JAMES KAMPERT (1993) "The association of changes in physical-activity level and other lifestyle characteristics with mortality among men." *New England Journal of Medicine* 32: 538–45.

PALOSUO, HANNLE (2000) "Health-related lifestyles and alienation in Moscow and Helsinki." *Social Science and Medicine* 51: 1325–41.

PALOSUO, HANNELE, ANTTI UUTELA, IRINA ZHURAVLEVA, and NINA LAKOMOVA (1998) "Social patterning of ill health in Helsinki and Moscow." *Social Science and Medicine* 46: 1121–36.

PAMPEL, FRED C., and RICHARD D. ROGERS (2004) "Socioeconomic status, smoking, and health: A test of competing theories of cumulative disadvantage." *Journal of Health and Social Behavior* 45: 306–21.

PANDEY, SANJAY K., JOHN J. HART, and SHEELA TIWARY (2003) "Women's health and the Internet: Understanding emerging trends and issues." *Social Science and Medicine* 56: 179–91.

PARSONS, GENEVIEVE NOONE, SARA B. KINSMAN, CHARLES L. BOSK, PAMELA SANKAR, and PETER A. UBEL (2001) "Between two worlds: Medical student perceptions of humor and slang in the hospital setting." *Journal of General Internal Medicine* 16: 544–54.

PARSONS, TALCOTT (1951) *The social system.* Glencoe, IL: The Free Press.

———— (1975) "The sick role and role of the physician reconsidered." *Milbank Memorial Fund Quarterly* 53: 257–78.

———— (1979) "Definitions of health and illness in light of American values and social structure," pp. 120–44 in *Patients, physicians, and illness,* 3rd ed., E. Jaco (ed.). New York: The Free Press.

PARSONS, TALCOTT, and RENÉE FOX (1952) "Illness, therapy and the modern urban American family." *Journal of Social Issues* 8: 31–44.

PAVALKO, ELIZA K., FANG GONG, and J. SCOTT LONG (2007) "Women's work, cohort change, and health." *Journal of Health and Social Behavior* 48: 352–68.

PAVALKO, ELIZA, KRYSIA MOSSAKOWSKI, and VANESSA J. HAMILTON (2003) "Does perceived discrimination affect health? Longitudinal relationships between work discrimination and women's physical and emotional health." *Journal of Health and Social Behavior* 44: 18–33.

PAVALKO, ELIZA K., and BRAD SMITH (1999) "The rhythm of work: Health effects of women's work dynamics." *Social Forces* 77: 1162–2241.

PEARLIN, LEONARD I. (1989) "The sociological study of stress." *Journal of Health and Social Behavior* 30: 241–56.

PEARLIN, LEONARD I., SCOTT SCHIEMAN, ELENA M. FAZIO, and STEPHEN C. MEERSMAN (2005) "Stress, health, and the life course: Some conceptual perspectives." *Journal of Health and Social Behavior* 46: 205–19.

PENCE, GREGORY E. (2007) *Recreating medicine: Ethical issues at the frontiers of medicine.* Lanham, MD: Rowman Littlefield.

PERROW, CHARLES (1963) "Goals and power structures: A historical case study," pp. 112–46 in *The hospital in modern society,* E. Freidson (ed.). New York: The Free Press.

PESCOSOLIDO, BERNICE A. (1992) "Beyond rational choice: The social dynamics of how people seek help." *American Journal of Sociology* 97: 1096–138.

PESCOSOLIDO, BERNICE A., and CAROL A. BOYER (2005) "The American health care system: Entering the twenty-first century with high risk, major challenges, and great opportunities," pp. 180–98 in *The Blackwell companion to medical sociology,* W. Cockerham (ed.). Oxford, UK: Blackwell.

PESCOSOLIDO, BERNICE A., and JENNIE J. KRONENFELD (1995) "Health, illness, and healing in an uncertain era: Challenges from and for medical sociology." *Journal of Health and Social Behavior* 36(Extra issue): 5–35.

PESCOSOLIDO, BERNICE A., JANE MCLEOD, and MARGARITA ALEGRÍA (2000) "Confronting the second social contract: The place of medical sociology in research and policy for the twenty-first century," pp. 411–26 in *Handbook of medical sociology,* 5th ed., C. Bird, P. Conrad, and A. Fremont (eds). Upper Saddle River, NJ: Prentice-Hall.

PESCOSOLIDO, BERNICE A., STEVEN A. TUCH, and JACK K. MARTIN (2001) "The profession of medicine and the public: Examining Americans' changing confidence in physician authority from the beginning of the 'health care crisis' to the era of health care reform." *Journal of Health and Social Behavior* 42: 1–16.

PETER, RICHARD, and JOHANNES SIEGRIST (1997) "Chronic work stress, sickness absence, and hypertension in middle managers: General or specific sociological explanations?" *Social Science and Medicine* 45: 1111–20.

PHELAN, JO C., BRUCE G. LINK, ANA DIEZ-ROUZ, ICHIRO KAWACHI, and BRUCE LEVIN (2004) " 'Fundamental causes' of social inequalities in mortality: A test of the theory." *Journal of Health and Social Behavior* 45: 265–85.

PILNICK, ALISON (1998) " 'Why didn't you say just that?' Dealing with issues of asymmetry, knowledge and competence in the pharmacist/client encounter." *Sociology of Health and Illness* 20: 29–51.

———— (1999) " 'Patient counseling' by pharmacists: Advice, information, or instruction?" *Sociological Quarterly* 40: 587–612.

———— (2002) *Genetics and society: An introduction.* Buckingham, UK: Open University Press.

PINKSTONE, J. (2000) *Ways of knowing: A new science, technology and medicine.* Manchester, UK: University of Manchester Press.

POPKIN, BARRY, NAMVAR ZOHOORI, LENORE KOHLMEIER, ALEXANDER BATURIN, ARSENI MARTINCHIK, and ALEXANDER DEEV (1997) "Nutritional risk factors in the former Soviet Union," pp. 314–34 in *Premature death in the new independent states*, J. Bobadilla, C. Costello, and F. Mitchell (eds). Washington, DC: National Academy Press.

POPPIUS, ESKO, LEENA TENKANEN, RAIJA KALIMO, and PERTTI HEINSALMI (1999) "The sense of coherence, occupation, and risk of coronary heart disease in the Helsinki Heart Study." *Social Science and Medicine* 49: 109–20.

PORTER, ROY (1997) *The greatest benefit to mankind: A medical history of humanity.* New York: Norton.

PORTER, SAM (1992) "Women in a women's job: The gendered experience of nurses." *Sociology of Health and Illness* 14: 510–27.

POTTER, SHARYN J. (2001) "A longitudinal analysis of the distinction between for-profit and not-for-profit hospitals in America." *Journal of Health and Social Behavior* 42: 17–44.

POTTER, SHARYN J., and JOHN B. McKINLEY (2005) "From a relationship to encounter: An examination of longitudinal and lateral dimensions in the doctor-patient relationship." *Social Science and Medicine* 61: 465–79.

POWELL, MARGARET, and MASAHIRA ANESAKI (1990) *Health care in Japan.* London: Routledge.

POWER, C., and C. HERTZMAN (1997) "Social and behavioral pathways linking early life and adult disease." *British Medical Bulletin* 53: 210–21.

PRESCOTT, PATRICIA A., and SALLY A. BOWEN (1985) "Physician–nurse relationships." *Annals of Internal Medicine* 103: 127–33.

PRESTON, RICHARD (1994) *The hot zone.* New York: Anchor Books.

———— (1999) "West Nile mystery." *New Yorker* (October 18 & 25): 90–108.

PRUS, STEVEN G. (2007) "Age, SES, and health: A population level analysis of health inequalities over the life course." *Sociology of Health and Illness* 29: 275–96.

PUTNAM, ROBERT (2000) *Bowling alone: The collapse and revival of American community.* New York: Simon and Schuster.

QUADAGNO, JILL (2004) "Why the United States has no national health insurance: Stakeholder mobilization against the welfare state, 1945–1996." *Journal of Health and Social Behavior* 45(Extra issue): 25–44.

———— (2005) *One nation, uninsured: Why the U.S. has no national health insurance.* New York: Oxford University Press.

QUAH, STELLA R. (1989) "The social position and internal organization of the medical profession in the third world: The case of Singapore." *Journal of Health and Social Behavior* 30: 450–66.

———— (2005) "Health and culture," pp. 23–42 in *The Blackwell companion to medical sociology,* W. Cockerham (ed.). Oxford, UK: Blackwell.

QUESNEL-VALLÉE, AMÉLIE (2004) "Is it really worse to have public health insurance than to have no insurance at all? Health insurance and adult health in the United States." *Journal of Health and Social Behavior* 45: 376–92.

RADLEY, ALAN (1989) "Style, discourse and constraint in adjustment to chronic illness." *Sociology of Health and Illness* 11: 230–52.

———— (ed.) (1993) *Worlds of illness: Biographical and cultural perspectives on health and disease.* London: Routledge.

———— (1994) *Making sense of illness: The social psychology of health and disease.* London: Sage.

———— (1999) "The aesthetics of illness: Narrative, horror and the sublime." *Sociology of Health and Illness* 21: 778–96.

RADLEY, ALAN, and MICHAEL BILLIG (1996) "Accounts of health and illness: Dilemmas and representations." *Sociology of Health and Illness* 18: 220–40.

RAHKONEN, OSSI, EERO LAHELMA, P. MARTIKAINAN, and K. SILVENTOINEN (2002) "Determinants of health inequalities by income from the 1980s to the 1990s in Finland." *Journal of Epidemiology and Community Health* 56: 442–43.

RANK, STEVEN G., and CARDELL K. JACOBSON (1977) "Hospital nurses' compliance with medication overdose orders: A failure to replicate." *Journal of Health and Social Behavior* 18: 188–93.

REDELMEIER, DONALD A., and JEFFREY C. KWONG (2004) "Death rates of medical school class presidents." *Social Science and Medicine* 8: 2537–43.

REEDER, LEO G. (1972) "The patient-client as a consumer: Some observations on the changing professional-client relationship." *Journal of Health and Social Behavior* 13: 406–12.

REGIDOR, ENRIQUE, JUAN L. GUTIÉRREZ-FISAC, CARMEN RODRIGUEZ, VICENTE DOMINGUEZ, M. ELISA CALLE, and PEDRO NAVARRO (2002) "Comparing social inequalities in health in Spain: 1987 and 1995/97." *Social Science and Medicine* 54: 1323–32

REID, IVAN (1998) *Social class differences in Britain.* Cambridge, UK: Polity Press.

REIDPATH, DANIEL D., KIT Y. CHAN, SANDRA M. GIFFORD, and PASCALE ALLOTEY (2005) " 'He hath the French pox': Stigma, social value and social exclusion." *Sociology of Health and Illness* 27: 468–89.

REMENNICK, LARISSA I. (1998) "The cancer problem in the context of modernity: Sociology, demography, politics." *Current Sociology* 46: 1–150.

RENSBURG, DINGIE VAN, IRWIN FRWIN FRIEDMAN, CHARLES NGWENA, ANDRÉ PELSER, FRANCOIS STEYN, FREDERIK BOOYSEN, and ELIZABETH ADENDORFF (2002) *Strengthening local government and civic responses to the HIV/AIDS epidemic in South Africa.* Bloemfontein, South Africa: Centre for Health Systems Research & Development.

———— (ed.) (2004) *Health and health care in South Africa.* Hatfield, Pretoria, South Africa: Van Schaik.

REYNOLDS, JOHN R. (1997) "The effects of industrial employment conditions on job related distress." *Journal of Health and Social Behavior* 38: 105–16.

RIEKER, PARTRICIA P., and CHLOE E. BIRD (2000) "Sociological explanations of gender differences in mental and physical health," in *Handbook of medical sociology,* 5th ed., C. Bird, P. Conrad, and A. Fremont (eds). Upper Saddle River, NJ: Prentice Hall.

RIER, DAVID A. (2000) "The missing voice of the critically ill: A medical sociologist's first-person account." *Sociology of Health and Illness* 22: 68–93.

RISKA, ELIANNE (2005) "Health professions and occupations," pp. 144–58 in *The Blackwell companion to medical sociology*, W. Cockerham (ed.). Oxford, UK: Blackwell.

RISKA, ELIANNE, and KATARINA WEGAR (1993) "Women physicians: A new force in medicine?" pp. 77–93 in *Gender, work and medicine*, E. Riska, and K. Wegar (eds). London: Sage.

RITCHEY, FERRIS J. (1981) "Medical rationalization, cultural lag, and the malpractice crisis." *Human Organization* 40: 97–112.

RITZER, GEORGE, and DAVID WALCZAK (1988) "Rationalization and the deprofessionalization of physicians." *Social Forces* 67: 1–22.

ROBERT, STEPHANIE A. (1998) "Community-level socioeconomic status effects on adult health." *Journal of Health and Social Behavior* 39: 18–37.

ROBERT, STEPHANIE A., and JAMES S. HOUSE (2000) "Socioeconomic inequalities in health: An enduring sociological problem," pp. 79–97 in *Handbook of medical sociology*, 5th ed., C. Bird, P. Conrad, and A. Fremont (eds). Upper Saddle River, NJ: Prentice Hall.

ROBERT, STEPHANIE A., and ERIC N. REITHER (2004) "A multilevel analysis of race, community disadvantage, and body mass index among adults in the US." *Social Science and Medicine* 59: 2421–34.

ROBINSON, BEVERLY J. (1990) "Africanisms and the study of folklore," pp. 211–24 in *Africanisms in American culture*, J. Holloway (ed.). Bloomington: Indiana University Press.

ROEBUCK, JULIAN, and ROBERT QUAN (1976) "Health-care practices in the American Deep South," pp. 141–61 in *Marginal medicine*, R. Wallis, and P. Morely (eds). New York: The Free Press.

ROGERS, RICHARD G. (1996) "The effects of family composition, health, and social support linkages on mortality." *Journal of Health and Social Behavior* 37: 326–38.

ROGERS, RICHARD G., ROBERT A. HUMMER, and CHARLES B. NAM (2000) *Living and dying in the USA: Behavioral, health, and social differentials of adult mortality.* New York: Academic Press.

ROGLER, LLOYD H., and AUGUST B. HOLLINGSHEAD (1965) *Trapped: Families and schizophrenia.* New York: Wiley.

ROOS, EVA, EERO LAHELMA, MIKKO VIRTANEN, RITVA PRÄTTÄLÄ, and PIRJO PIETINEN (1998) "Gender, socioeconomic status and family status as determinants of food behaviour." *Social Science and Medicine* 46: 1519–29.

ROSENBERG, CHARLES E. (1987) *The care of strangers: The rise of America's hospital system.* New York: Basic Books.

———— (2007) *Our present compliant: American medicine, then and now.* Baltimore: Johns Hopkins University Press.

ROSENFIELD, SARAH (1989) "The effects of women's employment: Personal control and sex differences in mental health." *Journal of Health and Social Behavior* 30: 77–91.

———— (1999) "Gender and mental health: Do women have more pathology, men more, or both the same (and why)?" pp. 348–60 in *A handbook for the study of mental health: Social contexts, theories, and systems*, A. Horwitz, and T. Scheid (eds). Cambridge, UK: Cambridge University Press.

ROSENSTOCK, IRWIN (1966) "Why people use health services." *Milbank Memorial Fund Quarterly* 44: 94–127.

ROSS, CATHERINE E. (2000) "Neighborhood disadvantage and adult depression." *Journal of Health and Social Behavior* 41: 177–87.

ROSS, CATHERINE E., and JOHN MIROWSKY (2001) "Neighborhood disadvantage, disorder, and health." *Journal of Health and Social Behavior* 42: 258–76.

Ross, Catherine E., John Mirowsky, and Patricia Ulbrich (1983) "Distress and the traditional female role: A comparison of Mexicans and Anglos." *American Journal of Sociology* 89: 560–682.

Ross, Catherine E., and Chia-ling Wu (1995) "The links between education and health." *American Sociological Review* 60: 719–45.

———— (1996) "Education, age, and the cumulative advantage in health." *Journal of Health and Social Behavior* 37: 104–20.

Ross, Joseph S., Kevin P. Hill, David S. Egilman, and Harlan M. Krumholz (2008) "Guest authorship and ghostwriting in publications related to rofecoxib." *JAMA* 299: 1800–12.

Roth, Julius, and Peter Conrad (eds) (1987) *The experience and management of chronic illness.* Newbury Park, CA: Sage.

Rothman, Ellen Lerner (1999) *White coat: Becoming a doctor at Harvard Medical School.* New York: HarperCollins.

Roxburgh, Susan (1996) "Gender differences in work and well-being: Effects of exposure and vulnerability." *Journal of Health and Social Behavior* 37: 265–77.

Ruch, Libby O. (1977) "Multidimensional analysis of the concept of life change." *Journal of Health and Social Behavior* 18: 71–83.

Rueschmeyer, Dietrich (1972) "Doctors and lawyers: A comment on the theory of professions," pp. 5–19 in *Medical men and their work*, E. Freidson, and J. Lorber (eds). Chicago: Aldine.

Rundall, Thomas G., Stephen M. Shortell, and Jeffrey A. Alexander (2004) "A theory of physician-hospital integration: Contending institutional and market logics in the health care field." *Journal of Health and Social Behavior* 45(Extra issue): 102–17.

Rundall, Thomas G., and John R. C. Wheeler (1979) "The effect of income on use of preventive care: An evaluation of alternative explanations." *Journal of Health and Social Behavior* 20: 397–406.

Saks, Mike (2003) *Orthodox and alternative medicine.* London: Sage.

Saward, Ernest W. (1973) "The organization of medical care," pp. 129–35 in *Life, death, and medicine.* San Francisco: W. H. Freeman.

Scambler, Graham (2002) *Health and social change: A critical theory.* Buckingham, UK: Open University Press.

Scambler, Graham, and Anthony Hopkins (1986) "Being epileptic: Coming to terms with stigma." *Sociology of Health and Illness* 8: 26–43.

Scheff, Thomas J. (1966) *Being mentally ill.* Chicago: Aldine.

Schieman, Scott, and Heather A. Turner (1998) "Age, disability, and the sense of mastery." *Journal of Health and Social Behavior* 39: 169–86.

Schieman, Scott, Yuko Kurashina Whitestone, and Karen van Gundy (2006) "The nature of work and the stress of higher status." *Journal of Health and Social behavior* 47: 242–57.

Schneirov, Matthew, and Jonathan David Geczik (1996) "A diagnosis for our times: Alternative health's submerged networks and the transformation of identities." *Sociological Quarterly* 37: 627–44.

Schnittker, Jason (2004) "Education and the changing shape of the income gradient in health." *Journal of Health and Social Behavior* 45: 286–305.

———— (2007) "Working more and feeling better: Women's health, employment, and family life, 1974–2004." *American Sociological Review* 72: 221–38.

Schnittker, Jason, and Andrea John (2007) "Enduring stigma: The long-term effects of incarceration on health." *Journal of Health and Social Behavior* 48: 115–30.

Schoenbaum, Michael, and Timothy Waidmann (1997) "Race, socioeconomic status, and health: Accounting for race differences in health." *Journal of Gerontology* 52B: 61–73.

SCHULMAN, SAM (1972) "Mother surrogate—After a decade," pp. 233–39 in *Patients, physicians and illness*, E. Jaco (ed.). New York: The Free Press.

SCHULZ, AMY, DAVID WILLIAMS, BABARA ISRAEL, ADAM BECKER, EDITH PARKER, SHERMAN A. JAMES, and JAMES JACKSON (2000) "Unfair treatment, neighborhood effects, and mental health in the Detroit metropolitan area." *Journal of Health and Social Behavior* 42: 314–32.

SECCOMBE, KAREN, and CHERYL AMEY (1995) "Playing by the rules and losing: Health insurance and the working poor." *Journal of Health and Social Behavior* 36: 168–81.

SEEMAN, M., and J. W. EVANS (1962) "Alienation and social learning in a reformatory." *American Journal of Sociology* 69: 270–84.

SEEMAN, MELVIN, and TERESA E. SEEMAN (1983) "Health behavior and personal autonomy: A longitudinal study of the sense of control in illness." *Journal of Health and Social Behavior* 24: 144–60.

SEGALL, ALEXANDER (1976) "The sick role concept: Understanding illness behavior." *Journal of Health and Social Behavior* 17: 162–68.

SEGALL, ALEXANDER, and JAY GOLDSTEIN (1989) "Exploring the correlates of self-provided health care behaviour." *Social Science and Medicine* 29: 153–61.

SELYE, HANS (1956) *The stress of life*. New York: McGraw-Hill.

SHAPIRO, JUDITH (1995) "The Russian mortality crisis and its causes," pp. 149–78 in *Russian economic reform at risk*, A. Aslund (ed.). London: Pinter.

SHARP, KIMBERLY, CATHERINE E. ROSS, and WILLIAM C. COCKERHAM (1983) "Symptoms, beliefs, and use of physician services among the disadvantaged." *Journal of Health and Social Behavior* 24: 255–63.

SHAW, MARY, DANNY DORLING, and GEORGE DAVEY SMITH (1999) "Poverty, social exclusion, and minorities," pp. 211–39 in *The social determinants of health*, M. Marmot, and R. Wilkinson (eds). Oxford, UK: Oxford University Press.

SHIM, JANET K., ANN J. RUSS, and SHARON R. KAUFMAN (2006) "Risk, life extension and the pursuit of medical possibility." *Sociology of Health and Illness* 28: 479–502.

SHKOLNIKOV, VLADIMIR, MARTIN MCKEE, and DAVID A. LEON (2001) "Changes in life expectancy in Russia in the mid-1990s." *Lancet* 357: 917–27.

SHKOLNIKOV, VLADIMIR M., and FRANCE MESLÉ (1996) "The Russian epidemiological crisis as mirrored by mortality patterns," pp. 113–62 in *Russia's demographic crisis*, J. DaVanzo (ed.). Santa Monitca, CA: RAND.

SHKOLNIKOV, VLADIMIR, and ALEXANDER NEMTSOV (1994) "The anti-alcohol campaign and variations in Russian mortality." Paper presented to the workshop on mortality and adult health priorities in the New Independent States, Washington, DC (November).

SHORTER, EDWARD (1991) *Doctors and their patients*. New Brunswick, NJ: Transaction.

SHUVAL, JUDITH T. (2005) "Migration, health, and stress," pp. 126–43 in *The Blackwell companion to medical sociology*, W. Cockerham (ed.). Oxford, UK: Blackwell.

SHUVAL, JUDITH T., NISSIM MIZRACHI, and EMMA SMETANNIKOV (2002) "Entering the well-guarded fortress: Alternative practitioners in hospital settings." *Social Science and Medicine* 55: 1745–55.

SIEGEL, KAROLYN, and BEATRICE J. KRAUSS (1991) "Living with HIV infection: Adaptive tasks of seropositive gay men." *Journal of Health and Social Behavior* 32: 17–32.

SIEGRIST, JOHANNES (1996a) "High cost–low gain conditions at work as a determinant of cardiovascular disease mortality," pp. 169–85 in *East-west differences in life expectancy: Environmental and non-environmental determinants*, S. Kelly, and M. Bobak (eds). Dordrecht, the Netherlands: Kluwer.

——— (1996b) "Adverse health effects of high-effort/low-reward conditions." *Journal of Occupational Health Psychology* 1: 27–41.

———— (2005) "Work stress and health," pp. 114–25 in *The Blackwell companion to medical sociology*, W. Cockerham (ed.). Oxford, UK: Blackwell.

SIEGRIST, JOHANNES, and RICHARD PETER (1996) "Threat to occupational status control and cardiovascular risk." *Israel Journal of Medical Science* 32: 179–84.

SIEGRIST, J., R. PETER, P. CREMER, and D. SEIDEL (1997) "Chronic work stress is associated with atherogenic lipids and elevated fibrinogen in middle-aged men." *Journal of Internal Medicine* 242: 149–56.

SIMMONS, L., and H. WOLFF (1954) *Social science in medicine*. New York: Russell Sage.

SIMON, ROBIN W. (1995) "Gender, multiple roles, role meaning, and mental health." *Journal of Health and Social Behavior* 36: 182–94.

———— (1997) "The meanings individuals attach to role identities and their implications for mental health." *Journal of Health and Social Behavior* 38: 256–74.

———— (2000) "The importance of culture in sociological theory and research on stress and mental health: A missing link?" pp. 68–78 in *Handbook of medical sociology*, 5th ed., C. Bird, P. Conrad, and A. Fremont (eds). Upper Saddle River, NJ: Prentice Hall.

———— (2002) "Revisiting the relationships among gender, marital status, and mental health." *American Journal of Sociology* 107: 1065–96.

SINGER, ELEANOR, AMY D. CORNING, and TONI ANTONUCCI (1999) "Attitudes toward genetic testing and fetal diagnosis." *Journal of Health and Social Behavior* 40: 429–45.

SKOCPOL, THEDA (1996) *Boomerang: Clinton's health security effort and the turn against government in U.S. politics*. New York: Norton.

SMAJE, CHRIS (2000) "Race, ethnicity, and health," pp. 114–28 in *Handbook of medical sociology*, 5th ed., C. Bird, P. Conrad, and A. Fremont (eds). Upper Saddle River, NJ: Prentice Hall.

SMITH, DAVID G. (2002) *Entitlement politics: Medicare and medicaid 1995–2001*. Hawthorne, NY: Aldine de Gruyter.

SMITH, JAMES P. (1999) "Healthy bodies and thick wallets: The dual relation between health and economic status." *Journal of Economic Perspectives* 13: 146–66.

SNEAD, M. CHRISTINE, and WILLIAM C. COCKERHAM (2002) "Health Lifestyles and Social Class in the Deep South." *Research in the Sociology of Health Care* 20: 107–22.

SNOW, LOUDELL F. (1977) "Popular medicine in a black neighborhood," pp. 19–25 in *Ethnic medicine in the Southwest*, E. Spicer (ed.). Tucson: University of Arizona Press.

———— (1978) "Sorcerers, saints and charlatans: Black folk healers in urban America." *Culture, Medicine, and Psychiatry* 2: 69–106.

———— (1993) *Walkin' over medicine*. Boulder, CO: Westview Press.

SONTAG, SUSAN (1978) *Illness as metaphor*. New York: Farrar, Straus, Giroux.

SPALTER-ROTH, ROBERTA, TERRI ANN LOWENTHAL, and MERCEDES RUBIO (2005) *Race, ethnicity, and the health of Americans*. Washington, DC: American Sociological Association.

SPLAWSKI, I., K. TIMOTHY, M. TATEYAMA, C. CLANCY, A. MALHORTA, A. BEGGS, F. CAPPUCCIO, G. SAGNELLA, R. KASS, and M. KEATING (2002) "Variant of SCN5A Sodium Channel implicated in risk of cardiac arrhythmia." *Science* 297: 1333–36.

SROLE, LEO, T. S. LANGNER, S. T. MICHAEL, M. K. OPLER, and T. A. C. RENNIE (1962) *Mental health in the metropolis: The midtown Manhattan study*, Vol. 1. New York: McGraw-Hill.

STARR, PAUL (1982) *The social transformation of American medicine*. New York: Basic Books.

———— (1994) *The logic of health care reform*, rev. and enl. ed. New York: Penguin Books.

STEIN, LEONARD I. (1967) "The doctor–nurse game." *Archives of General Psychiatry* 16: 699–703.

STEIN, LEONARD I., DAVID T. WATTS, and TIMOTHY HOWELL (1990) "The doctor–nurse game revisited." *New England Journal of Medicine* 322: 546–49.

STEPANIKOVA, IRENA, STEFANIE MOLLBORN, KAREN S. COOK, DAVID H. THOM, and RODERICK M. KRAMER (2006) "Patients' race, ethnicity, language, and trust in a physician." *Journal of Health and Social Behavior* 47: 390–405.

STERN, BERNARD F. (1927) *Social factors in medical progress.* New York: Columbia University Press.

STEVENS, FRED (2005) "The convergence and divergence of modern health care systems," pp. 139–76 in *The Blackwell companion to medical sociology*, W. Cockerham (ed.). Oxford, UK: Blackwell.

STEVENS, ROSEMARY (1971) *American medicine and the public interest.* New Haven, CT: Yale University Press.

——— (1989) *In sickness and in wealth: American hospitals in the twentieth century.* New York: Basic Books.

STEVENSON, FIONA A., NICKY BRITTEN, CHRISTINE A. BARRY, COLIN P. BRADLEY, and NICK BARBER (2003) "Self-treatment and its discussion in medical consultations: How is medical pluralism managed in practice?" *Social Science and Medicine* 57: 513–27.

STRAUS, ROBERT (1957) "The nature and status of medical sociology." *American Sociological Review* 22: 200–4.

STRAUSS, ANSELM (1966) "Structure and ideology of the nursing profession," pp. 60–104 in *The nursing profession*, F. Davis (ed.). New York: John Wiley.

——— (1970) "Medical ghettos," pp. 9–26 in *Where medicine fails*, A. Strauss (ed.). Chicago: Aldine.

——— (1975) *Chronic illness and the quality of life.* St. Louis: C. V. Mosby.

STRAUSS, ANSELM, LEONARD SCHATZMAN, DANUTA EHRLICH, RUE BUCHER, and MELVIN SABSHIN (1963) "The hospital and its negotiated order," pp. 147–69 in *The hospital in modern society*, E. Freidson (ed.). New York: The Free Press.

SUBEDI, JANARDAN, and EUGENE B. GALLAGHER (eds) (1996) *Society, health, and disease: Transcultural perspectives.* Upper Saddle River, NJ: Prentice Hall.

SUCHMAN, EDWARD A. (1963) *Sociology and the field of public health.* New York: Russell Sage.

——— (1965a) "Social patterns of illness and medical care." *Journal of Health and Social Behavior* 6: 2–16.

——— (1965b) "Stages of illness and medical care." *Journal of Health and Social Behavior* 6: 114–28.

SUSSER, MERVYN, and EZRA SUSSER (1996a) "Choosing a future for epidemiology: I. Eras and paradigms." *American Journal of Public Health* 86: 668–73.

——— (1996b) "Choosing a future for epidemiology: II. From black box to Chinese boxes and eco-epidemiology." *American Journal of Public Health* 86: 674–77.

SUSSER, M. W., and W. WATSON (1971) *Sociology in medicine*, 2nd ed. New York: Oxford University Press.

SVENSSON, ROLAND (1996) "The interplay between doctors and nurses—A negotiated order perspective." *Sociology of Health and Illness* 18: 379–98.

Swartz, David (1997) *Culture and power: The sociology of Pierre Bourdieu.* Chicago: University of Chicago Press.

SWISHER, RAYMOND R., GLEN H. ELDER, JR., FREDERICK O. LORENZ, and RAND D. CONGER (1998) "The long arm of the farm: How an occupation structures exposure and vulnerability to stressors across role domains." *Journal of Health and Social Behavior* 39: 72–89.

SYTKOWSKI, PAMELA A., WILLIAM B. KANNEL, and RALPH B. D'AGOSTINO (1990) "Changes in risk factors and the decline in mortality from cardiovascular disease." *New England Journal of Medicine* 322: 1635–41.

SZASZ, THOMAS S. (1974) *The myth of mental illness*, rev. ed. New York: Harper & Row.

SZASZ, THOMAS, and MARC HOLLENDER (1956) "A contribution to the philosophy of medicine: The basic models of the doctor–patient relationship." *Journal of the American Medical Association* 97: 585–92.

TAIRA, DEBORAH, DANA GELB SAFRAN, TODD B. SETO, WILLIAM H. ROGERS, and ALVIN R. TARLOV (1997) "The relationship between patient income and physician discussion of health risk behaviors." *Journal of the American Medical Association* 278: 1412–17.

TAUSIG, MARK, and RUDY FENWICK (1999) "Recession and well-being." *Journal of Health and Social Behavior* 40: 1–16.

TAWFIK, LINDA, and SUSAN COTTS WATKINS (2007) "Sex in Geneva, sex in Lilongwe, and sex in Balaka." *Social Science and Medicine* 64: 1090–101.

Technology and Manpower in the Health Service Industry, Manpower Research Bulletin, No. 14 (Washington, DC: U.S. Department of Labor, Manpower Administration, May 1967).

THEBERGE, NANCY (2008) "The integration of chiropractors into healthcare teams: A case study from sports medicine." *Sociology of Health and Illness* 30: 19–34.

THOITS, PEGGY A. (1994) "Stressors and problem-solving: The individual as psychological activist." *Journal of Health and Social Behavior* 35: 143–59.

——— (1995) "Stress, coping, and social support processes: Where are we? What next?" *Journal of Health and Social Behavior* 36(Extra issue): 53–79.

THOMAS, FELICITY (2006) "Stigma, fatigue and social breakdown: Exploring the impacts of HIV/AIDS on patient and carer well-being in the Caprivi Region, Nambia." *Social Science and Medicine* 63: 3174–87.

TIERNEY, KATHLEEN J., and BARBARA BAISDEN (1979) *Crisis intervention programs for disaster victims: A source book and manual for smaller communities*. Rockville, MD: National Institute of Mental Health.

TIMMERMANS, STEFAN (2000) "Technology and medical practice," pp. 309–21 in *Handbook of medical sociology*, 5th ed., C. Bird, P. Conrad, and A. Fremont (eds). Upper Saddle River, NJ: Prentice Hall.

TIMMERMANS, STEFAN, and ALISON ANGELL (2001) "Evidence-based medicine, clinical uncertainty, and learning to doctor." *Journal of Health and Social Behavior* 42: 342–59.

TREML, VLADIMIR (1997) "Soviet and Russian statistics on alcohol and abuse," pp. 220–38 in *Premature death in the new independent states*, J. Bobadilla, C. Costello, and F. Mitchell (eds). Washington, DC: National Academy Press.

TREVIÑO, FERNANDO M., M. EUGENE MOYER, R. BURCIAGA VALDEZ, and CHRISTINE A. STROUP-BENHAM (1991) "Health insurance coverage and utilization of health services by Mexican Americans, mainland Puerto Ricans, and Cuban Americans." *Journal of the American Medical Association* 265: 233–37.

TRIVEDI, AMAL N., ALAN M. ZASLAVSKY, ERIC C. SCHNEIDER, and JOHN Z. AYANIAN (2005) "Trends in the quality of care and racial disparities in Medicare managed care." *New England Journal of Medicine* 353: 692–700.

TSENG, SHU-FEN, and LIANG-MING CHANG (1999) "Virtual and reality: A comparison of doctor–patient relationship to the Internet and face-to-face medical encounter." Paper presented to the International Conference on Socio-cultural and Policy Dimensions of Health Care, Singapore (November).

TUCHMAN, BARBARA W. (1978) *A distant mirror: The calamitous 14th century*. New York: Random House.

TURNER, BRYAN S. (1988) *Status*. Milton Keynes, UK: Open University Press.

——— (1992) *Regulating bodies: Essays in medical sociology*. London: Routledge.

——— (1995) *Medical power and social knowledge,* 2nd ed. London: Sage.

——— (1996) *The body and society,* 2nd ed. Oxford, UK: Blackwell.

——— (2004) *The new medical sociology.* New York: Norton.

TURNER, J. BLAKE (1995) "Economic context and the health effects of unemployment." *Journal of Health and Social Behavior* 36: 213–29.

TURNER, R. JAY, and WILLIAM R. AVISON (1992) "Innovations in the measurement of life stress: Crisis theory and the significance of event resolution." *Journal of Health and Social Behavior* 33: 35–50.

——— (2003) "Status variations in stress exposure: Implications for the interpretation of research on race, socioeconomic status, and gender." *Journal of Health and Social Behavior* 44: 488–505.

TURNER, R. JAY, and DONALD A. LLOYD (1999) "The stress process and the social distribution of depression." *Journal of Health and Social Behavior* 40: 374–404.

TWADDLE, ANDREW (1969) "Health decisions and sick role variations: An exploration." *Journal of Health and Social Behavior* 10: 105–14.

——— (1973) "Illness and deviance." *Social Science and Medicine* 7: 751–62.

TWIGG, JUDYTH L. (1999) "Obligatory medical insurance in Russia: The participants' perspective." *Social Science and Medicine* 49: 371–82.

——— (2000) "Unfilled hopes: The struggle to reform Russian health care and its financing," pp. 43–64 in *Russia's torn safety nets: Health and welfare during the transition,* M. Field, and J. Twigg (eds). New York: St. Martin's Press.

——— (2002) "Health care reform in Russia: A survey of head doctors and insurance administrators." *Social Science and Medicine* 55: 2253–65.

UMBERSON, DEBRA, KRISTI WILLIAMS, DANIEL A. POWERS, HUI LIU, and BELINDA NEEDHAM (2006) "You make me sick: Marital quality and health over the life course." *Journal of Health and Social Behavior* 47: 1–16.

U.S. BUREAU OF THE CENSUS (2007) *Statistical abstract of the United States, 2006.* Washington, DC: U.S. Government Printing Office.

VACCARINO, VIOLA, SAIF S. RATHORE, NANETTE K. WENGER, PAUL D. FREDERICK, JEROME L. ABRAMSON, HAL V. BARRON, AJAY MANHAPRA, SUSMITA MALIK, and HARLAN M. KRUMHOLZ (2005) "Sex and racial differences in the management of myocardial infection, 1994 through 2002." *New England Journal of Medicine* 353: 671–82.

VERBRUGGE, LOIS M. (1976) "Females and illness: Recent trends in sex differences in the United States." *Journal of Health and Social Behavior* 17: 387–403.

VOLKART, E. H. (ed.) (1951) *Social behavior and personality.* New York: Social Science Research Council.

WADE, TERRANCE J., and DAVID J. PREVALIN (2004) "Marital transitions and mental health." *Journal of Health and Social Behavior* 45: 155–70.

WAINRIGHT, STEVEN P., CLAIRE WILLIAMS, MIKE MICHAEL, BOBBIE FARSIDES, and ALAN CRIBB (2006) "Ethical boundary-work in the embryonic stem cell laboratory." *Sociology of Health and Illness* 28: 732–48.

WAITZKIN, HOWARD (1985) "Information giving in medical care." *Journal of Health and Social Behavior* 26: 81–101.

——— (1991) *The politics of medical encounters.* New Haven, CT: Yale University Press.

——— (2000) "Changing patient–physician relationships in the changing health-policy environment," pp. 271–83 in *Handbook of medical sociology,* 5th ed., C. Bird, P. Conrad, and A. Fremont (eds). Upper Saddle River, NJ: Prentice Hall.

——— (2001) *At the front lines of medicine: How the medical care system alienates doctors and mistreats patients . . . and what we can do about it.* Lanham, MD: Rowman Littlefield.

WAITZKIN, HOWARD, THERON BRITT, and CONSTANCE WILLIAMS (1994) "Narratives of aging and social problems in medical encounters with older persons." *Journal of Health and Social Behavior* 35: 322–48.

WALDRON, INGRID, CHRISTOPHER C. WEISS, and MARY ELIZABETH HUGHES (1998) "Interacting effects of multiple roles on women's health." *Journal of Health and Social Behavior* 39: 216–36.

WARBASSE, JAMES (1909) *Medical sociology*. New York: Appleton.

WARD, PETER (1985) *Welfare politics in Mexico*. London: Allen & Unwin.

WARNER, DAVID F., and MARK D. HAYWARD (2006) "Early-life origins of the race gap in men's mortality." *Journal of Health and Social Behavior* 47: 209–26.

WARREN, JOHN ROBERT, and ELAINE M. HERNANDEZ (2007) "Did socioeconomic inequalities in morbidity and mortality change in the United States over the course of the twentieth century?" *Journal of Health and Social Behavior* 48: 335–51.

WARREN, MARY GUPTILL, ROSE WEITZ, and STEPHEN KULIS (1998) "Physician satisfaction in a changing health care environment: The impact of challenges to professional autonomy, authority, and dominance." *Journal of Health and Social Behavior* 39: 356–67.

WASHINGTON, HARRIET A. (2006) *Medical apartheid*. New York: Doubleday.

WEBER, MAX (1958) *The Protestant ethic and the spirit of capitalism*. New York: Scribner.

———— (1978) *Economy and society*, 2 vols, G. Roth, and C. Wittich (eds). Berkeley: University of California Press.

WEBSTER, ANDREW (2002) "Innovative health technologies and the social: Redefining health, medicine, and the body." *Current Sociology* 50: 443–57.

WEISS, GREGORY L. (2006) *Grass roots medicine: The story of America's free health clinics*. Lanham, MD: Rowman Littlefield.

WEISS, GREGORY L., and LYNNE E. LONNQUIST (2003) *The sociology of health, healing, and disease*, 6th ed. Upper Saddle River, NJ: Pearson-Prentice-Hall.

———— (2006) *Sociology of health, healing, and illness*, 5th ed. Englewood Cliffs, NJ: Prentice Hall.

WEITZ, ROSE (1999) "Watching Brian die: The rhetoric and reality of informed consent." *Health* 3: 209–27.

WEITZ, ROSE, and DEBORAH SULLIVAN (1986) "The politics of childbirth: The reemergence of midwifery in Arizona." *Social Problems* 33: 163–75.

WEN, MING, and NICHOLAS A. CHRISTAKIS (2006) "Prospective effect of community distress and subcultural orientation on mortality following life-threatening diseases in later life." *Sociology of Health and Illness* 28: 558–82.

WEN, MING, LOUISE C. HAWKLEY, and JOHN T. CACIOPPO (2006) "Objective and perceived neighborhood environment, individual SES and psychosocial factors, and self-rated health: An analysis of older adults in Cook County, Illinois." *Social Science and Medicine* 63: 2575–90.

WERMUTH, LAURIE (2003) *Global inequality and human needs*. Boston: Allyn and Bacon.

WEST, CANDACE (1984) "When the doctor is a 'lady': Power, status and gender in physician-patient encounters." *Symbolic Interaction* 7: 87–106.

WHEATON, BLAIR (1980) "The sociogenesis of psychological disorder: An attributional theory." *Journal of Health and Social Behavior* 21: 100–24.

WHITEHEAD, MARGARET (1990) "The health divide," pp. 222–356 in *Inequalities in health*, P. Townsend, N. Davidson, and M. Whitehead (eds). London: Penguin Books.

WHOLEY, DOUGLAS R., and LAWTON R. BURNS (2000) "Tides of change: The evolution of managed care," pp. 217–37 in *Handbook of medical sociology*, 5th ed., C. Bird, P. Conrad, and A. Fremont (eds). Upper Saddle River, NJ: Prentice Hall.

WICKRAMA, K. A. S., RAND D. CONGER, LORA EBERT WALLACE, and GLEN H. ELDER, JR. (1999) "The intergenerational transmission of health-risk behaviors: Adolescent lifestyles and gender moderating effects." *Journal of Health and Social Behavior* 40: 258–72.

WICKRAMA, K. A. S., FREDERICK O. LORENZ, RAND D. CONGER, and GLEN H. ELDER, JR. (1997) "Linking occupational conditions to physical health through marital, social, and intrapersonal processes." *Journal of Health and Social Behavior* 38: 363–75.

WILDMAN, RICHARD C., and DAVID RICHARD JOHNSON (1977) "Life change and Langner's 22-item mental health index: A study and partial replication." *Journal of Health and Social Behavior* 18: 179–88.

WILKINSON, RICHARD G. (1996) *Unhealthy societies*. London: Routledge.

WILLIAMS, ALEX (2008) "The falling-down professions." *New York Times Sunday Styles* (January 6): 2, 8.

WILLIAMS, DAVID R. (1996) "Race/ethnicity and socioeconomic status: Measurement and methodological issues." *International Journal of Health Services* 26: 483–505.

WILLIAMS, DAVID R., and CHIQUITA COLLINS (1995) "U.S. socioeconomic and racial differences in health: Patterns and explanations." *Annual Review of Sociology* 21: 349–86.

WILLIAMS, DAVID R., and MICHELLE HARRIS-REID (1999) "Race and mental health: Emerging patterns and promising approaches," pp. 295–314 in *A handbook for the study of mental health: Social contexts, theories, and systems*, A. Horwitz, and T. Scheid (eds). Cambridge, UK: Cambridge University Press.

WILLIAMS, KRISTI (2003) "Has the future of marriage arrived? A contemporary examination of gender, marriage, and psychological well-being." *Journal of Health and Social Behavior* 44: 470–87.

WILLIAMS, KRISTI, and DEBRA UMBERSON (2004) "Marital status, marital transitions, and health: A gendered life course perspective." *Journal of Health and Social Behavior* 45: 81–98.

WILLIAMS, PAUL A., EUGENE VAYDA, MAY L. COHEN, CHRISTIE A. WOODWARD, and BARBARA M. FERRIER (1995) "Medicine and the Canadian state: from the politics of conflict to the politics of accommodation?" *Journal of Health and Social Behavior* 36: 303–321.

WILLIAMS, SIMON J. (1999) "Is anybody there? Critical realism, chronic illness and the disability debate." *Sociology of Health and Illness* 21: 797–819.

——— (2000) "Chronic illness as biographical disruption or biographical disruption as chronic illness?" *Sociology of Health and Illness* 22: 40–67.

——— (2004) "Bio-attack or panic attack? Critical reflections on the ill-logic of bioterrorism and biowarfare in late/postmodernity." *Social Theory and Health* 2: 67–93.

WILSON, ROBERT N. (1963) "The social structure of a general hospital." *Annals of the American Academy of Political Science* 346: 67–76.

——— (1970) *The sociology of health*. New York: Random House.

WILSON, WILLIAM JULIUS (1991) "Sturdying inner-city social dislocations: The challenge of public agenda research." *American Sociological Review* 56: 1–14.

——— (1996) *When work disappears: The world of the new urban poor*. New York: Knopf.

WINKLEBY, MARILYN A., DARIUS E. JATULIS, ERICA FRANK, and STEPHEN P. FORTMANN (1992) "Socioeconomic status and health: How education, income, and occupation contribute to risk factors for cardiovascular disease." *American Journal of Public Health* 82: 816–20.

WINKLEBY, MARILYN A., HELENA C. KRAEMER, DAVID K. AHN, and ANN N. VARADY (1998) "Ethnic and socioeconomic differences in cardiovascular disease risk factors: Findings for women from the Third National Health and Nutrition Examination." *Journal of the American Medical Association* 280: 356–62.

WOOLHANDLER, STEFFIE, and DAVID U. HIMMELSTEIN (2002) "Paying for national health insurance and not getting it." *Health Affairs* 21: 88–98.

WOOLHANDLER, STEFFIE, DAVID U. HIMMELSTEIN, and JAMES P. LEWONTIN (1993) "Administrative costs in U.S. hospitals." *New England Journal of Medicine* 329: 400–3.

WORLD HEALTH ORGANIZATION (1986) "Lifestyles and health." *Social Science and Medicine* 22: 117–24.

XIAO, YAN, SIBYLLE KRISTENSEN, JIANGPING SUN, LIN LU, and STEN H. VERMUND (2007) "Expansion of HIV/AIDS in China: Lessons from Yunnan province." *Social Science and Medicine* 64: 665–75.

XUESHAN, FENG, TANG SHENGLAN, GERALD BLOOM, MALCOLM SEGALL, and GU XINGYUAN (1995) "Cooperative medical schemes in contemporary rural China." *Social Science and Medicine* 41: 1111–18.

YOSHIDA, KAREN K. (1993) "Reshaping of self: A pendular reconstruction of self and identity among adults with traumatic spinal cord injury." *Sociology of Health and Illness* 15: 217–45.

YOUNG, J. T. (2004) "Illness behaviour: A selective review and synthesis." *Sociology of Health and Illnesss*: 1–31.

ZBOROWSKI, MARK (1952) "Cultural components in responses to pain." *Journal of Social Issues* 8: 16–30.

ZHOU, YANQUI RACHEL (2007) " 'If you get AIDS . . . You have to endure it alone': Understanding the social construction of AIDS in China." *Social Science and Medicine* 65: 284–95.

ZOLA, IRVING K. (1966) "Culture and symptoms: An analysis of patients' presenting complaints." *American Sociological Review* 31: 615–30.

——— (1982) *Missing pieces: A chronicle of living with a disability*. Philadelphia: Temple University Press.

——— (1989) "Toward the necessary universalizing of a disability policy." *Milbank Quarterly* 67, Supp. 2: 401–28.

主题词索引

（所注页码为英文原书页码，即本书边码）

译后记

在当前的中国，医疗领域的社会问题是非常尖锐的，而中国的医学社会学刚刚起步。面对诸如医疗资源分配不均、医患关系恶化、医疗事故频发、医生腐败等社会问题，我们急切地需要应对之道，而研究并发现社会问题的根源则是应对它们的前提。因此，加快中国医学社会学的发展是当务之急。幸运的是，我们的医学社会学研究不必从零开始，因为国外的医学社会学已经有长足的发展。我们可以并且应该借鉴他们的理论成果，并在此基础上发展出适合于中国社会土壤的本土的医学社会学。这样做的一个前提就是翻译国外的医学社会学文献。之所以要将国外的文献译为中文，是因为中国作为一个文化大国，必须有自己的学术语言，而不能以外语作为我们的学术语言。而且，也只有使用自己的民族语言，才能够将普适的科学精神与本土的社会特征结合起来，创造出更高水平的社会科学成果。

本书是一本在国际上被广泛使用的关于医学社会学的教科书。它并不是一本针对特定学术问题的学术专著，但吸收了医学社会学各领域最新的研究成果。在中国目前的医学社会学发展阶段，我们尤其需要这样的书籍。目前，中国的医学社会学还没有制度化，亦即没有自己的学术团体和学术期刊。换句话说，还没有一批致力于研究医学社会学的专门人才。此时，医学社会学基本知识和理论的普及就更显得重要和迫切。医学社会学的发展可能比其他社会学分支更加困难，因为这是一门跨越自然科学和社会科学的学问。读完本书的读者都会有这样的印象，很多医学社会学家同时兼具医生和社会学家两种角色。中国目前也有从事社会医学研究的专业人士，但是他们大都在大学的公共医学领域任职，与社会学界基本上没有学术联系。本书的上一个中文版本就是由两位社会医学工作者翻译的。只有将社会医学家整合进来，同时培养出具有医学常识和医学背景的社会学家，医学社会学这门学科才能算真正确立。

医学社会学是一门由社会学大师参与创立的社会学分支。医学社会学发展到今天，最出色的理论仍然是由塔尔科特·帕森斯创立的"病人角色"理论。这一理论今天依然是医学社会学最重要的理论基石。帕森斯的影响力为该学科的发展注入了"第一推动力"。另外，帕森斯能够关注这一领域并有所创建，也说明他认识到了该领域的重要性。帕森斯的学术选择是睿智的，因为患者永远是医疗活动的中心，理解患者的行为，是理解围绕着医疗而展开的一切社会活动的前提。

在医学社会学中，医患关系和医学界的内部关系是研究的两个重点。在中国，医患关系则是目前社会新闻的热点。就在本书即将付梓的时候，新闻中报道了北京同仁医院一位医生被患者行刺20多刀的事件。中国的医患关系可能是世界上最复杂的，其中掺入了政治、经济、文化、心理等诸多要素。本书揭示了医患关系问题的主要根源：医生和患者是在信息掌握上完全不对等的一对互动主体。在所有的国家，医生都居于强势地位，因为他既有声望，又掌握信息，这两种资源都是权力的基础。再者，医生也是有着七情六欲的普通人，他们也会追求自身的利益。在治疗实践中，医生往往是患者利益的代理者，由他们代理患者的需求。比如，虽然患病的是病人，但使用什么治疗手段、使用多大的剂量，都是由医生代替患者做出决定的。换句话说，医生和医药供应商是在利益攸关方缺席的情况下决定着他们的利益。在这种情况下，作为患者的利益代理人，医生滥用自己的权力为自己谋利也就在所难免了。可是，医疗实践又要求患者对医生给予完全的信任，因为患者的生死就掌握在医生的手里。医生滥权与信任医生就构成了一个充满张力的矛盾关系。这一张力关系，自始至终贯穿在本书对医患关系的叙述过程中。媒体报道，深圳一家医院对一个新生婴儿做出了先天性巨结肠的诊断，建议婴儿的父母进行手术，而手术的花费不菲。最初，婴儿的父亲没有相信这样的诊断，他到另一家医院花了8毛钱，买了一瓶开塞露，"治好"了孩子的病，因而怀疑前一家医院欺诈。但后来的事实表明，那家医院的诊断是正确的。婴儿的父亲因为怀疑医院和医生，威胁到了孩子的健康甚至生命。这个事例表明，从社会学的角度研究医患关系，可能对医患双方都有助益。

医学社会学中最具社会学色彩的部分就是疾病与社会分层的关系。本书以大量的篇幅论述了这一问题。大量的数据表明，社会阶层与所有疾病都有紧密的相关关系。具体说来，对于大多数疾病来说，社会阶层越高，患病的概率就越小。似乎连病魔都在和穷人做对。学者们虽然对疾病与社会阶层的相关关系没有异议，但两者之间的因果关系却是扑朔迷离。到底是穷人容易患病，还是因为患病而导致贫穷，似乎是一个"先有鸡还是先有蛋"式的问题。社会阶层与患病率的关系不仅仅适用于贫富关系，也适合于权力关系。书中的一个典型案例表明，即使生活方式和生活环境没有明显差异，行政级别高的人仍然比行政级别低的人健康状况要好。不过，中国的情况似乎颠覆了这一结论。最近有中国学者发表文章指出，在中国的行政层级中，职务越高，则健康状况越差。研究显示，这和中国官员的生活方式密切相关。某些官员们似乎在为自己的腐化与特权付出健康的代价。由此也可以看出，发展中国本土的医学社会学是多么必要。

对本书的翻译是一个愉快的过程。本书的两位译者都是医学出身。主译高永平曾长期从事精神卫生工作，后来成为一名职业社会学学者。兼译校于一身的杨渤彦是从事肿瘤临床和科研工作的医学博士。对于前者来说，翻译的过程似乎就是一次学术还乡之旅，既有对原来职业情境的亲切感，也有在拥有了社会学视角后对原来熟悉工作场景的陌生感——用人类学的话来说，就是以他者的身份回到故乡。而后者则有机会以全新的视角审视自己目前所从事的工作。两位译者也难免在翻译过程中因为对文本和情境理解的不同而产生激烈的碰撞。当然，这种碰撞对于提高译文质量是大有裨益的。译者感到，对于翻译《医学社会学》来说，医学背景和社会学理论基础都是必不可少的，否则，对译文的理解必然会出现偏差。

中国人民大学出版社的潘宇博士和赵建荣编辑对本书的出版付出了大量心血，译者在此向他们表示感谢。虽经数次审校，相信舛误仍在所难免。另外，很多医学社会学术语均未形成约定俗成的译法，译者也以此问教于广大的读者。如有指教，可通过中国人民大学出版社与译者联系。

译者

2011年9月于北京

图书在版编目（CIP）数据

医学社会学（第 11 版）/（美）考克汉姆著；高永平，杨渤彦译 . —北京：中国人民大学出版社，2011. 12
（社会学译丛·经典教材系列）
ISBN 978-7-300-15087-1

Ⅰ.①医…　Ⅱ.①考…　②高…　③杨…　Ⅲ.①医学社会学-教材　Ⅳ.①R - 05

中国版本图书馆 CIP 数据核字（2011）第 274738 号

社会学译丛·经典教材系列

医学社会学（第 11 版）
[美] 威廉·考克汉姆　著
高永平　杨渤彦　译
Yixue Shehuixue

出版发行	中国人民大学出版社	
社　　址	北京中关村大街 31 号	**邮政编码** 100080
电　　话	010-62511242（总编室）	010-62511770（质管部）
	010-82501766（邮购部）	010-62514148（门市部）
	010-62515195（发行公司）	010-62515275（盗版举报）
网　　址	http：//www. crup. com. cn	
	http：//www. ttrnet. com（人大教研网）	
经　　销	新华书店	
印　　刷	涿州市星河印刷有限公司	
规　　格	215 mm×275 mm　16 开本	**版　次** 2012 年 1 月第 1 版
印　　张	19. 25 插页 2	**印　次** 2018 年 8 月第 2 次印刷
字　　数	555 000	**定　价** 59. 80 元